中国中医科学院中医药信息研究所自主选题科研成果

民国名中医临证教学讲义选粹丛书

陈伯坛金匮要略讲义

孟凡红 杨建宇 李莎莎 主编

中国医药科技出版社

图书在版编目（CIP）数据

陈伯坛金匮要略讲义/孟凡红，杨建宇，李莎莎主编．—北京：中国医药科技出版社，2017.5

（民国名中医临证教学讲义选粹丛书）

ISBN 978-7-5067-9013-0

Ⅰ.①陈…　Ⅱ.①孟…　②杨…　③李…　Ⅲ.①《金匮要略方论》-研究　Ⅳ.①R222.39

中国版本图书馆CIP数据核字（2017）第021224号

美术编辑　陈君杞

版式设计　麦和文化

出版　中国医药科技出版社

地址　北京市海淀区文慧园北路甲22号

邮编　100082

电话　发行：010-62227427　邮购：010-62236938

网址　www.cmstp.com

规格　889×1194mm 1/32

印张　19 3/4

字数　429千字

版次　2017年5月第1版

印次　2017年5月第1次印刷

印刷　三河市航远印刷有限公司

经销　全国各地新华书店

书号　ISBN 978-7-5067-9013-0

定价　49.00元

民国名中医临证教学讲义选粹丛书

编委会

院士寄语

近年来，关于中医药高等教育改革问题的讨论比较多，不但涉及中医药高等教育模式改革问题，而且涉及中医药高等教育教材创新问题。新中国成立以来，自从吕老（原卫生部中医司第一任司长吕炳奎主任中医师）组织编辑我国第一套中医药高等教育教材以来，中医药高等教育教材先后做了一些创新和适度修订。上个世纪80年代，又是在吕老的倡导、指导、组织下，由光明中医函授大学编辑了我国第一套中医药高等教育函授教材。此后，中医药高等教育函授教材和自学教材陆续出版了不少。但是，总体来讲，大家对目前的中医药高等教育教材并不是十分满意，已引起了广泛的关注。因此，中医药高等教育教材的改革创新是目前全国中医药教育的重点研究课题之一。

中国中医科学院和光明中医杂志社等单位的教学和研究人员联合选辑点校民国时期中医教学讲义，是利国利民、振兴中医之举！正当大家努力探索中医药高等教育教材创新之时，选辑点校民国时期中医教学讲义，这是“以史为鉴”之举，是继承创新之必需！这必将对中医药高等教育教材改革有新的启迪。

“创新”是时代的最强音，也是科技界尤其是中医界近来最为关注的“词语”。然而，没有继承的创新，必然是无源之水，无本之木。只有坚持在继承基础上创新，才能求得新的发展，整理出版民国时期中医教学讲义，必将有助于当前中医药高等教育教材的创新和发展。对中医界来讲，这次选辑、点校出版民国时期中医教学讲义，是新中国成立以来的第一次重大创举！是实实在在的在继承基础上的“创新”！

民国时期中医教学讲义有不少，我们这一代有很多老大夫在初学中医时读的就是这些教材（讲义），这些讲义和现代中医药教育教材相比较，最大的特点是——重实用、重经典，但又决不泥古，并且及时把握最新科研成果，把临床病案直接纳入教材，而且学习模式大多是边读书学习，边跟师实践。这次重新校辑这些讲义，不但可以给全国中医药高等教育教材改革提供参考，而且也给全国中医药高校教师提供新的教学参考书，也给中医药院校的在校生及社会自学人员提供新的学习辅导用书。同时，对临床医师有重要的临床指导意义，无疑，也是临床中医师继续教育的参考用书。换言之，民国时期中医教学讲义精选的出版，必会有大量的读者群，必将给中医界提供一套实用的教学和临床参考用书。

这套教材选辑了“铁樵函授医学讲义”“承淡安针灸学讲义”“秦伯未国医讲义”“兰溪中医专门学校讲义”和“伯坛中医专科学校讲义”5部分，当然这并不是民国时期中医教学讲义的全部，但是，这是“精华”，这是见微知著，窥“斑”知“豹”。因此，这次能再版这些讲义教材，实属不易，这是科研人员和出版人员的心血和汗水的结晶！

民国时期中医教学讲义的选辑点校出版，是诸多民国时期讲义第一次从图书馆阁楼书架上走下来，与现代中医学子、广大师生和医务工作者见面，肯定会得到广泛的欢迎和喜爱。我相信，今后会有更多的民国时期中医教学讲义陆续再版。这次开拓创新之举，必将对中医教材改革起到促进作用，对中医学术发展起到推动作用，必将有助于中医药学的再创辉煌！

中国工程院院士

程莘农

2012年5月于北京

余序

中国中医科学院和光明中医杂志社等单位的相关专家，他们合作纂辑点校了《民国名中医临证教学讲义选粹丛书》，我在展阅后不胜欣悦。此选辑刊行是对以儒学奠基的中华传统医药文化领域一项新的贡献。

在中医药学传承、发展的历史长河中，民国时期处于“西学东渐”益趋鲜明、旺盛的岁月。当时全国的中医院校当然不能与新中国成立后相比，但名医名著亦较为昭著、丰富，而医药教学则以“师带徒”“父传子女”作为“主旋律”，但在一些较大的城市或某些地区，也创办了若干中医院校。回忆在上世纪三四十年代，我在上海读中小学阶段，市内有中国医学院、新中医医学院、上海中医专科学校、中国医学专修馆等校；在此以前的民国前期，上海有丁甘仁先生主办的“上海中医专门学校”，在当时是卓有影响的中医名校，培育了众多的后继杰出人才，该校前辈们所编撰的教学讲义，惜已流散失传殆尽。先师秦伯未先生是丁甘仁先生的高足，他从事中医教学数十年，早年成立“秦氏同学会”，自编了多种中医教材，传世者几希。现《民国名中医临证教学讲义选粹丛书》的编者们，能从多种渠道探索授求，并予选辑、校释，可谓是对我国优秀传统文化传承的历史性贡献，因为它反映了这段历史时期的中医教学讲义不同于今古的学术内涵和教学风格。

中华人民共和国成立后，中医的临床、教学渐趋正规。1955年，原卫生部组建了中医研究院（现中国中医科学院），组织专家们主编了九种中医教材，江苏省中医进修学校也编纂了多种中医教材。1956年，我国部分地区建立了中医高等院校，在原卫生部中医司首任司长吕炳奎同志的倡导下，组织各院校编写了基础与临床的各科教材，经过多次审订、修改，产生了全国中医高校统一应用的多种教学讲义，并在数十年中多次修订、改版，教学内容趋于系统、全面而丰盈。当然也存在一些不同的看法，但鄙见认为：不同历史时期的中医教学课本内容仍有相互交流、取长补短的学术价值。民国时期的教学讲义，其中的"重经典、重临床"以及部分教材中的中西医学术融会，是其主要学术特色，也是它所展示具有重要参阅价值的学术平台，值得予以深入研究。

我在阅习了《民国名中医临证教学讲义选粹丛书》后，为编者们的精心纂辑和出版社同仁们的慧眼相识通力协作，感触良深，并殊多欣慰，遂漫笔以为序。

中国中医科学院

余瀛鳌

2016年12月

总前言

民国时期（1911—1949）是中医学发展独特的、多难的时期，然而，由于人为地分类，民国时期的中医典籍未被划到古医籍中，故而不被列入中医古籍整理出版之列。因此，民国时期的许多中医著作一直没能与广大读者见面，尤其是民国时期中医教学讲义。随着许多老前辈、老中医的退休、仙逝，很有可能就被淹没。现在，中医学教学模式、中医学教材的改革被提到当前中医教育改革重要的议事日程，此时此刻，选辑点校整理出版民国时期中医教学讲义，一可填补民国时期中医书籍讲义类出版之空白，二可为当前中医教改和教材编写提供参考、启迪思路。这也是这次选辑民国时期中医教学讲义的意义所在！

民国初期，由于当时的北洋政府将中医教育在整个国家教育体系中漏列，导致中医界的奋起抗争，中医界有志之士积极筹办中医学校，以期既成事实，希望当时的政府承认中医教育的合法性。由此，服务于学校面授及函授教育的教材就应运而生了。然而，由于历经国内战乱和抗日战争，再加之印刷技术的局限和信息交通不便，使许多优秀的中医学讲义未能幸存。本次我们收集了恽铁樵全部医学教学讲义、秦伯未国医讲义、承淡安针灸学讲义，以及张山雷和陈伯坛编著的部分中医教材讲义进行点校整理以类汇编，共收讲义39种，按类分为15个分册，以期尽可能地反映当时中医药教学的情况。这些讲义分属中医基础理论、针灸学、内科学、中医经典类、临床类等，还有充分体现衷中参西的内容。

2006年，我们就开始了对民国时期中医药文献的现存状况进行调研，并对文献整理和保护加以研究，提出“民国中医药文献抢救整理的思路及设想”，论文发表于中国科技核心期刊《中国中医药信息杂志》2006年第11期，引起同行专家的关注。在众多医史文献专家的支持、指导、帮助下，我们开始了民国时期中医教学讲义的收集、整理工作。近几年间，由于工作繁忙，收集、点校整理工作在艰难地持续地缓慢进行着，我们始终坚持着，为了中医梦，不抛弃，不放弃！天道酬勤，柳暗花明，我们的工作终于得到中国中医科学院中医药信息研究所领导的重视，使我们更有了干劲，信心更足，从而促成本套丛书得以顺利面世。

本套丛书是中国中医科学院自主选题研究项目“民国中医药教材调研及代表性教材整理研究”（项目编号：ZZ070326）成果之一，在此衷心感谢中国中医科学院中医药信息研究所领导对本项目的支持；感谢众多医史文献、教育、临床专家的悉心指导；感谢全国各地图书馆对我们工作资料收集等方面的帮助。同时，对各位参与丛书点校、整理和研究的工作者的辛勤劳动、无私奉献精神和干劲，表示敬佩和谢意！对中国医药科技出版社的鼎力出版，表示感动、感激和感谢！

最后还是要说明一下，本丛书仅是民国时期优秀中医讲义的“豹斑”而已，还需要我们继续努力，收集、整理、点校、出版更多更好的民国时期名中医教学讲义，以飨读者。毋庸讳言，本丛书中或许存在着这样那样的不足和疏漏，恳请各位专家、同仁、广大读者批评指正，以求修订和完善！为了实现美好的中医梦而共同努力！共同进步！

《恽铁樵临证基础讲义》

《脉学讲义》

《十二经穴病候撮要》

《医学入门》

《病理概论》

《病理各论》

《神经系病理治要》

《恽铁樵医学史讲义》

《医学史》

《医家常识》

《恽铁樵内经讲义》

《内经讲义》

《群经见智录》

《课艺选刊》

《答问汇编》

《恽铁樵伤寒论讲义》（上）

《伤寒论讲义》

《恽铁樵伤寒论讲义》（下）

《伤寒广要》

《恽铁樵金匮要略讲义》

《金匮要略辑义》

《金匮翼方选按》

《金匮方论》

《恽铁樵温病讲义》

《温病明理》

《热病讲义》

附：《热病简明治法》

《章太炎先生霍乱论》

《霍乱新论》

《梅疮见垣录》

《恽铁樵临证各科与药学讲义》

《杂病讲义》

《妇科大略》

《幼科讲义》

《药物学讲义》
《验方新按》
《恽铁樵临证医案讲义》
《药盦医案》
《临证笔记》
《秦伯未国医基础讲义》
《生理学讲义》
《诊断学讲义》
《药物学讲义》
《秦伯未国医临证讲义》
《内科学讲义》
《妇科学讲义》
《幼科讲义》
《张山雷脉学讲义》
《脉学正义》
《张山雷中风讲义》
《中风斠诠》
《陈伯坛金匮要略讲义》
《读过金匮论》
《承淡安中国针灸学讲义》
《中国针灸学讲义》

编者

2016年12月

于北京·中国中医科学院

整理凡例

一、原书系繁体字本，今统一使用简体字；通假字或异体字径改，如“藏府”一律改为“脏腑”，“纖微”均改为“纤维”。

二、原书系竖排本，现易为横排本，依照惯例，书中的“右”或“左”字，径改为“上”或“下”字，不出注。

三、正文按内容分段，并按现代汉语规范进行标点断句。

四、本书以点校为主，凡书中明显刊刻错误，予以径改，不出注。如：本与末，已与己，岐与歧，大与太，佗与陀，臀与臂，隔与膈，温与湿，热与熟，炮与泡，等等。对个别疑难字词酌加注释。校注及注释均采用页下注形式。

五、原底本中的双行小字，今统一改为单行，字号较正文小一号。

六、原书中的医学名词，有与现代不一致处，仍依其旧，保留原貌。如白血球、阿司匹灵等。

七、原书药名错误径改，不出注。如芫花（误为“莞花”），辛夷（误为“辛荑”），蒺藜（误为“夕利”）等。

八、原文所提及的书名一律加书名号。书名为简称时，为保持原貌，不作改动。个别比较生僻、容易产生歧义的加注说明。

九、为方便读者查阅，原书有目录的照录，补上序号；原目录与正文不一致者，则依照正文改正；原书无目录的，依据正文补上序号和目录。

十、书中的一些观点与提法，有的带有明显的时代局限性，但为保持原著的完整性，本次均不作删改，希望读者研读时有分析地加以取舍。

十一、本丛书的整理和点校严格按照古籍整理原则进行，尊重历史，忠实原著，除上述说明外，凡改动之处，均出注说明。

本册总目录

读过金匮论

陈伯坛　著

杨建宇　李　杨　魏素丽
朱培一　孟凡红　整理

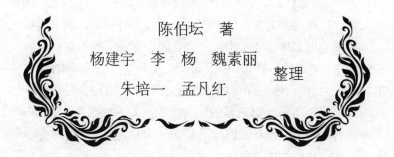

内容提要

陈伯坛（1863—1938），名文炜，字英畦，广东新会外海乡（今属江门市郊区）人，有“广东伤寒四大金刚”称谓之一的伤寒大家、广东四大名医、广东四大怪医。出身贫家，族亲资助入学。熟读经史义理，兼学中医。曾在两广陆军军医学堂（后称广东陆军军医学堂）及广东中医药专门学校讲学。在香港设“陈伯坛寓”，挂牌行医。深得张仲景《伤寒论》要旨，并对传统中医的规例有所突破。特别是使用大剂量，对病人大胆对症下药，其用药剂量多至一剂有三四斤（1500~2000克），故被称为“陈大剂”，著有《读过伤寒论》《读过金匮论》和《麻痘蠡言》，对前人注释张仲景《伤寒论》和《金匮要略》绝不盲从附和，悉心探索，创新医理，对古典医著的认知有着深刻的意义。

《读过金匮论》是陈伯坛先生的力作，是广东陈伯坛中医专科学校的重要讲义。该书系统地讲解了《金匮要略》的条文和方药，体现了陈氏重视杂病病机探析，阐发经旨必从精微着眼；强调《伤寒》《金匮》对照系统学习，倡导《伤寒》与《金匮》合卷；把握经方的方与方、药与药的差异应用，善于在临证中拓新经方的应用；书中有诸多观点，如论卒病注重“风”、论疾病重视脏与脏之间的“传”……均是对仲景学说传承和创新！是近代中医学界理论创新之先驱，是传承创新中医经典之楷模，是临床经方应用之先导，是书不可不读！

目前有1929、1940年香港伯坛中医学校铅印本及1956年人民卫生出版社影印本。此次整理以1940年版本为底本并参考了其他版本。

目录

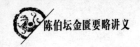

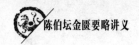

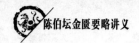

序

中国医学二千年来沉沉长夜，能发明者绝少。近来西医之说东渐，无识者益自暴弃，甚且自侮灭。能自振者，已难发扬光大，更无论矣。窃尝论之，医门之仲景犹儒门之孔子也。孔子之道在六经，仲景之道在《伤寒》《金匮》。然孔子没，秦汉以后，孔子之道晦。自仲景没，魏晋以后，仲景之道亦晦。儒家人人自谓能读六经，究之读六经而能明白者几何人？医家自谓能读《伤寒》《金匮》，究之读《伤寒》《金匮》而能明白者几何人？

先师陈伯坛先生寝馈于《伤寒》《金匮》者数十年，抱绝世聪明之天姿，加以博大精深之学力，后世医籍靡不窥，而反本穷源，仍集中精神于《伤寒》《金匮》，著成《读过伤寒论》《读过金匮》。阐幽探奥，融会贯通，既以经解经，复以经验证经。所以发明长沙之学为独到，用能继长沙之绝学，启后学之津梁。长沙医道之有先生，不啻儒家之有昌黎、紫阳也。《读过伤寒论》早已印行，《金匮》则甫脱稿，而先生遽归道山，及门弟子欲继志刊成之。旋得周苏群先生慨捐巨资，遂能蒇其事，是非表扬先师一家之言，实二千年来医学之结晶也。

庚辰五月谷旦

伯坛中医校同学会同人谨序

说起

仲景《伤寒论》有原序，不必苦求是书之原序。仲圣明曰平脉辨证，为《伤寒卒病论》合十六卷，是书非卒病而何？原序非合写《伤寒卒病论》而何？若易卒字作杂字，则《杂病论》若干卷当研究。是书之有序无序无研究。

诗三百，孔圣蔽之以一言。长沙全集，原序则蔽之以一合字。论合卷亦合，分之则书亡。分卷自叔和始，易十六卷为三十六卷，显与原书有出入。幸在原文无纷更，圣学故赖以保存。宋版复与叔和若离合，孙奇序述《伤寒卒病论》合十六卷，厥后但传《伤寒论》十卷，其余六卷又阙如。王洙旋于蠹简中得《金匮玉函要略方》三卷，名曰《金匮方论》，分卷上卷中卷下。三卷无殊一卷之称，十六卷遂虚有其名。延至明万历间，赵开美仿叔和成林诸旧本为一部，又以仲景全书四字蔽之，其实卷四卷五卷六是《伤寒论》原文，上中下三卷是《杂病论》失而复得之原文。其先经起义也，列辨脉平脉伤寒例三卷为论首，其推类至尽也；列禁汗禁吐禁下脉证并治，及发汗吐下后脉证并治，自卷七至卷十为论终；又列疗治方伤寒类证运气掌决四旧说，殿杂病之末卷。全一卷为卷之全，究不能以全字易合字，宜乎？载原序者不止一家，或云十卷，或云十六，或云十九。凡此见之熟，无人议及其附会之讹。夫岂俟诸上下三千年之孔壁，尚有幽光。如其断章而不漓其义，就令添注序中一二字，不能执以律抱残守阙之人。既有叔和为先例，应毋庸避武断之嫌，则十九卷亦作如是观。是书列为卷十九，《读过伤寒论》则终于卷十八。《伤寒》

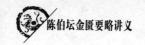

分卷不分门，《金匮》分门不分卷。不侵略原文便是合，读书非读卷，宜三复者其文，无暇检点者其卷。

《金匮》自开卷一路无杂病二字，独卷末标题妇人杂病四字，殆括妇人三十六病而言。若引为《金匮》之铃记，在杂病虽失而复得，又何说以处卒病之亡？彼《金匮》病痼疾条下，明明曰加以卒病，又曰当先治其卒病，焉能训卒为杂乎！况入脏死曰为卒厥，支饮家曰不卒死，两卒字更一成而不易。然犹谓骇人处在个死字厥字，而痉病之卒口噤，虚劳之卒喘悸，两条何尝曰厥或曰死！四饮条下膈间有水曰卒呕吐，不过行小半夏加茯苓，此岂危急存亡之比！原序又曰卒然遭邪风之气，婴非常之疾。卒字是男妇见惯之词，不同杂病惟妇人独具之。庞安常补作《卒病论》，明是分道而行，愈觉《金匮》不足以代价丰城之剑。我欲还问孙奇辈，是否卒病杂病二而一，抑合《金匮方论》一而三？彼未明以告我。我得而断之曰，伤寒不至有卒病，有之自霍乱始，霍训猝，卒然而乱，掩却伤寒。一若卒病为之先，故曰本是霍乱，今是《伤寒》。阴阳易亦失却《伤寒》之本相。差后以下，皆《伤寒》过去之变相。盖凡病无伤寒之见证者，邪气必不循经道而行。经者常之称，故曰婴非常之疾，可悟霍乱篇是伤寒卒病之枢纽。《金匮》劈头一句曰：上工治未病。未字针对个卒字，防卒病于未病之时。上工所以兼有导引吐纳，针灸膏摩之长。同是上工，治伤寒则注重个寒字，治卒病则注重个风字。求合于阴阳之变化，是治伤寒之手眼。求合于五行之变化，是治卒病之手眼。次霍乱尾伤寒之后，是结上冒下个卒字。冠霍乱在《金匮》之头，是承上起下个卒字。吾又根据伤寒卒病十六卷一语，特以霍乱篇居卷十六。《金匮》从霍乱翻出，可作卷十六卷观。《金匮》从十六卷翻出，可作卷十九观。原序仍存杂病二字者，表示非歧视《金匮》，乃爱礼存并之意。缘《金匮》是卒病之代名词，杂字亦姑如其说以存《金匮》。张茂先所谓神物终当有合，安知是书之存，不自今始！

《金匮》之名，由来已久。《内经·金匮真言论》尤远在仲圣之前，特书库无统宗，亦无厉禁，故人间匣匮，恒相埒于柱下之藏。王洙获《金匮方论》于残丛，孙奇遂珍之如拱璧璧。可见是书未入郎守之宅，但浮沉于朝野上下之间，故同是《金匮》，彼有一《金匮》，此有一《金匮》。其内蕴之同不同未可知，自孙奇特奉是书以《金匮》之美名，举其平日所藏之方，别有附方。于是孙奇有孙奇之《金匮》，所附者《千金》《外台》之方为多数。而孙思邈、王焘书中亦有曰出《金匮》，显见孙王之《金匮》不尽同，就如仲景亦有仲景之《金匮》。原序云勤求古训，博采众方，至《胎胪药录》等语，彼载籍之精英为何若。原序原文不特无金匮二字，且曰虽未能尽愈诸病，不敢媲美于上古中世之贤圣。第曰寻余所集，能寻必不失，远胜于得之而不寻。蠹简中之《金匮玉函方》三卷，必其人不寻而自获，然后抹煞卒病二字，易金匮方三字。三卷中分上则辨伤寒，中则论杂病，下则载其方，并疗治妇人。《方论》又改杂病为上中下卷，此正古人之破绽处，毋亦造物特假手于古人。雅不欲其掠仲景之文为己有，将以二千年来百家之石室，归入仲景撰著之范围，令后人悯卒病之亡，尚有恻恻寻详之余地。我今认定《金匮》为长沙所独有，凡藏书类于夺朱乱雅者，皆作杂书看，亦姑以读过《金匮》名篇，我则当如《卒病论》读。

原序尚论神农而不及伊尹，神农尝百草之说，可信其有；伊尹作汤液之说，可想其无。百草是制方所必需，有其方不可无其药。汤液是治证所必需，有其汤何以无其证？序云博采众方，方而曰众，岂一汤液所能赅！又曰《胎胪药录》，药而曰录，则《本草经》亦有所遗。最宜玩者，方下㕮咀二字，匪独以牙代刀之谓，有尝药精意。仲圣可以入口作神农，有调药精意。仲圣可以餂舌成伊尹，是有神农为先导。仲景当然有师资，即非伊尹为先导。仲景不患无取材，《伤寒》无一方是汤液，亦无一是众方，一百一十三方皆出自长沙之手。举桂枝汤为例，条下桂枝汤主之句，标明有汤自有方，以下不曰主则曰宜，或曰与，曰可与，显与众方示区别。《金匮》之众方亦有别，举侯氏黑散以为例，方上未有曰主之，另提侯氏黑散四字，风引汤次之，防己地黄汤、头风摩散又次之，四方皆另提句法。至历节条下，才见桂枝芍药知母汤主之九字，乌头汤主之五字，矾石汤又众方之一，又与附方示区别。其声题附方者，非临时附入，乃孙奇《金匮》所藏之方，纪为杂方，为方论所无者附诸篇末，一附字亦可征明《金匮》非尽仲景之原方。

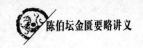

原序郑重言之曰《阴阳大论》。叔和《伤寒例》，冠首亦曰《阴阳大论》。我见其论殊不大，谓为大论之小批则可。七十五节中，插入《素问·热论》十一条，已非章法。又曰搜采仲景旧论，录其证候，复唐突点出黄帝岐伯四字，其非仲景撰用之书可概见。孰意其传之自叔和，述之为开美。《阴阳大论》又似存而实亡，《内经》大论一字凡九见，《阴阳大论》居其七。自《天元纪大论》至《六元正纪大论》，与乎《至真要大论》七篇乃《阴阳大论》之文，王冰取以补《内经》，今居《素问》第四卷。缘《素问》第七卷已亡，以七补七数相若，以经补经义亦符。犹乎周官亡，冬官以《考工记》补之之类，是《素问》七卷可作不亡论，而七篇大论，反操纵于王冰之手，毕竟七篇是古医经，论大文亦大，与《素问》篇幅有异同。新校正曾拟议及之，仍不离乎原序一个合字。举《素问》九卷，而《灵枢》九卷在其中。举《阴阳大论》，凡论不尽之阴阳在其中。简直是仲景之论阴阳为尤大。原文我亦作《阴阳大论》读。七大论既与《内经》合为一，自不能与仲圣之论分为二。原文我又不止作七篇大论读，盖有仲圣之文在，古医经虽亡亦不亡，倘无仲圣之文在，无论何等医经，不亡亦亡。

是书原文三百九十四条，汤方一百七十一，另提众方八，众方有条文者五，无条文者三，除附方不计外，除小儿疳虫蚀齿方阙附方二字外，除同方而等分亦符者，如大小柴胡大小承气之属不计外，例如立越婢汤者四，不特对于越婢一汤等分异，加夏加术条下亦不同。立大小青龙汤者四，不特对于小青龙汤加减异，加石加杏方下亦不同。白虎加桂以白虎汤为张本，是加味异，连粳米重数亦不同。人参汤以桂枝人参汤为张本，是命方异，而桂枝煮法又从同。甘草泻心有人参三两，异在为惑病立方。桂枝加桂无牡桂二两，又同是为奔豚立方。麻黄附子汤明是麻黄附子甘草汤，异在方内有甘草，而命方无甘草。厚朴三物汤、厚朴大黄汤，明是小承气汤，异在方内有枳实，命方不但无枳实，且与小承气汤绝不同。要其化裁而出之汤方，二书相应如合璧。失之易者得亦易，易认在仲景之书如一律。解之难者读亦难，难记在仲景之文如万绪。假令藏之而不读，虽人人一《金匮》，无殊淹没于玉函未获之前。假令读之以求解，将时时见仲景。庸或昌明于宋版既行之后，无如误会者谓为汉文奥古，置圣学如废志。我谓举凡汉文不如是，仲圣之文始如是，而不尽如是，乃仲圣胸中有万古不易之医理，撰成万古不易之医书，不必问是书之出没何朝代，第觉字字有层累曲折之理在，句句便有层累曲折之文在。

是书开宗明义第一条，仲圣又蔽之以一传字。申言之曰，中工不晓相传，引起第二条血脉相传，流传脏腑两传字，生出入其腠理个入字。曰愈曰死曰卒厥，无非明点卒病个卒字。故曰非为一病，百病皆然。盖由皮肤而经络而脏腑，谓之传，传则血脉当然通，乃不为传之通，而为传之塞，故曰血脉相传，壅塞不通。此岂血脉能为脏腑之害！皆由若人不能养慎，致邪风干忤经络，而波及其血脉。吾又三复风生物风害物二语，而知见肝之病云者，殆风气为病始，风传肝自传，肝虚则七传死，肝实则间传生。举肝病以为例，凡传于其所胜，死于其所不胜者，皆逆传非顺传。宜乎不晓相传之中工，读《伤寒》由止见有传字，读《金匮》则不见有传字？岂知《伤寒》但有经传经，而寒邪不传经，《金匮》则脏传脏，而风邪亦传脏，且可以使经不传，未易使脏不传。缘若离若合者阴阳，所以无传经之原因。寒邪为离合所阻，相生相克者脏腑，所以有传脏之原因。风邪挟生克以行，寒邪与阴阳相直接。五行为被动，其势缓。风邪与五行相直接阴阳为被动，为势速。故卒病二字，伤寒无分子，独《金匮》有分子。

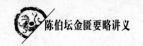

是书第二条举一死字，反对两生字。两举邪风二字，反对两风气二字。止有客气字，无主气字，分明害物之风多，生物之风少。欲避邪风，如何能觅得风气来，令主胜而客负。《经》谓当其位则正，非其位则邪。殆指主持大地之风而言，人在太虚寥廓之中，焉能受八方之风为生长！盖必有与生俱来之风，足已无待，则身以内严如生长之乡，才是人人以内气物主体。其环集身以外者，六气皆作客气论。惟有不假外求者，人之五常则然，禀五常，因禀六气，因生五脏，因变化五味而长气于阳，故生而长。《经》谓神在天为风，在地为木，在体为筋，在脏为肝。一风字分出四在字，明乎有在天之神为风主，则主木主筋主肝无非风。风者肝之元，木者肝之真。所谓元真通畅，人即安和者，畅字和字，皆形容个风字。风在四时为初气，有风为向导，五脏于是乎相传。肝居季肋是章门，有肝为长雄，元真于是乎通会，无如五脏元真一而二，五常脏真又二而一。字字无形可举，惟于腠理露端倪。假如风气由腠理出，是木郁欲达之原因，其状实。设或邪气从腠理入，是木枯欲折之原因，其状虚。又当引《伤寒》为正比例，欲视无形之阴阳，先从毫毛上讨消息，则难掩者寒之变。欲视无形之脏真，先从腠理上讨消息，则难掩者风之变。

《灵枢经》卷五第二十六条，明明以杂病二字为题目，是指针法而言，刺取三阴三阳诸部分。是书若以杂病名编，则混入

《灵枢》章法，岂独义例有未当！并将仲圣撰用《素问》之文辞，尽行挂漏，征诸原序无灵枢字样，无杂病字样，则卒病二字更无可讳言。彼附方中之九痛丸曰卒中恶，孙奇不免有歧视之见存。实则卒病与卒死证有分别，即与卒发证仍有别，热论两感病六日死，仲景不载入《伤寒论》；朝发夕死之真心痛真头痛，不载之入《金匮》。此等万中无一之不治证，大可阙而不载，隐示其立证立方之微旨。惟对于一百日或一岁之旧饮家，持告慰之曰：不卒死，毅然以十枣汤行之，则不卒死三字，可以解尽卒病之危疑，就如霍乱之呕吐而利，未明言其卒病，而从不可治说到愈，却与伤寒互发。痉病之卒中口噤，则明点个卒字，从难治未尝说到死，亦与伤寒互发。《伤寒》与《霍乱》若离合，《金匮》与痉病仍离合，毋亦卒病不如斯，卒发病则如斯。而《玉机真脏论》又曰：卒发者不必治于传。条下说八个乘字，即《伤寒论》肝乘脾，名曰纵，肝乘肺，名曰横之义。不以次之乘，尤卒于以次之传。玉机谓之为有大病。彼因一脏气乘，借忧恐悲喜怒而卒死者，所在多有。仲景又阙之而不书，盖必其人平时有病不许治之意，适成为仲圣爱莫能助之人，毋宁划分必须治之证，共列二十二门，竖见肝之病，知肝传脾二语，令中工持真知卓见以读原文。如未分晓，则玩索《真脏论》内数十个传字，必晓然于原文为已然者立方，实为未然者立法。卒病又可作未病读。

上工先实脾，中工不实脾，焉有实脾之甘味。而中工独茫然之理，盖谓其不知传脾，必不解实脾。不知实脾却实肝，且不止实肝，必不解肝传脾亦传，且不止脾传，徒知治肝。欲使肝不传，不解使肝以实传，徒知治肝。欲使肝不传，不以虚传。徒知受邪故邪传，不解不受邪之传，是脾以王气传，而后肝以风气传。肝直接受脾之王土，脾间接受肝之生风，良由变八方之风者，土为政，通四时之土者，风为政。脏脏果有风气为主持，则两脏间一脏，自有周而复始之相生。脏脏果有土气为培养，则一脏间两脏，自有周而复始之相克。反是则一脏不实，将三脏无真气，势必母夺子气以行其克。子代母气以逆其生，所谓受气于其所生，传于其所胜，则相生无继续。气舍于其所生，死于其所不胜，则相克无继续。故风为百病之长，从无卒病起于五常所禀之风。土为万物之母，从无卒病起于四季常王之土。

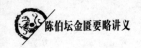

肝病何以见？病人面部之气色可以见。长沙亟立第三条，曰鼻头色青，腹中痛，苦冷者死。风木之色，明明直贯于鼻头，是肝病不能掩。风木之气，明明窜入在腹中，则传脾不能掩，无如中工止晓得肝脾各有畔界，传字疑非征实。不晓以视无形之眼光，看入五行之生克。故不解肝之脏真，乃无形之木；脾之脏真，乃无形之土，不见其病，焉见其传。未知其生，焉知木先死而后肝死，土先死而后脾死。警告之曰：苦冷者死。脾死肝亦死，就令非卒死，而冷状尤苦于痛状，则死机已伏。因其无火以温土，反有水以寒其土。水寒则金寒，金寒木亦寒，故曰有水曰有寒。脾不统血肝不藏血曰亡血。邪风害血，故无一定之色，只有一团之冷气。在中工不晓病同色不同。在上工则讶为一病人而具数病人之色。其曰青曰微黑曰黄曰白曰微赤，所有色字，皆以浅形深之法，举面部以示人，苟面体会入微，从何一望便知其随时可以死。曰微赤非时者死，有不以次之传，当然有不以时之死。无论所胜不胜，皆以死字括之。假令死于其所不胜，亦以肝死之病形为易认。肝开窍于目，其目正圆者，显见曲直之木，金气克之令其正且圆，不受再克，遂反动为痉。《素问》谓诸暴强直，皆属于风。风燥相持，故正圆者其目，痉不治者其背。举肝死以为例，征明邪风转移病人之速。末数句曰痛曰劳曰风，曰便难，曰留饮，推言流传脏腑之变迁。脏脏皆有死于其所不胜之时，要不离乎色赤为风四字，为百病之起点。综上工之望诊，殆以色青色赤为准绳。

长沙又亟立第四条至第七条，曰声曰息曰呼吸，又曰非其时色脉皆当病，无非为肝病写照。肝为语，语之声即肝声。再点呼字，肝在声为呼，加一惊字。肝在志为惊，曰喜惊呼，必其苦在筋。肝主筋，筋束骨，筋病连于骨，骨之节，节之间，殆有邪风于其间。又肝存筋膜之气，肝膈即肝膜，膈病连于心，故一面骨节间病，一面心膈间病。又肝热病者头痛员员，即非热病亦头中病。其形容之曰寂寂，曰喑喑然啾啾然，皆因燥金居其上。风木怯于所不胜之威，语声不啻绕道而出。又闻声而知肝病者一，其次肝病形诸息，肺之脏真主定息，风木反从而侮之，以其风挟寒，寒能坚物，故坚在心中，摇在肩上。势必木扣金鸣，急引胸中上气者咳，咳则翻动脾涎而吐沫。脾开窍于口，肺主气之出入，因脾而及肺，张口二句，亦形容风行之肆，令气不足以息者又其一。第六条则举吸字写呼字，病源是肝之吸，病形是肝之呼，吸数呼尤数。曰中焦实，由于不先实脾，致客气为中梗；法当下。虚则正虚邪亦虚，不能侦知客邪所在地，显有不治之端倪，以其吸促吸远无定在，是虚有其吸，必虚有其呼。驯至不治，则传无可传。中工不晓者又其一。第七条重提个王字，曰肝王，脾王在言外。曰四时，四季脾王在言外。曰肝色青而反色白，毕竟主气之风少，客气之风多。不能养慎，虽王亦不长，又当研究不受邪三字。

第八条特提少阳二字，第九条提一极字，第十条特提厥阳二字，又为肝病立案。《素问·六节脏象论》指明肝为阳中之少阳，通于春气，肝木受气于一阳，一阳又寄生于一阴，一阴与一阳合化为厥阴，一阳与一阴合化为少阳。就三阴三阳论，则少阳还少阳，厥阴还厥阴。就五脏五行论，则肝木即少阳，少阳即肝木。故心火亦称阳中之太阳，肺金亦称阳中之太阴。五行独肾之水，脾之土，谓之阴。仲圣口中说少阳，实意中指肝木条下十三个至字，一时字，夹写少阳之太过举不前，即推言上文非其时之义，无非因风气为转移。风有罢时，其应在肝。肝者又罢极之本，极而未罢，则阴极可以成阳，阳极可以成阴，是五脏之气长，若未极而先罢，必随罢随极。前病未罢倏而后，后病未罢倏而前，仲圣所谓视其前后，何部不利，厥阴病则然，肝病亦然。缘前后为邪风所折，腰痛背强不能行，正五脏之气短处，短则缩，缩小而至于尽头。显见患肝其之人，自身已不胜病，死于其所不胜犹其后。宜乎仲圣目之为厥阳，厥阴二字仅存一厥字，少阳二字仅得一阳字，此似是而非之阴极成阳。实阴不生阳，则阳无阴不附，不过邪风挟枯木之残阳变为厥阳。少阳不成立，厥阴亦不成立，无春而有夏，不与时偕行，故曰独行。看似省阳，却无中见，阴不与之偕行，故不曰少阳独行，亦不曰一阳独行。

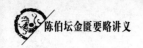

长沙又发挥上文血脉相传，壅塞不通二语，单承血字立血气入脏一条，单承脉字立脉脱入脏一条。暗用《素问》散精于肝，淫精于筋，及其充在筋，以生血气，两层要义，为实脾之注脚。盖脾实自能令五谷之精气，与五行之精气不相失，则肝受精之散，筋受精之淫。又曰淫精于脉，可悟脉气之流经，端赖筋气为转移。宜乎血气之生，筋为主动，亦可以实气相搏四字实彻之。若实气与实气成反比例，主气客气相容与，壅塞经络，纵未流传脏腑，而一则移其实于脉，则血无所附，血气入脏其明征。一则移其实于血，则脉无所流，脉脱入脏其明征。既人又焉能还出于壅塞之途，故主死。即死不足论，即愈亦惟有望邪风之赐。非所望于客气为虐，缘客气具有五行性质，或挟金刃之气而来未可知。风则无有不行，亦无有不传，风无情而入脏，或无心以入腑，当然有胃气之援。且中土为万物所归，胃脉又主生荣血，转为主胜客负，亦指顾间事，独是即死即愈若无渊，转机未有如是之速。词旨非指一病生二病，盖形容风气一往而无前。百病皆以一人为先兆，入腑是入脏之陪客，即死乃生人之尽头，即愈未为生人之尽头。

一病既百病为陪客。宜乎古医经有九十病人之称，盖指五脏各有十八病而言。立阳病十八，阴病十八为病始。又指五脏之阴阳面目言。阳病见证者六，六而三之为十八。阴病见证者九，九而二之亦十八。何谓阳？阳脏有其三。何谓阴？阴脏者有其二。心为阳中之太阳，通于夏气。肺有阳中之太阴，通于秋气。肝为阳中之少阳，通于春气。三脏故称阳。肾为阴中之少阴，通于冬气。脾为阴中之至阴，通于土气。二脏故称阴，所举六证，仿佛心脏肺腑肝脏所生病，非阳病十八而何！所举九证，仿佛肾脏脾脏所生病，非阴病十八而何！六微即六腑之称，腑为阳，而属至阴之类，应具阳病之六证，必载土气而出，才是阳腑之中有阴在，始可以言微。除微有十八病外，五劳七伤六极，亦得十八病之数。其余妇人十三瘕，九痛七害，五伤三因三十六病，不在其中，百病之余义则在其中。末段又指点出上下表里及中央土，为五邪所集矢，主治不能兼顾，可悟邪风无所不用其极。殆脾胃不实之原因，徒留宿食以护邪，宿食化寒，邪风必挟热以逆其寒；宿食化热，邪风必挟寒以逆其热，令寒热各走极端，变为如冰如炭之经络，则脏腑无保障，五常之衅端从此起，必有两败俱伤之忧。伏案就在邪风干忤经络六字。

长沙又于第十四条先提三个急字，衬起第十五条两个卒病字。从上条风令脉浮，寒令脉急二语生出，急字又逆寒中于暮句转出，诚以风邪入寇腠理，则四肢重滞不为意，病情未急，寒邪入寇毫毛，则身体疼痛必为意。病情转急，此即中风邪气反缓，正气即急之互词。缓在风而急在寒，《经》谓伤寒一日太阳受之者，缘有太阳之感觉在，与邪风掩入，瞒过太阳之卫外者不同论。故卒病都由缓病所致，非急病由卒病所致。《伤寒论》内无卒字，而急字不胜书，显见仲圣引伤寒救里救表一条，为急病加倍写，非为卒病加倍写。伤寒两急救，卒病分两治，是卒病可以缓图，痼疾尤可以缓图，痼疾无所谓之急，卒病仍非急病之代词。盖同是身疼痛，因下之而表里证具，两病交迫而成急，不同

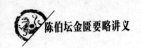

距离日久之痼疾卒病，无两急之足言，惟先治后治，则痼疾还便宜。假令不曰加以卒病，曰加以杂病，痼疾何尝非杂病！直是加多一层痼疾无以异。医者或以急无能择之杂药为尝试，则急字卒字杂字，可以囫囵吞枣读之，仲圣叮咛于卒病又胡为。

《金匮》自开卷一路论卒病，独卷末立妇人杂病另一门。仲圣忽然指出加以卒病，未明言何者是卒病；忽然道出先治卒病，未明言何药是治卒病。注家遂疑卒病即杂病之陪客，虽创见亦视为等闲。不知原文有三百七十七条之卒病，有不止一百七十九条治卒病之汤方。固不能举一证以为例，且当时原文具在，讵料卒病之亡，亡于一字，缘卒字非一杂字所能偿，显非时代亡卒病，乃人人心目中之杂病未消亡，就令一面见卒病，亦一面亡卒病。原文明明句中点醒个卒字，如卒口噤之类，彼亦以为借用亡编之字眼，写杂病之离奇，其心目中已删去原文种种卒字读，孰意仲师一若预知其书至今犹存在。曰五脏病各有所得者愈，一语道破治卒病之从容，不啻一一与我后人共喻之。例如木病得水，水病得金，金病得土，土病得火，火病得木。《经》谓气相得则微，不相得则甚，病微何不愈之有！五脏之所恶者何？《经》谓心恶热，肺恶寒，肝恶风，脾恶湿，肾恶燥，所恶在隐曲。若触犯其所恶，则不喜形于色，可以窥见卒病之内容，仍不离乎肝传脾为病始。病者素食不应食，而反暴思之，肝木挟火气以行其劫，劫食即除中之渐，必以发热露端倪，纵非发热，亦食伤脾胃，又以中焦实露端倪。上言当下之则愈，宿食固当下，而壅塞不通，则诸病在脏，实气入腑者亦其常。故《金匮》攻法，多于《伤寒》。立证立方，以痉病为首，主治以大承气汤为中与。授欲攻之三字，为治卒病之方针。曰当随其所得而攻之，不独治痉病为然，诸脏自有应行之攻剂。惟渴者对于攻药，有异常之抵触。痉病条下无渴字可知，与猪苓汤代承气之属。末句曰余皆仿此，见得猪苓汤泛应不穷，助天一之水，生天三之木，与中工言治肝之头一法，为前路总结束，开下无数脉证并治法门。

仲师何以立猪苓汤冠《金匮》？且曰余皆仿此。此方显从阳明篇脱出，亦仿阳明渴者与五苓，为十日不更衣无所苦。不行攻法立方，伤寒非尽以五苓治渴，《金匮》何独不然！《金匮》条下渴字不胜书，不渴字亦不胜书。就如下条痉湿暍三种，痉病条下无渴字，故大承气汤为可与。而湿致渴者一，因暍致渴者一。狐惑阴阳毒条下无渴字，而百合见渴者二。疟疾中风血痹诸证无渴字，而以主渴二字括虚劳。举数条以为例，其余除无渴字无不渴字不计外，见渴字者几达三十条，书不渴者仅得十一条。不渴宜乎猪苓不中与，异在消渴门止见猪苓汤者一，见五苓散者三。呕吐条下之猪苓散，不仿猪苓之汤，独仿五苓之散，三味药猪苓有其二，五苓有其三。茯苓泽泻汤又无猪苓，苓泽有其二，五苓有其四。可知仿猪苓之方旨，不必斤斤于何味是原方，但能蛰封天一之水以入肾，则方方大有造于五脏之元真。若渴而以大承气为尝试，则流弊不可胜穷。《伤寒》《金匮》所有大小承气证无渴字，另提之曰如渴者，对下痉病之行大承气，因《金匮》自有适用硝黄之方在，举渴字撇攻字，回应上条中焦实，为议下者进一解。我又为误会长沙方内之等分者进一解。猪苓五味各一两，试举一两之重量以例其余，二十四铢为一两，久为注家所公认。六铢为一分，四分为一两，亦为注家所公认。孟康谓黄钟一龠，容一千二百黍为十二铢，倍数计之，则一两得二十四铢，更无疑议。盖十黍为絫，十絫为铢，絫铢之积亦为合，所谓合龠为合者，符合一千二百黍之数，则与十二铢之等分同。二合便与二十四铢等分同，若不言铢而言合，则一合为半两，二合为一两。十合为一升，是一升即五两，二升即十两，方下无十两字样者，二升亦十两之通称，一斤亦十两之通称。古者十两为一斤，秦汉以一金之重定斤两。秦以一镒为一金。汉以一斤为一金。镒者斤之倍，二十两为镒。方寸重二斤，即指秦金而言。方寸重一斤，

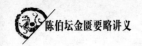

即指汉金而言。汉以后始有二十四两谓之镒，一十六两谓之斤。方下如白虎汤石膏用一斤者，当以十两计，以水一斗煮者，当从五十两水计。盖有絫黍为明彻，一千二百黍，于今称之，得五钱。二千四百黍，于今称之，得一两。浅识者疑古今升斗有异同，吾谓量黍之器常改革，惟黍无改革。若谬以五铢钱相比例，则一钱今重一钱半。彼以古之一两即今三钱为话柄者，无非执着五铢钱之轻微为话柄。岂知钱制始于周而迄于汉，其间钱形大小轻重不一，名称亦殊，国家改元，必更钱币。钱与铜无一律相当之价值，则五铢无一律之代价，安能持足重若干铢为定衡！观于仲景之用钱刀，不曰重几钱，曰方寸匕。用匕称散，取方寸为整数。每匕即今之一钱。方寸四匕，即今之四钱。一钱匕者，一匕之谓。合四匕之形为方寸，即缩小方寸斤两之形。然亦为能泥看其微毫之等分，以服散服汤，皆有强人弱人之分，可悟作汤作散，匪独对证问题，乃对人问题。

知肝传脾一语，太耐人思。肝有肝之部分，脾有脾之部分。何所谓传？如曰肝属木，脾属土，肝胜脾，故木克土。此语更贻人以口实，以彼化验肝脏无木质，化验脾脏无土质，五脏非有五行之实验，何相克之有？如曰五行化之始，五脏精之存。惟化生精，木精存于肝，土精存于脾。惟气生形，肝存筋膜之气，而开窍于目。脾存肌肉之气，而开窍于口。从目通入肝，从口通入脾，是形归气。逆肝通入木，从脾通入土，是精归化。惟五脏之元真为能化，故脏真散于肝，而后风气通于肝。脏真濡于脾，而后谷气通于脾。此即人禀五常之奥义，早为近代所排除。其相持最力者，斥驳我国左肝右脾之学说，谓剖验之适得其反。致《素问》肝生于左，肺存于右，脾之为使，胃之为市数句，不能昭示于后人。我则谓《脉要精微论》左外以候肝，内以候膈，右外以候胃，内以候脾等语，《素问》诚凿凿言之，无怪后儒徒执左右手往来之脉气，泥看腹里构成定位之肝脾。岂知《素问》又指两足而言曰下部之天以候肝，以候肾，人以候脾胃之气，左右足相同一律，两手中部脉亦从同。无论诸病在何脏，皆括入少阴趺阳寸口之范围。若细诊其同中之异，觉生气流溢，才有候左候右之殊。于是心肝肾之气远出而流于左，水生木，木生火之神机则左旋。肺脾命之气远出而流于右，火生土，土生金之神机则右旋。正如环无端之左右。盖有活泼之胃气能左右之。《经》谓随气所在，期于左右者，乃是二是一之对观。此说类似骑墙。如欲了解肝生于左，肺存于右之真谛，须从胎元上着眼。《素问》谓生之来，谓之精。精在母腹，自有河图。两精相搏，则阳精在下，阴精在上。缘亲下之火本乎地，亲上之水本乎天。良由生成伊始是倒形，故竖体者其母，而倒体者其胎。胎不倒则形不顺，所以逆受母气以成形。母之肝从右升，胎以左体受气而生肝。母之肺从左降，胎以右体受气以存肺，肺旋乾而右转，肝出震而左行。时而胎首上向者，母腹之地气升，举之而上抱，时而胎首向下者，母腹之天气降，抑之而下垂。毕竟子母二气，除却对待无往来，母不倒而胎倒，与影相之对照无以异。对镜不倒，而镜中之影则倒。形以顺往，影以逆来，知此可悟造物生人之妙。诞降而后，位置其身于东西南北之中，同是戴九履一，左三右七，行将以竖体立乎天壤。此洛书之方位，正以逆河图，方位是左，而肝转为右。方位是右，而脾转为左。左肝右脾者，乃成胎于既往。右肝左脾者，乃出世于后来。数往者顺，知来者逆，不独地与天逆，凡七尺之群伦，皆乾坤之逆子，易之为数，逆数也。前后左右无不逆。一逆字才是顶天立地之权舆。特恐皆非其人，虽言而不著。脱令以五行为惑众，恐秦火不及文字之灵。且苞符既泄，从无复秘之理，则不必虑五行之淘汰，五行乃无形之脏真，不受捉摸，无所用其淘汰。

是书可以省凡例。原书自有例。首条末句曰余脏准此，是举一肝一脾以例其余，第十七条末句曰余皆仿此，是举一方一法以

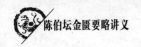

例其余。第二条句中曰千般疢难，不越三条，是举三条例千病。第十二条句中曰非为一病，百病皆然，是举已病之肝，例未病之脾。凡流传脏腑之未然病可例看。第二条曰因风气而生长，又一面说邪风，是举生物之风，例害物之风，凡五邪中人之未然病可例看。第十一条曰血气入脏即死，第十二条曰脉脱入脏即死，又两言入腑愈，入腑入脏相迫而来，数即字是卒然之事，亦未然之事，是又举死字例愈字，举不可治例可治。第十四条举急当救表例救里，第十五条举先治卒病例痼疾，在《伤寒》虽救表里同例，在《金匮》虽痼疾亦与卒病同一例。第十六条有各所得，各有所恶之两种病，举以例寻常之卒病。有《素问》不应食，而暴思食之一种病，举以例反常之卒病。第十七条举一攻字，以例下文诸多应攻之卒病。举一渴字，以例下文诸多不应攻之卒病。仲景书条条有比例，何取乎此节外生枝之义例作另提！读《金匮》当从读例始，能读例自能知读法，道在迩不必求诸远，泛泛之凡例可毋庸，区区之读法亦毋庸。

汉张仲景卒病论卷一
读过金匮卷十九

原文之首第一

问曰：上工治未病，何也？师曰：夫治未病者，见肝之病，知肝传脾，当先实脾，四季脾王不受邪，即勿补之；中工不晓相传，见肝之病，不解实脾，惟治肝也。夫肝之病，补用酸，助用焦苦，益用甘味之药调之。酸入肝，焦苦入心，甘入脾。脾能伤肾，肾气微弱，则水不行；水不行，则心火气盛，则伤肺，肺被伤则金气不行；金气不行则肝气盛。故实脾，则肝自愈。此治肝脾之要妙也。肝虚则用此法，实则不在用之。经曰：虚虚实实，补不足，损有余，是其义也。余脏准此。

开宗便知是仲圣之原书，两揭未病字，已病有未病在，未病犹有未病在。迁流如是其卒，此卒病所以异于伤寒。三提肝之病，两曰实脾，两曰治肝，治肝补脾如是其要妙。患在四季邪风，不利于脾，而利用在肝。风为病之始，肝得气之先也。曰知肝传脾，知生亦知死。知有间传有七传，传字又与伤寒示区别。伤寒有传有不传，且无所复传。缘三阴三阳无胜不胜之分，传邪者其偶。五行则传于其所胜，传之不已，而至死于其所不胜，传邪者其常。大书曰四季脾王不受邪，即勿补之。由王而盛，由盛而实，《经》谓脏气实而不能容，故还诸于腑，庶有入腑即愈之望。中工不解五行之实，与五邪之实不同论。邪气实有实质，法当下。正气实无实质，用以补不足，损有余。复叮咛之曰，夫肝之病，当变通《内经》辛补之，酸泻之之法，不用辛补用酸补，盖辛胜酸，彼非酸有余，乃风生木，木生酸，酸生肝，非徒补木，且酸以收风。曰助用焦苦，火生苦，苦生心，焦火尤苦，正留火气之有余。益以甘味调之者，土生甘，甘生脾，以实土调实其木火，故实脾当先于治肝。曰酸入肝，焦苦入心，甘入脾，对中工言之则如此，犹未写入几层理窟也。长沙诏我曰：脾能伤肾，数句泄尽五行之秘矣。韵会谓运行于天地间，未尝停息，故名五行。肾行冬令者也，奈何肾气微弱，则水不行，因水不行而连累金气亦不行。肺金又行秋令者也。夫非不足于行也欤哉，胡为乎肺肾则两伤，而心肝脾独无伤耶？得毋相克之中，以土克水，火克金为要耶！假令金水之气盛，或行之太过，则四季之内，只有秋冬无春夏矣。肝行春令，心行夏令，行生育者也。脾为中央土，运行于四时，宜乎木火土之气无不行，金水之气则不行之行。秋收金，冬藏水，虽不行而有土气行乎其间，故被伤而无所害，非治肝补脾之要妙而何！此上工实脾之心法，法因虚用，非因实用。虚而不用则重虚，《经》曰虚虚。实而误用则重实，《经》曰实实。欲不虚其虚，当补不足。欲不实其实，当损有余。末二句推类以尽其义，语语先假定一中工为谛听，注家反疑酸入肝以下十五句，非仲景原文，类后人谬添注脚。又有谓十二句是述中工之误之词，由其看似不顶不接，又已见妄为之接，谈何容易割断仲景之文，中工且不晓，况又其次乎！

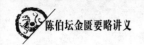

夫人禀五常，因风气而生长，风气虽能生万物，亦能害万物，如水能浮舟，亦能覆舟。若五脏元真通畅，人即安和，客气邪风，中人多死。千般疢难，不越三条：一者，经络受邪，入脏腑，为内所因也；二者，四肢九窍，血脉相传，壅塞不通，为外皮肤所中也；三者房室、金刃、虫兽所伤。以此详之，病由都尽。若人能养慎，不令邪风干忤经络；适中经络，未流传脏腑，即医治之。四肢才觉重滞，即导引、吐纳、针灸、膏摩，勿令九窍闭塞；更能无犯王法、禽兽灾伤，房室勿令竭乏，服食节其冷

热苦酸辛甘，不遗形体有衰，病则无由入其腠理。腠者是三焦通会元真之处，为血气所注；理者是皮肤脏腑之文理也。

在天为玄，因有风气。在人为道，因有五常。道生人亦长人，因五常有风气在。内风与外风相感通，是因两气而生长。外风有正亦有邪，因有生物害物之异。仲师取譬于水，风从地水中生，是亦异名而同类。浮舟覆舟因于水，仍不离乎因于风。曰若五脏元真通畅，人即安和，五脏一太极，五常一太极，元之又元，是谓脏真。因有风气为五脏主，故通而且畅，安而且和。反是则为不正当之客气邪风，其中人也，必客胜主负而后已，其多死也。五脏有两死，一人无两生。病不同而千般疢难无大异，不越三条为衅端，一者经络受邪，以入脏腑为捷径，必内风引之入。其人与道相失，不自爱惜其五常，患不在外而在内，为内所因也。二者四肢九窍，赖血脉为交通，自有风输通血脉，故通而不塞。若为邪风所操纵，则通到之处无塞，血脉复与之相传，故愈传愈壅。此与入脏入腑尚隔两层，还算有道之风气，不为之内应。不过放弃其皮肤，为外邪所中而已。三者房室金刃虫兽之属，无非客感，所伤者半淫凶之人，有乖常道，不啻借邪风以自杀。以此详之，言之而不能尽之病由，都尽于此。若人能养存其内风，慎防其外风，不令邪风干忤经络，则减省肝病时之手续。曰适中经络，恰在未见肝病之前。曰未流传脏腑，即医治之，上工又有临时之治法，四肢才觉重滞，必为经络所牵掣，即导其经，引其络，重者轻之，纳之入腑，吐之出腑，滞者除之，复行针灸以通塞，膏摩以开闭，令四肢九窍，与内脏若离合。比较上条治已病之肝，补未病之脾，尤先一着。盖治五脏者半生半死。若治筋脉与治肌肤，未必中工仍未逮。勿令云云者，长沙已授方针矣。更有犯王法，触禽兽、溺房室之徒，关于赋禀之偏，举动无人道之防，故又以勿令二字惩之。明训之曰，服食节其冷热，即养慎之互词；苦酸辛甘，即上条益用甘味之药调之之互词。曰不遗形体有衰，无形之五行非共见，有形之五体则共见。形盛则正气现于外，形衰则邪气入于内。曰病则无由入其腠理，点入字，特与中工相视于无形，从腠理上讨消息。缘清阳发腠理，发则收气易，邪风入腠理，入则出气难。《经》谓少阳外主腠理，肝为阳中之少阳，腠理亦肝脏有分子。注家谓鼻息出入，顷刻离风即死者，殆浅之乎以测风耳。曰腠者三焦通会元真之处，脏真之会在季肋，乃肝居之地，与三焦网膜相连，三焦又腠理其应，腠理不开，则三焦无终始。上言壅塞不通者，由皮肤看入一层，壅塞腠理之谓；腠理看入一层，壅塞三焦之谓。必三焦通而后元真会，悉因腠理之收放为转移。子细言之曰，理者是皮肤脏腑之文理，腠则分而理则连，皮肤与脏腑又相属，文而曰理，其病端已流露于皮肤外中之时。种种原因，酿成卒病。前此经过许多未病时期，中工犹未及觉尔。

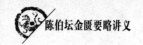

问曰：病人有气色见于面部，愿闻其说。师曰：鼻头色青，腹中痛，苦冷者死；鼻头色微黑者，有水气；色黄者，胸上有寒；色白者，亡血也，设微赤非时者死；其目正圆者痉，不治。又色青为痛，色黑为劳，色赤为风，色黄者便难，色鲜明者有留饮。

面部五色，非死色即病色。何者是未死未病之色耶？岂非长沙浅示人以色，仍惑人以色耶！问词愿闻其说者，欲即色以验气。答词则认气兼认色，仍以视无形之眼光视有形。假令其人无丝毫之病气见于外，无论若何面色皆生色。不然，焉有木气土气无恙在，一旦鼻头色青，而卒死于腹中痛之理。曰苦冷者死，无火气游行之乐，必火之母无生机，木先死。火之子无生机，土亦死。就令鼻头色微黑，亦与死为邻。有水气三字，反应上条水不行三字。水气盛不能生枯木，只能克就衰之火，故水冷金必寒。曰色黄者胸上有寒，肺居胸上，无土生金，无火克金，故不燥而寒。又反应上条金气不行四字，金气水气盛于腹，可征明其湿土不在中；而后色形于上。曰色白者亡血，藏血者肝，统血者脾，木先死而后死到肝，土先死而后死到脾。其未即死者，鼻未青，腹未痛耳。倘或苦冷死，则将死以前之气色不具论。若一人有一人之色，则未来之苦冷在意中。曰设微亦，补点赤字，火在色为赤，色赤入通于心，心气通于夏，火赤而微，与无火等。苦冷数句火气已死于无形，微赤则逢夏生，非时者死，可悟有形之火色，乃微火之真相，独是有水有寒不曰有风，风死又何苦？有其目在，目与鼻之比较，鼻者五官之祖，目者五行之精也。肝开窍于目，风气通于肝，形容其风木之动，目正圆，《经》谓五阴气俱绝则目系转，转则目运，转运而至于圆，圆而且正，木直故正，木曲故圆，目为风卷，则摧残其木。曰痉不治，背反张者，痉病也，主颈项强急。《素问》则曰五脏者身之强也，又曰诸暴强直，皆属于风，强被风折，反动为强，乃失强之强，宜乎不治。又色青为痛，肝风分明诊在目下，其色青，邪在肝则两胁中痛，不言胁痛者，《灵枢·五邪篇》五脏皆有痛，《素问·风论》五脏皆有风，五风皆有色，风无定在，则痛无定在。先见肝之色，又以肝病为前提。曰色黑为劳，是肾风之色，诊在肌上，脊痛不能正立，其状劳，《易》曰劳乎坎，曰劳坎中之阳以任事，恐真火变为劳火，劳火即虚火之称。肾风又从而消之，火虚水亦虚，未几又虚劳死。曰色赤为风，心风诊在口，其色赤。风盛火亦盛，乃燎原之象，亦即焦绝之时。焦土之色形诸口，脾开窍于口也，《经》谓肝气受气于心，传之于脾，倏忽至肺而死者，燥金又挟火气以焦其木也，反应上条心火气盛而不见其火。火与水互根于坎泉，从下克上，伤肺正用以损有余，非所论于风行火上，火速之传可虑也。曰色黄者便难，脾风诊在鼻上，其色黄，脾病不能为胃行其津液，便难亦意中事。同是肝传脾，鼻头青色则如彼，鼻上黄色则如此。此必初传非再传，尚有治肝补脾之余地。反是则一脏不能再伤，未必有鼻上黄色之便宜。反应上条中工不解实脾，特举便难二字，为若辈进一解，果能明辨于或虚或实之间，取甘味药调之又调，缓以图之亦不死。曰色鲜明者有留饮，五色不见仍有病，面部又足以惑人，况鲜而且明，宁非乐观！孰知其有饮在，支饮面色黧黑耳。胡鲜明耶？饮家必无火气之游行，当然色黑而不赤，特没收其火于留饮之中，隐约似有似无之火色，从水光映出，故色鲜明，与水火互根之势藏于肾者，成反比例。四饮之水，与火不相得，痰饮是火之变，悬饮溢饮支饮是火之沉，条下无火逆二字可知也。即面热如醉，亦胃热上冲，熏其面则然，非火色上熏也，因失火之故，而后色鲜明，有水即无火之对观。五行当留无尽之藏，火气更须藏于密。仲圣非教人认留饮，教人以观水之眼光观火也。

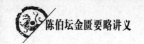

师曰：病人语声寂然喜惊呼者，骨节间病；语声喑喑然不彻者，心膈间病；语声啾啾然细而长者，头中病。

肝者木之形，无形之形也，木者肝之声，无声之声也。《经》谓肝为语。肝胡以语？有寄语于肝之木。在木胡以语？玄生神，道生智，有神有智之木为肝语。无病之语声不具论。病则脏真必露其端倪。假如语声寂寂，一若沉其声于细入之间，则神智趋于下。俄而喜惊呼者，肝在志为惊，在声为呼，宜乎其声苦，苦在木之郁，转以舒肝为快事，情急故喜也。肝主筋，筋束骨，筋又主急，急在骨与节之交，为邪风所经历，欲见肝邪所在地，骨之节，节之间，皆筋膜为之合。是以知病之在筋者殆如斯。其次语声喑喑然不彻者，不为其呼为其吸，俨欲收回其语以入肝，留存其声于膈上膈下之间，肺金未尝应其声以彻其响，此非金气克木之时，乃肝木神智过敏，回避胜己之金，不敢公然贯膈上注脚，虽发声之微，亦循喉咙之后，绕道而出于颃颡，反应上条肝气盛三字，举膈以见肝。曰心膈间病，膈者肝之膜，肝存筋膜之气也。膈病连于心，又反应上条心火气盛四字。其次语声极小如小儿之啾啾然，小而细，细而长者，一若写入长强之督脉，以道达其病形。此亦可以见肝病，肝脉上出额，与督脉会于巅，巅居头之中，前顶之处，风邪至顶则罢，幸不至于传脾，亦非肝热病头痛员员之比，形容肝病之轻曰头中病。

师曰：息摇肩者，心中坚；息引胸中上气者，咳；息张口短气者，肺痿唾沫。

既闻声，又闻息。肝亦为息耶？肺之脏真则主息。脏真高于肺，居息道之中，以足呼吸之余。一呼一吸一定息者，息为定之一，而后呼吸有定数，息不定则动摇其呼吸，下条呼吸与息不相得，少气不足以息者危。本条息与呼吸不相得，多气有余于息者亦危。肺何由而致此？此肝木示畏使之然。木畏金者也。金不侮木，而木侮金，是侮所不胜，受侮反受邪。《经》谓为寡于畏，肝不畏肺，不至死于肺，本条故立肺先死为陪客。曰息摇肩者，心中坚，肺病有肩息二字，有肺中冷三字。若摇在肩上者，风为虐。坚在心中者，寒为虐。风能动物，寒能坚物故也，仍不离乎风为主动。仲圣以风字引起个咳字，以咳字引起上气二字。书咳而上气者三，书咳而胸满者一，咳逆上气者亦一，火逆上气者又一。大都指寒已化热而言。若息引胸中上气而后咳，必胸中尚有寒在，压抑药气，便阻迟其咳必引之而后上者，非形容其咳之少，乃形容其咳之难。脱令无中坚以为之梗，则风舍于肺者，其人则咳矣。何息引之有！又息张口短气者，肺痿吐（唾）沫，肺痿无张口二字，无短气二字，乃息张其口，是肺病连于脾，息短其气，是金病连于火，火气不克金而金气先绝，状类肺痿。沫而非涎则脾涎亦绝，惟有吐沫，反应上条心火气盛四字，以心中坚三字露端倪。假令有火克金，则金脏成为利器，就令金气不行，肝木必望而生畏，焉有轻而侮之之理！可悟补脾之要妙，且对于肺脏无所遗。

师曰：吸而微数，其病在中焦，实也，当下之则愈；虚者不治。在上焦者，其吸促，在下焦者，其吸远，此皆难治。呼吸动

摇振振者，不治。

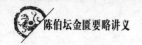

三焦病何以两不治，一难治耶？半生半死者，治五脏则然耳。三焦亦作入脏观耶？三焦为孤腑，六腑之所与合，以其外通腠理，内通五脏。病由腠理入者，三焦正其去路，与万物所归之胃土不同论。上言三焦通会元真之处者，已虑及是处有容邪之所矣，且三焦亦至阴之类，通于土气，而统属于脾。肝未受邪而脾已受邪者有之，肝脾同时得病者亦有之。若吸而微数，欲数数于呼而不得，则求助于吸。无如一吸而风邪与肝有激刺，故一面吸微数，隐忍以缓其呼，显见不独三焦病，特梗阻其病在中焦实，举中焦以例其余。脾胃大小肠三焦膀胱，皆仓廪之本，名曰器，必有糟粕实其中，与脾王之实有分别，与实脾之实亦有别，补之则实实。曰当下之，则凡位在中下二焦者，皆受其赐，宜乎其愈。若虚者，下之则虚虚。下法穷则治亦穷。治邪气一方面，不敢损有余。治正气一方面，无从补不足，则不治者一。毕竟吸者呼之应，肝在声为呼，又吸入肝与肾，呼罢吸未罢，不离乎肝者罢极之本，将吸气难久持，与其中焦实，毋宁上焦实。在上焦者其吸促，上焦其治在心下膈，膈亦肝之膜，上气通庸或肝亦通，否则下焦实。在下焦者其吸远，肝居下焦之旁，下气转庸或肝亦转。无如三焦为气之气终始，乃少阳之游部，肝为阳中之少阳，则虚者尤有虑，虑少阳之路绝，虽有呼有吸皆难治。一旦呼吸动摇，无定息以纾徐其呼吸，上条有息在，即一丝之呼吸，或何（可）以苟延。本条无息在，则一身筋脉无收持，曰振振者不治。形容营卫阴阳散乱而不行，除却肝绝筋先绝，其余无一脏可治其又其一。

师曰：寸口脉动者，因其王时而动，假令肝王色青，四时各随其色。肝色青而反色白，非其时色脉，皆当病。

补点脉字，跟上息字呼吸二字。《经》言一呼一吸一定息，为脉之动，一呼脉再动，一吸脉再动，呼吸定息脉五动，闰以太息，命曰平人。不言静脉者，乃寓静于动，初动则阳往，再动则阴还，无往无还，便无太息。假令显露其往还，便无胃气，营卫是胃气一大队，经血又营卫之羡余。经气脉气合为一，营卫阴阳合而行，故合而言之曰经脉。经来则脉动而往，经去则脉动而还，来与往搏，去与还搏，故来动去亦动，昼夜动而不休，而后行尽八百一十丈之脉度，恰符一万三千五百息之数也。肺之脏真主定息，寸口乃手太阴肺之动脉，六脏六腑之所终始，举寸口以例关尺者，以其与四时五行，有息息相通之妙，申言之曰，因其王时而动，四时之王不生乎动，动之几生于息，息者几之微，几者动之微也。曰假令肝王色青，即脾王不受邪之互词。曰四时各随其色，肝色无恙在，必五行之色无恙在。春脉弦而色青，夏脉洪而色赤，秋脉毛而色白，冬脉石而色黑，四季脉缓而色黄，大可以脉象上状出其五色。倘或肝色青而反白，是金先侮木，或辗转而至于七传，则脏脏皆有死于其所不胜之时。曰非其时色脉皆当病，初伤虽未死，一脏不能再伤，将奈何！

问曰：有未至而至，有至而不至，有至而不去，有至而太过，何谓也？师曰：冬至之后，甲子夜半少阳起，少阳之时，阳始生，天得温和。以未得甲子，天因温和，此为未至而至也；以得甲子，而天未温和，为至而不至也；以得甲子，而天大寒不解，此为至而不去也；以得甲子，而天温如盛夏五六月时，此为至而太过也。

上文曰脾王，曰肝王，四时五行皆王不待言。五行有阴阳，阳五行在腑，阴五行在脏，四时又有阴阳，春夏秋三气谓之阳，土气冬气谓之阴。肝为阳中之少阳者，以其通于春气，阳春被于木，木行阳令，则到处皆春。于是肝之脏真，是以阴木称少阳。火亦通于夏气，心脏有火在，故为阳中之太阳。金通于秋气，肺脏有金在，故为阳中之太阴。独脾为阴中之至阴，通于土气。肾为阴中之少阴，通于冬气。脾之土，肾之水，与地阴相类，非受气于阳，故《金匮》有三阳二阴，属五行一方面。《伤寒》有三阴三阳，属六气一方面。六气阳主外，举阳可以见阴。五行阴居中，举阴可以见阳。诚以中土为万物之母，土王而后四季留无尽之阴，征诸冬至阴尽之时，一阳仍生于地下，土气犹存在故耳。大寒肝又王，送春至者，厥阴风也。雨水则离冬至六十日，仲师谓甲子夜半少阳起，与风木之行相后先，一若少阳为肝王而起，毋亦是二是一之少阳。未几君火之气王，则少阴至，未几相火之气王，又少阳至，觉春未去而夏已来。春夏相联为一气，宜乎二十四气皆应时而动，自无太过不前之相失。条下十三个至字，两时字，注意在少阳。曰阳始生，即春生之义。曰天得温和，曰天因温和，曰天未温和，又曰天大寒不解，曰天温如盛夏，数句与《内经》语意相类。《经》谓至而和则平，至而甚则病，至而反者病，至而不至者病，未至而至者病，此不特为少阳起时加注脚。盖为风讯加注脚。春无风不立，地无风不转，岁序皆风木为主持。文面是举少阳以例风木，文义亦举少阳以例少阳。

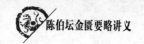

师曰：病人脉浮者在前，其病在表；浮者在后，其病在里，腰痛背强不能行，必短气而极也。

肝何以王？肝气长便是王，长则气治，短则气病也。且肝者罢极之本，倘短极而罢，必并本气而亦无，差幸一线未罢之本犹存在，延长其一线之未极，则阳极可以成阴，阴极可以成阳。假令旋极旋罢，是本实先拨，脉必沉，当然无浮脉。书病人脉浮，浮为阳脉，书浮者在前，又收浮者在后，浮亦阳脉，短期之浮非乐观，惟希望其续浮，前后之浮合为一。前此是一阳生于地下之浮，后此是少阳起于地面之浮。同是少阳，一为火本之少阳，一为木本之少阳，长此有生而无克，大有立起病人之势力，期之旦日夜半愈也，可坐而致矣。其病如故者又何耶？以其脉有缺点，假令脉续浮，必有弦浮之脉为之前，故病过十日能续浮。伤寒阳明中风条下已明言矣。若无春弦之脉相后先，徒变见两番之脉浮，是后此之浮，显非前此之浮之续。尚得谓春曰载阳之脉乎。伤寒脉浮条下，有曰浮则为风矣。风邪未干休，必浮之又浮。木为风所折，折断阴中之少阳为两橛，故发生前后之病形，一番反折风在表，则其病表，肝木之枝叶浮。一番反折风在里，则其病里，肝木之根本浮，表里所得皆浮病，却非与人以共见，惟风罢之后，始于筋膜露端倪。肝主身之筋膜，风彻其表，难堪在腰背之膜，风彻其里，难堪在骨节之筋。形容之曰，腰痛背强不能行，上下之摧残为何若？肝罢又殃及于脾矣。曰必短气而极，表伤则吸气短，里伤则呼气短，呼吸不长，将动摇其息，极有尽时，则息有尽时，邪风无所不用其极，一脏已难胜病，过此遑堪设想乎。

问曰：经云“厥阳独行”，何谓也？师曰：此为有阳无阴，故称厥阳。

释厥阳二字，反承气少阳起三字，少阳不成立。仅得一阳字，则厥阴无中见，厥阴亦不成立。仅存一厥字，则少阳无中见，是之谓六气之中无少厥，五行之首无春气，故区而别之曰厥阳。问词引古医经之病名，曰厥阳独行，与阳旦病一同其创见，特阳旦无独行二字，表见其证象则如彼，厥阳之行无证象，虚有其称又如此，此为有阳无阴。答词仍从无形上认阴阳。近时有以脑膜病大肠病为定名，彼固实知病形发生于何部，特各部分乃厥阳假定之行踪。吾谬进一解曰，厥阳薄于脑膜则祸脑膜，薄于大肠则祸大肠。究其肆行之烈炎，糜有底止也。又非阴阳即寒热之代词也。有热无寒，治以寒凉则热去，若有阳无阴，且以厥行阳，阳气退便为厥，则有阳等于无阳，有阳仍是假相，无阴才是真相也。盖必有不当其位之厥阴风，变为邪风以厥其阳，令春生之木，不克以阳中之少阳，受阳和之赐，简直是指枯木之残阳为有阳。独阳不能长于夏，无阴更难生于春，不与时偕行，故曰独行。何以不曰少阳独行，亦不曰一阳独行？由其一阳一阴不能若离合，固非二而一，势难一而二，故迷离目之，曰厥阳独行。

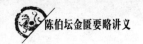

问曰：寸脉沉大而滑，沉则为实，滑则为气，实气相搏，血气入脏即死，入腑即愈，此为卒厥，何谓也？师曰：唇口青，身冷，为入脏即死；如身和，汗自出，为入腑即愈。

血与脉不能离也。血者神气也，脉亦神气也。两神同行，则四肢九窍皆神游之宇，就令流注入脏亦其常，从无入而不复出之理。不过入脏则注多于流。入腑则流多于注而已。若血气脱离脉气，是血神独行。或脉气脱离血气，是神脉独行。下条言脉不言血，失踪在脉。本条言血兼言脉，失踪在血。下条脉神中邪风之计，脉入一步，风邪壅塞一步，脉神之出路绝。本条血神中邪风之计，血入一步，邪风塞壅一步，血神之出路绝。下条经气不受邪，邪乘经气之虚以逐脉。本条经气已受气，邪挟经气之实以逐血。下条无脉之可诊，以脉脱故。本条有脉之可诊，以脉未脱故。书寸脉沉大而滑，重手按之觉寸沉，再重按之觉其大，大则为虚，是因虚被压，而滑又压力稍松，非沉坠到底之脉。申言之曰，沉则为经气实而不行，滑则为脉气虽行而带实，是谓已实之经气，与未实之脉气，两气相搏，显非脉气流经之比，纵有源源而来之血气，不能为经血之续。清者不可以为营，浊者不可以为卫，徒多此不循轨道之血，随气所至，则除入腑入脏无歧路矣。一曰即死，一曰即愈，两即字皆卒字之互词。曰此为卒厥，入脏固厥，入腑亦厥。阴阳气不相顺接便为厥，问词殆谓同是卒然厥，奇在即死即愈若天渊也。答词谓风无孔不入，上言流传脏腑者，传脏不已又传腑也。曰唇口青，阳明胃脉挟口际唇，邪风带死气以入胃，脏厥腑亦厥。又身冷，气厥形亦厥，为入脏连于胃，胃死则十二经脉一齐死，故曰即死。争在血气不入脏而先入腑，胃腑是血气从出之大原，气会血亦会，证据在唇口不青，身不冷而和，精胜则汗自出以却余邪，为入腑即愈。阳明厥逆，连经则生，连腑则死此也。总以脏真无恙在，为卒病最要之问题。

问曰：脉脱入脏即死，入腑即愈，何谓也？师曰：非为一病，百病皆然。譬如浸淫疮，从口起流向四肢者，可治；从四肢流来入口者，不可治。病在外者可治；入里者即死。

问脉脱，脉者血之府，血与脉搏，而后变见四时五行之脉象。脉脱则无因其王时而动之足言。所难体认者血神如故，独脉神不如故。假令不识十二经中之动脉，焉知其脉有遁情！问词欲跟踪脉神之去路，无如入腑入脏无一定之方向，即死即愈无一定之病形，未病之端倪安在？已病之端倪又安在乎？仲师更推广言之，曰非为一病，百病皆然。不曰百证皆然，不尽唇口青身冷，身和汗自出可知。又易其词曰，病在外者可治，入里者即死。但说病字，非指定脉字血字，入里非尽血脉又可知。何以取譬浸淫疮耶？诸痛痒疮，皆属于心，举心病以形容其脉病。脉者心之合，凡主心所生病者，是以知病之脉在。本条仲圣进中工以平脉，不得于脉，则求诸心；不得于心，则求诸身。浸淫疮有四肢在，有口在，举一窍可以例九窍，举四肢可以例五脏，心病在五脏故也。大抵上条之死，肾先死而后脉死；本条之死，脉先死而后心死。肾者精之处，心者神之变，资始于肾而存气于心者脉也。如欲消息于未病之前，握精神二字为标准。有精有神之脉则入腑；无精无神之脉则入脏。

问曰：阳病十八，何谓也？师曰：头痛、项、腰、脊、臂、脚掣痛。阴病十八，何谓也？师曰：咳、上气、喘、哕、咽、肠鸣、胀满、心痛、拘急。五脏病各有十八，合为九十病。人又有六微，微有十八病，合为一百八病。五劳、七伤、六极、妇人三十六病，不在其中。清邪居上，浊邪居下，大邪中表，小邪中里，谷饪之邪，从口入者，宿食也。五邪中人，各有法度，风中于前，寒中于暮，湿伤于下，雾伤于上，风令脉浮，寒令脉急，雾伤皮腠，湿流关节，食伤脾胃，极寒伤经，极热伤络。

问阳病十八，阴病十八，问五行病之三阳二阴，非问六气病之三阴三阳也。火为阳中之太阳，金为阳中之太阴，木为阳中之少阳，土为阴中之至阴，水为阴中之少阴。仲师所举六证，曰头痛、曰颈、曰腰、曰脊、曰臂、曰脚掣病，三阳各有一分子。非合为阳病十八而何！又举九证曰咳、曰上气、曰喘、曰咽、曰肠鸣、曰胀满、曰心痛、曰拘急，二阴各有一分子，非合为阴病十八而何！是三十六病，已括尽五行之病形矣。无如其具入五脏之中，传于其所胜，死于其所不胜，则十八病为脏脏所难免。五脏病各有十八者，乃合无形之病形为有形，九十病则与人以共见。宜乎古医经称为九十病人，在人之五脏，止有心肝脾肺肾，未尝呈露金木水火土故也。又有六微，六腑器之微者也，属至阴之类。十八病亦散见于六腑，合为一百八病，病不甚故目之上曰微耳。至于伤血伤气伤肉伤骨伤筋之五劳，伤脾伤肝伤肾伤肺伤心伤形伤志之七伤，气血筋骨肌精俱极之六极，又为十八病之一。妇人十二瘕、九痛、七害、五伤、三因、三十六病，属杂病之事，不在一百八病中。上言百病皆然者，皆风为首，而余邪为从。曰清邪居上，浊邪居下，居之久则大风掩入其腠理者有之。曰大邪中表，小邪中里，大邪为小邪所稽留者亦有之。缘槃饪之邪从口入，人所易忽者宿食也。况五邪皆挟法度而来，一若有意为进退。风中于前，其进锐。寒中于暮，其来迟。湿亲下而伤足，雾亲上而伤头。迨脉浮始知风之变，脉急始知寒之变。俄而雾伤皮肤将从上而下。俄而湿流关节，不复从下而上。设非食伤脾胃，脾王不至于受邪。无如引食者风，积食者寒，故实脾胃者惟宿食。彼非不脉道通而血气行也，无如血脉载久郁之邪而出。寒化之邪则入经，热化之邪则入络，风邪又从而极之，于是极寒伤经，极热伤络。此非肝病未形哉，而罢极之机已伏。上文有导引吐纳、针灸膏摩之法在，中工从何处下手乎？

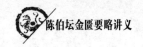

问曰：病有急当救里救表者，何谓也？师曰：病，医下之，续得下利，清谷不止，身体疼痛者，急当救里；后身疼痛，清便

自调者，急当救表也。

问词见得入里即死之卒病，如是其急，胡不曰急当救里耶？若能救生不救死，在外明曰可治矣。彼非急于救治哉！且中表之邪又曰大，非小邪中里之比也。不救表胡以去大邪耶？藉曰表邪不须治，急当救表之谓何耶？仲师指点一病字，主工宁让解人独具只眼乎？伤寒之病在临时，大可从容与桂枝，乃医下之之故。立变桂枝汤外证为表证，且立变已成之表证为里证，续得下利清谷不止，则四逆汤证具。身体疼痛者，表证固具，里证亦具。表里两急之时，无所谓之先救其里也。曰急当救里，一再救之惟恐后故曰急。既曰急，又曰后，一若后顾之急倍于前，故又曰身疼痛，特非如前状之着于体，但指一身之表之疼痛，宜乎救表之情更急矣。仍不能以造次出之者，当问其清便之何若。如其清便自调也，是不客己于拯救者其病，不得不缓以图之者其证。然不离乎不事因循之用情。曰急当救表，不过肖缓须臾而后急，犹未晚耳。两急字，特为误医者鞭紧一步。此亦表示治伤寒之手眼，引为卒病之陪客则天然。伤寒见几不在早，医者之误为多数。卒病见几患在迟，病人自误为多数。治伤寒之现在，即顾虑其将来。治卒病之未来，正预料其现在。急字比较卒字后一着，伤寒所以无卒病，卒字比较急字先一着。卒病所以异伤寒。

夫病痼疾，加以卒病，当先治其卒病，后乃治其痼疾也。

卒病亡乎哉！果虚有卒病之名，而不见有卒病之书，则本条应亡在卒病论中矣。安有全论已亡，独本条未亡者，又有失而复得之《金匮》？特另提卒病以示人者，且条下有治法而无治方，卒病固无人敢问，并痼疾亦无人过问矣。缘卒病是疑词，倘人人转以疑《金匮》，岂非《金匮》亦一废志耶！吾谓仲景之书有神助，卒病二字故冲口而出。盖欲与伤寒示区别，伤寒之行先先后后何待言。本发汗又先发汗，先下之又然后复下之，此外尚有许多层折，焉能以痼疾比较伤寒乎！且与霍乱示区别，标而本之，曰本是霍乱。本而标之，曰今是伤寒，则先治霍乱。吐利止而后行桂枝，又焉能以痼疾比较霍乱乎！曰夫病痼疾，痼字亦卒字之陪客。曰加以卒病，非加倍写病形也。曰当先治其卒病，不曰急当救其卒病。曰后乃治其痼疾，非亟亟于行治法。下文自有左宜右有之治方，夫明明在前有痼疾，而与治病无抵触，况无痼疾乎！明明在后有卒病，而与治痼疾无抵触，况无卒病乎！语气纯为全部卒病立案。卒病之存，赖有本条在。本条之存，赖有《金匮》在。或者疑本条即《金匮》之陪客，不知卒病乃是书之主名。谓为陪客诚有之，胡不曰上条之卒病，为下条之陪客？彼条之卒病，为此条之陪客乎？

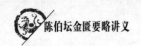

师曰：五脏病各有所得者愈，五脏病各有所恶，各随其所不喜者为病。病者素不应食，而反暴思之，必发热也。

本条仲师仍不能说明其所以然。语人曰，五脏各有所失者病，各有所得者愈。不独病人不自知其何者为失，何者为得也。即中工亦第晓得心肝脾肺肾为各脏之部署，未尝会心在金木水火土，才是脏真之用情，则不特对于远因之痼疸（疾），彼固熟视而无睹，即将然未然之卒病，为得为失，亦难为中人以下说法矣。五脏止有相克无相生，非相失而何！既被克而得间一脏以相生，非有所得而何！上言脾能伤肾，失矣。而得水不行，则与火不相失，且得金以生水，得火以生土也。肺被伤又失矣，而得金气不行，则与木不相失，且得土以生金，得木以生火也。此谓之间传，何病不愈之有。间有仅露其端倪者，如邪行水令则火不藏，心恶炎上之热。邪行火令则金必冷，肺恶冲上之寒。邪行金令则木愈郁，肝恶来侮之风。邪行木令则土愈陷，脾恶外乘之湿。邪行土令则水愈落，肾恶下移之燥。无相生以制化其相克。适中五脏之所忌，亦发生卒病于无形。夫心之热，肝之风，脾之湿，三脏所自有者也。乃不喜外气与内气相混淆，反恶及其所自有。殆不情之用恶也欤！最异者肺恶肾之寒，肾恶肺之燥，子母交恶，其不喜尤不伦，无如其各随其所不喜者为病。卒病之令人难测者类如斯，匪直此也。往往病者素不应食，而反暴思之，所喜者亦反常之状态。吾究疑肝大为邪风所利用，与厥阴反能食之除中病将毋同。曰必发热也，厥阴则食以素饼，不即发热为胃气尚在，人绝水谷者死，卒病何独不然！

夫诸病在脏，欲攻之，当随其所得而攻之，如渴者，与猪苓汤。余皆仿此。

开下无数治法。曰诸病，千般病难，括其中。曰在脏，透入第五层着眼。《内经》列皮毛肌肤筋脉六腑在治五脏之前。脏病既留而未去，《经》谓留者攻之。又曰毒药攻邪，吓煞中工矣。曰欲攻之，三字何等坚决。条下无不可攻之字样，又无乃可攻之字样，许中工以实行其攻法。得毋为大承气汤证立案耶？下文第一条痉病末句曰，可与大承气汤也。夫大承气之攻里何待言！伤寒阳明病之慎攻又何待言！惟《太阳篇》十枣汤证，则曰表解乃可攻之。本论痰饮方内，非两见十枣汤乎哉！太阳大黄黄连泻心汤，亦曰表解乃可攻其痞。本论泻心汤又两见，大黄黄连非攻品而何！厥阴病且攻表宜桂枝也。本论下利又明言桂枝攻表矣，况其他乎！况桂枝无限加味法，卒病尤不亚于伤寒乎！从何可治卒病，无论何等汤剂，必以攻邪为有效。硝黄芩连，苦寒之攻也。姜附椒桂，辛温之攻也。凡此皆可以毒药名之。所谓能毒者以厚药，不胜毒药以薄药。与药之方针，得失系焉。曰当随其所得而攻之，药与病相失，病卒死亦卒。药与病相得，死卒愈亦卒也。《经》谓病在上取之下，病在下取之上，病在中傍取之者，攻之得其所，才命中也。曰如渴者，岂勒住攻药不行哉！不渴者病在实，勿攻其虚。渴者病在虚，勿攻其实。盖必久郁之邪，在阴道之虚隙处，为出没之乡，致阳明清肃之令不下行，于是乎渴，猪苓汤恰从水谷之海，绕道以入肾，其霜威必及于余邪。曰与猪苓汤，行所无事而告肃清者，非独猪苓为然。下文消渴门猪苓汤仅一见耳。毋亦如《阳明篇》先主猪苓，又曰不可与猪苓耶。曰余皆仿此，不特猪苓散仿猪苓汤也，茯苓泽泻汤及五苓散，亦与猪苓汤异曲而同工。其余本猪苓之精义以立方者不胜书，就令得猪苓汤证亦卒然之事，卒然而非猪苓证者尤多数也。

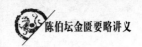

痉湿暍病脉证治第二

太阳病，发热无汗，反恶寒者，名曰刚痉。

宜乎亦不恶风本条何以不曰卒病所致？太阳痉湿暍三种，宜应分别乎。卒病以伤寒耳，非伤寒似卒病也。何以伤寒冠首曰太阳，卒病冠首亦太阳耶？《经》谓巨阳者诸阳之属，是身以内之阳，悉为太阳所包孕。故心脏亦为阳中之太阳，与走一身之表之太阳若离合。彼遇卒病不晓环顾其太阳者，必熟视表面而无睹。《素问》谓太阳脉终，戴眼反折瘛疭，绝汗出乃死，反折非痉病乎哉！太阳既与痉病有关系，当然与种种卒病有关系。《素问》又谓五脏者身之强也，头者精明之府，头倾视深为神夺。载五脏之神而出于头目者太阳也，太阳之脉起于睛明，会于风府，自头项以下，皆太阳主气之范围。未有一身失强，而五脏得强之理。独痉病则反不强而为强，《经》谓诸痉项强，皆属于湿，又曰诸暴强直，皆属于风。强非真强，则刚非真刚，柔非真柔矣。长沙立刚痉之病名者悲其刚；立柔痉之病名者悲其柔。同是有失强之虑。《伤寒》则寒为虐，《金匮》则风为虐。寒邪以六气为傀儡，极于痉病为尽头。风邪以五行为傀儡，正以痉病为开始。难坐视者牵累其太阳。书太阳病，非卒病之主观，乃无辜而得病。书发热，发热仅浮一橛之阳，已折断足太阳于背后，致全个太阳不能开。虽发热亦无汗以衰其热，何以不恶热而恶寒耶？寒中于暮者也。已化热之寒，风邪极之而伤络。未化热之寒，风邪极之而伤经。不利于足太阳者寒为甚。何以不恶风耶？正惟其中风邪之计而不恶，故曰反恶寒。曰名曰刚痉，卒病不啻以风痉为魁首也。

太阳病，发热汗出，而不恶寒，名曰柔痉。

书太阳病，柔痉亦牵掣太阳乎？发热汗出，太阳病所应尔也。如或啬啬恶寒，则桂枝中与矣。乃曰而不恶寒，明明有寒而不恶，没收寒邪以入里矣，偶合发热而渴不恶寒，为温病。无如渴无可渴，假令不恶寒反恶热，又涉阳明病矣。无如其无一日之恶寒，非恶寒之自罢。下言寒湿相得者非欤。《经》谓诸痉项强，皆属于湿，写寒字入湿字，则湿为首而寒为从。故不特不恶寒，并不恶湿。又曰诸暴强直，皆属于风，写寒字湿字入风字，写风邪入以实其里，出以实其表，简直是风邪假托太阳之病以惑人。无非写痉病入卒病，始则肝传脾，卒然又还其风于肝，操纵肝脾之不已，势必操纵其太阳，肺中之燥又卒然起。盖湿实燥亦实，燥气转为风邪所利用，第觉显著者燥与热相持。其藏而不露者，风也，寒也，湿也。关于五脏之所恶者，亦恶不胜恶矣，以其不能诉诸于太阳，太阳亦顿失其知觉。总以不恶寒三字尽掩之，卒病之难以捉摸者此也。于莫可名状之中名曰痉。刚痉非不柔也，外刚而内柔，刚力转逊于柔力。柔痉非不刚也，外柔而内刚，柔力转逊于刚力。上条刚痉者其名，不刚者其实。本条柔痉者其名，不柔者其实也。不刚不柔仍失实，卒刚卒柔者又其实也。

太阳病，发热，脉沉而细者，名曰痉，为难治。

赫曦之纪，其病痉。刚痉耶，柔痉耶？《内经》未明言也。肺移热于肾，传为柔痉。汗出不恶寒耶，抑不在乎汗出不恶寒耶？《内经》未明言也。《伤寒·太阳篇》结胸者项亦强，如柔痉状，彼证是强有力之太阳，能胜病自能胜毒药。有治法则太阳生，本证直是死太阳耳。不治之固死，治之亦死。以其发热而阳脉不浮，且沉且细，非阳病见阴脉而何？脉法谓里有病者，脉当沉而细，痉病里乎哉？假溜阳微结，脉细脉沉犹半在里半在外也。本证则沉细脉作外面观矣。意者少阳能替代太阳之病，庶几可免于死乎。果尔，必太阳之痉是假相，少阴之痉是真相。假相痉在外，真相痉在里。手少阴心脉从背里拗拗出，故脉沉。足少阴肾脉从背里拗入，故脉细。脉象亦传为柔痉使之然，皆曰肺热未干休，其移热于肾也又燥在，肾恶燥者也。肾不胜其燥则肾折。热又连于心，心恶热者也，心不胜其热则心折，遂迫而形诸于太阳，太阳脉循背面行故也，且心阳即太阳之内影，心为阳中之太阳，与走一身之表之太阳关痛痒。宜其一太阳翻作两太阳病，惑人处在以太阳之证掩太阳，转以少阴之脉象太阳。曰名曰痉，虽指在里之痉状而言，其外形则大可悯矣。诚以诸暴强直者风为之，风无有不折，客气又何爱惜于太阳乎！曰为难治，实者可治，有泻心汤在。虚者不治，大黄芩连不中与。难治在介于不尽不实之间，中工宁坐以待之乎！

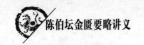

太阳病，发汗太多，因致痉。

书太阳病，一太阳宜作两太阳观也。心为阳中之太阳，通于夏气。太阳为一身之阳，通于心气。故心液所化之汗，两太阳有分手。心又其充在血脉，心液融入血脉之中，先及于太阳。汗又生于谷，谷入胃而气归于心。前淫精于脉，精气又及于太阳。汗亦精也，谷亦精也，异名而同类。太阳得之为自汗，所谓阳密乃固者，汗固阳亦固，养成为强有力之太阳。身强亦五脏有分子，五脏者身之强也，不独心脏寄一身于太阳，肺则输皮毛者精，脾则灌四旁者土，则肝和太阳以筋，肾则坚太阳以骨。凡五脏所存之精，一一为太阳所共有，非供群医之挥霍也。有合精之毛脉在，用以保留太阳之自汗，且日日有更新，发之不见其少，不发之不见其多也。其不能不以麻桂取汗者，太阳病在外，则汗解宜桂枝；太阳病在表，则发汗宜麻黄。自有源源之汗，从水谷之海，借营卫而来，必手足太阴为过付。麻黄取汗之肺，桂枝取汗之脾。多取又何伤于太阳乎！惟执非麻非桂之市上药，肆行汗剂，悉索其存精之处为未足，复取偿于血脉筋骨之精英，如狂风扫落叶者然，尽发内外之汗乃止。非太多而何！上言腰痛背强不能行者，致痉之候也。汗药先推倒在里之太阳，其因一，复推倒卫外之太阳，其因二。似痉非痉，毕竟与柔痉等。彼胸高寸余，或疑其血脉暴胀，欲制止其血者，未知两太阳将两死，则五脏无两生耳。不曰为难治者，上条之痉来势速，本条之痉来势缓，未卒病以前，尽有施救之时日也。桂枝汤具在，营卫和则愈示可知。下文瓜蒌桂枝汤葛根汤，非变通桂枝以立方乎？

夫风病，下之则痉，复发汗，必拘急。

书风病，不曰病风，显见风为虐，不死其人不休也。殆金风克肝木者欤，肝恶风而风偏逆其所恶，肝不王可知。何以不传脾耶？脾不受邪，幸在未下，即下亦不传于脾。传脾脾未死，惟风与筋相持，则肝木如自杀，风伤筋也。况邪气挟金刃而来，肝木将有死于其所不胜之势。《经》谓是以知病之在筋者，太息金气既行，肝木犹未及觉也。曰下之则痉，痉与死为邻，盖下虚其谷，将以何物散精于肝，淫精于筋乎？精不养神，柔不养筋，则其痉也，卒然成立矣。复发汗又害谷兼害脉，脉无资生，又以何者营复阴阳乎？筋骨不劲强，关节不清利，必拘在骨而急在筋矣。虽然，下文立瓜蒌桂枝汤则啜热粥发微汗，立葛根汤则不须啜粥。覆取微似汗，痉病无禁汗明文也。大承气之攻下不待言，本证遑蹈汗下复辙哉！上言实者当下，虚者不治，职此之由。诚以风性善行，必走空窍，往往虚多而实少，虚虚实实，未易打破卒病关头，中工未晓治风之难者此也。

疮家虽身疼痛，不可发汗，汗出则痉。

书疮家，不书疮身，身以疮为家，疮以心为家者欤！诸痛痒疮，皆属于心，非必其心坎中真有伤痍在也。以其疮视若家常之习惯，觉一身即疮家之门户也。夫适寒凉者胀，之温热者疮。彼亦温热之家乎哉？无如其发于春夏，而收于秋冬。若寒暑之往来，苟非赖有变化之脾，更新其肉理，疮患焉能因时为消长乎！彼五脏五部得疮而死者有矣。他如热聚于胃，《素问》名为胃脘痈。热过于肠，《金匮》名为肠内痈。皆可一而不可再之疮，疮家无此便宜也。即古医经谓六腑不和则生痈，痈疮浅而大。五脏不调则生疽，疽疮深而恶。得治则毒尽无所遗，亦不能以疮家目之。《经》谓腠理开闭之常，太少之异。闭则疮成，开则疮溃。腠理习为故常，疮家亦习为故常。所难堪者太阳以身受，作疮口者毫毛。少阴以心受，腐疮脓者血脉。异在心为阳中之太阳，以两太阳胜一家之疮。且少阴二之气，坎肾升其阳，无至而太过之弊。太阳六之气，冬令护其阳，无未至而至之弊。两太阳若离合，便与疮毒若离合。肝又为阳中之少阳，从初之气至三之气尽，布阳和之令者两少阳也，《经》谓少阴少阳所至为疡疮者，少阳实为太阳忙，故以外主之腠理，替代太阳之痛苦，得以无恙在之身，还诸太阳。不然，则疮家无噍类矣，就令身疼痛，可至如腰痛背强不能行乎！胜于痉病有灸疮者多矣，乃曰虽身疼痛不可发汗。《素问》谓汗之则疮已，疮无汗禁也。《金匮》肿痈有自汗出，汗非助疮也。《金匮》曰法当亡血若汗出，对于疮家未成立则然。正好借其汗液以愈疮，若发疮家汗，魄汗亦脓血之羡余，能令其在里在表之太阳，犹有一丝之续者，乃胸背之汗液为之。断其汗即断其背，即反折其阳。曰汗出则痉，与上条风病同一末路矣，然不发汗，又难保其不欲作刚痉也。撇庸工之误汗，反起下文两立汗剂也。

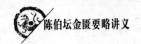

病者身热足寒，颈项强急，恶寒，时头热，面赤，目赤，独头动摇，卒口噤，背反张者，痉病也。若发其汗者，寒湿相得，其表益虚，即恶寒甚。发其汗已，其脉如蛇。

书病者，病掩太阳矣。书身热，风发热不发，身为足所持，故热为寒所持也。头风身热足寒分三截，因于风者上先受之，且风中于前，寒中于暮，宜乎风高而寒下也。湿又伤于下，寒从湿化，湿从燥化，寒湿遂居中而亲上，逼处其太阳，阳浮而热不发者此也。书颈项强急，头不痛而项独强，不独项强颈亦强，太阳之项，并阳明之颈，不敌伤筋之风，故强且急。曰恶寒，寒复大伸其势力，风折手太阳而出，寒牵足太阳而拗入，遂不知有风之可恶而恶寒，仅有足太阳之知觉而已。书时头热面赤，热者寒之变，赤者风之色，但寒胜则时而热，风胜则时而赤，毕究肝风为主动，则目无时不赤。《经》谓肝开窍于目，上文又言色赤为风也。曰独头摇动，头则曲向外，身则直向内，风独动摇其头之强而曲，不动摇其身之强而直。诸暴强直，皆属于风者以此。诸痉项强，皆属于湿者亦以此也。以其卒口噤，收肺金之燥以入脾，脾开窍于口，脾合肺亦合，故口合而不语，肺气卒然不能代达其语声。凡卒病之出人意表者，类如此也。曰背反张，背在肺之后，肺在背之前，风挟肺燥，如刀之利，则反折其背也，与摧枯拉朽无以异。曰痉病也，不治则太阳殆矣。若发其汗者，其汗乃太阳之保障，非用以却余邪，不能因其本有寒分也。寒湿相得，则湿实寒亦实，不特汗之无效，且与其表有抵触也。曰其表益虚，其里益实不特言，不酿成大承气汤证不止。无如其即恶寒甚，阳已虚又无下法，虚者不治将奈何！形容之曰，发其汗已，其脉如蛇。太阳不堪一击，正如被击之蛇，击首则尾应，强直倏而曲挛，瑟缩之脉状若惊蛇。得令击中则首尾俱应，太阳将肖蛇而死矣。差幸没收其汗于背里，卒然汗止故曰已。太阳遂得与痉病相终始也。此卒病不卒死，又出人意表也。

暴腹胀大者，为欲解。脉如故，反伏弦者，痉。

书暴腹胀大者，不曰腹暴胀大者，腹暴变则腹有恙，明乎暴形于腹，则腹无恙也。不曰暴胀大腹者，胀大其腹则腹难堪，明乎腹虽胀大，而腹自若孔。不曰腹胀满者，伤寒发汗后腹胀满者一，攻之必胀满者一，吐后腹胀者一，下利腹胀满者一。此条亦见于《金匮》。满状邻于实，言大不言满，明乎大则为虚，无所谓之实也。不曰大满不通者，明乎非虚中之实，大虚胀亦虚，虚有其胀大，不必斤斤求病于腹也。暴亦卒然之变态，必实邪松劲使之然，或脾王卒然不受邪未可知。曰为欲解，了却痉病，省却大承气，余邪自为腹气所转移，随糟粕之变化而出，告肃清可矣。若脉如故，证转脉不转，弦脉一如前状，不过先此则弦而不伏，今则弦如故而伏不如故，故曰反伏。风脉弦，寒湿亦弦耶，寒湿相得，而掩之以风。寒属湿，寒湿又属风也。有风脉便有寒湿在矣。何以不恶寒耶？寒欲解又恶寒必自罢也。何以风湿如故耶？风利用在湿，而不利用在寒。脾又与湿相得，而与寒相失，故暴去者寒，而反入者风。湿不留寒，风独留湿，其伏行于分肉之间者，不啻开湿路而行，此痉病之成见于脉，与上沉而细脉不同论。其胀者大如故又何若？痉病背折如仰瓦，当然腹大如覆箕，后反之形卒，故前张之形暴也。且寒已解矣，其湿不坚，其腹又何自收持乎！

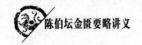

夫痉脉，按之紧如弦，直上下行。

另提痉脉，不书痉证，又不曰其证备，显然证与脉混为一，是以知病之在脉也，无殊证亦在脉也。脉法所谓脉病人不病，谓之行尸，以无王气，卒眩仆不省人者，短命则死。脱令执脉法以难中工，则中工穷矣。独是上文有为难治三字，下条又曰难治，本条不曰难，又不曰治，中工更穷矣。短命不具论，难在有长命之痉脉，则促命期者，在乎不晓平脉之粗工也。夫赫曦之纪其病痉，若君火之气未至，而痉脉先成，夏行春令可知，以其脉不洪而弦，是脉色青而不赤，非其时色脉皆当病者此也。且按之紧如弦，紧为寒脉，弦为风脉，弦系以紧，则风更强直，形容风木之劲。曰直上下行，脉象止有直而无反，脉痉形不痉，故但曰脉痉。《经》谓形气有余，脉气不足死，脉气有余，形气不足生，上条是腹胀大，非形气有余哉？脉反伏弦，非脉气不足哉？何尝曰死不治乎？本条与上下文比较，当以本条之脉气为最有余。毋宁形气之不足，生命有凭于死命也。盖有痉脉，不宜有痉证，有痉证，不宜有痉脉。缘痉病最不利于太阳，必为阳中之太阳，而归宿于肾。假令痉证病在外之太阳，痉脉复病在里之太阳，短两太阳之命，无两生矣。惟没收两太阳于脉中，则脉合阴阳而资生于肾。必阳自能与肾脏默通其消息，转运一番，以脉治脉足矣。所谓夏至而春自归者，火行风自息也。夫南方色赤，入通于心，其华在面，其充在血脉者也。无病时当形有余，有病时当形不足。微赤非时者死，非短命之脉符哉！大抵通于夏气之脉色无妨赤。上言面赤目赤，而不言脉赤，与伤寒目脉赤三字不同者，嫌其赤在面目故也。彼亦色赤为风耳，欲救邪风者有桂枝汤在，解散其风色之赤，复还其火色之赤，又何难乎！

痉病有灸疮，难治。

痉病以本条为创见，灸而有疮亦创见。《伤寒·太阳篇》十一条被火证，无灸疮二字，无痉病二字。《金匮》奔豚条下曰火邪，惊悸条下曰火邪者，疮字痉字未言及。其余所有被火条下，与疮痉皆无涉，既属绝无仅有之病形，无论难治不难治，亦一证之得失耳。夫使误灸背脊第三杼，肺部之疽则主死，亦无痉病之希望，而本证之疮不尔也。度亦肺不受皮毛之热，则移热于肾，传为柔痉者近是，兼有无关重要之灸疮，竟以难治二字坐视之，则中工有词矣。仲圣正为群医设想，恐其易视灸疮，举凡对于痉病，都以灸疮为正比例。不曰心火气盛，则曰肝火气盛，一切苦寒泄火之品，滥予尝试，则卒死又将谁诉乎！医者意谓人身之火，必为内攻之火所利用也。岂知君火相火，都视火劫之火如仇。仲圣因火为邪一语，已道破正火邪火不并立矣。所谓诸痛痒疮，皆属于心者，岂心火酿成痒疮哉！乃心神排泄温热之在脉者，变化为痒疮，不过灸则伤筋，疮亦伤血，有此赘瘤，令人误会，则有不如无耳。实则痉亦风也，疮亦风也，风为百病之始，曷尝曰火为百病之始乎！盖心之为阳中太阳也，乃蛰藏之火。肝之为阳中少阳也，乃游行之火。有火在当然邪风不得逞，无如痉病则卫外之阳已不支，便与诸阳关休戚。苟不治风而治火，则中风邪之计矣。彼金疮何尝非亡血，行王不留行散犹曰小疮即粉之，大疮但服之。排脓二方更平淡，浸淫疮又但敷黄连粉，不加薏仁诸方内，可悟长沙手眼矣。难治云者，果仲师自道语乎哉！乃勒住凡医之手，欲其知难而退也。

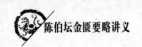

太阳病，其证备，身体强，几几然，脉反沉迟，此为痉，瓜蒌桂枝汤主之。

书太阳病，一眼看破其后面与前面。曰其证备，在中工见之谓之未尝备。曰身体强，不曰项背强，是背后证不备。曰几几然，或然或不然之几几，是反张证不备。孰意仲景谓其反证备，便是痉证备？觉几几然欲反其背，而背若恃强而不反，是背与背反。又几几然欲反其身，而身更恃强而不反，是身与身反。既反而反具不反之形证，可作两反论也。其背不反，未能始非因身体之强为转移，而痉病犹未干休也。观其脉反沉迟，何身体强之有！况证反脉亦反，更惑人乎。上文反伏弦脉，殆从反面看出，以伏脉适肖其反面，非适肖其正面故也。沉脉又曰反，是与伤寒太阳病发汗后身疼痛之脉沉迟，成反比例，与桂枝加芍药生姜人参新加汤证，亦成反比例矣。独是脉法谓病人自卧，脉反沉迟者愈也。彼则病人发热身体疼，不愈在前身之正面，而愈在后身之反面。不愈在脉非沉迟，反愈在脉沉迟。嗜卧为已解，足太阳脉下头项挟脊抵腰至足，故从背面解也。本证太阳几反张矣，不应有沉迟脉。无如从后面观察，反张若透入一层，阳脉反不浮于身之后。从前面观察，反张者若透出一层，阳脉反不浮于身之前。宜乎其不露痉病之的证反是证，不露痉病之的脉反是脉也。证备是仲圣对句中之眼，脉备又仲圣言外之言也。攻之可乎？曰此为痉，治痉以此条为先例。上言当随其所得而攻之，攻其背而不得，则攻其胸，背者胸之府，从胸攻入，而命中者背，又当以能攻表之桂枝为先例，《伤寒》《金匮》总以桂枝汤为功首，《伤寒》头一法是变通桂枝也。《金匮》亦变通桂枝在头一法乎？瓜蒌桂枝汤主之句，方旨详注于后。

瓜蒌桂枝汤方

瓜蒌根二两　**桂枝**三两　**芍药**三两　**甘草**二两　**生姜**三两　**大枣**十二枚

上六味，以水九升，煮取三升，分温三服，取微汗，汗不出，食顷，啜热粥发之。

《金匮》诸方，亦首以桂枝汤为张本乎？长沙又为桂枝汤求知己矣。下文下利门立桂枝汤证者一，妊娠门立桂枝汤证者一，其余变通桂枝原方。与乎含有桂枝气味者，则桂枝二字见之熟。攻邪非仅以桂枝承其乏，而出桂枝之绪余，为种种攻药之首领。总觉病人能胜辛温攻剂者，桂枝证当然备，即能胜苦寒攻剂者，桂枝证亦不备之备。诚以桂枝证早流露于太阳身体中故也。虽谓其证备三字，为《金匮》之太阳病写照，为《金匮》之桂枝汤立传可也。不然，本证痉病何尝备，柔痉状亦何尝备乎！注家疑为柔痉立方，吾嫌其小视桂枝也。曰此为痉，不曰此为柔痉，无论刚痉柔痉，皆可以其证备一语括之。开始分看刚柔二痉者，是立证之义例，皆可以痉病二字括之。下文欲作刚痉主葛根，是立方之义例。进而与大承气，是多立一方之义例，则本方可以两括之也。瓜蒌根虽药名，而正对反面之邪而居上。本草称其补虚安中，续绝伤，万无倾倒太阳可想。不曰桂枝加瓜蒌根汤者，服桂枝汤系之而后解，系力本非适用于背强，惟将桂枝汤打入瓜蒌根作用，则药力入腹，先接续背脉与胸脉，连桂枝亦有续绝伤之长，且立起五脏之强为身强。瓜蒌根之名尤称实，三服则微汗当油然而生。曰汗不出，曰食顷，养成桂枝之反动力。曰啜热粥发，加倍其解力为发力，发力大故攻力大，直接攻其胸，是本方行正面。服药时药力先趋归前一步，间接攻其背，是本方行反面。啜粥时又药力趋归后一步也，此操纵刚痉柔痉二证合为一，本方则一矢而贯双者也。

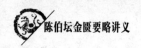

太阳病，无汗而少便反少，气上冲胸，口噤不得语，欲作刚痉，葛根汤主之。

本条证备矣乎？仍未备也。于不备之证见其备，始可与言诸痉也。《内经》诸痉曰项强，诸暴曰强直。暴字强字直字，何得为备，其不备之备者，皆属于湿，皆属于风二语耳。就如《伤寒》初立葛根汤证，同是无汗，余证则本条所未备，本证亦彼条所未备也。可知太阳病亦有异同。曰无汗而小便反少，魄汗非不足以供也。特不能过于后。无从直接手太阳，则有汗若无汗。小便无关重要也，特俨如过于后，反直接足太阳，则小便虽多而反少。曰气上冲胸，通四时之气者五脏也，最盛为心气，通于夏者也，乃气不能冲开其背，则冲胸而止，牵及阳中之太阳矣。脾气亦宜王也，通于土气，无如其口噤，脾不能开窍于口，足太阴脾不开，则手太阴肺亦不开矣。不得肝之语以开其口，肺气又从何达其声乎？盖必肝木为邪风所利用，以曲直其太阳，是阳中之少阳亦牵及。在《伤寒》纵得葛根汤证，而脏无他病者，未始非寒邪之厚待五脏也。在《金匮》则一风木之邪，有战斗五行之潜势力，况痉病乃不强之反证，五脏又为身之强，焉有一身之外强，将立败，而五脏独强之理乎！曰欲作则痉，非不作柔痉也。无论刚痉柔痉同一例，不过葛根汤对于刚痉较为的耳。葛根汤主之句，详注方后。

葛根汤方

葛根四两　**麻黄**三两（去节）　**桂枝**二两（去皮）　**甘草**二两（炙）　**芍药**二两　**生姜**三两　**大枣**十二枚

上七味，㕮咀，以水一斗，先煮麻黄、葛根，减二升，去

沫，内诸药，煮取三升，去滓，温服一升，覆取微似汗，不须啜粥，余如桂枝汤法将息及禁忌。

本方见《伤寒》。以桂枝汤加葛根汤为张本，不过桂芍甘三味等分有加减耳。柔痉行桂枝加葛根又何若？柔痉非反汗出也，太阳无反动之能力，乃邪风逼之令其汗，不特汗出为阴弱之假相，发热亦阳浮之假相也。以其禁制足太阳之知觉，虽有寒而不恶，手太阳之不恶风不待言，是全个太阳不能开，与刚痉等。不同桂枝加葛根汤证，太阳反阖而为开，独项背之处不开也。何以有刚柔之分耶？不曰痉刚曰刚痉，不曰痉柔曰柔痉，刚者阳之称，柔者阴之称也。牵掣手太阳其状刚，牵掣足太阳其状柔。足太阳加在手太阳之上，则手太阳尤桎梏。间接被动者足太阳，看似刚痉甚于柔，手太阳加在足太阳之上，则足太阳尤桎梏。间接被动者手太阳，看似柔痉微于刚。实则无汗反恶寒者，写阴以见阳，刚痉则露其柔。汗出不恶寒者，写阳以见阴，柔痉则露其刚。其反张太阳于背后则一也。曰欲作刚痉，欲作柔痉在言外，不重提柔痉二字可知也。刚痉柔痉主葛根，至此始尽葛根汤之长。在《伤寒》则一开手足太阴，齐开手足太阳，药力行所无事也。在本证则麻葛相后先，起阴气者葛，从下以攻上，攻其胸而及于肺脾。降阳气者麻，从上以攻下，攻其背而及于身体。先煮麻葛者，葛受气于麻，则葛为后。麻受气于葛，则麻为副也。麻葛非攻品，有指麾麻葛之桂枝汤在，则寓攻力于覆取微似汗之中，与瓜蒌桂枝汤异曲同工者也。

痉为病，胸满，口噤，卧不着席，脚挛急，必齘齿，可与大承气汤。

书痉为病，痉在一处，而为病不在一处，俨以一身为病所，则只有消息，无津涯矣。上言其证备者，殆备不胜备之词，欲揭痉病之黑幕，惟有体会其风，体会其湿而已。风到之处无不虚，风湿齐到之处无不实，上文实气相搏一语，绘尽刚痉柔痉之窍道矣。书胸满，胸则满而不实，背则实而不满，举胸以见背，背者胸之府也。书口噤，口之合，无实质。脾之合有实质。举口以见脾，脾开窍于口也。书卧不着席，形容其偃息之骇人，顶偃尻偃腰不偃，反张连于腰，不着席则僵其脊矣。卧且如此，其起可知，皆由燥气为风湿所利用。风挟燥以入其脊骨，则腰脊强。燥挟湿以入其脊穴，则腰脊实。觉燥湿将自罢，而风邪未干休，则脚挛急。脚与风相持，风胜故挛曲而拘急，风伤筋也。曰必龂齿，齿相切者怒为之，肝在志为怒，怒伤肝，风气怒号，故肝恶风而龂齿。与葛根汤可乎？气上冲胸而胸未满，则葛根汤可从下以上攻也。胸满必有一处实，又当舍胸际而勿攻，攻胸以下可矣。与瓜蒌桂枝汤可乎？身体几几然无定着，瓜蒌桂枝汤可攻前复攻后也。不着席正全身皆是着，又当舍腰间而勿攻，攻腰之前可矣。曰可与大承气汤，上言其脉如蛇，蛇其脉，本证则蛇在形矣，击中则首尾俱应，斯为从中焦实下手乎。其余胸也口也，脚也齿也，似非承气证所具备，抑亦可与大承气汤也。方旨详注于后。

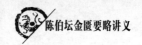

大承气汤方

大黄四两（酒洗）　**厚朴**半斤（炙，去皮）　**枳实**五枚（炙）　**芒硝**三合

上四味，以水一斗，先煮二物，取五升，去滓，内大黄，煮取二升，去滓，内芒硝，更上火微一二沸，分温再服，得下止服。

痉病最不利于太阳，未尝与阳明为难也。《伤寒·太阳篇》有如柔痉状四字，有发汗则痉四字，《阳明篇》无痉字也。痉病亦不备阳明等证，显与大承气汤无涉，即《太阳篇》亦无行大承气之例也。下文见大承气汤者十，条下又无太阳病无涉也。独腹满不减，减不足言条下之大承气证，却与阳明病不易一字。有宿食三证之宜大承气，虽不尽与阳明病相仿，仍与大承气之义例相符。下利两大承气证曰急下之，是以治阳明之手眼治卒病。两大承气证曰下乃愈，曰当下之，是以治胃家之手眼治旧病。产后两大承气证曰此为胃实者一，曰无太阳证者一，何以不曰无阳明证乎？可悟《金匮》所有大承气汤与阳明无抵触，独与太阳有抵触，便与心阳有抵触。胃络上通于心，心又为阳中之太阳故也。药力不泚及两太阳者，因风邪束缚太阳于背后，并心阳亦折而入于背里。诸药惟有攻中土之实邪，风邪自然松劲，令湿从实处去者，风从虚处解，邪与邪相处，正与正相续，无一丝不续故曰承。余证尽行收拾故曰大。本方又可替代瓜蒌根以续绝伤也。然则置阳明于不顾耶！其反张之形如角弓，由胸至腹，遑有阳明居中之位置乎！得汤则承阳明以大居正不待言，中土乃大承气汤立功之所在地也。以效忠阳明之主剂，转而效忠于太阳，即开下推广承气之义也。硝黄二味，内入诸方中者，亦复不少，愈以见本方之泛应不穷矣。

太阳病，关节疼痛而烦，脉沉而细者，此名湿痹。湿痹之候，小便不利，大便反快，但当利其小便。

本篇条下烦字凡五见，何烦状之多耶？累热才增烦耳，中湿亦烦耶？如曰阳受风气，阴受湿气，手太阳为风气所持，则足经宜躁。足太阳为湿气所持，则手经宜烦。但烦便非双方之感觉，究指何部发烦耶？如曰湿伤于下，更不利于足太阳，故只有阳烦无阴躁。上文诸痉项强，明明属湿矣，何以又无烦状耶？最难索解者两个火字，既曰欲得被覆向火，非禁火也。胡又严禁之曰，慎不可以火攻之乎？伤寒患者火逆者十一条，误攻太阳伤寒则如彼，与太阳中湿无涉也。上文痉病明言有灸疮，火气反对大承气等汤不待言，何至与麻黄加术汤有抵触耶！玩太阳病三字，仲景已借镜卫外之太阳，写入心为阳中之太阳矣。缘火气入通于心，而成通于夏气之阳，夏时之脾固恶湿，心脏尤恶热，恶在湿流关节之时，则机关之室，与骨节之交湿为政，阻碍火气之神游，疼而且痛者，气伤痛也。疼痛而且烦者，火郁故烦也。假令攻入焦骨伤筋之火，上通其心，将阳中之太阳不可以寸矣，遑能心部于表乎！书脉沉而细者，沉则无心火气盛之足言，细则湿行脾令而伤肾。曰此名中湿，言外则曰此非伤寒，故本证载伤寒阙中湿二字。又此非湿家在言外，下文湿家小便利者死，中湿是卒病，与湿家久病不同论。先打通末句当利其小便一语，过此则不以小便利为乐观也。曰亦名湿痹，以下湿痹二字不重提，申言之曰湿痹之候，短期之称谓之候。痹无几时，亦小便不利无几时，非长此前部不利也。曰大便反快，快便更可暂不可常，是亦因后部不利，而后以大便利为快事，若迎机以利其大便，不独不能去其湿，且有下利不止之虞。曰当利其小便，转移在一两候之间，则二便复其常，毋俟湿家成立之后，致大便小便无两利也。

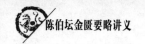

湿家之为病，一身尽疼发热，身色如熏黄也。

书湿家之为病，胡又卒然不见太阳乎？太阳与湿邪相交代，一任湿家为病主，看似减省太阳之痛苦，无如一身非太阳所自有，此岂太阳托庇于湿家，特以一身为质哉！从兹则全体易为担病之躯，就令一身尽疼，不啻与太阳无与矣，简直是湿邪欺侮太阳之不振，转以盛夏得时之湿，环集其一身，太阳虽莫若之何，而君主则引为隐忧矣。缘身外之太阳，不能巩固身里阳中之太阳故也。何以不烦耶？太阳已淡忘其烦矣，安得有印入心中之烦乎！书发热，显属阳浮之假相，非关太阳伸张其势力，乃夏气入通于心，带热还出于身外，热与湿不相得，则发动其湿，皆由心脏恶热使之然，湿邪仍着而未去也。下文或同是发热，不书太阳病三字者，其病形必无太阳之本色。曰身色如熏黄，色而曰如，在伤寒曰如似，非拟义其湿色之浅也，正指点其湿气之深也。诚以太阳为百病之冠，有太阳在，则诸阳有主气。无太阳在，则诸气有遁形，《伤寒》《金匮》，总以复活太阳为手眼，《经》谓五脏者身之强也，脏真不能出以卫其身，惟太阳则以身受五行之寄托者也。

湿家，其人但头汗出，背强，欲得被覆向火。若下之早则哕，或胸满，小便不利，舌上如胎者，以丹田有热，胸上有寒，渴欲得饮而不能饮，则口燥烦也。

书湿家，不痹亦不疼，湿邪入主中土矣。地气不升而湿气代为之升，以湿邪之逆，挟风邪之乱，必假其人之头为病始，春气在头也。书其人但头汗出，逢湿甚则汗出而濡，非湿从汗去也，乃漏风之汗，所谓阳气少，阴气盛，两气相感使之然。书背强，阴气薄于背矣。胡为汗出卒然罢，转欲得被覆向火乎？被覆以避寒，向火以曝湿，其无火气游行可知。缘足少阴脉行背里，足太阳脉行背面，背者身之北也，风邪吹送其湿过于北，宜乎被覆不已而向火也。若卒然下之早，则胃中卒然哕，哕则没收阴阳之燥以入脾，脾喜燥而恶湿，以燥敌湿，湿邪益上。曰或胸满者，因有风邪在，或随满随消者风性之常，假令邪风卒然吹荡其湿于身之南，更地道卑而受压，湿流膀胱而小便不利者亦意中事。再征诸舌，倘脾虚不能为胃行其津液，可于舌上验之。足太阴脉连舌本散舌下故也。苟无胎如有胎，是有湿无黄胎，有燥无白胎，如有无形之湿，无表之燥，笼罩其舌上，显无津液以托浮其胎色，则太阴痿矣。曰以丹田有热，胸上有寒，少阴之脏之寒，太阳之腑之寒，湿邪引之而集于胸上，阴受湿气也。少阴本气之热，太阳中风见之热，风邪引之而坠于丹田，阳受风气也。不言有湿者，湿从阳化热，又从阴化寒，故有热有寒却无湿，不在舌苔上露端倪。且以燥易湿，渴欲得饮其明征。湿而易燥，不能饮入其明征。毕究湿土不前，是地气不转，至阴阳无定位，令太阳少阴脱离背北而落于南。风邪之肆为何若？特其人不独不知有风也，且不自知有湿也，知有燥而已。湿家往往惑人以燥者，以口燥故，非舌燥也。脾开窍于口，无真湿以制燥则烦，其人亦不自知其何以卒然燥，卒然烦也。下之后湿土已易为燥土矣。脾移燥于肾，心与肾关休戚，心为肾烦，而烦形诸口。一若心口如一之烦，烦无止境，此殆湿家之破落者欤！长沙不立方，中工又束手矣。

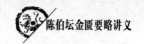

湿家下之，额上汗出，微喘，小便利者，死；若下利不止者，亦死。

湿家与黄家有异乎？黄家所得，从湿得之。湿家非从黄得之也。上言身色如熏黄，与脾色为黄之比较，黄家之身色是脾色，湿家之身色无脾色。风寒相搏者黄家也，非寒湿相得，故热而不寒。风湿相搏者湿家也，乃寒湿相得，故寒而不热。热流膀胱黄去路，小便之色有问题。湿流关节寒无去路，小便之色无问题。可见黄家发黄黄而浊，显为胃家所不容。湿家不发黄而淫，实与脾家相逼处。黄家不治者一，难治者三，并无下之死，且两见当下之三字，湿家无所谓难治与不治，异在上条不死于下之早，本条两死于下之迟。其幸而不早死者，因湿家初成立，尽有余地以位脾，下药不过胃家被其打击。其不幸而迟死者，因湿家已成立，中央先易主，脾家几无寸土之安。湿愈盛则脾愈衰，湿固即大便之坚城，势必湿家不陷脾家陷，先于额上露端倪。书额上汗出，绝汗仅出于额上，便与伤寒三阳合病，下之额上生汗异而同。同在汗出于阳，是三阴三阳相离之汗。书微喘，与厥阴病死于微喘亦异而同，同在喘出于脏，是脾虚肝亦虚之喘。脾将死则肝有罢时，微喘正消极之候。警告之曰，小便利者死，可悟上条小便不利，是肾水不行，留小便之藏于未尽，乃脾能伤肾之好消息。若脾家一落，而移湿于肾，致便溺告罄如涌泉，则小便利未毕，已生入黄泉之境，乌乎不死！曰若下利不止者亦死，又可悟上条但利其小便一语，因不乐观其大便之快，欲求前通而后塞也。苟前通后亦通，是黄泉无可塞之路矣。皆由其以不正之湿土克肾水，肾开窍于二便，安有不藏而生之肾脏乎！何以痉病又可与大承气汤耶？诸痉固属湿，而湿家止有背强无痉病，痉病亦无从成湿家，愈以见治湿治痉若径庭也。

风湿相搏，一身尽疼痛，法当汗出而解，值天阴雨不止，医云此可发汗，汗之病不愈者，何也？盖发其汗，汗大出者，但风气去，湿气在，是故不愈也。若治风湿者，发其汗，但微微似欲出汗者，风湿俱去也。

风邪向外，湿邪向内。风挟寒以胜湿，湿挟寒以胜风，风湿俨欲争得寒邪为私有，则相搏。寒邪助风兼助湿，转欲夺据一身为丛邪之所，遂合力以相搏其一身。书一身尽疼痛，疼痛二字在伤寒见之熟，麻黄汤证见痛字者三，见疼字者二。彼证由头而身而腰而骨节，从上痛落下，仍非一身尽如是也。本证则由骨节而血脉而肌肤而皮毛，一层搏出一层，一身之躯壳尽如是也。皆用肝受风而恶风，则风邪寻去路。脾受湿而恶湿，则湿邪寻去路。无如风湿不相得，相搏久之而不去，此湿家所为成立之多也。苟非汗出而解，则相搏无已时矣。湿病无汗禁故也，独是逢湿甚则汗出，何以不解耶？得毋值天阴雨不止乃解耶。医云此可发其汗，医者诚善读《内经》乎？《经》谓阳气少，阴气盛，两气相盛，故汗出而濡，岂出阴汗乎哉！阴不得有汗，而阳独濡焉！阳受风气，风邪逼出太阳之汗，非太阳中风也。其汗不可发，其汗即其阳。阴受湿气，湿邪非逼出太阴之汗，更非大阴中风也。其汗可以发，其汗非其阴。在《伤寒》但曰此可发汗，无其字者，因太阳发汗不胜书，太阴亦有可发汗之条，医者认定桂枝汤是太阳太阴公共之汗剂。且雨出地气，阴雨不止，正太阴得汗之时。问词谓汗之病不愈者，意欲舍桂而用麻也。答词谓其混视个其字，太阳有其汗，太阴独无其汗乎！其太阳之汗，取给于阳明，发之必汗之大出，风气虽随大汗去，焉能引湿气以去乎！湿气仍在太阴，与太阳无涉，故不愈也。若善治风湿者，就如发其汗之说，变通汗法以立方，当以下文麻黄加术汤二语为前提，故不重提发其汗三字。省却《伤寒》此句者，缘脾胃同是仓廪之官，其汗取诸胃中不待言，乃曰得微微似欲汗出，比服桂枝汤尤神妙，不虑其流漓汗大出者何耶？盖以法取汗，以汗攻邪，汤药尾微汗之后，是暗攻法。设非覆取微汗，便为汗出而濡之续，与阳气少有抵触矣。曷若留其汗，于欲出不出之间，令风湿微微以俱去乎？吾知太阳太阴犹未及觉也，此微乎其微以解在里之邪，视发汗有间也，不过不离乎发其汗之法焉耳。

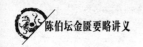

湿家病身疼发热，面黄而喘，头痛鼻塞而烦，其脉大，自能饮食，腹中和无病，病在头中寒湿，故鼻塞，内药鼻中则愈。

湿家非病乎哉？如曰加以卒病，无论病风病寒病湿，都为湿家所兼收。苟谓为无病，则中工笑人矣。况明明不止身疼乎！书身疼，不曰一身尽疼痛，胡为多一病，反一证乎？上文曰一身尽疼，下文曰一身尽疼，胡为本证又少一尽字乎？书发热，发热同，与上下文尽疼之发热异。尽疼则虽发热而阳不浮，本证独阳浮疼亦浮。书面黄而喘，上文发热不过身如熏黄。本证黄浮于面，显见一层热，托出一层黄。其身上未黄者，因肺家梗而喘，则皮毛自敛，故不象黄家之一身尽热而黄。书头痛，上下文无头痛二字，最乐观是本证独头痛，是征太阳非尽没收入湿中也。书鼻塞而烦，既痛太阳之头，复塞阳明之鼻，从头至鼻不自若，宜乎两阳皆怫郁而烦，看似太阳病转属阳明也。伤寒三日，阳明脉大，可以例其脉矣。曰自能饮食，阳明病能食则有之，若阳明自有阳明之能饮食，邪非犯胃可知。何以其脉大耶？太阳脉至，洪大以长，脉大正形容两阳之勃发。脉非病脉，太阳阳明有分子，故曰其脉耳。且阳明之喘，腹满而喘为多数。若腹中和，非病在腹又可知，是不止阳明和，太阴亦和，不止新病和，旧病亦和。所未尽和者，身疼头痛鼻塞三证而已。阳明手足不厥者头不痛，太阳则头痛二字见之熟，身疼亦与体痛相类，鼻塞亦与鼻鸣相类，作太阳有病观可也。何以太阳亦无病耶？除却关节疼痛而烦，脉沉而细，湿家遑有太阳病哉！正惟太阳有病而无病，发热则脱离其寒，面黄则脱离其湿，遂移其病于头，头痛是头中寒湿之见端，非从鼻中入头也，乃从头塞出鼻，小病形于鼻贯之中，头痛欲解故也。要其卒然以无病之身，推例湿家如反掌。微太阳却邪之力不及此，至此则医者发其汗之术穷。曰内药鼻中则愈，蓄住麻黄加术汤而不与，所与者汤中之药物变为末，不胜于汗之不愈之市药乎！

湿家身烦疼，可与麻黄加术汤发其汗为宜，慎不可以火攻之。

湿家当然烦，有明夷之象。心火为湿邪所障蔽，故烦也。盖心为阳中之太阳，部于表而通于夏。宜乎心烦身亦烦，特因一身尽疼痛之故，及一身尽疼，遂掩尽其烦而不露。若疼非尽疼，则烦与疼相互掩。下文桂枝附子汤证，在《伤寒》有身体疼烦四字。甘草附子汤证，《伤寒》曰骨节烦疼。下文转曰疼烦，因本条烦疼已一见，故骨节不再曰烦疼，并身体疼烦句亦从省，犹乎伤寒条下有烦疼，亦阙本条不载也。在《伤寒》单写一太阳之隐现。在《金匮》则写两太阳之隐现。觉烦疼疼烦，亦在隐现之中也。与上文湿家同一例，即不言湿家亦从同。至此始总括上六条之治法，非仅为本证立方也。曰身烦疼，以一点烦状打破身之疼，是夏气将通未通之烦状，即上文欲得被覆向火之余思。烦在无火以助火，不足以抵御寒湿故也。不知先烦便有汗出而解之机势在，况身烦不受身疼之压，太阳已大开夏令之门乎。曰可与麻黄加术汤，发其汗为宜，看似针对本条以与药，而除却身烦疼三字无余证。则举凡湿家皆中与矣。提撕之曰，慎不可以火攻之，殆因向火为湿家所同意，或惹起中工利用火，火邪可以攻湿邪哉！是以火攻心火也，卒厥其心者也。《经》谓南方赤色，入通于心者，指夏时热生火而言，岂所论于内攻有力之微火乎！死火与生火若天渊，劫汗不劫汗犹其后。长沙非徒爱惜湿家之汗也。彼既汗出而濡矣，发其汗亦汗大出矣。何庸引猛烈之火气为陪客乎！玩攻字，正授人以汗药攻邪之要诀，须顾全阳中之太阳，其手眼在以汗法行攻法，复以攻法行汗法。不独攻力不能与人以共见，即汗出亦不能与人以共见也。不观上文所云但微微似欲汗出乎。方旨详注于后。

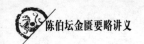

麻黄加术汤方

麻黄三两（去节） **桂枝**二两（去皮） **甘草**二两（炙） **白术**四两 **杏仁**七十个（去皮尖）

上五味，以水九升，先煮麻黄，减二升，去上沫，内诸药，煮取二升半，去滓，温服八合，覆取微似汗。

伤寒发汗宜麻黄，未有曰发其汗宜麻黄也。攻表又让能于桂枝，未尝以麻黄承其乏也。术亦非攻品，《伤寒》用以升地气耳。《本草》称其主风寒湿痹，则加入麻黄汤内。诚足尽白术之长，且用以节制麻黄之发汗。独是在伤寒服麻黄，未闻有汗大出，亦未闻有汗不出者，焉能令麻黄遇有汗而不发，必遇其汗而后发之耶！本方妙在不责麻以发其汗，专责术以发其汗，令发其汗者术，出其汗者麻。其汗即地气之作云，云受气于术，俄而为出地气之雨，雨受气于麻，如雨之汗非别处汗，乃其脾之汗，故曰其汗。虽然，上言发其汗，安知彼方无术乎！胡为汗大出而下愈，尤甚于误服麻黄乎？可知天气降地气之雨为化雨，秉天气以发汗者麻黄也。有加术为后盾，特减省麻黄之发力，留其力以送汗而出，故地气才起于湿土之中，湿邪即收入其汗之中。于是与湿偕行者汗，汗不攻邪而湿能攻湿，脾恶湿故也。其汗带湿以去，风邪亦无所容，肝恶风也。寒邪亦无所容，肺恶寒也。非其汗之神通，乃白术点交其汗于麻，麻黄遂行使其汗绕过足太阴之后，从肝膈上肺中，居脾后者肝，居脾上者肺也。药力不啻围捕余邪者也。无何而风寒湿三气，牵引而出于皮毛，覆取微汗则解矣。夫三气皆受治于湿，而湿邪先受治，卒然许治者还在湿家之病情，不独麻黄不自有其功，白术亦不自有其功也。遑敢以火劫获咎乎！

病者一身尽疼，发热，日晡所剧者，名风湿。**此病伤于汗出当风，或久伤取冷所致也**。**可与麻黄杏仁薏苡甘草汤**。

书病者，胡不援之入湿家耶？病者曰，我非因于寒也。同是发热，幸非身色如熏黄，则湿未甚。且日晡所剧，纵非如太阳之阳浮者热自发，赖有阳明之反动力，与发潮热等。《经》谓阳胜则热，必阳明燥胜而湿负，故剧烈之热，为湿家所无。然长此燥湿相持，就令湿邪不敢进入脾家一步。究未舍弃太阳而自去，久之或湿家永远成立，焉能以无病之一身，还诸太阳乎！曰此名风湿，因风致湿，却不尽关于湿气之留风。此病伤于汗出当风，出汗止汗，收放之神机在太阳，非在风也。当风即当湿，风来湿便来，彼欲藉阳风以收汗，实借阴湿以收汗。究非湿能收汗也，乃收风者汗，收湿亦汗，收尽风湿而后反闭其太阳，此汗孔中之风湿，则气门为之满，第觉一身之毛窍不通故尽疼。与风湿相搏证名同而实异。然则不当风便却病耶？又非也。我不当风，而冷物代我以当风，或久伤取冷，何止有冷风在，凡冷水冷物，皆寒气所孕，其力寒湿相得不待言，正物以类聚之风寒湿，所谓三气来至者此也。其但集矢于一身，未尝内舍于脏者，因有守土之阳明犹存在。日晡所能以剧热示威耳。倘以麻黄加术汤为尝试。仲圣又曰，反以麻黄加术汤以攻其里矣，一经汗之而不愈，三气从兹掩入未何知。洞开脾家之门，与揖盗何以异。曰可与麻黄杏仁薏苡甘草汤，宁打入肺家作用，不打入脾家作用，则大有别矣。方旨详注于后。

麻黄杏仁薏苡甘草汤方

麻黄（去节）半两（汤泡）　**杏仁**十个（去皮尖，炒）　**薏苡仁**半

两　**甘草**一两（炙）

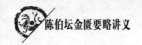

上剉麻豆大，每服四钱匕，水盏半，煮八分，去滓，温服。有微汗，避风。

末句何以不曰发其汗为宜乎？夫使同是发其汗，由一方可作两方用，亦两方可作一方用。两条连用前方可矣。同是与麻黄，胡不命曰麻黄去桂加薏苡汤乎？显非与上条同方旨。仍君麻黄者，乃表示其进退麻黄之意，进麻黄以入脾，则发脾家汗，退麻黄以出肺，非发肺家汗也。邪不在肺，而在皮毛，其汗止可为微汗之后盾。方下不曰令汗出，曰有微汗，毛窍自有微汗在，何劳其汗出乎！彼脾家之汗已受邪，其汗则发动在药力之前，微汗便是其汗出。妙有白术入之深，以重力攻邪，《本草》称其主风寒湿痹，是全为湿家作用，非为病者作用。肺家之汗不受邪，其汗则留存于药力之后。微汗不偕其汗出，如有薏苡浮之浅，以轻力攻邪，《本草》称其主风湿痹，是为病者作用，非为湿家作用，彼方微汗曰覆取，火攻诫其后。本方微汗曰避风，当风惩其前。惟水一盏半，盏字当是升字之讹。煎八分，分字当是合字之讹。盏字当是古来最小之杯。分字是后世称物之名。二存破体，类后人窜易，削之。

风湿，脉浮、身重，汗出恶风者，防己黄芪汤主之。

书风湿，不曰此名风湿，指实风湿矣。不曰风湿相搏，上风下湿，风浮而湿不浮，故不相搏。不冠太阳病三字，太阳受风不受湿，病风者半，不病湿者半，二气非尽集矢于太阳。书脉浮，浮则为风，与湿无涉。不曰脉沉而细，湿气亦未至于沉。不曰脉浮虚而涩，湿气亦非因风而浮。书身重不书发热，分明阳不浮，不能轻举其一身，故曰重。与太阳中风阳浮有异同。有曰一身尽疼，有寒故痛，无寒何有于疼！显见三气缺其一，而风湿又离为二。风不重而湿重，重字不从身肤里面一层看出，非重压太阳之阳，但重坠太阳之身，太阳犹活动在一身之表，未尝为湿气所持也。书汗出，不同汗出而濡之湿汗，乃汗出而解之风汗。书恶风，何以风邪仍未外解乎？与风偕来者湿，一若风湿相约而未去，身之皮外纯是风，身之皮中纯是湿，目为风湿之身可也。太阳遑克自有其身乎？脱令湿邪进入一步，由腠理而归于中土，将与湿家为邻矣。匪特太阳无如之何，太阴亦无如之何，以其沉重之身，间隔太阴太阳故也。欲为湿邪谋去路，不得不兼为风邪谋去路，必扩张中央土，而转运之，令余邪不侵入太阴之畔界，亦不出太阳之畔界，则腰以下尽有驱邪之隙矣。本麻黄加术之奥旨以立方，惟主防己黄芪汤乎！方旨详注于后。

防己黄芪汤方

防己一两　**甘草**半两（炒）　**白术**七钱半　**黄芪**一两一分（去芦）

上剉麻豆大，每服五钱匕，生姜四片，大枣一枚，水盏半。煎八分，去滓，温服，良久再服。喘者加麻黄半两，胃中不和者加芍药三分，气上冲者加桂枝三分，下有陈寒者加细辛三分。服后当如虫行皮中，从腰下如冰，后坐被上，又以一被绕腰以下，温令微汗，差。

防己名者，防守己土也。转力大故守力大，以其纹如车辐，令土气环周于腰间，能逼取腰下之汗也。然必佐以黄芪者，芪载土气而出，收回皮外之风，拍合皮中之湿，乃本方真诠。缘湿邪不能随风以亲上，则风去湿不去，宁令风邪随湿以就下，斯湿去风亦去也。服后如虫行皮中者，正风湿相逐之时，两邪仍不敢栏入中土也。有甘草、白术在，厚集其力以实脾，使无容邪之余地。且风邪已收入黄芪势力之范围矣，与俘掳邪风何以异！假令风湿稽留于腰下，将奈何？却邪者汗，魄汗无非为供给太阳而来，风可移，汗亦可移，余汗已还入腰下，听命太阳矣。腰以下又足太阳势力之范围故也。何以腰以下如冰耶，足太阳之霜威使然耶，抑震动寒水之经之气化耶？非也，阳汗复从阴经出，与水精共并，将化阳汗为阴汗，则冰相若。曰后坐被上，又以一被绕腰下，非徒温之也，变通覆取微汗法，两被不为多也。曰令微汗差，胡不行麻黄加术发其汗耶？以身重故，恐麻黄之力有未逮也。何以喘者加麻黄半两耶？恐地气为天气所牵制，乾不旋则坤不转也。何以同是加芍药？风水方下腹痛，本方曰胃中不和耶，芍药诚止痛，痛亦与不和等，恐脾约而不行，故加芍耳。气上冲加桂又何取？即仿桂枝汤法，藉太阴之开力开太阳，则地气外行而不上也。下有陈寒者加细辛，更纳寒气于坎中矣。诸药无非为防己作用，注家有以彻上彻下，彻表彻里称防己者，皆张大之词。方下生姜四片大枣一枚，亦后人窜入，无兼用姜枣之必要也。盏字乃升字之讹。分字乃合字之讹。上字下锉字上漏四味二字，则姜枣二味，显有出入。上条麻杏薏苡甘草汤亦阙四味二字，非自供其破绽而何！

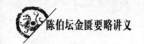

伤寒八九日，风湿相搏，身体疼烦，不能自转侧，不呕不渴，脉浮虚而涩者，桂枝附子汤主之；若大便坚，小便自利者，去桂加白术汤主之。

书伤寒，不曰太阳病，明乎风湿有遁情，不同上文中湿则着痹在太阳，且八九日太阳病亦作过去论矣。彼条有烦字，本证不曰烦，已无太阳之感觉。太阳篇此条多身体疼烦四字者，彼证寒邪与太阳为难。本证又湿邪与太阴为难。彼证曰若其人大便鞕，是湿与湿合之大便。湿土尚非不前，寒湿亦未尽相得。本证曰若大便坚，显非其人之比，寒能坚物，是湿为寒掩之大便，纵寒湿相得，亦湿土不前。同是不能自转侧，彼证不能倚赖太阳举其身，自难转侧以行阳。本证不能倚赖太阴起其身，自难转则以行阴，同是不呕不渴，湿与风搏非与寒搏故不呕。风与湿搏，无殊与寒搏故不渴也。假令太阳太阴有却邪反抗力，则不呕亦呕，不渴亦渴矣。正惟八九日任令风湿相搏无已时，太阳太阴皆作退化论也。同是脉浮虚而濇，浮则为风，虚邪浮而实邪不浮。彼证非主表之太阳浮。本证非主里之太阴浮。浮象若虚悬而无所属，但虚而且濇，实邪不肯外向，脉固濇，太阴太阳不交通，脉尤濇。桂枝附子汤主之，彼证桂枝须附子，趋势出则邪从太阳解。本证附子领桂枝，趋势入则邪从太阴解也。若大便坚，与其人因鞕便有异同，湿与湿合则便鞕，湿为寒掩则便坚。是湿土只有留邪无去邪。小便自利者，水道别谷道而行，必前阴为后阴之邪所排泄。小便同，则本证与彼证亦无大异。去桂枝加白术汤主之，补固有之湿，以除本无之湿，驱挟湿之寒，兼逐护寒之水。一方变为二，两法合为一，即非从外解，亦当从内解矣。方旨详注于后。

桂枝附子汤方

桂枝四两（去皮） **附子**三枚（炮，去皮，破八片） **生姜**三两（切） **甘草**二两（炙） **大枣**十二枚（擘）

上五味，以水六升，煮取二升，去滓，分温三服。

白术附子汤方

白术二两 **附子**一枚半（炮、去皮） **甘草**一两（炙） **生姜**一两半（切） **大枣**六枚

上五味，以水三升，煮取一升，去滓，分温三服。一服觉身痹，半日许再服，三服都尽，其人如冒状，勿怪，即是术、附并走皮中，逐水气，未得除故耳。

桂枝去芍方中加附子一枚，仍君桂枝也。本方加附子三枚，似君附子也。何以不一方命曰附子桂枝汤，一方命曰附子白术汤耶？既曰桂枝附子汤，胡不曰白术汤耶？两方对举当如是，在《太阳篇》方末则曰此一方二法，焉能一方分作二乎！惟去桂一法，加术一法，二法可活看耳。去者就之对，并走二字已道破矣。就桂则并桂，不明言去术者，桂枝附子汤本无术。就术则并术，明言去桂者，桂枝附子汤本有桂也。姑舍桂枝曰去桂，术附

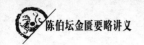

并行，桂枝当然落后，不去桂亦作去桂论也。仲圣自有操纵桂枝之奇，桂枝必效灵而用命。逐水气时，非桂枝所能承其乏者，未得除时，非桂枝不能竟其功也。《太阳篇》曰当加桂枝四两，语气谓除邪已有桂枝在，以三两为未足，加一两成四两，不是过也。且三服既尽矣，不曰更作服，何加为，不曰还用桂，何去为，以水则不止六升曰七升，未尝去桂可知，本方又省却加桂一语不重提，显见去桂二字非坐实矣。曰初服觉身痹，不曰其人身如痹，非必其人始然，凡着痹变为行痹者皆然。风气胜者其人易已也，半日许，痹罢则再服，三服尽，其人如冒状，冒甚于痹也。支饮者法当冒，何以其人非水饮，又状如冒耶？勿怪其水湿混淆也。脾不王则肾不伤，宜乎其水气行也，上条服防己黄芪汤如虫行，同是曲绘皮中之状态。彼方药与汗相逐，本方药与水相逐。申言之曰即是附术并走皮内，即是云者，即伤寒此二字之语助词，亦见得如痹如冒不必泥，人人非尽如其人，就令去桂加桂亦不必泥。如其去桂，毋忘加桂，如未去桂，无事加桂，桂枝之进退，有余裕也。

风湿相搏，骨节疼烦掣痛，不得屈伸，近之则痛剧，汗出短气，小便不利，恶风不欲去衣，或身微肿者，甘草附子汤主之。

本条亦见太阳篇。书风湿相搏，不书伤寒，以寒在骨，是以知病之在骨。不书太阳病，以太阳不在身之表，两没收入骨节之交，乃风湿相搏使之然。风在筋，湿在节也。上条删去身体疼烦四字，因不能自转侧句，即指身体而言。本证彼条曰骨节烦疼，本条曰骨节疼烦。不曰烦疼者，恐人混视麻黄加术证之烦疼，犹乎上条不明言身体，不致混视本条之骨节也。疼字烦字，无非形容邪正并为一，而骨节与身体，则径庭矣。书掣痛，痛甚于疼，且甚于烦，一若忘乎其烦，但知掣痛，风湿又为寒气所掩。曰不得屈伸，屈而不能伸病在筋，伸而不能屈病在骨。曰近之则痛剧，近筋则触骨，近骨则触筋，近节则触膝，膝者筋之府，节者骨之关也。不外痛在寒，有寒故痛，连带风湿亦痛，故曰剧。书汗出，何以得有汗耶？乃痛剧而相搏之汗，非精气却邪之汗。曰短气，短则气病，阳气不可以寸，故曰短。书小便不利，关节不清利，则小便无信息。上言但当利其小便者，必关节利而后着痹除也。书恶风，湿愈着则风愈行，与上汗出恶风浑相若。书不欲去衣，衣温骨节，与上头汗出欲得被覆亦相若。或身微肿者，因汗出而掣力稍松，身欲鼓邪外出则肿。无如筋节未骤开，阳气微故肿亦微，夫以一身为三痹所交迫，毋亦如有水者腰以下肿，当利小便，腰以上肿，当发汗乃愈乎！大不容易也。治水与治湿不同论也。甘草附子汤主之，方旨详注于后。

甘草附子汤方

甘草二两（炙）　**白术**二两　**附子**二枚（炮，去皮）　**桂枝**四两（去皮）

上四味，以水六升，煮取三升，去滓。温服一升，日三服，初服得微汗则解，能食，汗出复烦者，服五合。恐一升多者，服六七合为妙。

湿病必由四肢而淫于脾，湿伤于下，而湿土又居中，湿土不前，不能远湿，四旁湿故中央无不湿，其或稽留在筋节者，风伤筋，筋束骨，寒又病在骨，势必牵掣其太阳，太阳遂为三气所集矢，所谓伤寒所致者此也。上言法当汗出而解者，三邪必以太阳为去路，孰意发其汗汗大出，反不利于太阳乎。其次间接取微汗则利小便，汗与尿相因，汗大则尿约，尿长则汗微也，究非以利小便为正治。首条先提湿痹之着，利之正转移前部耳。余证则当开手足太阴，以开手足太阳，仿行麻桂为最的。直接手太阴肺以发太阳汗者麻黄也，加术后取脾家之汗行解表法。凡类于表证条下则行麻。直接足太阴脾以解太阳汗者桂枝也，加术而后取脾家之汗行解外法。凡类于外证条下则行桂。湿已实脾，作表证论。

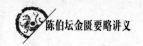

湿未实脾，作外证论。本证邪在骨节，与上条邪在皮中同。彼证身如痹，本证身微肿，邪未入脾可知，当行桂枝先收邪以入里，而后从里以达外，则曲尽桂枝之长矣。异在小便自利是有水气为之梗，则汗解迟。小便不利是无水气为之梗，则汗解易。观四味药减轻术附，初服一升，得微汗则解，纵非解尽余邪，而药力一到，则疼烦掣痛诸苦状，便脱离骨节，岂微汗得诸四味药哉！得自辛甘化阳之甘桂，复活太阳，上条术附走皮中，似舍桂而加术，本方桂甘抵骨节，又似舍术而用桂也。曰能食，白术又著矣。且汗止，附子又著矣。宜乎汗止必复汗，能食则汗生于谷也。乃复烦者，岂太阳烦罢复烦哉！待汗固烦，恐微汗非余邪之敌也。待阴亦烦，恐余邪又与太阴为难也。曰服五合，五居中，厚集其药于中央土，当然湿胜湿，逼取湿气之濡汗以散余邪。不复言得微汗者，正藏过微微似欲汗出也。小便利之犹余事，何云恐一升多耶？无发汗之必要。留以更始太阳，阳数七，七以符手太阳之阳。阴数六，六以符足太阳之阴。服六服七，将息太阳之开与未开，惟桂枝为与太阳相终始尔。

太阳中暍，发热恶寒，身重而疼痛，其脉弦细芤迟。小便已，洒洒然毛耸，手足逆冷，小有劳，身即热，口开，前板齿燥。若发其汗，则恶寒甚；加温针，则发热甚；数下之，则淋甚。

书太阳中暍，两太阳有关系。心为阳中之太阳，通于夏气，与夏气若离合则可，若卫外之太阳中暍，不啻带夏气以入心宫，暑热与火热相连矣。心恶热者也，热与热并，是谓重热。重热则寒，阳与阳并，是谓重阳，重阳必阴，故发热恶寒作两层看，身之表之太阳固寒热，部于表之心阳亦寒热，俗疑为暑入心包者，第见热而不见寒，往往死于寒。《经》谓热气大来，火之胜也，顾虑肾水乘之在言外。又云火热受邪，心病生焉，顾虑肾气乘之在言外，须认定太阳证中无少阴证者，始识少阴病上纯是太阳病也。少阴是阴寒阴热，不能掩尽太阳之阳寒阳热故也。书身重而疼痛，真武证曷常非沉重疼痛，不过一身无四肢微有别，沉重与但重微有别耳。书其脉弦细芤迟，另指出其脉非暑脉，转类虚劳种种脉，非脉虚而何！心之合脉也，非心虚而何！曰小便已，洒洒然毛耸，便时带暍气而出于膀胱者，便已复收暍气而入于膀胱，寒水一动，则应在毫毛，表虚可知。况乎手足逆冷，为少阴病所见惯乎。曰小有劳，身即热，非劳火乎哉！劳乎坎即见乎离，半为君火不蛰藏，半为热邪之反动，无汗亦热无从解也。太阳不开，太阴俨欲代太阳以为之开，则口开，脾开窍于口，得毋藉大块之阴气，吹嘘其暑，令热从口出乎！此殆心脾与太阳关休戚，于是送其热于栏口之前板齿，热伤齿中之津液则燥，燥即身热而渴之端倪，特本条无渴字，恐余证与白虎汤有间也。且脉非微弱，与瓜蒂汤有间也。长沙不立方，止有大戒无大法。发汗或太阳不恶寒，心中之恶寒则加甚。温针或太阳不发热，心中之发热亦加甚。数下之暍气又坠落于前部，则淋甚。致令白虎瓜蒂，介于可行可不行，诚以暑病有远因。《经》谓先夏至日者为病温，后夏至日者为病暑。温病不成立，至盛夏无不发泄之伤寒，彼一生无暑病者，无伏气故也。由未病而至于卒病，当举太阳中暍以为例，太阳之气化犹存在则可治，脱令一变为少阴之卒病，则不堪设想矣。

太阳中热者，暍是也。汗出恶寒，身热而渴，白虎加人参汤主之。

起二句看似无消说，非徒释热字，兼释者字。语意谓同是热，伤寒之热，如冬日之在身，身觉热者是。伤暑之热，如夏日之入心，心恶热者是。苟非视乎其人，身之表之太阳为何若，部于表之太阳为何若，不能置两太阳于不问也。太阳篇有其人二字，三条有者字，句中有眼矣，乃不曰其人汗出，吾疑注家有阙文也。上下条者字可从省，曾亦知苟非其人，则白虎汤不中与乎。当补之曰其人汗出，其汗为暑热逼之出，其人不为暑热所转

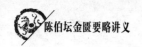

移，虽汗出不为虚。《热论》谓暑当与汗皆出，勿止者此也。书恶寒，寒热不紊乱，标本始分明。寒者热之标也。在温病则发热而渴不恶寒，彼证本热标亦热者，标本俱浮故也。至夏至后阳尽阴生之时，温病再变而为暑。与阳气具来者谓之温，与阴气具来者谓之暑。暑病多数静而翕，温病多数动而浮。既非温病为之先，致有暑病为之后，皆伤寒一路种种未病迫而形者也。不曰发热曰身热，可于身非灼热认其人。不因口渴因身渴，可与水非救里认其人。其热而能支者，必其人之身之太阳，从容以任病。其渴而有节者，必其人之心之太阳，隐忍以耐病。病卒人不卒，方可攻余邪之不备也。白虎加人参汤主之句，详注于后。（注家皆删其人二字非）

白虎加人参汤方

知母六两　**石膏**一斤（碎）　**甘草**二两　**粳米**六合　**人参**三两

上五味，以水一斗，煮米熟汤成，去滓。温服一升，日三服。

太阳伤寒则为热。寒热二也。太阳中暍便是热，暍热一也。累热当增烦，何以曰渴不曰烦耶？本方在太阳，首以大烦渴不解治脉洪大，其次用舌上干燥而燥治大渴，其次因口燥渴心烦治无大热。独渴欲饮水无表证条下，及本证无烦字耳。得毋烦状不待言耶？非也。无表证而不烦，方是本条之正陪客。彼证若烦，是里证成立；本证若烦，是阴证成立矣。心烦即肾燥之见端，以其通夏气而不通土气，便无地气以奉上，地气上者属于肾也。假令维系心阳有肾在，亟起肾阴有脾在，何至于烦！烦则有夏而无冬，指顾间又有冬而无夏矣。《经》谓气温气热，治以温热者，缘温热往往是气寒气凉之幻相。寒热有两可，白虎证无两可也。彼少阴病曷尝无烦状，特篇内无行白虎之例也。《太阳篇》则本方凡四见，烦字渴字更见之熟，苟第知热病皆伤寒之类，不知其人之心之太阳，就在其身之太阳之底。心烦便是心恶热，宜其身恶寒，显与太阳表有热里有寒之白虎证适相反，遑敢以本汤为尝试乎！首条禁汗禁针禁下而不立方，言外则白虎汤与真武汤相并提，太阳少阴有真武证，视在乎善学者比例而得也。

太阳中暍，身热疼重，而脉微弱，此以夏月伤冷水，水行皮中所致也。一物瓜蒂汤主之。

太阳中暍，暍字从冷字看出，犹乎热字从寒字看出也。地上之热便有寒，寒者热之标。上条身热仍恶寒者，热向内而寒向外，汗出恶寒其明征也。地下之冷便有暍，暍者冷之变。本证身热不苦冷者，暍在面而冷在底，身热疼重其明征也。《经》谓寒暑六入，万物生化，上半岁六月阳气尽，则寒入地易为暑，暑受气于寒，一阴所以生于夏之热。下半岁六月阴气尽，则暑入地易为寒，寒受气于暑，一阳所以生于冬之寒，故人之伤于寒也，则为热病。寒热既可以互看，安有伤暑而与冷水无涉乎！身热作皮冷观可也，缘热邪不能轻举其一身，但重坠其一身，与上条热状有异同，不止热而疼且重，疼则有寒在，重则有水在可想也，因而脉微弱，微弱非无阳之脉乎哉！有阳证而无阳脉，又当看入一层矣。曰此以夏月伤冷水，不曰取冷水，伤冷伤暑非两伤，伤冷暑者也，盖夏月之水，所以涵阳。夏日之阳，无殊浴水。水聚则暑聚，水行则暑行。流泉则暑雨耳。岂去若天渊乎！曰水行皮中所致，言水不言冷，匪惟不觉冷也，热走皮外尤甚也。皮者肺之合，毕究暑邪亲上，有移热于肺之虞，将厉行白虎乎！彼方过于清肃，恐暑未除而水真冷矣。不如一物直输精于皮毛，以天水洗空其地水，主瓜蒂尤胜于白虎也。方旨详注于后。

一物瓜蒂汤方

瓜蒂二十个

上剉，以水一升，煮取五合，去滓。顿服。

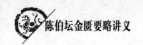

甜瓜以蒂得名，瓜熟而蒂不变，色苍而泽，为众绿之冠。瓜亦以甜得名，其形象胃，甜能益胃。太阳厥阴单用蒂以吐胸中之邪者，取其吐不伤胃也。蒂有密节，尤象肺喉，从胃脘冲胸而上，便辟易余邪。非吐品，乃攻品也。妙在有得土气最厚之瓜，而有得春夏气之蒂，瓜则耐热，蒂则耐寒，为开提肺气之良药。本方顿服不言吐者，与瓜蒂散有异同。彼方欲其下隔（膈）而后出胸，则吐力大，更以香豉纳散入稀糜，则落膈领药气之降者鼓，引地气之升者糜，两气相合，遂劲气直达而为吐。其吐不伤谷者，支配赤小豆以代谷，宁令吐豆不吐谷也。本方明言一物瓜蒂汤，一豆一豉不适用，但由胸际冲喉而上，喉主天气，通天之药，一物已足也。盖肺中有积水在，散水精为秋露，输入皮毛，则暑易为寒矣。何以暑解无汗出耶？本证是冷暑，水与汗共并，不同上条是热暑，暑与汗皆出也。何以不恶寒耶？因喜冷而伤暑，水走皮中且不冷，何有皮外之寒！况身热疼重而脉微弱，不独掩闭其冷暑，且掩没其太阳。可悟提挈太阳之力，瓜蒂不亚于白虎也。虽然，中暍有其三，而出方有其二。殆亦主治之难，可于长沙不立方处见之也。

百合狐惑阴阳毒病证治第三

论曰：百合病者，百脉一宗，悉致其病也。意欲食复不能食，常默默，欲卧不能卧，欲行不能行，欲饮食，或有美时，或有不欲闻食臭时，如寒无寒，如热无热，口苦，小便赤，诸药不能治，得药则剧吐利，如有神灵者，身形如和，其脉微数。每溺时头痛者，六十日乃愈；若溺时头不痛，淅然者，四十日愈；若溺快然，但头眩者，二十日愈。其证或未病而预见，或病四、五日而出，或病二十日或一月微见者，各随证治之。

书论曰，明乎卒病合伤寒，论字贯全集也。曰百合病者，取譬肺病之形，取譬百脉不朝肺，而合其肺，脉病不由肺不病也，假令肺不受病，则所合者皮毛，能开者肺叶，亦可取譬于百合之覆形，如天威之可懔，独为将军之官所侧目者，肝木不能胜燥金故也，肝开窍于目，目者宗脉之所聚，宜乎操纵宗脉肝为首，而风为从，诚以肝为阳中之少阳，通于春气，少阳起于寅，斯百脉朝于肺。书百脉一宗者，一脉纠缠其百脉，以一合百，包围其肺，在肝脏则侮其所畏者，在风邪则魔高一丈矣，《经》不云春气在头乎，头之巅顶，有肝部之百会穴在，其牵系百脉也，有至顶至肺之长。曰悉致其病，病而曰悉，肺脏能逍遥脉外哉，肝木乃五行之一，金木水火土，悉罹入百脉之中，肝木虽欲狡脱而无从，风邪不能独厚于肝也，盖五脏皆有脉，五脉即无形之五行，举五脉可以例百脉，质言之是真脏脉但合而不离，则五脏悉成为虚器，所存者心之神，肺之魄，肝之魂，脾之意，肾之志，为邪祟所揶揄而已。书意欲食，食入于阴也，求于食者脾，特无土气以受谷，则中先馁，复不能食者，脾有意而无所用。书常默然。在声为呼者肝，以语应物者魂也，特风无籁则木不鸣，默然不喜惊呼者，肝有魂而无所用。书欲卧，卧则肾之逸，不能卧为夜不瞑。书欲行，行则肾之强，不能行为昼不精，此岂失眠失强不暇顾哉，其志若不敢作起卧之想者然，肾有志而无所用。书饮食或有美时，形食味者也，美味下咽而归于形，美在阴为味。书或有不欲闻食臭时，精食气者也，臭气入于鼻而通于肺，以美在阳为气，气伤精则激刺其魄，并精而出入者魄，肺有魄而无所用，形容之曰，如寒无寒，如热无热，并于阳则热，并于阴则寒耳，五脏无阴阳之可并，则冬气不为寒，夏气不为热，简直是失五行之元素，便无四时之王气焉已。书口苦，心脏其味苦，其类火，露苦不露火，亦可作心病在五脏观也。书小便赤，赤色入通于心，露赤仍非毕露其火也。上言色赤为风，大都风肆火亦肆，要不能执口苦便赤为标准，与中工以药石相周旋也。曰诸药不能治，一切攻邪之猛烈品，漫予尝试。曰得药则剧，攻阳则吐剧，攻阴则利剧，非止得药无效已也。书如有神灵者，中工亦知心者神之变乎，阴阳不测之谓神，邪祟又伪托神灵以蔑视中工矣，非有鬼神不待言，抑有可为不测二字写照也，不测无形测有形。曰身形如和，是无形之最显，如和姑作表和论，必里和而后表和，五脏亦姑作里和论，当问其脉之和与不和，方证明其不和在何处也。书其脉微数者，是以知病之在脉，脉合阴阳，其脉病即其阴其阳病，除却百脉一宗病，脏无他病矣。夫五脏无脉神以为之守，诸药便无凭藉以效灵，可司神灵之幻相，皆由脉神与心神非合一，变生怪物亦其常，种种病可以无神二字了之。无神如有神，显见邪祟替代脉神为病主，其卒然见微数之脉者，伤寒已垂戒曰，慎不可灸矣，以其见脉不见血也。脉者血之府，血与脉相失，即不为风邪所剥蚀，亦将流散于无穷。观诸每溺时头痛者，足证其血之不充，亦春气在头不在下。六十日经十二候之久，季春入暮，乃有愈期，若溺时头不痛，淅淅然者，觉毛发风犹在，则期诸四十日，孟春多两候，当然愈。若溺快然，但头眩者，仿佛风欲罢而仍掉眩也，则春初二十日，四候尽能愈，举春气以为例，风为百病之长者以此，非必病在春季也。或未病而预见，不离乎中工所不晓，上工已心焉数之，或预见有远近，四五日风信先出见于头，是短期之未病。或二十日，或一月后见者，总不过六候之外，而卒病以成，则不行不授以治已病之方针。曰各随证治之，已病可治，未病岂真不能治哉，口中说诸药不能治，意中暗指下文有治法，自然有治方也，留为异日补行之，犹未晚也。

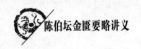

百合病，发汗后者，百合知母汤主之。

书百合病，一路借镜百合立病名，非百合肖病形也，乃病形肖百合，犹云瘦比黄花也，不然，目者宗脉之所聚，耳中亦宗脉之所聚，何尝见目中发生百合病，耳中发生百合病乎！两宗脉惟心系能一之，目者心之使，目以阳受气，平旦目脉灵，耳者心之窍，耳以阴受气，暮夜耳脉灵，目视即心视，耳听即心听，心为百脉之长者此也。五官皆有脉，百脉非心脏所能私，肝在窍为目者，肾在窍为耳，百脉亦非肝肾所能私，无如风气通于肝，肝恶风又煽其风，风吹血则凝于脉，殆百脉一宗之原因，夫两宗脉则脏与脏相得，一宗脉则脏与脏相失。中工亦知百合病其曲在肝乎？毋亦悲五行之末路，思以不如法之吐下发汗药，为救治之方乎，误治岂独中风邪之计，抑且便宜于肝也。肝脏其主肺也，不畏其主而侮之，是传于其所不胜，为上工所不及料，肺又其主心也，心又其主肾也，脏脏皆可以效尤者也，吾恐不俟七传，卒然有两死无两生者有之，下文非两言五日可治，七日不可治乎！就以发汗后者论，分明汗伤心液为厉阶，非治肺兼治心，治心兼治肾不得也，上工自有取坎填离之法在，百合知母汤主之。方旨详注于后。

百合知母汤方

百合七枚（擘）　**知母**三两（切）

上先以水洗百合，渍一宿，当白沫出，去其水，更以泉水二升，煎取一升，去滓；别以泉水二升煎知母，取一升，去滓；后合和，煎取一升五合，分温再服。

百合无疵瑕也，先以水洗之胡为者？百合乃地之所生，特灌溉以天一之水，取其效灵于天也。何以用七枚耶？心火其数七，取肺气之降，以主心也，前法俱用七枚，与后法示区别。渍一宿又胡为者？饱受一宿之水，则合而有开意。曰当白沫出，有燥金之白沫在，未免固其合力，渍而出之令其开，与后法亦有别。曰去其水，不去水果何若？否或易以斗水又何若？水出高原者也，其肺已高悬于心阳之上，牵系其心何待言，水能澄肺耳，非有特别之水，焉能令水火互根乎，必水火济而后地天泰者，升水以降炎，乃能升地以降天也。神乎神乎，别以泉水二升，水升地亦升，地气上者属于肾也。曰煎取一升，二而一之，以升为降者也。何以曰煎不曰煮耶？引百合之下，先符天七之数，以导地二之火，煮之嫌于涌其泉，不如煎之则滴滴归源于天一之水也。去滓亦法耶？前法是以泉水打消百合病，后法是以百合转移百合病，所以有去滓不去滓之别也。煎知母不言去滓又何法？舍水别以泉，泉与水有别，与百合亦有别，别在去滓，不舍泉又别以泉，泉与泉有别，令知母与百合亦有别，别在不去滓。盖百合乃邪魔愚弄肺家之泡影，当令其自有而之无，知母乃圣道转移肺病之真诠，当令其自无而之有，故去滓不去滓有方寸也。不云后合和重煎者何？下条后煎先煎合为一，和匀药力，重煎水气，当然三味药一齐行，本方是知母煎入百合汤中，则知母先行，百合汤随其后。取一升五合云者，地数之五，合天一而水成，明乎此一六共宗之水，治百脉一宗之病也。夫风为百病之始，必入寇百脉，而后百病皆然，宜乎入寇于心而及于肾，脉资始于肾间动气，心又为百脉之长故也。然风邪偏偏作祟于肺者，岂非长肝之恶哉，见肝之病，知肝传脾二语不重提，转从未见肝病之前立病案，是亦肝虚则用此法，实则不在用之之例。此行文逆入法，不为肝危为肺危，毕竟肝家难幸免也。

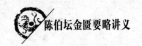

百合病，下之后者，滑石代赭汤主之。

百合病在上，当然取之下也，必地气升而后天气降，必源泉不竭而后地气上，地气上者属于肾也，无如下之后，地道卑而窄，觉天道高而危，则补脾之要妙，又不在乎以甘味之药调之也。长沙能炼石者也，炼一石以补天，炼一石以补地，脾不升，代之升，肺不降，代之降，采合水火之精，而受气于泉之赤土，玩之如赤石者，与泻红泉之石磴浑相若，遂支配一通利之石条其间，以百合煎法为鑪鼎，止此二升泉之烹炼，而丹以成。独惜下虚其脾而及于肺，则手足太阴无开力，长沙又立以合为开之法，擘百合为两边，从合者其边阴，不合者其边阳，二石又两用，一石合脾上合肺，一石开肺下开脾，一合一开合为一，能令合力短而开力长者，因有特别之煎法在，圆转其开合者也。百合滑石代赭汤主之句，详注方后。

滑石代赭汤方

百合七枚（擘） **滑石**三两（碎，绵裹） **代赭石**如弹丸大一枚（碎，绵裹）

上先以水洗百合，渍一宿，当白沫出，去其水，更以泉水二升，煎取一升，去滓；别以泉水二煎滑石、代赭，取一升，去滓；后合和重煎，取一升五合，分温服。

同是百合欲其开，何以上条独无擘字耶？取象天形之下覆，以接地气之上载故不擘也。本方则以转坤旋乾为手眼，得毋擘之为两方面，令一面下而转，一面上而旋耶？不止此也，擘分为阴阳，不能双方尽开者，毋宁假合后一面之阴，转开前一面之阳，连下三条如擘法，亦操纵开合者也。何以知其阴阳相后先耶？先煎百合，当然后行。后合二石，当然先行。合而重煎，则不先不后，一开一合，悉受气于通利往来之滑石，如易林所谓涌泉滑滑，觉为泉为石，浑合而行，滑石与滑珠齐名，能化代赭坎泉为滑水，滑石作滑水看可也，代赭作滑石看亦可也。代赭汤三字无石字，汤成不复以石称也，二石均去滓，则一升石水中，仅留其滑，与如弹丸大一枚之势力圈，石质无存在矣，况碎之而绵裹，已轻化二石如绵乎。何以上条知母不去滓耶？知母可上亦可下，亲上者其气，就下者其味，特留其味而不去，虽渣滓仍有可取者在也。何以百合又去滓耶？正惟以煎取百合立前法，特与后法示区别，后法两用百合，无去滓字样也，且百合生来合，故以合得名，不过煎之令其开耳，渣仍合也，又何取乎？擘之曷以故？一则吐下发汗后，恐为误药所持；一则不经吐下发汗，恐病久而不变，未易反合而为开，不如擘之为各半，则半合为半开之引子，乃反正相生之治法，矧有潜力之药石为转圜乎。

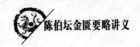

百合病，吐之后者，用后方主之。

身形如和之百合病，吐别者其偶，即误汗误下误吐，亦无汗吐下有不止之虞。玩后字者字，承上得药则剧而言，如其身形无恙在，是病者无变迁，不得谓之前后若两人也。然发汗曰后者，下之吐之曰后者，点后字者三，称前法者亦三，前后二字是见阴见阳之眼目，非仅逐层披剥也，论列犹在下文。上言各随证治之者，各证当看入一层，自有无证之证随其后，非真别有众目共见之病形也。书吐之后者，既难掩在吐，显与上两条有异同，当从吐后讨消息，在病者亦浑不加意也，以其习惯恍惚去来之病情，得吐亦不能自道其状态，视在乎与药者之体会入微焉已。汗后则心神并于脉，下后则心神并于脾，吐后则心神并于肺，群主已属呆相，反为邪祟所为伪托，幻出神灵之假相以惑人。苟不侦知其脉神所在地，诸药安能有效乎！曰百合鸡子黄汤主之，一枚鸡子，而有两太极者存，搅令浮沉往复于泉水之中，与一枚代赭，差别在一刚一柔耳，其为通天手眼则异曲而同工也。方旨详注于后。

百合鸡子汤方

百合七枚（擘）　**鸡子黄**一枚

上先以水洗百合，渍一宿，当白沫出，去其水，更以泉水二升，煎取一升，去滓，内鸡子黄，搅匀，煎五分，温服。

汤名曰鸡子，省黄字，配方曰鸡子黄，了内亦鸡子黄，既用黄不用白，何以但曰鸡子，一若不肯割爱其白者何耶？黄从白泻出，鸡子之妙，义犹存在也，白取象于坎，黄取象于离，易曰坎中满者，坎中便是离，一个完成之坎离曰鸡子，假令黄白并用，则鸡子入腹而趋于肾，亦囫囵加入坎肾之一太极而已。何庸多费煎百合之手续乎？仲圣先烹炼坎泉有法在，一升水无殊一升鸡子白，且有百合以更新其肺金，取肾上连肺之义也。鸡子黄又适肖黄土之居中，与天一之水相交融，搅成无形之太极，搅而曰匀，乾坤坎离一而二，从二而一也。煎五分云者，五字上疑漏一取字，不云一两一分者，五字符天地之五数，分字依照四分为一两，一两多一分，微示其化一为两之意也。曰了内鸡子黄者何？黄了黄，白了白，内黄不内白，仅一枚黄可以制造两太极，亦不以别泉煎别泉，别泉了别泉，太极了太极，煎成泉水之重量如鸡子，以一分汤了却别泉，尤妙在一枚鸡子黄之小，配七枚擘百合之多，是又太极归无极，了却无形之太极者也。

百合病，不经吐、下、发汗，病形如初者，百合地黄汤主之。

百合病岂真诸药不能治哉，假令仲师不立方，则千载以下之群医，确无与药之余也。曰不经吐下发汗，中工果知难而退矣乎！曰病形如初者，其汗下吐后之情形，非如前状可知。胡不举出一端以示人耶？盖必后此这病形尤茫昧，究不能掩前此之病形，姑以后字者字形容之，缘倏忽间实无可比拟。谓为其初之形不如此，却有如初者在；谓为其初之形尽如此，仍有不如初者在。不然，首条四个如字，六个或字，且有三个欲字，三句不能二字，一句不欲二字，无非介于如是不如是之间，初时立证，已非坐实，安有一一尽如初耶！仲师非曰病证如初也，证有形者也，上三条不再立无形之证，形固微。本条不再立无形之形，形更微。设语中工曰，此殆病形如初者欤，彼将曰其证有如有不如，欲各随证治之，苦无下手处，不得谓为误会师言也。特不如其证而如其形，乃仲圣所独见，为中工所未见，可悟首条不过口讲其证，至此亟欲指画其形，凡见病于未形者可类推也。上文百病皆然一语，当以百合病为先例也。百脉本无形，吾谓口苦二字可作上三条之形观，小便赤三字，可作本条之有形观。上三条针对口苦以立方，本条针对小便赤以立方，方方能显出无形之形故也。百合地黄汤主之，方旨详注于后。

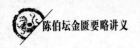

百合地黄汤方

百合七枚（擘）　**地黄汁**一升

上以水洗百合，渍一宿，当白沫出，去其水，更以泉水二升，煎取一升，去滓，内地黄汁，煎取一升五合，分温再服，中病，勿更服。大便当如漆。

煎百合止有前法无后法乎？四法立于前，起下四法见于后，长沙殆欲中工掩卷而思也。其不肯割爱百合命题者，反用百合以开肺，正用百合以合脉，脉合阴阳者也。脉不合是无阴阳，乃百脉分明合，反离其心而合其肺，是失阴阳之离合，欲在脉还原于肾而通会于心，则利用在煎取一升五合之泉，故煎法不能少，特为病形如初者立方，何难问病者不复记忆乎！病证不具论，问病形足矣，胡又偏偏与中工为难乎？中工假如曰惜未见初时之病形也，不见百脉所在地，遑问何时真见病形乎！吾为中工进一解，是否见有神灵在，抑或不见身形在，无神如有神，有形如无形，形神互掩既如是，初时致病必如是矣。且五行惟风木热火无定在，大都风气逐热气而行，如寒如热其明征，口苦便赤其明征，如经吐下发汗也，则口苦是君火之流露，以沟通心肾为方旨。如不经吐下发汗也，则便赤是相火之流露，以安顿坎阳为方旨。上三方从形上生出，对于口苦不伤正，本方从形下生出，对于便赤不留邪。妙以滴滴归源之地黄汁，领少阳以属肾，不独移前面之阴霾归后面，并移前部之热色出后部。曰大便当如漆，一若地黄之渣滓犹存在者然。何其用汗不用滓，而滓质亦与有其功耶？此又与鸡子黄同效果，彼方则一枚黄作两枚用，温服便水火济而地天泰。本方则一升汁作三升用，初服生坎中之一阳，再服开肾窍之二便，其中病之速不待言。曰中病勿更服，岂骇视地黄哉？诚以一升汁，煎入二升泉，化成一升五合汤，几莫名其水了水用，汁了汁用也，了内云者，正改百合病无不了了之虞，何更服之有。

百合病一月不解，变成渴者，百合洗方主之。

百合病一月，病形果如初耶？假令一月而后见，是未病三十日，已病三十日矣，六十日亦如初耶！书不解，非表未和也，不能从表解入里，不能从里解出表，一路无变证，故一路无变形也，特初时但曰意欲食，不曰意欲饮，常默然不能食，非默默不欲饮食，是五候以前未尝渴，由五候而六候，一月不解，变成渴，何得渴之难乎？渴证果由变而始成，余证皆一成而不变可想，缘百合病患在金气不行，便敛抑其燥，乌乎渴，必合力松劲，燥金才有引水自救之权，乐观其渴，故特书其变也。何以不烦耶？累热始增烦耳，心恶热者也，心火气盛，则伤肺，肺被伤又何由渴！正惟因燥渴非因热渴，则金气行而水亦生，地黄汁不中与矣！假令先煎百合如前法，恐一升之泉，将降肺家之燥而下于肾，肾恶燥者也。且升肾家之寒而上于肺，肺恶寒者也。寒从水化，必热从燥化，如寒变有寒，如热变有热，奚止得药则剧乎！泉水更不中与之，百合适用于开其肺也，肺变合为开乃成渴，何在枉行百合乎！前法穷斯后法工，长沙自有操纵百合之奇，变服法为洗法，百合又适用于开皮毛矣，百合洗方主之句，详注方后。

百合洗方

上以百合一升，以水一斗，渍之一宿，以洗身。**洗已，食煮饼，勿以盐豉也**。

百合非止渴也，下条渴不差，且避百合而不用，上四条首重百合，无一条为渴立方也。本条亦非因服百合而成渴，乃百合病变渴，仍一月之久，不解乃成渴，渴而曰成，长沙之属望其渴也，不自今始矣。何以不肯割爱百合耶？得毋以洗不以食，能洗去其渴耶？非也，仲圣以百合洗百脉，不弃百合之短，务尽百合之长，百合虽灵，不敢自有其功也，变通七枚百合用一升，取升而不降之义，百合自能与百脉相求也。以水一斗不以泉，同是渍一宿，特留白沫不去，又沫有沫适用，洗身形无异洗入其病形，令沫与毛脉合，以受气于肺令之行，白沫即输精皮毛之引子。洗已何以食煮饼耶？水引饼为煮饼，即今之水面是也，用以给阳明而养太阴，取麦末以调和其燥也。不啜热稀粥者何？粥面皆取微汗，粥令汗出疾，面令汗出徐也。勿以咸又曷以故？咸豉入肾，即不浪用坎泉之意，特未知皮毛之水，能直达到肺家否耳？胡不如前法以大开其合耶？夫阳以洗身者，阴以纵邪何以异？仲圣佯乎哉，明主百合有法在，暗主百合有法在，中工果不可得而闻也，下此更不可得而闻矣。

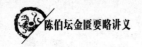

百合病，渴不差者，用后方主之。

同是百合病变成渴，异在不曰解曰不差。差字解字相去几何耶？盖解病在病差之前，差病在病解之后，病形如初为未解，病形已解未为差。上条病且不解，则不差不待言。本证病仍不差，则已解不足言。渴不解分明有解意，迎肺脏之欲解，从皮毛打通其消息，则一解百解矣。渴不差便有差时，因五脏之欲差，从胸膈划清其畔界，则一差百差矣。两举渴字绘病形，不解不差却相因，看似百合洗方为未当，伤寒不差二字有明文也，先与小建中汤不差，非与小柴胡乎？服文蛤散不差，曰与五苓矣，可与甘草汤不差与桔梗者又有矣。方方皆跟上方而言，本证果由百合洗方所致，中工宁不议其后乎！况不君百合，是主治非前法，岂非长沙改易方针乎！此又与伤寒有异同，彼证不差同一节，合二法为一法，一法生一法。本证不差另一条，化一法为二法，二法还二法也，补前法所未尽，故多立一未尽之证，及未尽之方也。不主百合者，百合病非尽宜于开，开之亦欲其见于阳耳。既见阳于脉合之中，则患不在肺与邪相合，患在肺与金相离，法当恰合脏真高于肺而后差也。瓜蒌牡蛎散主之句，方旨详注于后。

瓜蒌牡蛎散方

瓜蒌根　牡蛎熬等分

上为细末，饮服方寸匕，日三服。

渴不差云者，非谓渴不止也。瓜蒌根诚止渴，若君之在方首，则滥矣。上条何尝以瓜蒌治渴！即百合洗方，更与渴证无涉。本方明示无百合，犹乎上方明示无瓜蒌，两条非仅为两渴字立方可知。然使渴证不具，则二方不可行，假令但具渴证无他病，二方亦不可行。否或二方调用，上条服末不洗身，则愈渴愈不解；本条若洗身不服末，则愈渴愈不差。缘上条百脉与肺脉相持，独肺之脏真非前状，故肺脏不渴，而燥金露其渴；本证百脉不与肺脉相持，而肺之脏真如前状，故燥金不渴，而肺脏露其渴。上条曰不解，肺仍合也；本证曰不差，肺已开矣。在肺为已解，在脉则不差，病在脉不在肺故也。前此脉合肺亦合，本证脉合肺不合，是肺有肺之开，燥金有燥金之合，故其不差也。不关肺金燥而渴，关于肺脏干而渴，作肺脏与燥金相断绝论可也。《本草（经）》称瓜蒌补虚安中，续绝伤，能续回肺脏之元真，令与燥金不相失，则肺不伤，主瓜蒌根者即此旨，治渴犹其后也。佐牡蛎者何？牡蛎界海滨而生，乃介质中之最相联属者，匪特用以界阴阳，且断续其阴阳，等分而细末之，饮服后则瓜蒌安中而亲上，牡蛎自环绕于其旁，转运一番，令百脉之离合如细雨，夫非一宗脉分为万绪乎！仍书百合病者，可见百合二字是假定之病名，而含有制方之妙义，以合得病者以合力差病，牡蛎趋势在合，不同百合之合须裁制。牡蛎之合而不合则天然，且瓜蒌高出于牡蛎之上，阴法主牡蛎，救之主瓜蒌。下文自有明训也，则谓本方即百合方中无方之方可也。

百合病变发热者，百合滑石散主之。

上两条百合病，病形已不尽如初矣。由一变而再变，遂顿失如初之病形，初时百脉合向内，其合阴；本证百脉合向外，其合阳，虽不开亦作半开论也。上言如寒无寒，如热无热者，外邪实藏在百脉之底面，为偪处其肺之第一层，故脉合邪合肺亦合。脱令重阴无烛照，从何透露夹里之邪乎！善哉其变也，以如寒如热之邪，酝酿久之，悉化为热，殆阳浮者热自发矣乎。又与太阳中风不同论，彼证邪浮于阳，邪在阳面，邪并于阳故发热；本证阳浮于邪，阳在邪面，阳并于邪亦发热也。何以不曰反发热耶？反字出意外，变字在意中也。曰若发热又何如？若字邻于设想，变字见诸实情也。曰后发热又何如？后字属望于将来，变字迥殊于初起也。何以仍主百合耶？非用以合脉也，一两百合，焉能以一合百乎！乃缩小百合之势力，纳入百脉之范围，与百脉之合力互相为用，以挟制热邪也，且二味合治为散，一面合邪，一面散邪，是亦为热邪开道路，开下不开上者也。百合滑石散主之句，详注方后。

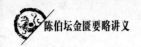

百合滑石散方

百合一两（炙） **滑石**三两

上为散，饮服方寸匕，日三服。当微利者，止服，热则除。

百合又不渍去沫，依然取合不取开也，况炙用岂非与热邪相亲耶！邪正不并立，断无既相失而复相得之理，不患百合为热邪所利用，且有滑石在，乃最灵之药石，而以利滑得名，其驱邪犹胜于百合，观百合止用一两，与一升及七枚之比较，则轻重悬殊，又炙之而不煎，分明短驭百合之长，特让功于三两之滑石。然立方仍冠百合者，以其为肺家主药，其覆体与病形恰相若。连上七方，宜百合者六。三方有擘字，取其开一面，开前不开后也。三方无擘字，一则前后取其开，一则洗开其皮毛，开外即所以开内，一则散上不散下，不用百合以合下，一则散下不散上，仍用百合以合上，引申犹在下条。本方是以百合行阴法，非合已合之肺，非合已合之脉，乃拍合热邪于两合之中，令无所避，滑石遂从中下之如泻泉，妙在二味为散，则同方而异用。曰当微利者止服，利训滑，取效在滑石，百合若无与焉，不利前部利后部者，肺与大肠相表里故也。曰热则除，热邪去路如是其狭窄，又百合狭制之力使之然，毕竟百合善治病，滑石善治证也。

百合病见于阴者，以阳法救之；见于阳者，以阴法救之。见阳攻阴，复发其汗，此为逆；见阴攻阳，乃复下之，此亦为逆。

肺为阳中之太阴，不独肺之阳宜开，肺之阴亦为开也。无如其病在合，肺脏为百脉所笼罩，是止有阴而无阳，开为阳，合为阴，肺之前面作阳论，肺之后面作阴论。病形由后合过前，是后阴前亦阴，为见于阴。病形由前合过后，是前阳后亦阳，为见于阳。特如热无热则乍阳，如寒无寒却乍阴，上工见之谓之阳，见之谓之阴者，中工不见也。曰以阳法救之，不曰救阴；以阴法救之，不曰救阳。两之字又何所指耶？救法尤为中工所不晓，盖非徒如《内经》所云，用阳和阴，用阴和阳之谓也，乃以阳法救肺之阳，不救恐邪蚀于前，则肺患连于心；以阴法救肺之阴，不救恐邪蚀于后，则肺患连于肾也。所异者阳法主开不主合，阴法主合不主开。阴气合于前，逆治之法令其开，一开不复合，斯阴气归于后，得受气于坎中之泉；阳气合于后，从治之法仍其合，虽合自能开，则阳气返于前，得受气于地上之雨也。实则救前即救后，救后即救前，救之则阴阳两受其赐，此其所以谓之法也。不言后法者，除前法之外无别法。上云诸药不能治，非寄语群医求治法乎！百其阴者百其阳，中工宜知几矣。设或见阳攻阴，奚止伤阴，见阴枚阳，奚止伤阳，攻之则两伤也。前条主百合地黄且曰中病勿更服，大便当如漆；上条主百合滑石且曰当微利者止服。热则除，二方何尝是攻品！不攻之攻，妙于攻，犹恐多服则涉于攻也。夫见阳方且救阳之不暇，况复攻阴；见阴方且救阴之不暇，况复攻阳。发汗非攻阳乎哉？特前面之合也如故，宜其汗之不得汗，遂取偿于禁汗之阴，是发汗先逆阳，复发其汗为逆阴。下之非攻阴乎哉？特后面之合也如故，宜其下之不得下，遂取偿于禁下之阳，是下之先逆阴，乃复下之亦逆阳。简直是百合病无攻法，无论攻阴攻阳，一逆便无两全之余地，过此则阴阳无变化，百脉必为邪祟所吞没，转以经血替代其脉神，不变生怪物不止，后患何堪设想乎。

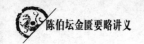

狐惑之为病，状如伤寒，默默欲眠，目不得闭，卧起不安，蚀于喉为惑，蚀于阴为狐，不欲饮食，恶闻食臭，其面目乍赤、乍黑、乍白，蚀于上部则声喝，甘草泻心汤主之。蚀于下部则咽干，苦参汤洗之。蚀于肛者，雄黄熏之。

书狐惑之为病，百合病过去矣乎，谓非悉由百脉一宗所致，则之为二字宜删矣。下文曰阳毒之为病，又曰阴毒之为病，必其所由来者渐，而后发生卒病以骇人，殆亦如神灵所作者欤。狐者妖兽也，为鬼所乘。蜮者短狐也，与鬼相类。蜮射影，由于惑。狐击虚，因其疑。若从病人心理上绘出，则无狐而有狐，其疑不释弄成狐；无蜮而有蜮，其惑滋甚弄成蜮。无非为虫食病所迫而形，巢氏所谓匿病者是，特无知之虫，变为狐惑之有知，则狐惑二字，可以代虫名矣。曰状如伤寒，热病皆伤寒之类，本证则风伤于卫，而热过于营，与肺痈同消息，肺行营卫阴阳者也，所谓脉道通而血气行，合之始成为宗脉，若脉有脉一宗，是血有血一路，无营行脉中，卫行脉外之足言，必悉供虫食尽之而后已。孰意虫蚀亦有次第乎？其初食气，继而食血，最后食脉。下文曰脓成，曰脓血，皆虫毒之唾余，不过狐惑有遁形耳，形容其食气之难堪也。曰默默欲眠，明是不寐，而默默无呻吟，气馁可知。曰目不得闭，合目行阴也，荣气衰少，而卫气内伐，与老人之不夜瞑异而同。曰卧起不安，《伤寒》栀子厚朴汤证已一见矣，甘草泻心汤证，不得安三字又一见矣。蛔厥则曰无暂安时，蛔固剧于匿也。何以曰蚀不曰食耶？由风化虫，虫即风也，诛蚕食之虫，不如道破剥蚀之风也。书蚀于喉为惑，喉主天气，且胸中有宗气在，出于喉咙，以贯心脉而行呼吸，则短营卫之气者，莫甚于侵蠹其喉。何以咽独无恙耶？咽喉者水谷之道也，喉咙者气之所以上下也，匿虫志在食气，非志在截获水谷，舍咽不蚀，无暇他顾耳，岂阿护其咽乎！在病人固莫明何物之在喉，更莫名其所以咽喉能分寸也。伤寒气上冲咽喉，不得息者有矣。少阴咽中伤曰生疮，言咽不言喉。厥阴咽中痛曰喉痹，言喉亦言咽。胡本证显与伤寒有异同耶？此不独惑病人，且惑中工矣。曰蚀于阴者为狐，前阴后阴，浊气所从出，淘汰浊中之最浊者，地气才举五脏之浊阴以奉上，天气受之，遂举而归浊阴于六腑也。咽又主地气也，不蚀咽而蚀地下之气，令地气无从通于咽，则狐尤毒。曰不欲饮食，中狐计矣，五味入口，口中有脾液之涎以辨味，阴为味者此也，既不能食入于阴，饮亦无精气游溢，宜其废咽喉而不用，则欲念自忘。曰恶闻食臭，并五气入鼻而恶之，鼻不如蛔矣，蛔闻食臭出，乐得有食臭也，若恶之而不闻，可知其口鼻有腥风在，故为虫性所转移。曰其面目乍赤乍黑乍白，胡数变面目乎？其华在面，其充在血脉者心阳也，目者心之使，诸脉皆属于目，由于诸血皆属于心，血色赤，心又在色为赤，若乍赤，便是乍不赤，显非南方入通于心之色，上言色赤为风可例看。又色黑为劳，劳风法在肺下，蚀于阴与劳乎坎无以异。又色白者亡血，血不为其赤而为其白，乍白则血虽未亡，足征其无气之血如断丝也。曰蚀于上部则声嗄，非放松喉部也，由喉而胸而上下膈，皆作上部论，肺之上管为喉咙，声出于喉者以此，必气雄而声始壮，无气声故曰嗄也。甘草泻心汤主之，此非伤寒痞益甚，客气上逆之主方乎！虫亦客气之变相耳，特于狐惑交迫之时，本方以去滓再煎之潜力掩袭之，殆一矢贯双法也，射惑兼射狐者意中事，乃曰蚀于下部则咽干。妖狐犹未干休耶？彼受药力之打击，而窜于阴部之尽头，伊亦伏其罪矣。无如前部有男子之茎垂在，女子之溺孔在，乃宗筋之会，津液之道也。前后阴相交之处，阴器至纂，男女且有两歧之督脉合其间，后部则传化物而不存，必通于土气而变化出，斯濡于空窍而津液行，若津液不得下，则上焦不得通，究非便宜于咽也，况不欲饮食，喉不干而咽亦干乎，是间接蚀咽，无殊直接蚀喉也。苦参汤洗之，乘狐邪之末路，立洗法以尾泻心之后，其不敢挺而上窜者又意中事。蚀于肛者更无躲避之余地，雄黄熏之，则鬼祟穷矣，方旨详注于后。

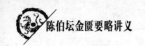

甘草泻心汤方

甘草四两　**黄芩**三两　**干姜**三两　**人参**三两　**半夏**半升　**黄连**一两　**大枣**十二枚

上七味，水一斗，煮取六升，去滓再煎，温服一升，日三服。

本方原汤无人参，有参恐为客气所利用也。伤寒不曰甘草泻心去人参，看似彼方为主剂。本方不曰甘草泻心加人参，看似本方为主剂。命方同，而六味七味却不同，是不独一方翻作两方用，六味七味可挪开用矣。假令易味兼易方，则中工第晓得泻心汤主治心下耳，谁知自心以上而至于喉，亦当从心部下手乎！泻心云者，非泻心火之谓，泻伪托其心之邪，痞在心下，而闭在心部之表，俨有一层障碍物，以替代其心者然。何取乎多一自无而之有之假心乎？泻心正以存心也，下文衄血曰心气不足行泻心，即此旨也。在本证则属未病而预见之事，苟非先发以制其惑，旦夕将蚀到心宫矣。焉有鬼蜮而可以代君行政乎！盖心存血脉之气也，凡经气所到之处，即心气所到之处，无论蚀上蚀下，君主已心焉系之，况心肺同居膈上，与喉部相接近乎！设行陷胸又何若？正惟其不结胸，将下胸贯膈而落，狐惑遂串同为一气矣。故特用人参以提高诸药，执行人道以戮魔邪，在百合病时无攻法者，至此始矢无虚发也。胡独纵狐耶？狐惑二而一，为惑不为狐，为狐不为惑者，所在多有，就令狐能狡脱，有洗法熏法在，彼未受本方之赐者，虽洗之熏之亦无效，中工如不歧视本方也，则知所从事矣。

苦参汤方

苦参一升，以水一斗，煮取七升，去滓，熏洗，日三。

苦参非治风治虫也，胡以能挽救下部蚀伤耶?《本草》称其主溺有余沥，逐水，除痈肿，其苦坚严寒之气味，达于肾矣。下文妊娠主当归贝母苦参丸，为小便难，饮食如故立方，殆饮食长胎，胎压膀胱所致，三味药能约束胎元，自尔纳精气而归藏于肾，可知苦参一物，便坚守前后二窍之门，其能逐水者，开放浊水以存精耳。本方取其以独力攻阴邪，不犯见阴攻阳之逆者。三熏三洗，则治法已完也。假令作汤服，药力从口腹入，便是攻阳，必与胃气及上二焦有抵触，中坚一陷，泻心汤功败垂成矣。长沙特从百合洗法对面以立方，令狐虫病从上解，是以阳法救见于阴也。不然，曷尝见洗之熏之，有虫从下部出，与狐相若乎!犹乎以阴法行泻心，不见惑虫吐出上部，可例看也。诚以风邪之善变，流散无穷，虽一名一物之微，有死灰复燃之虑，苟非如法化之为乌有，恐邪魔又多出其狐惑，与中工斗智矣。

雄黄熏方

上一味为末，筒瓦二枚合之，烧，向肛熏之。

肛者魄门之称也，魄门独为五脏使，以其能通四时之气也。蚀肛与蚀脏无以异，非因熏洗苦参而不差，遂进而乞灵于雄黄也。雄黄阴中之阳者也，一味为末，合二筒瓦，烧之取其烟，一熏则狐毙于烟矣，不言日三熏可知。看似一升苦参效犹小，不若但用雄黄之为得也。吾谓苦参熏以水之烟，雄黄熏以火之烟，就令狐惑并趋于一途，亦同归于尽也，特恐中工疏忽在未经行泻心，或行之不如法，则漏网者惑，而响应者狐，狐与惑相行，则惑复生惑，狐复生狐，尤出意料之外。不观下文妇人杂病，阴中蚀疮烂者，立狼牙汤洗法乎！蚀病无非败创之称，无论或熏或洗，或熏而不洗，或沥而不熏，当以甘草泻心汤为先导，末二方其附焉者也。

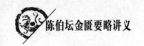

病者脉数，无热，微烦，默默但欲卧，汗出，初得之三、四日，目赤如鸠眼；七、八日，目四眥黑，若能食者，脓已成也，赤小豆当归散主之。

书病者脉数，数则为热，热证得热脉矣乎？上文百合滑石散证，明是变发热矣，何尝脉数乎！书无热，是数脉为病者所独具，下文吐血则曰其脉数而有热，血热尽则其脉同归于尽，不得卧者死也。盖在体之脉，本于在天之热，在地之火为之，其脉不数便不热者，脉者血之府，血与脉合同而化，于是变见四时之脉，若血热形诸脉者其常，非关血热而脉数者其变，无如其血固无热，脉亦以无热二字认定之也。殆数则为虚者欤，伤寒太阳病脉浮而动数，明言数则为虚矣，仍曰数则为热也。胡并虚热而亦无耶？噫嘻，热邪仍在故脉数，一变为蚀虫，则热邪遁矣。是又血者虫之府，脉道几许血，足供养热虫乎。书微烦，伤寒蛔厥则烦甚，本证之虫狡于蛔，以彼醉饱于经血流溢之中，一若不欲惊扰病人者然，微烦不过血神之感觉耳，病者惟有默默而无以自明。书默默但欲卧，人卧则血归于肝也，但欲血藏无他愿，微烦未始非不得卧之原因。书汗出，安知非先烦乃有汗出而解乎！在病者，断断乎未嗟，怨其血分有匿虫在也，岂知汗为血液，虫择食者血，而吐弃者汗，汗出正血与汗相失之端倪。初得之三四日已如此，且目赤如鸠眼，诸血皆属于目，血凝故赤色凝在目，鸠眼乃不灵之眼，《禽经》谓拙者莫如鸠，不能为巢，南方鸟名蒙鸠，歧视其眼谓之蒙，至七八日又变矣，目四眦现黑色，色黑为劳也，与久视伤血无以别。曰能食者，虫又得食，岂非更便宜于虫耶？非也，食血之虫，与血相终始，生于血当然化于血。曰脓已成也，血固成脓，虫亦化脓，自生自灭之虫殆告终矣乎？不尽然也，五行丽地皆有虫，备化之纪其虫倮，谷虫即倮虫之一，腐脓而能食过之，即蠕蠕成族，可以不了了之。倘夹杂狐惑于其间，是血虫复活，立方又宜以菽品化神奇也，赤小豆当归散主之，方旨详注方后。

赤小豆当归散方

赤小豆三升（浸，令芽出，曝干）　**当归**

上二味，杵为散，浆水服方寸匕，日三服。

伤寒方无君赤小豆也，一佐瓜蒂主胸邪，一合麻黄连轺主瘀热，属软化性质。若三升豆浸令芽出，则小用而大效矣。盖非徒以药杀虫，乃以血杀虫，下文下血先血后便，本方又以血止血，匪特长于治虫也。独不能与甘草泻心汤相调用者，彼证邪并于气，气之所感，化为气虫，其虫蚀气；本证邪并于血，血之所感，化为血虫，其虫蚀血，要其幻化为狐惑以骇人则一也。其余五运所至，执虫为生化一大宗，无蚀上蚀下之虞，却与匿虫相类聚，故器者生化之宇，脾胃大小肠三焦膀胱名曰器，腐虫不可以数计，无一非仓廪之蠹，盖用甘味之药调之，自尔传化为粪虫，若为瘀热所孳生，是血虫之遗毒，与蝥贼无殊，当尽杀乃止。以毒药攻邪可乎？毒药不中与，则伤及其血，中工亦知血化虫，则虫食血，脱令虫化血，又血食虫乎！莫妙于赤小豆当归为化工，二味药可代行经血也，此合甘草泻心汤为两大法，彼方以经气食回其虫，食气之虫无存在；本方以经血食回其虫，食血之虫无存在也。浸豆芽出果何取？虫因邪魔为生长，不杀邪魔，势难杀绝生生不已之虫，幸在虫温则生，虫寒则死，豆乃水之谷，浸出水之芽，破散热虫之腹者豆芽也，况有当归浆水，令经血若潮生乎！此与马料豆异曲而同工，《别录》称其煮汁杀鬼毒，彼豆大而微赤，不称小豆之芽尤细入，虽幼稚之虫可饵也。

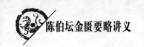

阳毒之为病，面赤斑斑如锦纹，咽喉痛，唾脓血。五日可治，七日不可治，升麻鳖甲汤主之。

书阳毒之为病，脉合阴阳，剥蚀阴阳尤疠毒，非止如狐惑病蚀于阴部阳部也。蚀真脏脉之阴阳，心脏夏之阳，肺脏秋之阳，肝脏春之阳，变为有形之阳毒；肾脏冬之阴，脾脏土之阴，变为有形之阴毒。阳毒非阳胜则热之谓，阴毒非阴胜则寒之谓也。亦非阳胜则阴，当舍阳治阴；阴胜则阳，当舍阴治阳也。注家认为异气中人之阳，并于阳则热而毒；异气中人之阴，并于阴则寒而毒。热毒何以主方有雄黄蜀椒，寒毒何以主方去雄黄蜀椒耶？阳毒见证明明热，不能反观谓之寒；阴毒见证明明寒，不能反观谓之热也。中工亦知阳毒乃蚀尽其阳，作无阳论；阴毒乃蚀尽其阴，作无阴论乎！书面赤，心脉无夏气，何以呈现其华在面之心阳，入通于心之赤色耶？彼非色正赤也。曰斑斑如锦纹，杂色曰斑，赤中有驳文在，形容其色与色相间曰如锦纹，实隐约有脓血，殆留守心宫不荣之恶色者欤，勿误认为诸血皆属于心也。书咽喉痛，无手少阴心脉上挟咽，则水谷之道无保障，凡激刺咽喉之外物无不痛，仿佛咽中生疮者然。书吐脓血，吐出虫食之羶腥为脓血，足征上条之脓成者血为之，虽能食亦不能长气于阳。曰五日可治，未出五土之生数，即上言病在外者可治之互词，至七日则阳数尽矣，地二之火，天七不能成矣，故曰不可治，卒死岂真难事乎！升麻鳖甲汤主之，以无毒之药攻毒耶？阳不成阳则救阳，阴不成阴则救阴，前法有百合，后法有升麻，觉两方无轩轾也，方旨详注于后。

升麻鳖甲汤方

升麻二两　**当归**一两　**甘草**二两　**蜀椒**（炒去汗）一两　**鳖甲**手指大一片（炙）　**雄黄**半两（研）

上六味，以水四升，煮取一升，顿服之，老小再服，取汗。

阴毒去雄黄蜀椒。

《肘后》《千金方》与本方有出入，彼条阳毒用升麻汤有桂无鳖甲，阴毒用甘草汤无雄黄，殆疑鳖甲类似见阳攻阴，雄黄类似见阴攻阳也。此亦中工之流，不晓昆虫命运。温生寒死，蜀椒温之，雄黄死之。温生之欲其藉脓血以图存，寒死之令其借脓血以自杀。大都阳毒则虫热有所遗，治热以寒温行之；阴毒则虫寒待毙，治寒不必以热凉行之。《经》谓不尽行复如法，则进退椒黄之运用，具有深意也。本方胡不早用耶？升麻、鳖甲，网尽毒虫，上文为爱惜百脉起见，方且救阴阳之不暇。本条则见毒不见阳，阳被毒蚀为阳毒，见毒不见阴，阴被毒蚀为阴毒。阴阳已丧失，只有阳尽生阴，阴尽生阳之希望，故出此最后之奇兵，不宜操之太蹙也。《本草（经)》称升麻、鳖甲皆无毒，而升麻有杀百精解百毒之长，又曰虫毒入口皆吐出，鳖甲能去蚀肉与阴蚀，以其为有甲之虫而呈骨相，毒物蚀之不入，且随日光所转，朝首东乡，夕首西乡，是阴不离阳。用手指大二片者，取其指导诸药，以搜毒虫，本除恶务尽之旨以立方者也；甘草亦解诸毒，当归克充荣血，则药力所过，脉道无腥秽矣。凡败创遇存亡绝续之交，本方大可借用，我粤移治鼠疫，十者亦疗其过半，夫非长沙方泛应不穷乎。

阴毒之为病，面目青，身痛如被杖，咽喉痛。五日可治，七日不可治，升麻鳖甲汤去雄黄、蜀椒主之。

本条又以阴毒昭示中工矣，欲知阴阳消灭于何地，中工试剖验毒虫之腹乎。如曰毒虫有遁形，胡不借镜状如伤寒之狐惑，以体认实情耶？伤寒无阳毒阴毒四字，狐惑病又未成立阴阳二毒也，可悟阴阳是假相，不过蚀尽脉之阳，则虫代阳，蚀尽脉之阴，则虫代阴。并虫毒亦非阴阳之本相也。书面目青，看似阳色赤，阴色青矣，上文又曰色赤为风，色青为痛，安知上条面赤非风色，本条面目青非痛色乎！且肝王应时曰色青，安知非风木之虫之呈露本色乎！大抵吞没阴阳者虫，包孕虫毒者风，故不以风毒名其虫。特以阴毒阳毒名风之虫，虫一变而为赤，犹带过去之阳，病人之面，可作热虫之色观也。虫再变而为青，犹带过去之阴，病人之面目，可作寒虫之色观也。书身痛如被杖。伤寒有太阳之身以负邪，仍有太阳之阴阳以御邪，未有痛如被杖之惨。上条如锦纹三字伤无阳，本条如被杖三字伤无阴矣。曰咽喉痛，咽喉者阴阳之要会也，同是咽喉痛，一被热虫之激刺，则有脓血随其后。一被寒虫之激刺，则无脓血随其后。同是五日可治，七日不可治，出一候之外，万难为阴阳之续，上工亦棘手而告穷。升麻鳖甲汤去雄黄、蜀椒主之，雄黄助阴，不能救阴，阴不长则雄黄不适用；蜀椒助阳，适以攻阳，阳不生则蜀椒不适用。方下云小小再服，小读少，即再作汤服，少少与饮之之词，盖为取汗计，正为复阴阳计，故以顿服之后为未足也。

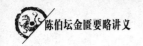

疟病脉证并治第四

师曰：疟脉自弦，弦数者多热；弦迟者多寒。弦小紧者下之差，弦迟者可温之，弦紧者可发汗、针灸也，浮大者可吐之，弦数者风发也，以饮食消息止之。

《素问·疟论》无弦脉二字，并数脉迟脉紧脉浮脉小脉大脉，亦未言及。惟病在阳则热而脉躁，在阴则寒而脉静，静脉躁脉有明文，又曰无刺浑浑之脉，曰注于伏膂之脉，其余皆舍脉言证矣。仲师曰疟脉自弦，玩自字，疟病一路自有弦脉在，自有风气在，痎疟皆生于风，已明言也。自有春气在，头痛如破又明言也。注家以为仲师专指少阳脉而言，《外台》三方，两仿柴胡，各家遂认定疟疾不离少阳病，主治不离柴胡汤。孰意仲师立言之旨，雅不欲中工与《外台》同一浅见乎！《疟论》明明曰阳明虚，巨阳虚，三阳具虚，则阴气胜，非病发于阳可知，以寒生于内为前提，始则中外皆寒，寒极则罢寒，继而外内皆热，热极则罢热。此岂寒热之自罢乎哉，又岂寒热往来之柴胡证可同日而语哉！盖有罢极之肝为主持，故风气常在而无常府。宜乎《疟论》一则曰阴阳相移也，再则曰阴阳之且移也，移阳并阴，移阴并阳者风为之。移风入阴，移风出阳者实肝为之。《刺疟》篇谓肝疟其状若死者，殆形容肝病自极而自罢，不啻欲自杀者然。可悟疟疾乃肝为政而风为令，非因火为邪也，少阳实无转枢之能力。仲师一眼看破肝木为阳中之少阳，通于春气，于是邪气客于风府而为疟，与伤寒之少阳病不同论。假令有四时皆春之疟脉，留此四时之风气，与卫气若离合，就令病极复至庸何伤。无如弦数者多热，阴并于阳热偏胜；弦迟者多寒，阳并于阴寒偏胜；弦小紧者，阴阳坠下不能上，非上下交争之比。幸在紧脉牵掣小脉，则邪趋于下，庶几下之差。弦迟者热少，显非寒敌，是阳不胜其阴，可温之以助阳。弦紧者又弦为紧所持，脉紧仍作欲愈论，可发汗、针灸，以打通其春气也。浮大者是邪气不与弦脉相搏，可吐之，自无阴邪内着之虞。弦数者，风发也，补风发二字，《疟论》发字二十见，风字十七见，时而言风不言发，时而言发不言风，风有遁形，而寒热无遁形。一若寒热二字即风字之代名，《风论》谓风气存于皮肤之间，内不得通，外不得泄，不名曰风，名曰寒热。风寒客于脉而不去，名曰疠风，又名曰寒热。皆郁而不发之风，而掩以寒热，所谓至其变化，乃为他病，非毕露其风病也。疟疾即他病之一，宜乎《风论》不特无风发二字，并不言个发字，然则寒不成寒，热不成热矣乎？非也，风发疟不发，疟发风不发，风之与疟也，相似同类。疟得有时而休，风一发而无余，良由春气者恶风，虚乡不正之邪风，与五脏有抵触。不独肝恶风，太阳亦恶风，风气不克与太阳俱入，则脉俞无恙在。荣气之所舍不足言，故其发也。从内之外，不复从外之内，与风温相仿佛，与温疟有异同。病温则发热而渴不恶寒，温疟则身无寒而但热，致有辨也。曰以饮食消息止之，不曰以柴胡汤消息小和之，饮食消息之属多端，正示中工以周行之路。喻氏举蔗浆、梨汁以例饮食，挂漏多矣。毋宁如桂枝法将息之为得也。《经》谓无毒治病，十去其九，谷肉果菜，食养尽之，非消息法而何！胡以多热仍主勿药耶！风发之热以多为乐观，比诸太阳桂枝证之恶风发热为尤微，《素问》谓微者调之，即《难经》调其饮食之互词。又曰先调其内而后治其外，夫既曰消息止之矣，止内便止外，亦无治外之必要也。

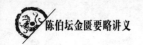

病疟，以月一日发，当以十五日愈，设不差，当月尽解；如其不差，当云何？师曰：此结为癥瘕，名曰疟母，急治之，宜鳖甲煎丸。

书病疟以月，胡不计日而计月耶？《疟论》日字不绝书，似非指一月以为期也。其云二十二日入于脊内，注于伏膂之脉，其气上行，九日出于缺盆之中，是暗指一月之长，邪气复客于风府，未明言其有何等变迁也。书一日一发，又略间日而不计，日晏日早又不计，岂非一月之内，无候可审乎！曰当十五日愈，长沙将于卫气之行卜之也，卫气一日一夜大会于风府，彼不当风府之邪，无非假定荣气为其舍，假定卫气为其府。凡卫气一日一至之处，即邪中异所之处，如头项，如背脊，如手足，卫气无不应者，未经一候，邪气卫气犹并居故也。五日则卫气昼夜有二百五十度之行，渐与邪气相失矣。五而三之，十五日则七百五十度，已符二十四气之一。当然邪正不并域，阴阳受卫气之赐，亦与邪相失，何不愈之有！曰设不差，又宽其期，曰当月尽解，倍十五日至三十日，非余邪薄于缺盆哉！人迎脉盛入缺盆，将辟易余邪为乌有，乃曰如其不差，当云何，显见邪气已不循伏膂之轨道而行，一变寒热之病形为他病，《疟论》所谓风无常府者殆如斯，《风论》所谓病无常方者亦如斯也。师曰此结为癥瘕，名曰疟母，仲圣又节取《灵枢》，以提撕中工矣。《经》谓久疟腹有痞块名疟母，疟母云者，不产出种种疟病之词，罢极而气舍于母，举凡五脏六腑之邪，所谓病存于肾，气存于心者，只有内薄无外出，卒然没收一月之疟以入腹，夫岂腹中无疟状哉！特如寒无寒，如热无热，疟固似也，如有神灵，百合病亦似也。觉痞块二字犹未当，故以癥瘕二字形容之，癥结中有短虫者谓之瘕，与短狐之蜮将毋同。不治不酿成癥瘕毒不止，与阴阳毒又同而异，彼证剥蚀阴阳，犹有可治不可治。本证剥蚀脏腑，止有急治，无缓治，岂同上条饮食消息止之无后顾乎！宜鳖甲煎丸句，详注方后。

鳖甲煎丸方

鳖甲十二分（炙） **乌扇**三分（烧） **黄芩**三分 **柴胡**六分 **鼠妇**三分（熬） **干姜**三分 **大黄**三分 **芍药**五分 **桂枝**三分 **葶苈**一分（熬） **石韦**三分（去毛） **厚朴**三分 **牡丹**五分（去心） **瞿麦**二分 **紫葳**三分 **半夏**一分 **人参**一分 **䗪虫**五分（熬） **阿胶**三分（炙） **蜂窠**四分（炙） **赤硝**十二分 **蜣螂**六分（熬） **桃仁**二分

上二十三味，为末，取煅灶下灰一斗，清酒一斛五升，浸灰，候酒尽一半，着鳖甲于中，煮令泛烂如胶漆，绞取汁，内诸药，煎为丸，如梧子大，空心服七丸，日三服。

先哲有言，曰癥瘕不除，而不修越人之术者，难图老彭之寿。诚以越人视病，尽见五脏癥结。扁鹊上工也，治未病不治已病者也。长沙不获已，为中工鞭紧一着。曰当急治之，殆如上言五日可治，七日不可治之意欤，首以鳖甲君煎丸，比升麻鳖甲汤又进一法。彼方治蚀阴阳之虫毒，内外兼施也；本方治腹中瘕虫之毒，破除癥结者也。方内䗪虫、蜣螂皆有甲，蜣螂工于转丸，䗪虫神于续绝，鼠妇最薄之甲而善跪，鳖虫最厚之甲而善伏，显以甲虫捕倮虫，以长虫捕短虫矣。复悉数收入蜂虫之窠，令阿胶带之伏行，自化虫腐于肾臭之中，藉坎泉而导之出。七丸三服尽，当与地黄汤异而同。观其泛烂鳖甲如胶漆，绞取汁而后纳诸药，先以清酒浸煅灶下灰尽其半，合鳖甲为一炉，诸药浑如胶漆用，中工亦知其丸也而有汤之荡力在乎！葶苈、朴、夏之下降，石苇、瞿麦之通利，以涤瑕荡秽为先着，瘕虫已无生长之乡，而破坚结则有大黄、牡丹、桃仁、芍药在，软坚结则有乌扇、黄芩、紫葳、赤硝在，且有参、柴、姜、桂，融和其寒结与热结，急治则急效，觉丸药转运一番，便泛烂痞块如胶漆，煅炼胶漆如灰烬。缘分分药具有动物植物之灵，用以与疟母斗智故也。《千金方》易十二分鳖甲为十二片，殊失制方之义，焉有片片屑屑之胶漆乎！又以海藻、大戟易鼠妇、赤硝，是误认方旨为去水用矣，非抹煞鼠妇赤硝软化之功乎！

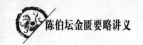

师曰：阴气孤绝，阳气独发，则热而少气烦冤，手足热而欲呕，名曰瘅疟。若但热不寒者，邪气内藏于心，外舍分肉之间，令人消铄脱肉。

本条何以不立方耶？上条治之如是其急，胡本证置若缓图耶？假令上条不急治，脾将死于其所不胜矣。假令脾王不受邪，又不至肝行脾令，疟反为母，中土不得为万物之母矣。本证亦肝传脾，却便宜于脾，治肝补脾之妙法，实则不在用之者，殆瘅疟之谓乎！师曰阴气孤绝，阳气独发，阴阳不为寒热所转移，孤阴不并阳，阴自阴而寒不为阳，故但热；独阳不并阴，阳自阳而热不为阴，故不寒。是之谓绝自绝而发自发也，则热而少气烦冤。阴气少于阳，阳与阴相失则烦，阳气独当一面则冤。曰手足热，不曰多寒热，显非足太阴之疟，特中央土不灌于四旁，连带手足诸阳皆热耳。曰欲呕，足太阴但从足走腹，上逆则欲呕，究非如足太阴之疟，病至则善呕，呕已乃衰也，名曰瘅疟。《素问》两举瘅疟之名，《灵枢》谓瘅疟即脾疟，皆痰中中脘，脾胃不和所致，即胃中苦浊之互词，宜乎《素问》有欲呕二字。曰若但热不寒者，此句《素问》亦两见，《素问》曰内存于心，本条多一邪字，易一藏字，明乎邪气非不入，特不藏诸脾，庶几疟母不成立，亦脾阴尚有自守其乡之力，故疸疟不能作阴虚论也。独是心火生脾土者也，土得火助，大有传于其所胜之势。又曰外舍于分肉之间，凡疸疟当然瘀热伏行于分肉矣，与骨节相去几何乎！且令人消烁肌肉，脾主肌肉，又趋势在肌肉而不在脾，假分肉为传舍可知，益以甘味之药调之无当也。长沙不立方，意别有在也。

温疟者，其脉如平，身无寒但热，骨节疼烦，时呕，白虎加桂枝汤主之。

上条疸疟与《内经》同，本条温疟与《内经》异，异在《素问》、《灵枢》之温疟，是先热而后寒，未有无寒但热之温疟故也。书温疟者，不曰名温疟者，《内经》定其名，仲师道其实也。书其脉如平，安有阴阳上下交争之疟脉，平乎哉！《经》谓病在阳则热而脉躁，病在阴则寒而脉静，温疟寒乎哉！首条曰疟脉自弦，未有曰弦而平，或平而弦也，其平也，如土之平耶，抑如水之平耶？师若曰，土脉固平，水脉尤平，水被土压，故平而不起，上言脾能伤肾，肾气微弱，则水不行，如之何其有浮涌之水乎！平者静之称，水曰静顺，寒水之脉则宜静，若静不关于寒而关于热，是不特脉平身亦平，以本证无发字，不但不发寒，并不发热，寒热两得其平故也。独骨节烦疼，则不平在骨节，是以知病之在骨者非软。曰时呕，无寒之疟以时作，有热之呕亦时作，肾为胃之关，肾气逆胃则热呕，非寒呕也。何以温疟不言渴耶？外内皆热，则喘而渴，且欲冷饮，热极故思寒也。本证初非汤火不能温，不致冰水不能寒，渴不渴无问题也。何以目之为温耶？非徒谓其得之冬中于风寒，气存于骨髓之中也，风一再传便是温。中工苟晓然于疸疟再传为温疟，则春夏秋三时皆温疟之时。上条疸疟不过风邪之过渡，脾不受邪，脾家所统之血则受邪，流为瘀热以行之疸疟，长沙特引之为本条之陪客，立方不立方亦无问题，本证则不能坐视矣。白虎加桂枝汤主之句，详注方后。

白虎加桂枝汤方

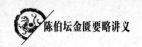

知母六两　**石膏**一斤　**甘草**二两（炙）　**粳米**二合　**桂枝**（去皮）三两

上剉，每五钱，水一盏半，煎至八分，去滓，温服，汗出愈。

本证曰身无寒，非骨节无寒也。《疟论》瘅疟则风寒舍于皮肤之内，温疟则风寒存于骨髓之中。疟病为寒为热者其常，不过瘅疟是其气不反于阴，故但热而不寒；温疟则气复反而入，故先热而后寒耳。二证阙方治，瘅疟不具论，假令得《内经》之温疟病，可行白虎乎？白虎证断无虚实更作，阴阳相移之理，不观伤寒太阳病脉浮滑，表有热里有寒之白虎汤证乎！厥阴里有热之白虎汤证，又曰脉滑而厥，上文滑则为气四字，已道破表里一气之寒热，白虎汤才中与矣，假令太阳仅有一半之热，非直接一气之寒，厥阴亦仅得一半之热，非呈露一气之厥，是断白虎证为两橛，不特不能尽白虎之长，药力克攻邪者半，伤正者亦半矣。况热时则阴虚而阳实，寒时则阴盛而阳虚，阴阳立于反对之地位，白虎汤对于阴阳无两全之地乎。惟春脉平，斯阴阳不相胜，平脉即滑脉之头，平而至于滑，两脉可作一脉看，宜白虎汤先发以制止其温疟，稍事因循，则躁脉至而平脉去矣。何以加桂耶？肃清骨节之热邪者白虎也，加桂枝载热中之寒而出，先行打消温疟于未然，令风从虎则不为至阴之脾所利用，自无伤肾之虑，倘俟先热后寒而后行白虎，恐微弱之肾，又死于其所胜矣。然则宁以饮食消息止之耶？本证不同风发之轻，中工如王焘辈，则以仿柴胡汤为见道之作，用以敷衍温疟，度亦不致陷柴胡不义，若白虎加桂，苟无力争上游之手眼，慎勿滥予尝试也。

疟多寒者，名曰牝疟，蜀漆散主之。

书疟多寒者，不曰寒疟者，先寒后热名寒疟，柴胡尽可以承其乏。不曰多寒疟者，即寒多热少之疟，阴寒甚于阳热，柴胡桂枝干姜汤亦与有其功，王焘辈遇之则自豪矣。无如其为疟多寒者，显以寒为疟，变化在寒热，而非变化在阴阳，《灵枢》载独寒不热为牝疟，独热不冷为牡疟，不曰阴疟阳疟者，以邪气不听阴阳为转移，直以寒热操纵阴脏与阳脏，其发为牝疟也，利用肾脏之寒倍其寒，肾为牝脏故也。其发为牡疟也，利用心脏之热倍其热，心为牡脏故也。仲师特对调言之，曰疟多寒者，名曰牡疟，是之谓牝脏虐牡脏，举水克火之寒热示中工，火不胜水曰多寒，知肾传心者是，皆由错过上条温疟不早行白虎，致病极而罢，则温衰而寒盛，身无寒一变为有寒，但热又变为少热。缘温疟本自先热后寒故也，况余邪又假借温疟为过渡，卒然成立独寒不热之牝疟，转而加入牡疟之中，两疟翻成一疟病，可悟白虎汤不特治温疟于未形，纵有牝疟牡疟随其后，亦可连带而及止之也。本证固无治未病之必要，尤宜熟思其非一成不变之寒热，正观之觉重寒则热也。反观之又重热则寒，以其藏过独热不冷之证成牡疟，不能寒者热之毕乃事也。《经》谓先病而后生寒者治其本，又曰治寒以热凉行之，此又中工所不晓。白虎加桂曷尝非凉而且热，与牡疟何涉乎！长沙自有神妙无方之方在，蜀漆散主之，方旨详注于后。

蜀漆散方

蜀漆（烧去腥）　**云母**（烧二日夜）　**龙骨**等分

上三味，杵为散，未发前以浆水服半钱。温疟加蜀漆半分，临发时服一钱匕。

三味药皆非温品，蜀漆、龙骨治火劫，得毋云母独治水劫耶？非也，云母尤寒于蜀漆，与龙骨相得，用以保障心阳，赖有蜀漆以辟易余邪，则安内攘外之功如鼎峙。何以不加桂枝耶？寒气实逼心宫，桂枝未必能入，入焉未必能出，反为蜀漆之阻力，少阴病无桂枝汤证者，与太阳篇示区别也。假令热因寒用，就令温力十倍于桂枝，无异冰炭不相投。《疟论》明曰疟者之寒，汤火不能温矣。何取乎寒者热之乎？且心部之前，非寒热交争之地也，惟有从治之法，以寒药掩入心中，蜀漆一味为后盾，不行攻法行散法，方不震动其心阳，庶与太阳篇桂枝去芍药加蜀漆龙骨牡蛎汤异曲同工也。本方非重寒其心耶？有烧法在，裹以涂泥，烧蜀漆令去腥，烧云母一日夜，腥入肺而涌上，去之免其吐也。长沙吐剂无蜀漆，蜀漆方下亦无吐字者，善用蜀漆故也。云母则无腥以致吐，特寒甚则久烧以去寒。龙骨其性阳，无取乎烧，妙在杵为散，不独龙骨间接受火热，心阳亦与火热若离合，缘裹烧则火热仍在外，可直接散寒。曰未发前以浆水服半钱匕，补治其未病，取泉水以助药力，是先发以温寒，瞒过疟疾者也。彼桂枝去芍药方中，则蜀漆洗去腥，为火劫而设，故以洗不以烧也，修园反疑云母无速效，自夸为借用救逆汤如神，无知妄作，何冒功乃尔。

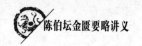

【附《外台秘要》方】

牡蛎汤：治牡疟。

牡蛎四两（熬）　**麻黄**四两（去节）　**甘草**二两　**蜀漆**三两

上四味，以水八升，先煮蜀漆、麻黄，去上沫，得六升，内诸药，煮取二升，温服一升。若吐，则勿更服。

此方未免骑墙，牝疟、牡疟均不适用，独用以敷衍痎疟，吐中脘之痰，脾胃因和者意中事。四味药非杂乱无章之比，麻、甘升地气而降而降天气，牡蛎软化其疟，蜀漆辟易余邪，支配尚属可取。若视为治疟通方，则滥矣。末云若吐则勿更服，宜乎蜀漆脚下无烧去腥数字，显与仲师之或烧或洗有异同。要其真知去腥之功用与否，我欲还质诸王焘。

柴胡去半夏加瓜蒌根汤：治疟病发渴者，亦治劳疟。

柴胡八两 **人参**　**黄芩**　**甘草**各三两　**瓜蒌根**四两　**生姜**二两　**大枣**十二枚

上七味，以水一斗二升，煮取六升，去滓，再煎，取三升，温服一升，日二服。

此方注家持之以治疟，认为取效如操左券，动以太阳柴胡证作疟病铁板注脚，一误在混视少阳病止有柴胡证，再误在混视疟病不离少阳病，《内经·刺疟篇》具在，注家岂未尝披阅之乎！足三阳有足三阳之疟，足三阴有足三阴之疟，且有肺疟心疟肝疟脾疟肾疟之分，能以柴胡汤括之否乎？足太阳之疟，有先寒后热四字，庸或与小柴无抵触。若足少阳之疟，则寒不甚热不甚也。卒然热多汗出甚，柴胡可以推广行之乎？最等闲者首条曰风发，汤药尤当让功于饮食也。亦治劳疟句，更不对题，劳疟即冷劳，乃少阳无中见，肝木不成为阳中之少阳，故且劳且冷，獭肝尤中与，何必附会柴胡证乎。

柴胡桂姜汤：治疟寒多微有热，或但寒不热。服一剂如神。

柴胡半斤　**桂枝**三两（去皮）　**干姜**二两　**瓜蒌根**四两　**黄芩**三两　**甘草**二两（炙）　**牡蛎**三两（熬）

上七味，以水一斗二升，煮取六升，去滓，再煎，取三升，温服一升，日三服。初服微烦，复服汗出便愈。

此方在伤寒，为五六日已发汗复下之而设，发生种种足太阳下陷诸见证，故立柴胡桂枝干姜汤挽救足太阳，变柴胡于不变之中，非桂姜不克尽柴胡之长，条下未有寒多微有热，或但寒不热二语，纵有往来寒热四字，究与疟病之寒热若径庭，何至以一成不易之圣方，假入王焘之手，遽尔一剂如神乎！吾知其所指寒多二证，度亦如《内经》所云，穴俞以闭，发为风疟，凡闭状类疟状者，属风发之见端，此等易已之疟，与成立疟病不同论。宜乎此方收效如反掌，抑亦中工所共喻，姑纳而存之，俾好为长沙方补遗者，知所择焉。

中风历节病脉证并治第五

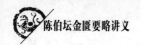

夫风之为病，当半身不遂，或但臂不遂者，此为痹，脉微而数，中风使然。

书夫风之为病，仿佛太阳之为病耶，抑仿佛阳明之为病耶？《风论》言风气与阳明入胃者一，风气与太阳俱入者一，入于皮肤乃为病，是卒倒两阳风为虐。开始便割去其身之半，奚止太阳阳明证两不见，无异半生半死之两阳病，第觉《风论》所云，或为风也者，或然或不然之怪现象，中工方且讶其有他病发生也。敬告之曰，当半身不遂，岐伯立中风四证，其一曰偏枯，夫非半身不遂乎哉！偏枯病无有不兼见风懿者，奄忽不知人为风懿，当从半身不遂时看出。曰或但臂不遂者此为痹，似指一峰之轻病者而言，特痹论无但臂不遂四字也。下文血痹门亦无此等字样，可悟风痹实在偏枯之前，如百合证或未病而预见，所谓诸痹类风状者此也。此为痹三字，犹云已病不如此，治未病则视乎此，中工宜取法乎上也。假以两髀以下无恙在，何得为半身不遂乎！不独风懿风痹与偏枯相掩映，风痱亦夹杂于其间，《经》谓身无所痛，四肢不收者为风痱，岐伯汇举之，形容其四体皆不克自由之身，非止半身然也。下言贼邪不泻，或左或右，风气亦有无定在之时，《大奇论》谓男子发左，女子发右者，乃卒发时之病端则然，非所论于垂危之顷也。大都风懿甚故死最速，木克土则张口绝，土克水则遗尿绝，水克火则面赤绝，火克金则鼾睡绝，金克木则撒手绝，仓猝间得七传立死者多矣。苟五绝非相迫而来，庸有间传则生之望，久之则各露其入寇之门户，成为常在之偏风，如肺风心风肝风脾风肾风，及胃风首风漏风泄风，皆风家之属，其初中人多死之风，已过去矣。医家认定中风期内，血管爆裂为病因，偏左则爆右，偏右则爆左，吾亦信其有所见而云然。缘风气循风府而上，出于脑空，激刺头部，致血散脉中，停流于分肉之间者，乃少数之血，非热血煎焚也。其病所则在五脏六腑之俞，连于头脉者也。曰脉微而数，中风使然，修园强不知为知，泥看数则为热个热字，不计下条紧则为寒个寒字，竟以风乃阳邪一语了却中风，岂知微脉乃阳气极于微，微而有热，其热几何？《风论》明明曰风善行而数变，风气令其变，故使其虽微而亦数，况数则为虚，卒病固数，卒死尤数乎。

寸口脉浮而紧，紧则为寒，浮则为虚；寒虚相搏，邪在皮肤；浮者血虚，络脉空虚；贼邪不泻，或左或右；邪气反缓，正气即急，正气引邪，㖞僻不遂。邪在于络，肌肤不仁；邪在于经，即重不胜；邪入于腑，即不识人；邪入于脏，舌即难言，口吐涎。

书寸口脉浮而紧，何以与上脉微而数若径庭耶？得毋又中寒使然耶？风中于前，当然寒中于暮也。曰紧则为寒，非对上数则为热哉！曰浮则为虚，非对上数则为虚哉！设非虚浮之浮，是寒邪不与风邪相直接，不致闭塞风邪之出路也。惟寒虚相搏，风从虚入者，寒亦尾之入，风入则善行，寒入则且行而且止，故热虚不相傅，得血虚以传热。寒虚独相搏，愈搏则血愈虚，寒伤血故也。曰浮者血虚，以血虚之故而脉浮，浮脉已收，紧脉以入虚。曰络脉空虚，大有容邪之余地矣，无如走空窍者风，实空窍者寒，贼邪反因凝寒而不泻。殆紧脉不去之原因，风论谓内不得通，外不得泄者，正贼邪开始干忤经脉之时。曰或左或右，左道不利则邪趋右，右道不利则邪趋左。缘胃气有所凝而不利，屈伸不利者太阳，阳明胃脉又从而凝之，半枯半不枯者此也。曰邪气反缓，偏枯亦邪气之阻力，不能左旋右转，故反以急进为缓图。曰正气即急，亟欲驱邪外出者，又正气之用情，无如又为紧脉所阻，不特无术以驱邪，适中邪计而引邪，风邪进入一步，寒邪更塞入一步，愈引愈深，转令其偏枯在左，而病形顾右，偏枯在右，而病形顾左，由其口则喎而目则僻，同是不遂也。与半身漠不相关者然，其所以淡忘一半身者，因邪气活动在此不在彼，一若不堪回首是偏枯也。曰邪在于络，肌肤不仁，空虚之脉道受邪，则肌肤其应，在病者亦莫名其有此不仁之肌肤，若皮之不存也。曰邪在于经，即重不胜，不胜重滞之寒，寒伤经也，又脱离其热伤络矣。曰邪入于腑，即不识人，腑精神明，留于四脏者也，精神纷乱，不能自镜，何以镜人乎！曰邪入于脏，舌即难言，口吐涎，心在窍为舌，胡首以心脏为难耶？风论心风病，言不可快，诊在口，诊其色也。仲师诊其涎，举心脏以为例者，心为百脉之长，风为百病之长，风也心也，非争为长雄哉。下言心中恶寒不足，又曰心气不足，是风胜而心负，故入腑便顿失其知觉，则舌喑证具不待言，入脏入腑，间不容发也，就令即愈亦作死论矣。点口吐涎三字，说到风懿之尽头，五液俱夺，而上奔者涎，指顾间则其证备，中工能见祸于未萌否乎！

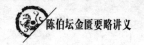

侯氏黑散：治大风四肢烦重，心中恶寒不足者。

本条另立体裁，先方后证，首推侯氏，本非出自长沙之手，故省主之二字，证明其博采众方之一。起下众方名条例，亦不列入附方之条，附方有附方之例也。异在至此而莘野汤液不与焉，可悟长沙方内，方方虽兼有割烹之长，却与伊尹无涉矣。胡为以黑字名散耶？得风病如行长夜者多矣。望而知其夜气不足以存，侯氏特从黑甜乡里一援手，经六十日而后产出其人于再造之中，中风病所为大证之首也。曰治大风，非训猛烈为大也，谓其大无外之风，包藏躯壳而有余，致身外无一隙之通，寒气又从而收引之，不啻缩小身形以任大风也。曰四肢烦重，烦状尽有一线之阳在，阳烦俨欲争四肢而冲出，无如为重力所持，转觉因重而增烦者，复因烦而增重，皆由其风气则自内而之外，寒气则自外而之内，卒然寒到心中始惊寒。曰心恶寒不足者，岂以寒少为未足哉，盖以恶寒为未足，心恶热者也，风则生微热，特风在寒之表，未入心之中，即令阂隔以恶之，又为心力所不及，毕竟风邪不去一憾事，弱不胜寒一憾事，故以不足二字形容之，正惟其恶寒犹未满意也，心中尚有灵犀一点者欤。不识人证幸未之见，舌难言口吐涎证亦未具，纵入腑入脏在旦夕，已病仍作未病看，上工如侯氏，肯放过大风乎！宜其主治为众方之冠也，方旨详注于后。

侯氏黑散方

菊花四十分　**白术**十分　**细辛**三分　**茯苓**三分　**牡蛎**三分　**桔梗**八分　**防风**十分　**人参**三分**矾石**三分　**黄芩**五分　**当归**三分　**干姜**三分　**芎䓖**三分　**桂枝**三分

上十四味，杵为散，酒服方寸匕，日一服，初服二十日，温酒调服，禁一切鱼肉大蒜，常宜冷食，六十日止，即药积在腹中不下也。热食即下矣，冷食自能助药力。

方中独防风《本草》称其主大风耳。菊花非其匹也，如谓其主诸风，及死肌风湿痹，白术何尝非主风寒湿痹死肌乎！细辛亦以死肌风湿痹见长，于菊何多让乎！此外如黄芪，如巴戟天，亦主大风也，胡又置诸不用耶？二药补多于散，嫌其效小，就如人参与甘草之比较，一则气味甘平，一则气味甘微寒，侯氏且严于去取，况君菊花乎！菊花四十分，即今之十两也。白术、防风为之臣，则十分，即今之二两五，与四十分之相去，减少七两五矣。何大用菊花若是？菊盛于秋，收春气以上枝头，其与贼风无牵惹者，孤芳能自护也，得白术灌土气于四旁，一面复活其死肌，防风遂大张其势力，则清肃之气，采诸篱下足矣。妙有桔梗守胸胁，黄芩出腠理，截击窜入之热邪，辛姜又为寒邪谋出路，于是参苓开天气，昼夜一转移，归芎充血脉，神明当首出也。尤不可思议者，有巩固宫城之牡蛎，令方寸之地若带河，矾石又酸收而护心，与水不相得，用以冰消其恶寒，诚以恶寒而引入心中者，有黑幕在，水克火故恶寒，不足在火。何时始知足乎，不有砚蛎，桂枝又用不着矣。盖心为阳中之太阳，得桂枝开心阳以通夏气，且犹俟六十日之长才效者，况误治致变乎！方下云酒服，初头二十日行温酒，酒为百药长，温以助药力。禁一切鱼肉大蒜者，恐食品利用其酒气，反减药力也。六十日宜冷食以积药，热食尚不宜，分寸在初服风受气，温酒以从风，次服寒受气，不温酒以从寒。常冷食者，乃留药滓为服散之续，非留药气为不散之散也，注家误会药积腹中四字，谓十四味为填塞空窍而设。夫既以散不以丸，何堵填之有！且上言邪在皮肤，非在空窍矣。何以正气引邪，愈引愈深乎？若以封禁已病为上着，非即如《内经》所云，渴而穿井，斗而铸兵乎！

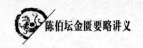

寸口脉迟而缓，迟则为寒，缓则为虚；营缓则为亡血，卫缓则为中风。邪气中经，则身痒而瘾疹；心气不足，邪气入中，则胸满而短气。

众方既首推侯氏矣，下文众方亦有其三也。胡又间以本条耶？仲师教人寻绎首二条，而后条之章法，首条立初得病时之脉证，第二条寸口脉浮而紧为一变，本条寸口脉迟而缓又一变，变在寸口，指微而数脉之变见不待言。彼证紧则为寒，浮则为虚；本证迟则为寒，缓则为虚，拈寒字虚字写风字。彼证脉虚络亦虚，风寒从空虚处入；本证营缓卫亦缓，风寒从亡血处行。彼证正气引邪入，引风兼引寒；本证邪气引正出，风引寒亦引。假令正气绝于内，则入气死，风寒不知其何往，上条黑散追不及矣。假令正气绝于外，则出气死，风寒不知其何往，下文三方亦追不及矣。正惟风邪独反动而越出，显为脏气所不容，其风势愈大者，以有心中之寒为之应。侯氏止一方，便抵抗邪气之复入，为正气引邪而设，其尤适用于邪气未引入之先可类推。若正气因被动而牵出，究嫌脏从此脱，其风形不休者，以经中之寒为之助。下文三众方，皆挽回正气之夺出，为邪气引正而设，其尤适用于正气未引出之先可类推。治已病无殊治未病，亦为中工所不晓。上言入腑入脏不具论，本条曰邪气中经，即营缓为亡血，卫缓为中风之互词。曰身痒而瘾疹，非亡血被风而何！曰心气不足，不曰恶寒，寒留经中，未始非便宜于心也。曷云不足耶？诸血皆属于心，不能充血脉之故而身痒，致令风强则瘾疹，心气能勿消极乎！曰邪气入中，中无定所，脏腑亦叨些便宜。曰胸满而短气，邪气长故正气短，胸满愈见胸中之大气不胜邪。下文自有众方为后盾，苟非为圣不自圣之长沙所录用，乌知其不与附方为伍乎！抑且求诸附方中而不获，未可知也。

风引汤：除热瘫痫。

竖风引汤接上条，与侯氏黑散同书法，不曰引风曰风引，从正气引邪句对面以立证，命方则风引二字最明了，与黑散如同出一手，此殆不亚于侯氏之上工者欤。曰除热瘫痫，瘫痫虽曲绘风引之形，乃不曰除风曰除热，方下又云医所不疗，除热方胡置寒状于不顾耶？盖非恐人误会十二味药为温品，特恐中工遇太阳脉终时，只有瘛疭无惊痫者。不顾虑其绝汗出乃死，率意行风引，则认在未认定其为热瘫痫也。方书释筋脉拘急谓之瘫，风伤筋者是。《正字通》释口眼相引谓之痫，热烁筋者是。方下举大人风引以例小儿，实则写风引入小儿惊痫之中。嘉言硬指风引之名，出自正气引邪二语。何以不名正引汤乎？能推广其义者惟巢氏，曰脚气宜风引汤，其闻一以知二也，中工弗如矣。隋唐间亦有与巢氏齐名者，未见其对于风引二字，有何发挥也。夫使人人晓然于此汤之用途，当为长沙所默许。我不敢知曰，群医之识见，有无轩轾也。方旨详注于后。

风引汤方

大黄　**干姜**　**龙骨**各四两　**桂枝**三两　**甘草**　**牡蛎**各二两　**寒水石**　**滑石**　**赤石脂**　**白石脂**　**紫石英**　**石膏**各六两

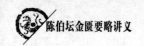

上十二味，杵，粗筛，以韦囊盛之，取三指撮，井花水三升，煮三沸，温服一升。

本方首重大黄，干姜、龙骨次之，各四两，桂枝甘草牡蛎又次之，各二两。修园不谙方旨，拟减半用姜、黄，加倍用牡蛎，易为龙牡各四两，姜、黄、桂、甘各二两，岂徒失配方之奥义！吾谓其并未入中工之门，彼第知除热方三字，已尽十二味之长，问其首三味作何用，彼将疑大黄似六石之赘疣，减半已非其本意，同其未三复上条胸满而短气一语。上文痉病大承气条下，非明明有胸满二字乎！风引与彼证之比较，非异名而同类乎！正气引邪其状虚，未觉其实；邪气引正其状实，不觉其虚。缘风为引而寒为之坚，寒能坚物，虚中显有坚实者存，实而短气满在胸。宜乎满状掩虚兼掩实，苟非大黄以松其劲，六石能攻坚否乎！勿疑干姜又大黄之赘疣也。满胸是邪，寒不满而风满，风不实而寒实，四两干姜，正为其本有寒分也。又勿援伤寒桂枝甘草龙骨牡蛎汤以例本方也，彼方龙牡各二两，桂枝去芍药方中更五两牡、四两龙，龙牡并为一者也。本方则特用龙骨，为心气不足效其灵，用以续长其短气，桂、甘、牡蛎则为六石效其灵，与邪气争持者六石也。争回正气之出，而石为之引，由肺而心而肾，六石中有霹雳如雷之石膏在，未免震动其心阳，雷气通于心也。桂、甘用以宣通心阳，牡蛎用以巩固心阳，则六石为一路，桂、甘、牡蛎一路矣。且杵粗筛以韦囊盛之，末粗令其分，囊盛令其浮，曰取三指撮，则一撮分三项，四两二两六两各擅其胜也。井华水曰三升，煮亦曰三沸，诸药与井华水相投者，一受坎泉之变化，寒水石、滑石、石膏化为水，涵育阳中之太阳，令心受气以合脉，为桂、甘、牡蛎效其灵。赤石脂、白石脂、紫石英化为土，直接阳中之太阴，令肺受气以开胸，为大黄、干姜、龙骨效其灵。而十二味药之针锋，则在日数发三字，苟一发而神已夺，何得为风，何得为引，何得为热瘫痫乎！

防己地黄汤：治病如狂状，妄行，独语不休，无寒热，其脉浮。

本条又承上邪气中经以立证矣，何以不见身痒而瘾疹耶，得毋又趋势在引正耶？风引汤大可以一再行之也，乃竖防己地黄汤，又多一中工未之前闻之众方矣。讵必邪不引正，正气遂行所无事哉。风引是邪在正气之前，风不引则邪在正气之后，引正气而行则病瘫痫，逐正气而行则病如狂，风狂故病狂。曰治病如狂状，伤寒太阳病一则其人如狂血自下，一则其人如狂血证谛，以彼其人不狂却如狂，其人未尝受病也。寒伤血则经血受病而已，本证无其人二字，是操纵其人于病状之中，仿佛见病不见人，止见妄行之狂状，连正气如何受病，中工对之亦茫然也。曰妄行独语不休，形容其风伤筋，狂风逼令其妄行，正气即欲不行而不得，惟有诉诸肝木斯已耳，肝主筋，肝为语，语焉而不详。若肝脏袒庇邪风者然，宁久行伤筋而不自爱惜，在正气实无人可以告语，独语适肖其不能名状之用情，愈行愈语愈不休，风邪未干休，正气从何住足乎！书无热，焉有无热而得狂病之理，无热证宜乎无浮脉，上条有热可除，何以脉不见浮？本证无热可指，何以脉反见浮？热证有遁形，可知浮脉有异样矣。曰其脉浮，非指浮则为风之风脉浮，指浮者血虚，其血浮，托出其气浮，其脉作正气浮为在外论，非邪浮于正，乃正浮于邪。上条牵引正气如引绳，邪在前，迫得正气行在尾；本证推倒正气如倒壁，邪在后，迫得正气行在头。正气妄行一步，无非邪气追紧一步，同是争回正气也，先发制邪，与后发制邪，不同手眼矣。防己地黄汤方，详注于后。

防己地黄汤方

防己一钱　**桂枝**三钱　**防风**三钱　**甘草**二钱

上四味，以酒一杯，浸之一宿，绞取汁，生地黄二斤，㕮咀，

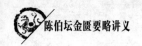

蒸之如斗米饭久，以铜器盛其汁，更绞地黄汁，和，分再服。

本方从不休二字生出，寸口趺阳少阴脉，皆动而不休者也，况其脉浮，正气趋势在气口可知，气口独为五脏主也。特五脏非禀气于胃，而自致于手太阴，其为邪气胜，精气衰不待言，就令其脉仍动而不休者，邪气正气已妄动于浮脉之中。征诸无热脉浮，是不应浮而浮之脉，何难少阴不至者厥乎！风引汤不中与，彼方治风在正气之前，本方治风在正气之后。不曰治风状如狂，曰治病如狂状，治风后于治病也。桂枝、防风非治风乎哉，胡为君防己、甘草，便争回正气耶？防己属脾，甘草属胃，度亦保存中土以避邪耳，且二味各一分，胡独减轻其药力耶？吾谓甘草听命于防己，非徒取地气之上，取甘草居中，防己圆转中州之势力如旋螺，令地气环绕而升上，环中有桂枝、防风在，匪特邪气无遁形，狂妄之正气，亦因之而就范矣。四味以酒一杯渍之，曰绞取汁，不曰煮以若干者，不取汤之水，绞取酒之汁，水则嫌其就下，酒则载诸汁取药上浮也。地气上当然天气降，假合天气以收回五脏气，正气为大气所包举，邪气转为正气所包围，而化余邪为乌有者，则桂枝、防风尾其后，真脏气遂从容而各还其本脏，必狂妄不复作，病状遑有不休乎！未也，地气上者属于肾，对于亡血之病人，恐正气无丝续，将肾间之动气从此息，动而不休之少阴脉，能以指下得之乎？妙有二斤生地黄之富，上工㕮咀蒸之成熟矣。曰蒸之如斗米饭久，以铜器盛药汁，药汁盛在器之底，更绞地黄汁盛在器之面。曰和分再服，和盘奉诸肺，肾上连肺者也，脉又资始于肾而资生于胃，地黄汁当如斗米计也，用以接天气以养脏气，且复回无端而浮之脉气。缘病狂而脉反浮，于脉法究无取也。

头风摩散

单竖头风摩散四字，何其与春秋之郭公夏五同书法乎！不立证之众方乃如斯，摩邪气耶，抑摩正气耶？夫非备而不用之摩散，令中工无从饷馈于人间耶！《素问·风论》有首风二字，曰当先风一日则病甚，头痛不可以出内，指未至风日而言，上工治未病者以此。曰至其风日，则病少愈，中工治已病者亦以此，摩散宜于未病，亦宜于已病者也。然则本证亦正气引邪，邪气引正之变相耶！邪正相引而尽于头，则以头之空隙为病府，头以下必无余证也。《疟论》谓邪中于头项者，气至头项而病，又曰卫气之所在，与邪气相合则病作，数语可以例头风矣。上文非曰卫缓则为中风乎，正气本非引邪也，卫气为引邪之导线，带行正气也。邪气亦非引正也，卫气为引正之导线，带行邪气也。卫气昼日行于阳，夜行于阴，黑散证发生于卫气之行阴，余证皆发生于卫气之行阳。手三阳从手走头，足三阳从头走足，头者诸阳之首也，风气常留其处者，卫气留之也。治头风与治三阳之疟同论，良工不能治已发，未发时因而调之，真气得安，邪气乃亡者，即此旨也。补行上二方将何若？病在上毋庸取之下也，风引、防已地黄不特无补于头以上之阳，且攻阳也。彼方不能施诸此也。上二证行摩散又何若？病在下毋庸取之上也，摩散不特无补于头以下之阴，且攻阴也。此方不能施诸彼也，摩之云者，导引之谓也。引邪兼引正，邪正因相引而来，以法令其相引而去，方下云令药力行四字，已明言也，方旨详注于后。

头风摩散方

大附子一枚（炮）　**盐**等分

上二味为散，沐了，以方寸匕，已摩疾上，令药力行。

《风论》有偏风二字，无偏头风三字，明言各入其门户所中，则为偏风。偏于头部者，除却脑风目风首风无他病。偏于脏部腑部者，除却肺风心风肝风脾风肾风胃风无他病。偏于无常方而有常病者，亦除却漏风内风泄风无他病。注家乃附会偏头风之学说，认为偏右摩右，偏左摩左，不左不右者谓之正头风，摩法反类于骑墙，嘉言取用驱风至宝膏，欲网尽风邪，修园阿好喻氏，谓中经中络中腑之风皆可用，入脏则以侯氏黑散为宜。种种误会，宜其对于外摩方术，视若等闭，复申言《内经》尉用马膏桑钩之属，今人不讲已久，是不问摩法之良与不良，可以今人不讲一语抹煞之。然则卷首第二条导引吐纳，针灸膏摩二语，仲师亦徒托空言乎！曰大附子一枚，非难致之品也，不曰偏附子一枚，附子中亦有偏者，其非为偏头风立方可概见。曰盐等分，修园谓盐之咸寒以清之，内服恐助其火，头风果有火在乎哉？毋亦泥看风乃阳邪作火邪，务求其说之必伸耳，彼著《本草经读》，已明言附子火性迅发，无所不到，为固阳救逆第一品药矣，等分盐而可以与大附子较量功用乎！曰右二味为散，盐质已散入附子之中。曰沫了，了却附子之沫盐为之，与去沫不同论也，化沫为盐，取汁不取沫，盐融即沫了之变相，无沫之盐，令与头汗相得，自尔引药力之厚泽及其头，盖首风之状，头面多汗恶风故也，附子沫微嫌胶固汗孔矣。诚以正气引邪，则引而入之深；药气引邪，则引而出之浅。非引邪不引正也，附子温经者也，温阳经而及于阴经，卫气将引正气次第行，摩药亦为功于卫气也。曰以方寸匕摩疾上，非摩以方寸匕之谓，取方寸匕之药散行摩法之谓。不言裹摩者何？手和散以摩之，着手便知其沫之了未了矣。不言尉摩者何？以温手温其散，诱邪又宜于手微温也。曰令药行，卫气则令其行周于诸腑，营气亦令其行周于诸脏，药力则但行头部足矣。

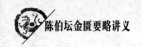

寸口脉沉而弱，沉即主骨，弱即主筋，沉即为肾，弱即为肝。汗出入水中，如水伤心，历节黄汗出，故曰历节。

立桂枝芍药知母证共五条，言平脉者四，曰寸口曰趺阳曰少阴，曰盛人脉，大都指一人具数脉而言。其证备者其脉备，即分看之，作一条有一条之脉证，亦无不可，其为互勘文体则一也。上文连举众方有其四，下文复举矾石殿众方之末，无非教中工以集众长，间以长沙之论调为引子者，即此志也。书寸口脉沉而弱，伤寒太阳中风则阳浮而阴弱，下文指少阴脉浮而弱，易浮沉二字，是阴阳易位之脉，手太阳坠落足部可知，幸在趺阳脉浮与沉反，滑与弱异，与上入腑入脏之脉不同论。曰沉即主骨，非沉脉连于骨而何！弱即主筋，非弱脉连于筋而何！曰沉即为肾，不曰骨即为肾，骨沉即肾沉。弱即为肝，不曰筋即为肝，筋弱即肝弱，毕竟肝肾筋骨有分寸，与其入肾，毋宁入骨，与其入肝，毋宁入筋，筋骨病不过废其足，度无入脏即死之虞。曰汗出入水中，无殊入风中，风从地水中生也，风不带水入，而带寒入，不特寒如水也，风亦如水也。心恶热不恶寒，一任水寒伤心而不觉，孰意通夏气者心，受夏气者水，加热火于寒水之上，纵水底有风在，水面却有热在，在取冷不取热者，见之谓之水，谓之风，未尝谓之热，不知已成火水未济之占，匪特汪洋之水为然也。肾脏亦聚水而生病，以其沉弱脉，非微弱脉，假令如卷首所云，脾能伤肾，肾气微弱，则水不行，何克火之有，水不行则心火气盛者此也。脉沉亦与肌肉有关系也，土不制水，是地道卑而受压，土沉火亦沉，风沉寒亦沉，显出沉弱皆水脉。曰历节痛，有寒故痛也，风历节以助其寒，且有火气游行而细入，则一面历节一面痛。曰黄汗出，水泛脾色之黄，与汗共并，水伤心当然汗伤黄，荀中央土克灌于四旁，从无历节之患，以有黄汗之故。酿成其历节，故不止曰黄汗曰历节，不曰历节风，曰历节痛，曰疼痛。缘历节病风寒湿热有分子，若但写风邪入历节痛中，恐中工或顾此而失彼也，不如写历节痛入浴水中，则凄沧之水，差令人畏尔。

趺阳脉浮而滑，滑则谷气实，浮则汗自出。

书趺阳脉浮而滑，脉法浮而滑句下，曰浮为阳，滑为实。有浮脉在，看似不忧寸口之沉，有滑脉在，看似不忧寸口之弱，况寸口未尝沉而弱乎！即沉亦浮其沉，即弱亦滑其弱耳，于筋骨无所害也。夫使关浮尺滑，浮则为风，是浮在尺上，滑则脏气实，或邪气入而不能容，还之于腑未可知，历节证当然不成立。无如趺阳与少阴有界线，少阴无滑脉，便无实脉，反为趺阳所重压，是少阴负趺阳而不胜，不能自致于手太阴不待言，警告之曰滑则谷气实，不曰脾气实。脾虚不能磨其谷，则谷气不消，气不归精故曰实，非便宜于仓廪之言也。汗生于谷，谷实即发生黄汗之端倪。曰浮则汗自出，设也浮在寸口，奚止汗自出，且热自发者有之，乃寸口不浮而沉，阳浮不知其何往者，阴弱亦不知其何往矣。上言沉即主骨，弱即主筋者，筋骨固废而不举，肾亦无权以主骨，肝亦无权以主筋，故但曰沉即为肾，弱即为肝，筋骨若与肝肾脱离其关系，独沉而弱脉与肝肾有关系焉已。汗亦与肝肾无关系，阴不得有汗，故不曰自汗出曰汗自出。缘汗出入水中时，汗被水却不得出，逆入而归于肺，肺恶寒者也，与受寒之汗不相得。心亦不克有其汗，如水伤心者汗亦然，心与汗又相失，显见前此出汗未过去，但浸淫而久郁于皮毛，其无源源而来之汗可想见，惟得谷则虚浮之汗，才受气而出耳，不然，谈何容易，寸沉关浮而得有汗，信乎？

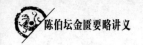

少阴脉浮而弱，弱则血不足，浮则为风，风血相搏，即疼痛如掣。

书少阴脉浮而弱，殆亦汗自出矣乎？非也，阴不得有汗，汗出自汗出，与尺脉无涉，不过谷入则汗为之应，独趺阳浮脉得与有其功耳。曰弱则血不足，胡又不曰弱即主筋，弱即为肝耶？彼寸口既沉而主骨矣，宜乎弱脉跟沉脉而言，然则血不足非即如上言浮者血虚乎！胡不曰浮弱脉皆关于血不足耶？曰浮则为风，浮为风脉何消说，异在尺浮仍作寸浮看，显与关浮有分别，可知寸脉沉至尺，至尺不复沉者，仍非入脏之比。可证明其由主骨之沉，变见主骨之浮，骨者髓之府，风邪不必与骨髓为难，其出没之乡惟骨节，节浮于骨，一若为风邪所鼓动，觉风气至节而愈浮。上文皮肤经络脏腑各部分，皆非邪祟游行之地矣。彼邪在皮肤，上文止有寸口脉浮而紧，入腑入脏之后无浮脉。若尺浮犹有风脉在，正为中工不晓示叮咛，缘浴水乃风邪之导线，风从汗孔入，与无孔不入之水若同行。《内经》酒风病，有曰汗出如浴，恶风少气矣，汗从酒液中出，且如浴水之流漓，可知酒气化风仍化水，犹乎风从地水中生，而有历节之关系。可悟浴时受水必受风，是酒风历节异名而同类，独是上言中风无痛字，止有重字痒字，不遂字不仁字。惟历节之痛为独苦，不能徒责诸痛者寒气多也。申言之曰，风血相搏，寒固伤血，风尤搏血，血凝筋骨，不利于风，风过之处，视血如仇，指点之曰，疼痛如掣，风强血弱，风气胜者宜易已矣，乃血不掣风，风则掣筋以掣骨，寒复掣骨以掣筋，彼不知其被何物打击使之然，惟迁怒于疼痛不许治，纵疼痛有罢时，如掣痛无罢时，但目之为卒然不痛，又卒然痛焉已，中工宁坐视其桎梏以终乎！

盛人脉涩小，短气，自汗出，历节痛，不可屈伸，此皆饮酒汗出当风所致。

书盛人，形盛脉盛气盛汗亦盛，无器不有方为盛。若虚有其生化之宇，是病在下者其上盛耳。书脉涩小，尚得为盛脉乎？《内经》指脉小弱以涩，谓之久病，若但小而不弱，亦新病之盛人所应尔也。特脉涩曰痹，非具风血相搏之弱脉而何！不过少阴脉浮，则见弱不见小，不浮则见小不见弱焉已，且肥人责浮，瘦人责沉，形盛不应有浮脉，惟弱莫弱于缩小其肥，其肥在肉看似大，其瘦在骨故曰小也，况上盛则气高。如之何其短气耶？长则气治，短则气病矣，脉气固病，谷气亦病，谓为血弱气尽之盛人，不是过也。假令谷气胜则汗液长，如上条所云汗自出，汗源犹未告罄也。奈何其自汗出，是保障盛人之自汗不能固，出而续出，魄汗遑有几许乎！本证都从形下绘出，补写历节未病之前一层，将寸口趺阳少阴种种病由一路说，遂冲口而出，曰历节疼，卒然成立历节病者有之。曰不可屈伸，《经》谓足太阳绝，不可屈伸，死必戴眼，太阳亦殆矣哉。凡病当先求治于上工者此也。曰此皆饮酒，胡忽扫盛人之兴耶？曰汗出当风所致，上文风湿病同是伤于汗出当风耳，何尝有饮酒字样耶？饮酒中风为漏风，漏风之状食则汗出，衣常濡，因饮酒而汗出当风者，所在多有，与汗出入水中将毋同，亦与夏月伤冷水之太阳中暍病，类皆久伤取冷为习惯，不独浴水饮酒始然也。仲师提撕及之者，惟酒与水，可以鼓舞生人之乐趣也，五水门黄汗亦言浴，彼条曰假令发热，此属历节。下文曰假令发热，便为历节，黄汗历节相去若毫厘，黄汗非历节则痈脓，历节无黄汗则脚气，是又黄汗不尽历节，历节不尽黄汗，中工亟宜分晓也。

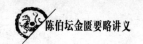

诸肢节疼痛，身体魁羸，脚肿如脱，头眩短气，温温欲吐，桂枝芍药知母汤主之。

本条首句宜删矣。上文既曰历节痛，又曰历节疼，与诸肢节疼痛何以异？得毋历节得病最卒最不卒耶？撇开上文曰诸肢节，经历如许肢节犹未毕，究以历到何节为尽头耶？一面历节一面痛一面疼，行而未止，比诸着痛犹有间也，必也历之不已痛到足，是成立历节非脚气。下条独足肿大其明征，否或痛到脚，本条肢肿如脱其明征。汗亦有分别，历节之汗与黄汗同，脚气之汗与黄汗异。热亦有分别，历节本非发热，一发便与黄汗之发热相因，其热露；历节所以无冲心，脚气不能发热，有热非与历节之发热相因，其热藏，脚气所以有冲心也。书身体魁羸不曰身体疼痛，全体之苦状犹其暂，所难堪者是魁羸，即诗言我马虺隤之虺，指马足病而言，言坠下也。身体不坠而羸，脚部足部不能举可知，形容之曰，肢肿如脱，承脚者足，足在脚下，承膝者脚，脚在膝前，宜乎脚病连于膝，连于足矣。乃脚与膝脱，仿佛有膝如无脚；足与脚脱，仿佛有脚如无足。是最重坠者脚，无从带膝足以行，为脚气写照者以此，与历节若离合者亦以此也。书头眩，风邪摇动筋骨，遂掉眩其头，头为诸阳之首，阳受风气故也。未始非因发热以鼓动其风气，于是牵一发而及于头，为历节写照者以此，与脚气有异同者又以此也。书短气，为脚气历节所难免，上条短气从不可屈伸生出，下条乌头汤证，有病历节不可屈伸字样，乌头汤方，亦有治脚气不可屈伸字样，伸短于屈，是骨气短，屈短于伸，是筋气短，筋骨之气非肝肾所能续，二脏无气，五脏气能长治乎！书温温欲吐，形下之病欲逆而上，又脚气历节黄汗所难免，正惟其温温也，乃寒温相搏使之然。以夏月取冷即取热，欲吐热而冷为之梗，欲吐冷而温为之梗，宜其温温如故也。黄汗历节能发热者，热邪犹有反动力，若脚气之热则懦于水多矣。其热为寒水所操纵，尤无发热之余地也。长沙不立方，中工从何有治未病之准绳乎！桂枝芍药知母汤主之，方旨详注于后。

桂枝芍药知母汤方

桂枝四两　**芍药**三两　**甘草**二两　**麻黄**二两　**生姜**五两　**白术**五两　**知母**四两　**防风**四两　**附子**二枚（炮）

上九味，以水七升，煮取二升，温服七合，日三服。

本方主治历节耶，抑主治脚气耶？看似代行下条乌头汤，治历节者听，治脚气者亦听也。夫遇此最难捉摸之卒痛病，一方而可以随手拈来皆中与，则便宜中工矣。否则与乌头汤相调用，是二方可以择其一，更便宜于中工矣。得毋先与本方，后与乌头汤耶？有主之二字，无不差二字，当然一方有一方之作用，不曰乌头汤亦主之，当然主一不主二也。命方曰桂枝芍药知母汤，中工曾细绎方旨否乎？领诸药绕入诸肢节以跟踪风邪者桂芍也，风邪所在地，正如云水之乡，有热气寒气湿气混杂于其间，水与风寒则相得，与湿热则相失。其筋骨受大打击者，殆诸邪壅遏使之然。得知母为桂芍用命，《本草》称其除热下水，主肢体浮肿，则甫到浮肿之处，除热下水之令行，则风寒湿便无凭藉，遂各尽麻姜防术之长如反掌，是首途三味药，已将临时之卒病，一齐打销。此上工先发以制邪，其余从容而理者，得附桂以强其骨，甘芍以柔其筋，疼痛可以不了了之。过此则诸邪负固在一处，环攻之而不入。本方能越俎以代乌头汤乎？何以不行驱风至宝之属，令邪从来路去耶？彼来时已所过为墟矣，遑敢以药散乱之乎！不如聚歼旃之为得也，如曰及早图之，未至不可屈伸时期，则药力一到，邪又漏网矣。然则提前无可用之方耶？上文有头风摩散在，可治未病以前之未病，方下已言明以方寸匕摩疾上矣，何尝限定摩头上乎！

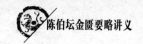

味酸则伤筋，筋伤则缓，名曰泄。咸则伤骨，骨伤则痿，名曰枯。枯泄相搏，名曰断泄。营气不通，卫不独行，营卫俱微，三焦无所御，四属断绝，身体羸瘦，独足肿大，黄汗出，胫冷。假令发热，便为历节也。

本条又举饮食以例酒风，曰味酸则伤筋，咸则伤骨，味伤形也。曰筋伤则缓，骨伤则痿，气伤于味也，名缓曰泄，泄音曳，极言怠缓之词，名痿曰枯，枯属朽，极言痿败之词，总觉缓状痿状有寸进而无退步。曰枯泄相搏，筋泄焉能束其骨，骨枯又何从受束于筋，名曰断泄。以骨断筋筋愈泄，以筋断骨骨亦泄，不堪再搏，则断泄而已。数句为不可屈伸四字伏案。宜乎营缓卫亦缓，类似一丝不续之藕断者然。不曰寸口脉缓者，尺中之缓不待言，曰营气不通，庸或缓，曰卫不独行，无所谓缓也。曰营卫俱微，仿佛中风脉微而数之微脉犹未云，其数脉无存在者，数字是与风善行而数变之数，皮肤经络脏腑，随风所至无常方者也。本证写风邪由毛窍一路入，得寸入尺若悠悠，无复显出前此之寸口趺阳少阴脉，故括之曰俱微。曰三焦无所御，三焦者气之所终始也，营卫为之御，失御则无殊脱辐之舆，不独营卫之行，不满五十度也，凡五脏气将有终而无始矣。曰四属断绝，四肢属于脾，脾与肢绝，是湿土不前，不能制水，因而伤湿，故随水下流者湿，水淫便是湿淫。上言谷气实者，即脾气虚陷之互词也。曰身体羸瘦，脾虚不能为胃行其津液，则饮食不为肌肤，势必身体与饮食相断绝。曰独足肿大，足亦与脚绝，对观之则脚肿且独如脱矣。羸瘦与尫羸，形上形下，仍有彼此之殊。曰黄汗出，上条写脚气入历节，本条拍历节合黄汗。曰胫冷，胫虽不肿，而冷水已无界线矣。曰假令发热，又拍黄汗之发热合历节，仍与脚气若离合。身之表之发热，为历节之热，间接伤心者也；心之表之恶热，为脚气之热，直接冲心者也。玩便为二字，为历节便不为脚气，为脚气便不为历节，二证之同不同者此也。

病历节不可屈伸，疼痛，乌头汤主之。

书病历节，不曰历节病，上言历节痛，历节疼，疼痛非病乎哉！上文不过以历节为病线，故带疼痛以入病途耳，未知作何究竟也。若始终不离乎历节，是除却历节无他病，前此之疼痛，作过去论矣。曰不可屈伸，伸而不能屈者病在骨，屈而不能伸者病在筋。无如中工欲伸之，彼将应之曰不可伸，是筋病不许治；中工欲屈之，彼将应之曰不可屈，是骨病不许治。病形坐实历节非手术所能施，中工勿矫强而行，病者故期期以不可移动告人也。书疼痛，不屈不伸，疼痛庸可耐，一屈一伸，疼痛不可耐，与风湿相搏证不得屈伸，近之则痛剧异而同。比较脚气证因疼痛之故，以水质之坚，挟湿气之壅，寒气之凝，风气之劲，热气又从而压之，亟欲舒徐之不暇，非屈伸不能自如者。亦有病情之小异，无如足与膝不用命，同是不可屈伸也，又不可不屈伸也。可奈何，乌头汤主之，一方可作两方用，治历节，对于脚气无抵触，治脚气，对于历节无差迟，是又非桂枝芍药知母汤之力所能逮者也。方旨详注于后。

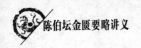

乌头汤方：治脚气疼痛，不可屈伸。

麻黄　芍药　黄芪各三两　**甘草**（炙）（徐、沈、尤氏注本作三两）**川乌**五枚（㕮咀，以蜜二升，煎取一升，即出乌头）

上五味，㕮咀四味，以水三升，煮取一升，去滓，内蜜煎中，更煎之，服七合。不知，尽服之。

本方双绾历节脚气也，方下特书亦治脚气疼痛，不可屈伸，历节则词同而调异。历节以疼痛为苦事，宁忍须臾不屈伸；脚气以屈伸为苦事，宁忍须臾在疼痛。脚气一若希望可屈伸，便不疼痛也；历节一若希望不疼痛，便可屈伸也。长沙汤方无迁就，乌头一味，已双方总治矣。胡不行大乌头煎耶？彼方乌头不必咀，即抵当乌头桂枝汤，亦非明示㕮咀乌头也，同是乌头用五枚。本方㕮咀二字显与不必咀示区别，盖欲其细入无间，晬之而后为脚部足部效灵也。彼二方完成用乌头者，取其入腹，与脚下无涉也。乌头煎特用其大者，反与小用示区别，且三升水煮，去滓才纳蜜，煎之曰令水气尽，乌头得水而愈坚。胡弃水耶？彼方非以水煮坚乌头也，欲浮乌头，则蜜不如水，煎乌头则水不及蜜，乌头与蜜尤相得，尽水气正尽蜜煎之长，蜜乃流质，且有留力，二升蜜煎取一升，即出乌头，与乌头桂枝汤同一作用，乌头一易为蜜煎，则一升蜜尽是杨枝露矣。止痛犹其余事，缘守力以乌头为最大，比较附子之走力大于守力者，绝对不同。四味药水煮如桂枝汤，彼方以五合汤解开蜜，令桂枝之神通，从蜜煎中出，本方以一升汤更煎蜜，令诸药之潜力，入蜜煎中行。首重麻芍者，麻黄以劲力破坚，芍药以柔力破坚，《本草》称麻黄去邪，芍药主邪，黄芪亦称主大风，甘草又称坚筋骨，总觉以芪佐麻则屈而伸，以甘佐芍则伸而屈，其功德有不可思议者。修园于即出乌头句下谬加大附子亦可五字，可谓画蛇添足，各注未有牵及大附子者，仲师所有附子条下，未有用蜜煎者。假令蜜煎附子，束缚其走力，则附子愈走愈凶，奚止如服乌头桂枝汤之如醉状乎！

矾石汤：治脚气冲心。

本条看似匡乌头汤之不逮也。上条方下既云不知，尽服之矣。尽服则必知不待言，尚须乞灵于矾石哉！谓乌头汤治脚气之已病，兼治冲心之未病则可；谓治脚气有乌头汤在，治脚气冲心有矾石汤在则不可。谓矾石汤辅乌头汤而行，治冲心之未病则可；谓矾石汤宜行在乌头汤之前，治脚气之未病则不可。假令不让乌头汤为功首，遽以最酸收之矾石拍合脚肿足肿为一证，不获已而后补行乌头汤，是斗而铸兵无以异。盖逆邪已过膝部，则冲心之势成，药力无压制之余地，此咎在用方无见几。败乌头之绩者矾石也，丧矾石之功者中工也。夫何必多备一界限严明之汤方，令中工无所适从耶！此仲圣之宏也，雅不欲没众方之长，取录之得与侯氏诸方为伍，犹复立桂枝芍药知母汤者一，立乌头汤者一，曲成其主治冲心之良剂，不啻方方如出仲圣之手，千载而遥之众方，至今常在者，仲圣之赐也。不然，区区矾石，容易有知已哉！方旨详注于后。

矾石汤方

矾石二两

上一味，以浆水一斗五升，煎三五沸，浸脚良。

此脚气外治之方也。未（本）方制作，可以质问修园辈矣。彼谬按汉之一两，今之三钱零，根据五铢为砝码，岂知钱币为国宝之代价，不过一钱当五铢之值耳，非用以代权量也。若辈谓四两药应用一两三钱三分，二两药应用六钱六分半，对于升斗，则未遑臆断。止以盏字易升字，盏乃酒杯之最小者，本方以浆水一斗五升，试问易用十五小盏水，能敷浸脚否乎！二两矾石，易用六钱六分半，煎三五沸，能胜脚气冲心否乎！举本方以为例，社会往往持修园等说，为我辈医界示准绳，吾知其需用本方时，模棱两可者又多矣。重用矾石果何若？重则过于坠，恐邪气无出路。轻又不能坠，恐脚气无力收，惟二两矾石则两脚如称矣。浆水又何取耶？浆之水，谷之清者也，脚之水，谷之浊者也。脾气陷故湿土与寒水若混淆，壅闭其聚水生病之肾，肾必动，脚气冲心云者，乃肾气冲心之代词。又藉地气之上为导线，亦即脾气冲心之代词，地气上者属于肾也。矾能却水兼能护心，已非他药所能及，妙以浆水澄之令其清，护心先护脾。曰一斗五升，即五十居中之义。曰煎三五沸，五数分为三，心肾脾得以受气矣。曰浸脚良，言其不亚于服良药也。曰此脚气外治之方，当然与内治之乌头汤相并行，先其时浸脚固不得，后其时浸脚亦不得也。矾石得与有其功者，殆不自满假之仲圣，特分其功于矾石耳，岂以主乌头汤为未足耶！

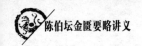

【附方】

《古今录验》续命汤：治中风痱，身体不能自收持，口不能言，冒昧不知痛处，或拘急不得转侧。

附方乃宋孙奇所附之众方，非仲景博采之众方，如侯氏居前，矾石居后也。上文疟病已附《外台》三方为先例矣。何以云续命汤耶？阴阳互根之处为命脉，不斩断阴阳之根，则生命续矣。长沙方无一非续命，独附方中能续命者少。本方尚非言过其实也。书治中风痱，岐伯谓痱病于身无所痛，似与师言有出入。师立中风条下无痛字，历节则言痛兼言疼，若痛无定所，不涉历节之问题，亦无所谓脚气矣。大都身被风邪之打击，无所痛仍有痛处在无形。曰身体不能自收持，岐伯则云四肢不收，身体与四肢之比较，看似四肢受邪，而身体不受邪，无奈身体为风力所收持，反折断其手足，转觉四肢不收为被动，实则身体舍却手足，便不能自收持。曰口不能言，上言邪入于脏，舌即难言，幸在不喑舌转，舌转口不转，即口喎不遂之端倪。曰冒昧不知痛处，假令确定其痛处，何至冒昧！且非奄忽不知人之甚，殆亦如伤寒二阳并病，不知痛处，乍在腹中，乍在四肢等耳。曰或拘急不得转侧，四肢虽拘急，而不得转侧者其身，身体之桎梏，较难堪于四肢也。究指何处是风痱病耶？《经》谓身之中于风也，不必动脏，故曰其脏气实，邪气入而不能容，故还之于腑。六腑之所与合者是三焦，还入孤之腑，则邪不久留矣。其未从阴经出阳者，未尝得小汗出耳。冒家汗出自愈，玩冒昧二字，写风邪入如雾如沤之上二焦，壅闭其营卫，乌得不致冒乎！其不知痛处者，痛则脏腑相连之关系。不知痛处是营气不通，卫不独行之关系。则且持三焦无所御一语以例风痱，非即岐伯言外之旨乎，方旨详注于后。

续命汤方

麻黄　桂枝　甘草　干姜　石膏　当归　人参各三两　**杏仁**四十枚　**芎䓖**一两

上九味，以水一斗，煮取四升，温服一升，当小汗，薄覆脊，凭几坐，汗出则愈；不汗，更服。无所禁，勿当风。并治但伏不得卧，咳逆上气，面目浮肿。

本方以麻黄汤为张本，取汗于营也，续营即续脉，续脉即续命矣。惜煮麻不如法，非操纵麻黄之圣手，焉能有得小汗之灵耶！此制方之疏虞处，孙奇辈亦因之而从略，煮药且未师仲景，遑问其他哉！上条乌头汤未有先煮麻黄字样者，四味汤成去滓后，纳蜜煎中更煎之，麻黄之就范何待言。本方非余药能进退麻黄也，当以水一斗二升，先煮麻黄，减二升，去上沫，纳诸药煮取四升，则麻黄之沸力已杀。九味同行矣，日薄覆脊，足太阳脉挟脊者也，受薄覆之气，取汗当如是。曰凭几坐，待汗当如是，曰汗出则愈，不汗更服，尽剂者听，不尽剂者亦听也。曰无所禁，不仿伤寒麻黄禁忌法。曰勿当风，明乎为中风立方也。曰并治但伏不得卧，上焦其治在心下膈，膈气为风力所持，其状伏。

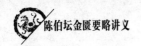

曰咳逆上气，面目浮肿，营出中焦而带寒，卫出上焦而带风，不为营卫之奉上，而为咳逆之上气，此岂同咳逆倚息不得卧，其形如肿之支饮哉！诸证为仲师一路所未言及，要其除却在经在络，入腑入脏之外，《录验》风痱之主治，中工宜推类详求之。方旨从营卫俱微处下手，不失为上工之次。观变通麻黄，如重桂甘，减轻杏仁，治营不遗其卫，石膏则治热不遗其寒，芎归充营卫之血，人参补营卫之气，对于种种见证，若浑不加意，是亦治已病中之未病，可悟余证不必悉具也。具岐伯所云于身无所痛，四肢不收二证足矣。

《千金》三黄汤方：**治中风手足拘急，百节疼痛，烦热心乱，恶寒，经日不欲饮食**。

本条明是为诸痹类风状立证，《千金》胡不曰治风痹耶？风痹而可以中风名之者，缘风寒湿痹常有风气胜之时，《素问》谓风气胜者其人易已，又曰其入脏者死，其留连筋骨间者疼久，其留皮肤间者易已，大都三痹有入脏，但风痹庶无入脏之虞。岐伯故以风痹居第四，殆指易已而言。师言或但臂不遂者，此为痹，亦指易已而言，特或然或不然，开始但如是，久之不但如是者或有之，《千金》其善会师言乎！曰治中风，一眼看破其三气杂至风为首。曰手足拘急，留连筋骨间有寒湿随其后。曰百节疼痛，不曰诸肢节疼痛，历节而后逐节疼，逐节痛，若卒然应在百节，是无节不疼不痛矣，非三气杂合而何！乃卒然又烦热，仿佛邪入于腑也。胡不曰即不识人耶？彼非由在络在经辗转而入腑，与半身不遂若径庭。书心乱，必谷神乱其心，中土为万物所归，胃络又上通于心，心乱可征其入胃。胡又恶寒耶？肺恶寒者也，胃腑与肺脏何涉耶！此其所以非真如中风之入腑，更无所谓之入脏，乃风痹循其俞以入腑，寒痹湿痹犹留于筋骨者半，留于皮肤者半，皮者肺之合，肺恶皮肤之寒，寒湿相得，故湿亦寒。曰经日不欲饮食，《痹论》言六腑之痹，风寒湿气中其俞，而食饮应之，循俞而入，各舍其腑，明乎入于水谷之海，最与食饮有关系，如其食入饮入，含有寒湿之气味在其中，无殊以水谷害水谷，觉进饮食如进寒湿者然，其经日不欲也，因与淡而无味之水谷不相得故也。诚以风为三气之一，一气可以例三气，风痹又中风之一，一病可以生百病，《千金》推广其义，似属题外之文，亦既附诸仲景原书之末，存之宜矣，方旨详注于后。

三黄汤方

麻黄五分　**独活**四分　**细辛**二分　**黄芪**二分　**黄芩**三分

上五味，以水六升，煮取二升，分温三服，一服小汗，二服大汗。心热加大黄二分，腹满加枳实一枚，气逆加人参三分，悸加牡蛎三分，渴加瓜蒌根三分，先有寒加附子一枚。

本方煮麻又从俗，《千金》疏矣，既取一服小汗出，二服乃大汗出，脱令大汗先于小汗，咎在麻耶，抑咎在《千金》耶？宜以水八升，先煮麻黄，减二升，去上沫，纳诸药煮取二升，分温三服，方善为麻计也。麻黄性最慓，不先煮之则发如弩箭矣。得毋欲麻以独力先开乎太阴，而骤达于皮毛，令诸药从容以尾其后耶！末条越婢加术汤，麻黄何尝应落后，且遵法煮麻黄，同是千金方，而煮法竟悬殊，又咎不在《千金》，而在孙奇辈矣。长沙方凡对于麻黄一味，止有操法无纵法。操之令其退一步，领诸药以同行，且与独活相回旋，麻黄一面开放其天气，独活遂还而守护五脏之门，以其药力现于苗，一茎直上，有风不动，无风自摇，不受风寒所击，故以独活得名。妙有主百节拘挛，风湿痹痛之细辛，直接麻黄，从细处入，有主大风之黄芪，补虚排实，提挈麻辛，从阔处行。其曰一服小汗出者，皮肤筋骨间依稀之邪，已从小汗解，惟在里之遗热，必为黄芩所网尽，而后二服大汗得大解也。心热胡独加大黄耶？仿泻心汤法，不兼连者，以心乱故，麻辛提高大黄用，则不落心下矣。腹满加枳实一枚又何取？

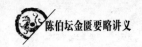

环攻其腹，不破中坚，走边不走中者，恐气伤痛，故以枳不以朴也。气逆加人参，可证明其属胃中客气逆，人参除邪气，补正气，当然主胜而客负。悸加牡蛎何以不加苓耶？悸乃心恶热所致，非饮水多所致。牡蛎巩固心窝若带河，令余热不得逞也。渴加瓜蒌根则仲师之成法。热伤气故渴。补虚安中便不渴。瓜蒌尤有续绝伤之奇，手足百节无不效。最出人意外，曰先有寒加附子，可悟烦热之中亦有寒在。补点未病以前曰先有寒。求合治未病之手眼，《千金》乃中工之表表者。能从卒病上观察，便随手拈来加附子。修园又将辟之于中风门外矣。

《近效方》术附汤：治风虚头重眩，苦极，不知食味，暖肌补中，益精气。

竖《近效》术附汤，殆速效谓之近耶？非也。治已病无速效之足言。治未病则有近效之足言。已病难措手，远不及未病时之闲暇也。曰治风虚，不曰治虚风，太虚寥廓之风为虚风，即虚邪之称。与其身形，两虚相得，乃客其形，纵非两实。而身受既有主名，则不得以虚风名之，名为中风焉已。得毋风邪从虚处入。形虚风亦虚耶？又非也。贼邪不泻，或左或右，何得为虚！俄而在络，俄而入腑入脏，否则诸肢节一路历抵脚至足未干休，状如识途之马，虚有其风如是乎。书头重眩，身不重而头重。上言即重不胜邪在经，四肢烦重。大风不在头，重而且眩。不曰头风重眩，不能指实是摩散之头风也。彼证非头风虚，本证是风虚头。头之空隙最多，风则虚在其空隙。是头脑仍被动，况首风之状止有头痛，无重眩乎。曰苦极不知食味，头者精明之府也，稍有障碍则加苦。胸中有支饮必苦冒。心下有支饮苦冒眩，病在下且应在头，非必头风甚始言苦也。若苦极但与食味有关系，则属阴阳之问题。阳为气者阴为味，阴阳同甘苦者也。阳气不能轻举其头，苦在气。阴味遑有甘旨乎！诸阳方自顾其头之不暇，宜其食味无意向也。曰暖肌补中，益精气，何其置苦极于不顾乎！此其所以谓之风虚也。风证未坐实，则苦极必有罢时，从无长此重眩之理。其为不实不尽之虚状类如斯。证虚治亦虚，不治之治妙于治。其近效可呈验于上工之前也。末二语不过纪诸药之长，对于风虚，若毫无实力于其间也。此等见惯之病人，十室可逢其一二，勿以治未病为茫无头绪也。倘因循坐误，安和非医者之误乎，中工免乎哉！方旨详注于后。

《近效方》 术附汤

白术二两　**附子**一枚半（炮去皮）　**甘草**一两（炙）

上三味，剉，每五钱匕，姜五片，枣一枚。水盏半。煎七成，去滓，温服。

本方止有三味无姜枣，有之当然收入药味之中。例如生姜若干，大枣几枚。明示右五味三字，若另列生姜五片，大枣一枚于三味之外，此下工俗套，歧视姜枣为附属品耳，与长沙方例不符。上文麻黄杏仁薏苡甘草汤，防己黄芪汤，右剉麻豆大句下，亦是后人窜易，与本方上三味剉字之下，一律皆后起各词，宜削之以归划一。假令本方有姜枣，是即去桂加术汤一方翻作两方用。彼方已以桂枝去芍加附为张本。复一方变为二曰桂枝附子汤。两法合为一曰去桂枝加术汤。其重提桂枝者，不忘桂枝汤首主太阳中风也。且三服都尽，犹曰未得阴。其不急求近功在言外。本方减用其半，而反以近效得名，是桂枝汤可以任人奚落矣。得毋近效二字，特避抹煞桂枝之嫌耶？非也。三味脱离桂枝以立方，纯为暖肌补中益精气而设，风虚毋庸以桂枝承其乏也。去桂加桂，乃风湿相搏条下之适宜。本方则便宜于中工之治未病，以彼苦极难极堪之状态，不知者方虑其后患之长。近效汤不啻引人以梦想，中工有无觉悟乎，夫不知标本，是谓妄行。术附草取之于本也，而治标亦在焉。《本草》称白术主风寒湿痹，附主风寒邪气，甘主寒热邪气，则出三味之绪余，作虚无之妙药足矣，又复剉之令与穃穑相若。夫非毒药以五谷行之乎，在服汤者亦不自知其谷生于精也。末句益精气三字，当如肌（饥）者之甘食。朝食而暮效，效在药与谷并进故也。嘉言误会三方为长沙所取录，是附方与众方犹本分晓也，对于方旨更茫然矣。

崔氏八味丸方：治脚气上入，少腹不仁。

本条何以不入众方之列乎？崔氏乃长沙之最知己也。以下行崔氏方者凡四见，独本条竟落遗珠乎。幸在假手孙奇辈，得备附方之一，而崔氏以传。下文虚劳门但云八味肾气丸耳，无崔氏二字也。崔氏命方又无肾气二字。肾气云者，仲师为八味丸作注脚，崔氏遂不能专美于前。不同侯氏黑散四字，不能移易也。脱令易称为崔氏八味肾气丸，又蛇足矣。且此外亦有济生肾气丸，乃汪氏从别家之金匮抄出。其亦名金匮肾气丸者，非无因也，特多车前牛七二味，则十味矣。可悟本原之学，不能假借。若强凑成方，毋宁令八味肾气丸，与其余众方同一例，如风引等方无主名，则存八味二字，可共见其有自来矣。孰意肾气二字，亦无人了解，殆非长沙所及料，注家徒以纳气归肾四字为注脚。试问五方中，是各取其纳气归肾否？本证曰脚气上入，不曰肾气上入。肾气明在脚气之上，何得为上入！曰少腹不仁，少腹在小腹之两旁，其后为太冲，乃两肾所居之地。病形不过写脚气入少腹，非为脚气入肾脏也。少腹一变为不仁，即为风寒湿痹之变迁耳。所虑者脚气与膀胱相逼处，则连于肾。假令肾间动气从此休，生机一息，必为脚气所利用。指顾间有肾水陵（凌）心之惨，此崔氏见祸于未然处，着眼在上入二字，与冲心尚隔一层。注家反以纳气归肾之说为代价，纳脚气归肾耶，抑纳寂然不动之气归肾耶？不明方旨，究属妄行，崔氏有知，恨不来告中工矣。方旨详注于后。

崔氏八味丸方

干地黄八两　**山茱萸**　**薯蓣**各四两　**泽泻**　**茯苓**　**牡丹皮**各三

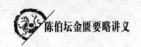

两 **附子**一两（炮） **桂枝**一两

上八味，末之，炼蜜和丸，梧子大。酒下十五丸，日再服。

本方宜加入桂枝芍药知母汤之后，乌头汤之前。以脚气上入，比脚肿如脱甚一层，与脚气冲心仍分两路也。长沙挂漏之者，恐中工恃有八味丸在，行之太早，必轻视桂枝丸味若等闲。行之太迟，又错过乌头五味之必要。在急需桂枝乌头之顷，谓崔氏方尚介于可行不可行，伊亦当然首肯矣。诚以治脚气未足尽本方之长，惟对于虚劳痰饮消渴妇人杂病条下尤中与。仲师为中工严去取，八味正留为大用，而假手在宋板之拾遗，究于崔氏无加损也。崔氏认为肾间动气，有水便有火，水火互动而生阳，水火互静而生阴。桂枝附子坎之阳，桂则取其动，而附子却略静于桂枝。地黄山药坎之阴，地则取其静，而山药却略动于地黄。合阴阳动静为四象，四象正以配四时。八味药具有苞符之秘，木者火之母，萸肉丹皮通于春，有春斯有夏，故动而不休者其火。金者水之母，茯苓泽泻通于秋，有秋斯有冬，故动而不休者其水。《经》谓手少阴脉独下行，足少阴脉上贯肝隔入肺中者，合水火二气为肾气故也。脉资始于肾间动气者，十二经中皆有四时五行之动脉，肾气为之始也。其资生于胃之谷气不待言，凡病不能与肾脏息息相通者，当责诸足少阴气绝。可悟本方纯为未病而设，毋俟卒然骨先死，或冬大晨，或夏晏晡，而后乞援于崔氏也。

《千金方》越婢如术汤：治肉极，热则身体津脱，腠理开，汗大泄，厉风气，下焦脚弱。

本条修园更有藉口矣，彼误会内极热三字，作内热极，注明曰其人素有内热，而风中之。风为阳邪，内热外风，风火交煽故脉数云云，殆谓热阳风亦阳，不离乎热极生风等俗语。仲师极寒伤经极热伤络二语，岂未尝寓目乎！《千金》非浅之乎言热极也。曰治内极热，指外气为内气所不容，纷至沓来之风寒湿痹，三气不能进入其腠理，惟于络脉空虚之处，贼邪不泻而已，匪特正气不引邪也。抑且不却邪而纵邪，纵之令其极，而邪祟不得逞，亦无遁形。不啻置余邪于末路，虽极一时之热而无所害，不言伤络可知，上言邪在于络者非欤。曰身体津脱，不曰身体不仁，已非热邪势力之所及。但津脱亦消极之见端，津有罄时，热亦有罢时，不言仍发热又可知。曰腠理开，清阳发开其腠理，不难辟易余邪于皮肤之外矣。无如汗大泄，津脱尚大汗乎哉？汗大由于水谷之海大。曰汗泄不曰汗出，可想见其谷气之实而不行，脾虚又不能为胃行其津液。曰厉风气，风不自厉，反因汗泄为厉阶，作厉无咎论可矣，毕究风气犹存在，不能等闲视之也。曰下焦脚弱，上言弱即主筋，弱即为肝，又曰弱则血不足，皆指历节之尺寸脉而言。脉弱当然不利于脚，脚弱显非筋骨劲强，关节清利之比，三气中独湿流关节者有之，安知热邪不去，非因湿痹所持乎！举下焦以例上二焦，大都湿土不前则胃气弱耳。湿家有麻黄加术汤在，《千金》可谓善师仲圣乎！方旨详注于后。

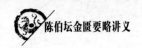

越婢加术汤方

麻黄六两　**石膏**半斤　**生姜**三两　**甘草**二两　**白术**四两　**大枣**十五枚

上六味，以水六升，先煮麻黄去味，内诸药，煮取三升，分温三服。恶风加附子一枚，炮。

风病当以越婢汤为禁剂，以其超出皮毛，主收不主放。伤寒不可发汗者宜之，与大青龙反比例。彼方以麻黄汤为张本。本方无桂枝杏仁，是麻黄汤去其二，加术又与麻黄加术汤同一例。彼方曰发其汗为宜。本证无可发汗三字，无不可发汗四字。得毋发汗不发汗姑勿计耶？此又中工之难也。明曰身体津脱，腠理开而汗大泄矣。重泄其汗固违法，反闭其汗仍非法也。风论谓风气存于皮肤之间，内不得通，外不得泄。邪祟亦有郁极之时，则除却来路无去路矣，焉有听其另寻歧路以去乎！《千金》未必出此骑墙之见也。彼已会悟贼邪不泻四字矣，存而不泻者，存之极必变为泻而不存，入土则变矣。不观诸寒暑六入以生化乎，内气极之而化火者，药气可以极之而化土，《经》谓至其变化，乃为他病，岂长此极热无底止哉！本方取罢极之义，从外卷入里，先越轨而后有归踪，故以越婢得名。白术则《本草》称其主风寒湿痹，又曰止汗除热，似一味白术，可以兼长。然犹以越婢汤先收残局者，取其执余邪而归于中央土也。有白术在则热从湿化，自尔化余邪为乌有。方末云恶风加炮附一枚，尤为精密。聚散无常者风也，恶其漏网，故加附为后盾也。此方在水气门出自长沙之手，《千金》仿用之而适当，难属本题剩义。然多备一方以穷风邪之变，亦足以饷馈后人。嘉言辈不患无方针矣，节外生支胡为者！

汉张仲景卒病论卷二
读过金匮卷十九

血痹虚劳病脉证并治第六

问曰：血痹病从何得之？师曰：夫尊荣人骨弱肌肤盛，重困疲劳汗出，卧不时动摇，加被微风，遂得之。但以脉自微涩，在寸口、关上小紧，宜针引阳气，令脉和紧去则愈。

启中工之问，不特问已得血痹病，何证随其后，问未得血痹病，何证为之前也。曰从何得之，不曰以何治之。病者得之而不知，医者失之亦不知，此非《伤寒论》内之问词也。伤寒得病而后得证，金匮得证而后得病。卒病尤宜知所先后也。师从尊荣人看出，觉其证已备者，其病犹在酝酿中。一藉微风为感通，曰遂得之，遂字何其卒耶！甫得未病，遂得已病，比诸病痼疾而加以卒病者，又逼紧一层矣。下文虚劳病，一则曰脉得诸芤动微紧，再则曰皆为劳得之，且曰此为劳使之然。于是乎有卒喘悸之见端，非与遂得之三字同一声口乎！写五痹入五劳，故亡血血痹相并论。独是《素问·痹论》有脉痹无血痹，曰在于脉则血凝而不流，脉痹非血痹乎哉！言血不言脉者，心痹脉痹从其合，故曰心痹者脉不通。脉者血之府，血痹即脉痹之代词，仍有分寸者，四时有五痹。冬之骨痹，春之筋痹，夏之脉痹，长夏之肌痹，秋之皮痹，尚有四时五行之脉在，却无四时五行之血以应之，是脉为血所移。血涩故脉涩。《经》谓脉涩曰痹者，举脉以例血也。得毋其血有杂质耶？非也。书骨弱肌肤盛，血不充犹其后，患在骨肉不相亲，是虚有其盛，便与虚劳异而同。彼则酸削不能行，患在骨肉不相长。痹则分血脉为两路，劳则延血脉于一线。且五痹亦有劳，曰重因疲劳者是。五劳亦有痹，曰痹挟背行者是。五痹汗出，便无血液之续。五劳失精，愈速血液之亡。卧不时之动摇，痹病故曰躁则消亡。不得眠之虚烦，劳病无非烦而累热。五痹之风见，寒湿二气更微乎其微。五劳之风凡百见。虚寒诸证更显而又显。虚劳不止有微脉，血痹最重是微脉。曰但以脉自微涩。脉自脉而血自血，一若脉有脉之微，血有血之涩；又若痹自痹而微涩自微涩。就令涩脉不如故，而痹状则如故，实指之曰在寸口关上小紧。小紧又涩脉之变相，非微脉之变相，可悟寸关尤微涩。所难掩者但以两尺脉自微自涩，与小紧有异同耳。下条曰阴阳俱微，又曰寸口关上微，则微状略显。曰尺中小紧，又与微涩相互掩矣。紧训急，病卒脉亦卒故也。曰宜针引阳气以化除其涩脉。曰令脉和，血和在言外。曰紧去则愈，不曰小去则愈，小与微相类，小脉所以留微脉。伤寒阳明脉涩者死，微者且可以主大承气。少阴病脉暴微，脉紧反去为欲解。假令小脉偕微脉而去，是微阳无存在，恐紧去为阴脉告终之时。卒然复得涩脉而死者，所在多有。《经》谓滑则生，涩则死。《伤寒》谓弦者生，涩者死。涩脉恐无久持之望，中工宜善师针引法乎。

血痹阴阳俱微，寸口关上微，尺中小紧，外证身体不仁，如风痹状，黄芪桂枝五物汤主之。

书血痹，从分肉之间看出。书阴阳俱微，阴经阳经有动脉在，脉合阴阳也，便有流血在，脉者血之府也，特为盛形所掩。欲诊知其血凝而不流，惟有从微脉上讨消息。寸关尺俱微不待言，乃曰寸口关上微，岂非与两尺示区别！何得谓俱微耶？曰尺中小紧，不曰尺小紧。上条寸口关上小紧无中字，尺中云者，中之上，中之旁，皆非小紧脉，两尺仍是微，不过不能掩尽其中之小紧云尔。是又与上条示区别。上条尺脉之中边，止有微象无小紧。涩去而后紧，故但指寸口关上而言。紧去小不去，小在则微在。阳气微于下，故行针引法，令阳气由微而之显。新阳和四布，脉安得不和乎！本证则上微而下紧，尺中即外邪内舍之乡，针法又宜于彼不宜于此也。假令治术穷而乞灵于针，下焦之阳还有位置哉！阴阳俱微无针法，勿以身体不仁为标准。曰外证身体不仁，太阳外证成立已久，内脏尚有心为阳中之太阳在，二者不得相失也。不观太阳伤寒者，加温针必惊乎！曰如风痹状，明显风痹而曰如，非毕露其状可知。夫以不了了之风痹，而可针乎哉！上文中风则大附子和盐摩者一，历节则矾石和浆水浸者一，未尝针也。就如湿家条下，仲师剪裁三痹以立证，且曰慎不可以火攻之，惩温针耳。况《痹论》无针痹之例乎！有之自上条始，易其词曰加被微风，侯氏黑散明明治大风，风气何微之有！此正仲师体会入微处。一眼看破其内舍之深，外证尤有进也。内舍二字固从省，寒字湿字亦从省，明示其非针对风寒湿，乃引阳气以卫外。玩外证身体不仁二语，中工忍令太阳被锋镝乎！黄芪桂枝五物汤主之，外而诸阳之属之太阳，内而阳中之阳之太阳，双方绾照矣。方旨详注于后。

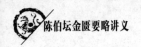

黄芪桂枝五物汤方

黄芪三两　**芍药**三两　**桂枝**三两　**生姜**六两　**大枣**十二枚

上五味，以水六升，煮取二升，温服七合，日三服。

本方似专为中风门或但臂不遂二语而设，胡不提前见上耶？彼条曰脉微而数，则数变在目前，未遑为本方立功。本证微脉无数字，且兼见涩脉，非数变在目前，大可为本方立功也。同是着眼在脉微，特以微风二字，曲绘其种种诸微状。曰如风痹状，亦曲绘但臂不遂之词。下文肺痈师曰微则为风，即跟加被微风而言。至此始授中工以防微之诀。微者显之对，亦甚之渐也。微风即大风之报信，不离乎风为百病之长也。独惜阴阳俱微之人，未受本方之赐，是首尾未完。终其身于血痹而不自知，风气遂散为百疾，将与五劳相终始，夫岂徒恃有主大风之黄芪在哉！仲师合写五痹五劳入桂枝汤证中，一则进退甘姜，桂枝便听命于芪，为外证立方。五痹故权用黄芪，当以桂枝证为先例也，一则变通桂枝。龙牡先听命于桂，为内证立方。五劳故权用龙牡，亦以桂枝汤为先例也。要其巩固内外之太阳，方旨之玄微在于是。诸阳之属以太阳为独巨。阳中之太阳，以心阳为独尊。《经》谓五脏者身之强也。脏强身强强在阳。举五物以例五行之外合，非仅为血痹效灵也，实大有造于虚劳之未病。盖以五物引斯人而纳诸卫外为固之中，不予微风以可乘之隙。既依桂枝为生命，何至有痹挟背行乎。五物药即桂枝龙骨牡蛎汤之代价也。长沙尾风痹之后，特而示其德意，无微不至者以此，预为桂枝求知己者亦以此也。

夫男子平人，脉大为劳，极虚亦为劳。

书男子，以下男子二字凡七见。书女子一，书妇人一。何男子之可悯耶？阳数七，阴数六。男为阳，阳数常有余。女为阴，阴数常不足。在平人之大较则然。反观之则有余之平人，可作不足论，不足之平人，可作有余论也。曰夫男子平人，先计男界一方面，下文又曰男子平人，不以平人目女子耶，毋亦便宜于男耶，抑便宜于女耶？男子多数以平人之体质入虚劳，不同妇女平人，三十六病无分子，则不致有虚劳。书脉大，大则为虚，不曰脉反大者，虚人得虚脉，大脉有自来，非伤寒三日阳明脉大之比，一若平人无恙在也。人不辞劳，而以脉耐劳，故曰脉大为劳。脉含阴阳，愈劳而脉愈大，是阳不成阳，阴不成阴之脉，乃劳火入脉中。脉气经气，留此虚劳之灰烬。仲师故指导中工，开始辨认平人之劳脉。曰脉极虚亦为劳，下文胸痹曰极虚，风水曰极虚，非为劳得之也。妇人产后下利虚极，更非极虚矣。就如《伤寒·厥阴篇》未有极虚二字，言证非言脉也，皆非所论于劳脉。夫既曰脉大为劳矣，极虚非极大乎哉！不知极劳故脉大，极虚更无大脉之足言。盖必脉之皮肤未尽虚，与虚相搏，而后搏成其大，止可谓之虚极脉。若脉极虚，极则罢，依稀之虚，便失却本来之脉。又指导中工诊虚即诊脉。缘平人乃无病之称，脉病人不病，是以知病之在脉，宜缩小其人以入脉。但诊脉中之人，便见其人之证。谓为脉如平人固不得，脉不如平人亦不得。谓脉劳而不以劳者，此其所以谓之虚也。

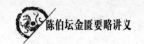

男子面色薄者，主渴及亡血，卒喘悸，脉浮者，里虚也。

书男子面色薄，胡不提及女子耶？男色阳，阳色薄于面，毕露阳中之太阳，是以面部为心部，不得为心部于表也。女色阴，阴色薄于面，毕露阴中之少阴，虽以面部为肾部，未必无肾治于里也。《经》谓心之合脉也，其荣色也，其主肾也。脉资始于肾，脉不充则男子有关系，色薄其明征也。肾之合骨也，其荣发也，其主脾也，骨受气于脾，骨不充则女子有关系，发落其明征也。举男以例女，犹乎举面色以例其余，轻重有间焉耳。夫主肾则阳根秘于下，必循喉咙挟舌本之肾脉无恙在，男子无从渴。主脾则阴气升于上，必连舌本散舌下之脾脉无恙在，女子无从渴。奈何主渴不主肾，徒仰给于穿井之泉，无殊渴在肾。主渴不主脾，但取偿于盈浍之潦，无殊渴在脾，何以不主饥耶？正惟忘饥不忘渴，故清谷不清水，彼并自忘其何病使然也。长此以渴为病主而已，亦非少少与饮之，便令胃气和也。无血以受水，则渴如故，而血不如故。曰及亡血，始共见其水入于经，而血不成，孰意其未及亡血之前，饮水已不用水乎。证据在卒喘悸，《伤寒·太阳篇》曰饮水多必喘，又曰饮水多必心下悸，喘悸亦何常之有！特借渴饮以酿成其卒病，下文疾行曰喘喝，里急曰悸衄，卒字当看甚一层。喘悸即亡血之报信，非止饮多之报信也。书脉浮者，浮则为风，乃风消脉中之血，无经血以搏脉，《经》谓搏而勿浮者，亦变见为浮。是三阳已相失，非命曰一阳之比，其阳已虚不待言。曰里虚也，举里以例表，从里虚出表，阴中无阳里亦虚。脉象非不浮为在外也，亦与脉浮病在表相仿佛也。特久之未得其真相，及至卒病已成，惜中工仍熟视无睹耳。

男子脉虚沉弦，无寒热，短气里急，小便不利，面色白，时目瞑，兼衄，少腹满，此为劳使之然。

上条脉浮则里虚，本条脉虚则里急。虚脉与微脉之比较，血痹应脉微，亡血应脉虚。伤寒脉虚复厥曰血亡，霍乱脉微复利亦亡血，可悟血痹即未然之亡血，亡血即已然之血痹，血痹有疲劳字样，亡血有痹侠字样。五劳五痹可互文见义也。大抵痹脉俱微未极微，但自微涩，涩故不浮亦不沉，微而小紧尽之矣。亡血则极虚之脉不能尽，卒浮卒沉者有之，微紧亦有之。本条曰男子脉虚沉弦，男诊尤变幻。曰弦不曰紧者，弦以状其急，里急与少腹弦急异而同。假令脉不虚，则浮弦。浮弦皆风脉，有微风当然有寒热。曰无寒热，寒热自有而之无者，因虚沉寒热以入里，故身外寒热无问题。下文曰手足逆寒，又曰手足烦热，乃短阴短阳之寒热。劳火与阴阳相交迫，故寒自寒，热自热，非所论于往来寒热休作有时之伤寒证也。书短气，诊长则气治，短则气病。脉气短则五脏气无不短。书里急，伤寒饮水多，小便少者苦里急，是亦主渴使之然。若短气而里急，邪气反缓，正气即急又意中事，下文有小建中汤黄芪建中汤在。书小便不利，伤寒小便不利为无血，宜乎主渴即亡血之端倪。书面色白，上文明曰色白者亡血也，胡省亡血二字耶？下文衄血下血吐血亦有亡血字样，血亡见血者也，虚劳多数亡血不见血。以条内止有喘字，无烦咳二字，便无必吐血之虞。曰时目瞑，伤寒目瞑剧者必衄。曰兼衄，下文曰脉沉弦者衄，亡血兼衄血者其常，特非如泻心汤证吐血衄血兼见也，吐血证无目瞑可知矣。书少腹满，伤寒少腹满，曰应小便不利，利与不利反，即有血与无血反。夫无血胡以满？肝居少腹，为阳中之少阳，通于春气，弦为春脉，而沉于少腹。木郁不达宜乎满，必有发动雷火之时。曰此为劳使之然，男虽任劳，而虚不任劳，非徒以血任劳，以脉气经气任劳故也。

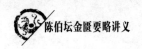

劳之为病，其脉浮大，手足烦，春夏剧，秋冬瘥，阴寒精自出，酸削不能行。

书劳之为病，不曰病之为劳者，始则病在劳，实劳固习惯，继则劳为病，虚劳又习惯也。书其脉浮大，浮则为风，大则为虚，是虚风在脉上。何以又多一其字耶？其血未亡，可举脉以例血，其血已亡，其脉直是阴阳之假相。缘虚风吹荡其脉于分肉之间，则龙雷之火，代其脉以行。诚以在体之脉，与在脏之心，火为之。其在于肾，君相二火，乃坎中之阳。《易》曰劳乎坎者，纪先民生命之根也。奈何其脉浮大，为雷风二字写照耳，雷气通于心，宜乎其烦，曰手足烦。就令心烦亦是假相，是又以一烦状为无寒热三字写照也。夫虚劳便是无形之寒热，无以名其劳，故以龙雷之火名劳火，实则其人已无春夏气。书春夏剧，剧时庸有热也。下文吐血则其脉数而有热，不得卧者死。仍以无寒热三字为前提，可悟凡亡血家必寄生于无寒热。彼以误药带咳入虚劳者，无殊带死证入虚劳。其脉数而有热句，反作虚劳待毙之注脚。曰秋冬瘥，手足未有春夏之烦，便是差。无如其脉道之灰烬存在也。迟迟而不以身灼热殉者，殆无根脱火，未悉化为虚劳之枝叶耳。曰阴寒精自出，补阴寒二字，托阳热之假相，由亡血说入失精。彼单独失精，而非亡血者，所在多有。精与血异名而同类，必其血已罄，亡无可亡，连精气亦难于保守，才是真虚劳。曰酸削不能行，非徒征明其血脉之不充也。劳火消烁肌肉，则筋骨被其影响。肉为墙，无墙则倒塌，将跬踱不能行，大都虚劳以脱肉破䐃为衰落。假令失治，不卒死者暂焉已。

男子脉浮弱而涩，为无子，精气清冷。

虚劳病一男可以例百男，一疾可以例百疾。女病亦作如是观。其间有异同者，视乎其得病之变迁为何若，而风为百病之始则一也。书男子脉浮弱而涩，在伤寒则太阳中风。阳浮而阴弱，若浮弱二脉合为一，是假阴假阳之脉，乃未尽亡之血，为风气所转移，代行阴阳之浮弱。其延血痹之脉于一线者，涩脉仅存于浮弱之中。曰为无子，太息其男岁未及八八，女岁未及七七，而天地之精气皆竭也。前此之有子不具论。后此之无子，殆关于人为，非天赋为之。《内经》未尝指定无子之脉，浮弱而涩可知也。曰精气清冷，岂徒绝产已哉！凡阳光不到之处，即蛰虫生长之乡，精气适以供虫食，冷劳者得之，属鬼疰。何物谓之鬼？鬼与魊同义，魊读如蜮，蜮训惑，同是蚀于上之病名，类似因风伺人之鬼，皆自无而之有者是。诚以虚劳家其息尚存，其人已鬼。鬼亦清冷也，虫亦清冷也。取譬于鬼疰者，劳虫之称也。古注谓劳瘵即瘵虫，孳生于风，没后有遗传，致一门相染者诚有之，但不能尽疑流毒之可畏。《经》谓劳风法在肺下，咳逆则与肺风相汲引。诊在眉上，色皏然白者当有虫。此正带咳入虚劳之原因，非举凡劳病一律看也。劳瘵剥蚀气与精，精尽则内血变为干。狐惑剥蚀气与血，血尽则阴阳变为毒，二证皆叵测，可以如有神灵一语括言之。毕竟有虫无虫是假相，速虚劳之死者亦脉，迟虚劳之死者亦脉，脉合阴阳，视虚劳犹有闲也。

夫失精家，少腹弦急，阴头寒，目眩，发落，脉极虚芤迟，为清谷，亡血，失精。脉得诸芤动微紧，男子失精，女子梦交，桂枝加龙骨牡蛎汤主之。

书夫失精家，家字有余望，夫字喜其去死期尚远也，中工可以兴矣。书少腹弦急，肝居少腹，弦为肝脉，肝主筋，筋主急，肝不通于春，则阳中之少阳内动而急，久之必郁为雷火。书阴头寒，前阴为宗筋所聚，精阳气不留守阴头，则寒而不温。书目弦，肝开窍于目，肝之精为黑眼，黑水神光属肾，水不生木，目无神光则弦而不明。书发落，发者肾之荣，骨亦肾之合，其生也发与血相长，其没也发与骨俱存。《经》谓肾气衰发坠齿槁，又曰八八则齿发去，举齿以例骨，发落骨亦惫矣。书脉极虚芤迟，脉象如是其多变，不成脉案矣。凡不合阴阳之脉，便是不实不尽之虚脉，仍名之曰脉者，不过其流散之谷气血气精气，为劳风所驱遣，从脉道中借径而行，无如其变见为芤，又变见为迟。《脉法》谓芤者营气伤，又曰迟为无阳，不能作汗。芤迟已非佳脉，况极虚之芤，极虚之迟乎！曰为清谷，非必下利清谷也。曰亡血，非必吐血亡血也。曰失精，非必梦遗失精也，乃无形之亏损。脉虚精亦虚也，写虚证入脉神之内，未说虚劳脉，先说脉虚劳，故无得诸二字。曰脉得诸芤动微紧，则脉为被动，而证为主动。缘龙雷之火，脱离坎肾，则游行无定，卒然梦入温柔乡里，幻作男女媾精之形，形容龙雷动起于太虚寥廓之中。曰脉芤动，且有龙战不战之象，细而残云若离合。曰微紧，上动下紧，亦可以火水未济四字括言之，假令阴平阳秘，则火为阳，龙雷即君相二火之称，是谓真阳。若因劳动之故，阳易为火，则龙雷不足贵矣，精血遑暇爱惜乎？夫脉生于谷，而谷生于精，得谷则淫精于脉，与专精之营血相并行，是以精补精，三者互为取偿，有连带之得失，从无失一得二之理。失谷者亡，饮食不为肌肤之人皆可虑。《经》谓荣血之道，纳谷为实者此也，独是肝有肝疏泄，必散精于肝，淫精于筋，而后肝精之用宏。肾有肾蛰藏，必受五脏六腑之精藏诸肾，而后肾精之用足，在精力弥满者，可以保障房劳于不敝。龙雷即生子之根苗，《易》谓震一索而得男，非以脱火得男也。肝木于卦为震，震为雷，雷霆走精脱，用以布阳和。人有春夏气而后有男女，若藉此以供情欲，则精气并于魂，精魂以散火为快事，不罢极其肝阳不止。火炽即龙雷出而复去之时，故失精家得自房室竭乏者十之七，宜其极虚脉层见而迭出也。长沙又为不卒死之已病者立方矣，桂枝龙骨牡蛎汤主之句，详注方后。

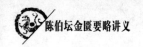

桂枝加龙骨牡蛎汤方

桂枝　**芍药**　**生姜**各三两　**甘草**二两　**龙骨**　**牡蛎**各三两　**大枣**十二枚

上七味，以水七升，煮取三升，分温三服。

本方不命曰桂枝加龙牡，非仿佛桂枝证具，加龙牡而后桂枝可竟行也。不曰龙牡加桂枝，非仿佛龙牡证具，加桂枝而后龙牡可竟行也。不曰龙牡桂枝汤者，非君龙牡，以行使桂枝也，重提桂枝，龙牡亦不亚于桂，故曰桂枝龙骨牡蛎汤，等分三两无轩轾可见也。伤寒得桂枝，则太阳开于外。本证得桂枝，则心阳部于表。其他诸阳之属，亦一律更新也。盖阴阳乃水火之枝叶，水火是阴阳之根本。虚劳家反以龙雷之火为枝叶，阴阳遂自有而之无，其自无而有之脉，乃在脏之人火为之，非在地之天火为之。未至于其脉数而有热者，火未暴耳。如欲乞灵于天之热，地之火，复回其在体之脉，与在脏之心，除却元牝之门无天地。龙牡二物，能潜移天地之根，以御龙雷。龙骨乃首出之神，牡蛎象河图之画，长沙用以配桂枝，总六气之化元者桂枝也。得桂枝则六经之回绕若周环，萃五行之精髓者龙牡也。得龙牡则五脏之安固如磐石。桂枝有坤德，阳中之阳，胎息于桂枝。龙牡属天产，阳中之阴，返本于龙牡，其敛抑虚火虚风犹余事，乃万举万当之神剂，宜守服之与虚劳相终始。以下诸方随证间服可矣。苟斤斤于防避瘵虫，未免逐末。他如升散苦寒滋腻之品，无非与劳火宣战，火胜则死迟，火负则死速，安得有水火互动而生阳，水火互静而生阴之望乎？舍本方无物有引火归源之潜力。火归矣，又以何物载阴阳以复出乎？彼得汤反剧者，是心恶热，其心易为无水火，亦肾恶燥，其肾易为无火之水也。必虚烦不得眠，下文有酸枣仁汤在，当与本方相辅而行。总之虚劳无止境，则本方无已时，中工可知所从事矣。

天雄散方

天雄三两（炮）　**白术**八两　**桂枝**六两　**龙骨**三两

上四味，杵为散，酒服半钱匕，日三服，不知，稍增之。

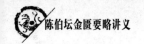

本方亦众方之一，与上头风摩散书法异而同。彼条另提头风摩散四字，则收入中风范围。本方看似无头脑，不能认作前方之第二，便非虚劳家所必需矣。玩上文阴寒精自出一语，非清谷亡血而患失精者亦不乏人，争酸削不能行，才是虚劳真病相。本方却非预治虚劳之未病，亦不能认作黄芪桂枝五物之第二方也，长沙不欲没众方之长，以其为生而水冷金寒者设，阳气不统摄，故阴精自流溢，乃赋质之偏，非男子平人之比也。补精犹其后，以散精于先着。脾气固散精，当让功于天雄，散阳精即用以收阴精，特以天雄称者，补先天之憾也。复重用白术以助脾，同是散精于肝，淫精于筋也。温散肝阳当别论，肝为阳中之少阳，属相火之一。筋先受气于少阳，非与太阳无与也。太阳即巨阳之称，结于命门。《经》故曰巨阳引精也。桂枝又宣阳之主药，天雄合桂枝，不患阳气当至而不至也。夜半少阳起，则阴寒亦自散矣。其不司令之君火，赖有龙骨以变化其神明，但从容坐镇于坎肾之中而已。四味药移治阴寒梦泄为适用，况酒为百药长，酒服半钱匕，温升之力自倍乎。仲师非取录之以主虚劳，作拾遗之备方看可矣。

男子平人，脉虚弱细微者，喜盗汗也。

书男子平人，非酸削不能行可知，或酿成虚劳亦未可知。上文曰血痹，本条曰盗汗。血者神气也，汗者谷气也，异名而同类，皆与未来之劳病有关系也。书脉虚弱细微，微弱脉在伤寒太阳病，已曰无阳矣。况虚弱合为一，细微合为一，虚弱细微又合为一乎！平人之脉如是哉。盖必半汗半血合而成脉，汗脉遂互为其盈虚，卫气非不循脉道而行也。特汗脉不循卫气之道而出，如于暮夜欺平人。其昼日之汗无恙在者，盖必气门闭而后卫气入，正毛脉收拒之时，其汗一若窥伺卫外之藩篱，私行漏泄。曰喜盗汗也，伤寒微盗汗出。曰反恶寒，为表未解。既无恶寒字样，显非表证仍在矣，又何物为汗液之引子耶？此惊梦之汗，与失精同消息，异在失精则伤脏，盗汗则动经而已。独是阴不得有汗，胡黑甜乡里，反以盗汗为喜。在男子方引为已忧矣，又何物代为之喜耶？胃不和则卧不安，盗汗后其安睡也如故，则不喜亦喜矣。夫阳明者为十二经脉之长，汗脉皆盗生于阳明。所谓阳道实阴道虚者，大都食谷则长气于阳，故汗出于阳耳，非取偿于阴也。无如目合则龙雷之火，劫掠胃中之谷，令仓廪之官，不得不牺牲其食气，以谢龙雷。谷神忙乱，则合精之毛脉为之应，盗汗实由劫火所致也，矧若人本非阳密乃固乎！

人年五六十，其病脉大者，痹侠背行，若肠鸣，马刀侠瘿者，皆为劳得之。

书人年五六十，人如昨也，脉亦如故，其脉有自来矣。书脉大，大则为虚，尚非一线之虚脉，胡多一病字耶？得毋病大故脉大耶，又不应多一其字也。其生命得以苟延者，知病之在脉，《脉法》谓脉病人不病，名曰行尸。短命则死，不死亦关于修短一问题，特其人其脉为独异。曰痹侠背行，行痹即风痹也，非其人病痹哉。不曰痹行曰侠背行，是又脉痹之明征。足太阳脉挟脊抵腰，项背乃太阳经输之处，背而曰侠，非痹在背也。背者胸之府，假令背痹，亦胸痹为主动。下文谓心痛彻背，背痛彻心，胸连于背者或有之，况《素问》五痹无背痹字样乎。曰若肠鸣，《素问》亦无所谓肠痹，更无痹而且鸣也。殆病脉大故无可收拾者欤。伤寒三日，阳明脉大，大即虚而不实之称。彼证胃气搏邪，互相辟易，脉固大。本证龙雷之火，劫空胃气，脉亦大，故数十年来之胃脉，作损谷论。谷不积则肠不充，其号鸣也，仓廪之地如谷矣。脾胃者仓廪之官，谷气通于脾者也。其饮食不为肌肤可想矣，夫阳明者胃脉也，胃脘之阳安在耶！曰马刀，是腋下之癥结，缘手足阳明脉皆入缺盆，肺系横脉则出腋下，拦截久之，如以金刃断阳明，形容胃脉之旁落，无殊佩刀在马腹，光射其四蹄，故以马刀二字形容之。曰侠瘿，乃破腘之变相。合肉之标若瘿瘤，必夹颈而生者。手阳明脉从缺盆上颈贯颊，是动则病颈肿，足阳明经脉病亦颈肿。此等障碍物，无非龙雷之火，煅炼而成。亦由其不谙谷饪之邪，入口有禁所致，宜乎五六十年之结果竟如斯。独比较平人岁月，还算便宜，设或年少犯此，则虚劳成立久矣。曰皆为劳得之，一口道破个劳字，太息其此生未尝有卧病之时，变见无甚痛痒之身形犹自若，盖反言之曰，彼殆多受劳火之赐而不自知乎。

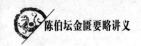

脉沉小迟，名脱气，其人疾行则喘喝，手足逆寒，腹满，甚则溏泄，食不消化也。

书脉沉小迟，沉为纯阴，迟为无阳。《脉法》有焉，《伤寒》谓之无阳则阴独。沉为在里，迟为在脏，《脉法》又有焉，《伤寒》谓之脉沉亦在里。脉迟为寒，总之虚劳写不尽之阴寒脉，特不曰沉迟小，曰沉小迟。《经》谓小者血气皆少，又曰小者阴阳形气俱不足。小阴阳安得有完备脉，脉合阴阳也，是亦写不尽之虚劳不足脉。觉小脉夹在沉迟之间，《脉法》无三脉兼具之脉名。曰名脱气，《内经》有精脱气脱津脱液脱血脱诸字样，证明其脉空虚使之然。胡不名气脱而名脱气耶？同是精气不能合为一，本证则脱气者其名，脱精气者其实，脱化又其实。气不归精，斯精脱气而不食气，因而精不归化。斯化脱精而不生精，举气字则精化二字同一例，中工当循名而核实也。书其人疾行则喘喝，脱精之气，如何劲行，况迟行者其脉，而疾行者其人，出入之气必相左，是其人自与肺家为难，其喘也，气不足以息矣。息复与气为难，有放无收变为喝，不得不止则不行。书手足逆寒，温则顺，寒则逆，手足之气入，不能载土谷而出以灌四旁，故寒而不温，比逆厥有间也。书腹满甚则溏泄，诸气尽走于腹部，不精之谷，反为手足所排除。溏泄是人人共见之清谷，上文则清谷在无形，皆与三阴下利有分别。曰食不消化，与伤寒谷不化又有别。点化字，精化为气，则气伤于味，尚得谓之化生精，精食气，形食味，三者不相失乎。夫五脏所以主存精者，脏精生谷精谓之两精，于是谷神生脉神，谓之两神，精神皆合化于两，劳形则神散，劳气则精耗，总觉虚劳诸不足。失精家便是虚劳之病主。《素问》一则曰生之来谓之精，再则曰常先身生是谓精，乃原始要终之词。中工能以《素问》之眼光诊其人，男女百年之寿命实系之。

脉弦而大，弦则为减，大则为芤，减则为寒，芤则为虚，虚寒相搏，此名为革。妇人则半产漏下，男子则亡血失精。

本条具见《脉法》条下矣。彼条曰：寒虚相搏。寒虚虚寒，仅调一字，从同可也。下文吐衄下血条文又一见，首加寸口二字，未删失精二字。长沙书法之严，不能从同读之，乃彼条与本条示区别。因吐衄血下血之故而亡血，未到失精田地，大可谢绝其虚劳。若带咳入虚劳者当别论。咳不止是亡血之末路，非虚劳之通病也，虚劳主渴不主咳。上具各证，已足制其人之死命而有余。大都清谷亡血失精为三大宗，仍得附于平人之列者，以其损失有遁情，非予人以共见也。及卒喘悸时，已削伐过半矣。书脉弦而大，奚止寸口始然乎。曰弦则为减，减者缺之称，如半月之弦，上盈而下缺。曰大则为芤，芤者空之义，如寸葱之芤，外直而中空。曰减则为寒，寒谓其缩，得寒则缩故曰减。曰芤则为虚，虚谓其牢，虚而若牢故曰芤。曰虚寒相搏，即弦大相搏之互词。搏训拍，以虚有其表之大脉，拍合按之不移之弦脉，并虚状亦着而不行，用以替代活泼泼之脉皮肤，其脉必不灵。曰此名为革，革者皮之板也，遑有生气远出乎。此亦脉无春夏气，在妇人谓之假生育，便无真收藏，则坠胎而半产，陷经而漏下。在男子谓之假收藏，亦无真生育，则不尽见血而血自亡，非尽遗精而精自失。盖有龙雷之火肆行于其间，不毛之地亦燎原，苟非为劳得之，何至有革脉变见乎。

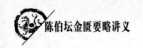

虚劳里急，悸，衄，腹中痛，梦失精，四肢酸疼，手足烦热，咽干口燥，小建中汤主之。

书虚劳，太息其谷气之不充，中州无乐岁也。书里急，敷和之纪，其脏肝，其养筋，其病里急是也。肝何以急？知肝传脾者非欤。传脾本非肝木为主动，由于其令风，其性随，其用曲直，一旦为劳风所牵引，虽欲不传脾而不得，非便宜于肝也。地道卑而受压，则脾不散精，何由谷精散于肝乎。肝木应春而治，为阳中之少阳，必起于地面，而木郁始达，长沙治肝补脾之要妙，意在乎斯。上言邪气反缓，正气即急者，急训亟，阴者存精而起亟，脾气固亟，肝气尤亟也。书悸衄，此心脾之关系。心者脾之母，脾坠母气，乌乎不悸，乃且悸且衄。手足阳明皆主衄，阳明乃守上之神，亦不敢放弃其仓廪，宁牺牲衄血而不顾，亦因心悸使之然。《经》谓二阳之病发心脾者，都由于此。书腹中痛，伤寒行小建中汤条下，曰法当腹中急痛。又一条曰心中悸而烦，在《太阳篇》是消息太阴与太阳，为行小柴胡之余地。本条则穷虚劳之变，往往从虚处受痛苦，从实处露端倪。缘脾胃大小肠三焦膀胱，皆主阴之类，通于土气，凡土气所不到之处，皆非休养虚劳之所。昼日之劳犹其后，无如其夜以继日，入梦亦梦虚劳。曰梦失精，失不精之精，肾又令其寒，上言阴寒精自出，匪特出精也，并脏阴亦一齐丧失。阳无阴不附，火为阳，失精便失火，龙雷之火又四起矣。就令无溏泄，而谷已荒，形容其土谷不灌于四旁。曰四肢酸疼，病所非在四肢也，乃长沙指示中工之词，以其置四体于不用。与言四肢，觉非有脾为之主。与言手足，亦无诸阳为之本。曰手足烦热，不啻烦热替代其手足，酸疼替代其四肢也。曰咽干口燥，地气通于咽，脾开窍于口，口部咽部本有脾涎在。太阴精脉上膈挟咽，连舌本散舌下，不干不燥者其常，反是不离乎主渴之用情。小建中汤主之，岂小用则小效已乎！方旨详注于后。

小建中汤方

桂枝三两（去皮）　**甘草**三两（炙）　**芍药**六两　**生姜**三两　**胶饴**一升　**大枣**十二枚

上六味，以水七升，煮取三升，去滓，内胶饴，更上微火消解，温服一升，日三服。

虚劳大病也，极虚愈形其极大。首条曰脉大为劳，以下曰其脉浮大，又曰其病脉大，脉弦而大，无非大则病进之脉。病大而汤小，小可敌大耶，胡不主大建中耶？彼方入水谷之海，争回气血之大原，以打消上冲皮起为方旨，令气血不为中寒之傀儡也。彼方建胃，本方建脾，有分寸也。小字从省又何如？胃气居中而趋下，建之宜力巨。脾气居中而趋上，宜建之力微。且地气上者属于肾，建之可也，动之不可也。况六味药并至小之动力而亦无，观后纳胶饴，正欲其留中，厚集稼穑之味，为生脉之资。地气脉气，已被胶饴之软化。下文缓中补虚四字，可作饴糖之注脚。得桂枝加芍药以尾其后，又藏过桂枝之大用者也。加芍不加芍之比较，桂枝汤是假太阴之开力开太阳，加芍药是假太阳之开力开太阴，其借助于地气之上也。已有建中之能力，然必有饴糖而后以建中得名者，有建极方完成其太极，在《伤寒》为消息阳脉阴脉立方，作建阴阳之极论可也。夫虚劳之难以收拾也，十二经几无阴阳之足言，种种见证，非必虚劳人所独具，无如证在于此，而病源却在彼。男女皆有不得隐曲之情，匪特手足官骸无效用。凡驱壳以内，至阴之类，《素问》名曰器者，无殊以虚器应万事。独寸土之中，未尝绝谷者，尚可久持，非消化力无恙在也。彼以咽干口燥为报信，其脾虚不能为胃行其津液大可见。本方如与仓廪之官立条件，对于中央取效小，对于四旁取效大。六味药且兼有大建中之长，实则专长在桂枝，上条明言仿桂枝，本条易方仍非易桂枝也。长沙又以举一反三之治法授中工矣。

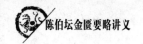

虚劳里急，诸不足，黄芪建中汤主之。

虚劳无所谓有余，似可以《灵枢》阴阳形气俱不足一语括之，但不足之中，仍有微甚之分。上文曰虚曰极虚，立方总以桂枝汤为张本，当然于不足之处无所遗。下文薯蓣丸主虚劳诸不足，方内桂枝汤五味有其四，去生姜亦犹五物去甘草。前方加芍药，变通一味耳，桂枝原方仍在也。本条亦曲尽小建中之长，胡不两条归并一条耶？长沙正与上条示区别。书虚劳，亦书里急，又易其词曰诸不足，岂悸衄数证概从省哉！上条除却里急，证证皆予人以共见，里证固具，外证亦具，其影响则及于卫外之太阳。《太阳篇》悸字衄字不绝书，二阳并病曰乍在腹中，乍在四肢，非捉摸痛处而何！手足二字，更不胜书矣。误与桂枝曰咽中干，与泻心汤曰口燥烦，行白虎加人参汤曰口燥渴。咽干口燥句，非对照太阳以立证乎！本证又类似言之而不能尽也。然则诸不足三字，已尽言之耶。外证未尝立，无外证三字可以尽外证，里证中则有无限里证在，毋宁以一急字形容之。盖虚状如一律，故急状如一律。上条之急为痛忙，本证之急为虚忙。以其非从容不迫之诸不足，无清阳以发腠理，无浊阴以走五脏，必虚而且郁，将郁为虚烦，则急矣。上条注重开太阴，伤寒法当腹中急痛句，是上条正比例。本条注重开太阳，血痹外证身体不仁句，是本条反比例，又当反用五物汤之黄芪，正用五物汤之桂枝。彼条用芪了却外证而入里，有桂枝在则归统于脾者血。本条用桂了却里证而达外，有黄芪在则受治于脾者气，仍以建中汤为主方者，是又与桂枝龙骨牡蛎汤相辅行。彼方主劳，本方主虚，《经》谓荣血之道，纳谷为实，非谷无以实其虚。补充五谷莫如饴，以其为中边俱到之大甘品，故同是建中也。上条假建之力以建外，四旁仰给于中央。本条假建外之力以建中，中央取给于四旁，去取在黄芪一味，而用以实仓廪则如彼，用以实四肢又如此也。黄芪建中汤主之，方旨详注于后。

黄芪建中汤方

即小建中汤内加黄芪一两半，余依上法。气短胸满者加生姜；腹满者去枣加茯苓一两半；及疗肺虚损不足，补气加半夏三两。

本方与前方调用可乎？调用则黄芪落边际，衄血已不受治于黄芪，况虚状不止一端乎！黄芪非绝无凭藉，而但走空窍也。补虚不离乎据实，必其人有实受黄芪之处。如上文之血痹证，虚也还有不尽虚者存，黄芪才凭藉血痹以立功也。彼条除却外证无里证，黄芪则带领里气以补外。本条除却里证无外证，黄芪又带领外气以补里。彼证无清阳以实四肢者，本证四肢酸疼证不具，未必卫外之阳，毫无实际也。以羡余补不足，正黄芪之擅长。以羡余之谷补不足，又小建中之擅长，独是脾家亦不足一分子，设或气短胸满，则建力稍逊矣。曰加生姜，何以无等分耶？伤寒新加汤，生姜止加一两，即其例也。气短胸满，又太阴病所无，下之才胸下结硬耳。胡胸满耶？盖短则气病，别走于胸而胸满，是地气非由上膈注心中，便与天气相左。加一两生姜之辛，已足前成四两矣，有不上通于天乎！何以腹满又去枣加苓耶？此又天不足西北，无从受地气之奉上，气停故腹满，去枣正以让地气之升，加苓正以引天气之降也。两半苓者，明示支配黄芪之等分，非代行大枣也。就令腹满甚而溏泄，去枣加苓可以承其乏也。曰及疗肺虚损不足，又防中工有疑于苓矣。以彼乃金气不行之体质，有得自天成之苓，乃不根不苗之精化药，匪特无伤于天一之水也，乃本乎天者亲上，有生水之奥义存焉也。由补气加半夏三两，《本草》称半夏能下气耳，无气可上，尚下之耶。下者上之机，下半上亦半也。夫既气短胸满矣，能保其非胃气逆而短，以替代脾气乎。下其气之短者，则付托在桂枝，上其气之长者，则付托在胶饴。补气而不有其功，黄芪当让功于半夏，半夏又让功于胶饴，三味药均无补气明文。黄芪在《本草》曰补虚，胶饴在《别录》曰补虚乏。半夏则并补字而亦无，吾谓非药能补气也。神用无方之仲圣能补气焉已。

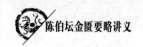

虚劳腰痛，少腹拘急，小便不利者，八味肾气丸主之。

虚劳不尽因有龙雷之火也，以火代劳，固失龙雷之本相，以劳代火，更失龙雷之本相也。争在有龙雷则虚劳生，无龙雷则虚劳死。盖有春夏气在而后有龙雷，龙以喻阳中之太阳，是谓心阳，雷以喻阳中之少阳，是谓肝阳。肝阳心阳根于肾，故龙雷之火藏诸肾，见阳不见火，龙雷正休养虚劳之神物，《易》曰劳乎坎，不曰劳乎火者，以火在水中，为动而不休之劳，生于劳者也。时而任事，赖有龙雷为之使，为休作有时之劳，亦不死于劳，反是便无活泼泼之龙雷。肾间之动气从此寂，勿误认身凉和为乐观也。太阳已不知其所往，少阳亦不知其何往矣。书腰痛，结于命门者太阳也，由项背而下至，其道为腰脊，无如不能外主毫毛，是短太阳之气者腰为之。其痛也，气伤痛者是。书小腹拘急，起于地面者少阳也，出气街以游行，其道经小腹，无如不能外主腠理，是短少阳之气者小腹为之。其拘急也，正气即急者是。夫卫外之阳且如此，遑问在里之阳乎！书小便不利，气化不能出可知。布化之腑为膀胱，起化之原者坎肾也，八味肾气丸主之，长沙殆脱胎崔氏八味丸矣乎？非也。崔氏非为虚劳立方，不同侯氏黑散诸主剂，不能假借也。存八味之名者，虚劳之不足在龙雷，故以更新龙雷为手眼，化龙雷之火为两太阳，两少阳，是火之数二而四，心与小肠之太阳分为二，肝与三焦之少阳又其二。八面皆有龙雷一分子，息息以肾气为主动，不啻纳虚人于水火互根之中也，劳其筋骨可伤乎！方旨详注于后。

八味肾气丸方

干地黄八两　**山药**　**山茱萸**各四两　**茯苓**　**牡丹皮**　**泽泻**各三

两　**附子**（炮）　**桂枝**各一两

上八味末之，炼蜜和丸梧子大，酒下十五丸，加至二十五丸，日再服。

命方何以不曰肾气八味丸耶？长沙非谓八味受气于两肾，药力为肾气所潜移也。谓两肾受气于八味，肾气为药力所潜移也。肾为阴中之少阴，通于冬气者也。立夏则寒入地，立冬则暑入地，《经》谓寒暑六入。半岁一易其寒暑，则留春夏气于未尽，潜通冬令之藏，故必龙雷已收，一阳才生于地下也。冬至后六十日则少阳起矣，举一阳可以例一阴，同此往复循环之冬夏。一阳易为阴中之阴者，一阴亦易为阳中之阳，厥阴肝得以少阳称，少阴心得以太阳称者此也。阳从阴中入，当从阴中出，方内重用地黄，轻用桂附，注家疑三味有轩轾。假令桂附浮于地，成何阴中之阳为真阳乎！其余五味皆无毒之品，《经》谓无毒治病，十去其九，又曰不胜毒者以薄药，可悟长沙爱护虚劳之德意。药味与谷肉果菜无甚异，其与丸不与汤者，即《素问》无使过之之义耳。要不离乎纳病人于生化之宇，以更始龙雷为方旨。山茱萸之酸收而温中；牡丹皮之辛寒而安脏，则与春雷相契合；山药之强阴；泽泻之养脏；茯苓之安魂养神，则与夏龙相契合。龙雷不可见，所流露春生夏育之端倪。龙雷之火之互根不可见，日受本丸之赐而不觉，则肾气已大有造于虚劳。独是下文肾气丸凡三见，无八味二字，得毋崔氏原方无消说耶！此味与下文示区别，八味药不啻专为虚劳而设，下此不过借助肾间之动气而已。

虚劳诸不足，风气百疾，薯蓣丸主之。

虚劳没收风气者也，上下文无风字可知矣。胡本条仅一见耶？乃举一以例百，岂非劳风不胜书耶！《经》谓劳风法在肺下，一部分之风，安得有其百耶！书虚劳诸不足，看似对写风气之有余，特无里急二字，非指风气实其里。无外证二字，非指风气实其外，是外证里证无主名，第觉空空乎适成为诸虚诸不足而已。证虚风亦虚，藏虚风入虚器之中，则不足也如故。风气遂仿佛自有而之无，盖不足之处，即知之而不能言，其足成百数之风疾，当然言之而不能尽。《经》谓言一而知百者，乃推广一病之词，非历数百病若何见证也。又曰风为百病之始，百其人者百其病，则诚有之。若凡百病而以一身当之，有是理乎？疾亦病也，微病谓之疾，疾训急，亦训速，形容风行之捷，如箭驰风疾者然。可悟百疾为百病之引子，风气实超过百病之前，作未成百病论可也。种种虚与种种病不两立，焉有任劳兼任病，反便宜于虚家者乎？其仍与风气相容与者，以彼脉络之虚如空隙，无从阻碍风气之流传故耳，与血痹同而异。痹则其行迟，血痹风亦痹也。本证其行疾，黄芪桂枝五物汤不中与矣。毕竟风气无止境，则虚状无已时，勿因收拾风气之难，思以不了了之也。不足者补之，疾者徐之，与汤不及与丸之为得也，薯蓣丸主之，一丸分作百丸用，则百疾合为一疾治矣。方旨详注于后。

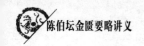

薯蓣丸方

薯蓣三十分　**当归**　**桂枝**　**曲**　**干地黄**　**豆黄卷**各十分　**甘草**二十八分　**人参**七分　**芎䓖**　**芍药**　**白术**　**麦门冬**　**杏仁**各六分　**柴胡**　**桔梗**　**茯苓**各五分　**阿胶**七分　**干姜**三分　**白敛**二分　**防风**六分　**大枣**百枚为膏

上二十一味，末之，炼蜜为丸，如弹子大，空腹酒报一丸，一百丸为剂。

薯蓣富于津液，而有留守虚羸之黏质，却与寒热邪气不相得。《本草经》特以强阴二字表其长。用三十分者，即今之七两半，其余与今之等分亦从同。大枣则饴质尤富，百枚除核不计外，炼成十两之膏，以充水谷。甘草二十分，更厚集稼穑之味，足五两之数以居中，取其主生荣血也。归桂地黄六神曲豆黄卷各十分，共成一十二两半。归桂地黄，大都活动荣血以逐风邪，殆血行风自灭之义，度亦中工所已晓。若六神曲以代龙雷，豆黄卷以代化雨，乃匡虚劳之不逮。在本方为创作，中工不可得而闻矣。参胶七分作何若，风消病则脉气之短何待言。二药用以续长其脉气，尤为详人所略。芍术芎麦杏防各六分，与十分药之比较，归桂诸药，纵风气者也。术芍诸药，操风气者也。纵之令其随宗脉以同其轨，操之令其归中土以守其乡，转运一番，害物之风，易为风生物，匪特消除百疾也。诸不足之处，且因风气而生长也，妙有五分茯苓柴梗，提举风气通于天，所谓神在天为风者非欤，此虽各尽十分六分药之长，而诸药不自有其功也。盖既君薯蓣而臣枣草，已反对寒热邪气而有余。其佐以芍地芎归防术者，乃立邪正之范围，划定风邪所在地耳，况藏过柴胡桂枝汤以支持其心下。去生姜而代以三分之干姜，一则避药气之旁落，去半夏而代以二分之白敛，再则免药力之下趋。白敛又长沙之妙想，收敛风气入薯蓣草枣之中，合干姜之辛，则辛甘化阳，合白敛之酸，则酸甘化阴，柴桂亦不必有其德。《经》谓阴阳形气俱不足，一丸已足矣，矧百丸乎！空腹酒服一丸始，丸非徒以草木胜也，服丸而有五谷之美存，藉以果虚劳之腹也。炼丸如弹子，非取其命中也俨以生铁铸成其实力。一丸不为少，尽其量曰百丸为剂。对照百疾之数为丸数百丸不为多，而以一剂统之者，表示其定于一之微旨也夫。

虚劳虚烦不得眠，酸枣仁汤主之。

书虚劳，又书虚烦，上文书手足烦者一，书手足烦热者一，无所谓虚烦也。夫劳而曰虚，已属难以言语形容矣，毋亦写虚劳之虚烦耶，抑写虚烦入虚劳耶？《伤寒》见虚烦者三：一则虚烦不得眠；一则虚烦脉甚微；一则虚烦心下濡。虚劳固不能作虚烦之注脚，虚烦又焉能作虚劳之注脚乎！虚烦为本条所独具，烦字显非虚劳之通病，不得眠亦非举凡虚烦之通病，况虚劳一路无不得眠三字乎。在伤寒虚烦不得眠则主栀子豉汤，心下濡之虚烦亦宜之。若脉甚微又不在此例也。本证可行栀子豉乎？伤寒病人旧微溏者，栀子汤有禁也。上言腹满甚则溏泄，溏泄非清谷乎哉！同是虚烦不得眠，栀豉不能尝试矣。彼证虚烦遂虚眠，难耐在以增烦为环境。本证虚眠转虚烦，难堪在以失眠当睡乡。彼证反觉心气之有余，则虚有其烦也。关于眠时之造象，本证实觉心气之不足，则虚有其眠也。偏多烦状以随形，盖必心脉不下行于背膂，不啻谢绝其七节之旁。长沙又运用取坎填离之妙法，令坎水先从下而上者，解脱其虚烦之苦，而后从上而下，偕手少阴之脉以同归，何不眠之有！然则虚劳无他病，就以本证告终耶。魂梦愈离而愈远，必不复自认其官骸。假令看似得眠，而彼仍以失眠对者则虚劳暮矣。酸枣仁汤主之，此仲圣饷馈虚劳之大德，问诸中工则茫然，闲尝掩卷以求其故矣。方旨详注于后。

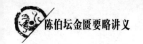

酸枣仁汤方

酸枣仁二升　**甘草**一两　**知母**二两　**茯苓**二两　**芎䓖**二两

上五味，以水八升，煮酸枣仁，得六升，内诸药，煮取三升，分温三服。

酸枣仁非除烦也，主心虚，其仁入心，其味微酸，酸收其虚，未始不兼收其烦，炒熟则焦苦，而酸味失矣，以生用二升为宜。煮枣仁得六升者，取六升汤载诸药而行，枣仁之功力实落后也。甘草毋乃缓耶，甘草正虚劳之通药，以其有坚筋骨长肌肉倍气力之长。独散肾精之天雄散，动肾气八味丸，甘草才不滥予耳。其余方内有甘草在，久服可以忘劳，合枣仁则酸甘化阴，是亦安眠之助力。中工曾吹咀及之否乎。知母更难逢知己矣，《本草经》称知母能下水，仲圣则取其上水而下水，百合知母汤非神用无方哉。《经》谓肺肾皆积水，其本在肾，其末在肺，明乎金水同一路。金者水之母也，金生水者也。知母名者，知生水之母，在上不在下。长沙正利用其知升亦知降，导水兼导火，故

《本草》又称其有补不足益气之能，是转移不眠之力在知母。其引水而上也，则交心者肾；其引水而下也，则归肾者心。一物之效灵为何若，无用苓之必要矣乎？肺者心之盖也，主天气之降，茯苓奚止为肺家作用。《经》称其治肺满，又曰安魂。肝者魂之居也，满而不能实，亦作虚烦论也。曰养神，心者神之舍也。心肝两脏受其赐，似对于失眠尤中与。宜乎知母茯苓等分无轩轾也，何以兼备芎䓖耶？芎䓖入脑空而行心后，筋挛缓急者主之，妇人血闭亦主之。有芎䓖为向导，何患手少阴脉隔绝太冲之地乎。冲脉上循背里，为经络之海。芎䓖从血海中，领手少阴心脉，如水之就下者，是亦芎䓖之有知，可随知母之后者也。注家视本方为等闲，以为补治虚劳兼见之证，何其忍害虚劳乎！

五劳虚极羸瘦，腹满不能饮食，食伤、忧伤、饮伤、房室伤、饥伤、劳伤、经络营卫气伤，内有干血，肌肤甲错，两目黯黑。缓中补虚，大黄䗪虫丸主之。

上文一路说虚劳，至此始坐实五劳病，明点五字，与虚字示区别。苟混视五劳作虚劳，则蔽矣。开始说脉极虚，又曰脉极虚芤迟，且见脉虚二字者三，无非与虚脉为虚形伏案耳。本条曰虚极，从五劳看出，是虚形深入一层，劳形显出一层矣。虚写五劳曰虚劳，实写虚劳曰五劳，虚极二字仍是实写也。书羸瘦，望而知其形不归气矣。书腹满，大腹与身躯得其反，气不归精矣。书不能饮食，不进水谷胡以满，精不归化矣。书食伤，所谓大饱伤脾者欤。书忧伤，即忧愁思虑伤心之谓。书饮伤，即形寒饮冷伤肺之谓。七伤有其三矣。此殆羸瘦腹满，不能饮食之原因。书房室伤，即上言房室竭乏之互词，是谓精极。书饥伤，饮食不为肌肤则饥极。书劳伤，筋极骨亦极。书经络营卫气伤，气极血亦极，具五劳七伤于六极之中。宜乎曰虚极不曰极虚，极虚不可见，虚极则可见也。书内有干血，有字又从无血上看出，干血是虫食之唾余，不关其血之自干。不虫之处，与脓成等。书肌肤甲错，甲错又干血之羡余。假令腹皮急而按之濡，则痈脓之身甲错可例看矣。书两目黯黑，色黑为劳，黯黑是五劳真面目。狐惑病赤小豆当归散条下，亦曰目四眦黑，将与本证异而同。突然曰缓中补虚，胡亟亟于坚人之信耶？声口似对于最惊人之汤剂，却不作惊人之语也。中工闻之，应谢长沙先授以消灭瘵虫之妙诀矣。其为带咳人虚劳不具论。大黄䗪虫丸主之，以此丸殿虚劳之末乎。方旨详注于后。

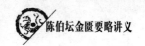

大黄䗪虫丸方

大黄十分（蒸） **黄芩**二两 **甘草**三两 **桃仁**一升 **杏仁**一升 **芍药**四两 **干地黄**十两 **干漆**一两 **虻虫**一两 **水蛭**百枚 **蛴螬**一升 **䗪虫**半升

上十二味，末之，炼蜜和丸小豆大，酒饮服五丸，日三服。

本方能缓中补虚乎哉？缓字补字是统治虚劳之正轨，何以上文无一方有缓中云云耶？如疑为上文错简夹入本条，不如删去缓中补虚四字，尤合文义也，句调非云补虚先于缓中也。谓缓之即所以补之，是证证之急不待言，不缓其急，则虚极几无下手处矣。独是方内除却甘芍芩杏地黄无急性，其余皆猛进之品，何得有缓耶！岂知众目共见之虚，便认为众目共见之急，人人浑不为意者，独内有干血一语，类悬忖之词，或置为缓图者有之。长沙特反行个急字，实行个缓字。众缓不缓，众急不急，其急治也。缓治在其中，补虚亦在其中，盖必肃清干血之虫，五劳才有衽席之安也。以彼虚极反为实，不同极虚之虚无止境，凡虚状不能掩者曰虚劳。无所谓之实，亦无所谓之虫，上文种种虚劳者是。若五劳不能掩，是劳掩其虚，虚掩其实，当有瘵虫在。世俗所称干血劳者，与肺劳之学说异而同。然必子细辨别在五劳证悉具，非虚劳证悉具。本丸才有见长之地也，大抵五劳始于风而通于肝，《经》谓其甘虫，邪伤肝者类如斯。甘虫生于谷，壮火食气所致。本证故以食伤为前提，殆指壮火变雷火以劫食，就令胃气所食之少火，亦雷火之余。故风化之虫，一变则其令夏，其类火。在白血轮中蠕蠕欲动者，可作克金之火虫论，以其吸收清冷之精气为生活也。精尽则食伤气管，世俗名为破金者亦如斯。其遗毒则在干血之中，缘食虫吐弃赤血成干血，干血遂为虫族之乡。划除虫族，首推大黄。生新血以偿干血，䗪虫次之，以芩佐黄，亦泻心汤作用。要其脱胎抵当汤，则虻虫水蛭大黄桃仁四味具。彼方以虫治瘀，本方却治瘀中之虫，兼收下瘀血汤之䗪虫者，取其能续血也。蛴螬亦甲虫之一，如官曹之环列，以背滚行，其滚力可以卷虫族，一名地蚕，以其在粪土为长雄，蚕食夏虫者也。加以干漆之飞窜，近之则蚀人面部，孰意涂裹烧之令烟尽，可以入丸乎。得毋杀虫之最力者耶？又非也。漆木以胶汁胜，能软化逐血诸药如胶漆，用以保障五脏也，特不如甘芍地黄之见惯耳。《本草经》芍地亦有逐血字样，甘草且以解毒称，却非与破坚积等药若两歧也。况有芩杏在，黄芩能下血，杏仁能下气，下者上之机，转运一番而后手续完，此其所以谓之缓也。补虚即反观除实之互词焉已。何以条下无虫毒字样耶？干血二字，句中有眼矣，虻虫、䗪虫两虫字，已为虫毒写照矣。然必去干血而后蠕虫无凭藉，长沙已以一矢贯之而有余，省却个虫字者，恐中工群起以逐末争能也。

【附方】

《千金翼》炙甘草汤：治虚劳不足，汗出而闷，脉结悸，行动如常，不出百日，危急者十一日死。

甘草四两（炙）　**桂枝**　**生姜**各三两　**麦门冬**半升　**麻仁**半升　**人参**　**阿胶**各二两　**大枣**三十枚　**生地黄**一斤

上九味，以酒七升，水八升，先煮八味，取三升，去滓，内胶消尽，温服一升，日三服。（方见《伤寒》注从省）

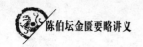

炙甘草汤在伤寒与虚劳无涉，与肺痿亦无涉，《千金翼》《外台》皆误会。《外台》借治肺痿，则不言脉，本条曰治虚劳不足，又曰脉结悸。虚劳无所谓脉结，结阴代阴必难治，独非所论于虚劳。上文虚脉不胜书，不啻虚有其脉，结无可结，代无可代也。悸字则两见，曰卒喘悸，曰悸衄，随悸随喘，故喘悸上多一卒字。随悸随衄，故悸衄上有里急二字，非结而后悸也。乃曰汗出而闷，上文但喜盗汗耳，主渴非主汗也。虚劳又安得有如许之汗乎。闷状尤为上文所无。例如少腹满，或腹满甚则溏泄，或腹中痛，痛满且不闷，汗出何至闷乎！最失实者曰行动如常，上文明曰酸削不能行，又曰疾行则喘喝，安有行所无事之虚家乎。胡骇人曰：不出百日危急者。此语可为卒死证之注脚，毋庸为虚劳病计死期，亦不必为难治之结代脉计死期也。世俗称百日劳者，不过谭言微中之病名，虚劳之度日，实无期限也。上言春夏剧，秋冬瘥，且不以死不治三字断言之。总之虚劳病有两死，无两生，脏脏虚则脏脏可以死，亦脏脏可以生，治五脏者半生半死是也。《素问》肺病脾病皆曰十日不已死，一则冬日入，夏日出，一则冬人定，夏晏食，其余脏腑不同论，心肝肾病三日不已死，胃病六日，膀胱二日，何待十一日乎！《灵枢》病五逆，不过十五日死者有矣，不过一时死者又有矣。独《大奇论》脉至浮合，九十日死，与百日仍有间也。虚劳之危急在无形，若定百日十一日则画蛇添足，删之可矣。

《肘后》獭肝散方

治冷劳，又主鬼疰一门相染。

獭肝一具

炙干末之，水服方寸匕，日三服。(注从省)

为渊殴鱼者獭也，为瘵殴虫亦獭耶？獭得鱼于水裔，陈鱼而不食鱼，谓之祭鱼。獭亦祭虫耶？祭鱼是阴兽之特性，乃獭为之，非獭肝为之也。《肘后》舍獭而取肝，可谓独具只眼矣。肝为阳中之少阳，通于春气，春至则獭肝先受气于阳。獭如故而肝叶不如故，一月长一叶，春三月则其叶已三更。十二月得十二叶而周一岁，周而复始，易叶而已，非尽易其肝也。肝脏若四时皆春者然，故最温和者獭之肝，与獭肉之寒，适得其反。宜其对于肤冷无抵触，《肘后》特作獭肝散治冷劳，其识见殆高出乎中工之上。冷劳非创见之病名也，补上精气清冷四字立本条。举冷以例温，冷无遁形，则温有遁情，人不温而虫独温，是春气不在人而在虫。上文写温虫入干血之中，䗪虫之属，则以寒治温，是逆治法。本条写温虫入冷劳之内，獭肝一具，则以温治温，是从治法。毕竟冷劳是本相，温虫是假相，假者反之，反治不离乎正治也。上文肉有干血句下，何以但曰甲错，无肤冷二字耶？精气尽则清冷易为温，本证留清冷于未尽，故温为冷掩耳。外冷即内虫之影子，内虫又外风之影子。虫者风之魔也，孳生怪物亦其常，一切鬼祟之邪，无非假风气以为之厉，《诗》曰为鬼为蜮。上文百合条下，曰如有神灵，惟能知鬼神之情状，而后可以诊身形。曰又主鬼疰，非与冷劳示区别也。既主有形之冷劳，又主无形之鬼疰。凡虚劳家都与鬼蜮为邻，本方不独可为大黄䗪虫之后盾也。申言之曰，一门相染，则无论为劳为冷，必藉瘵虫为导线，俗称劳瘵告终之日，有微丝物从鼻贯出，遗传于血脉相通之人，未始非一门之憾事。瘵训际，际者接也。家庭有接续之关系；亦训制，制者造也，胎元有制造之关系。苟非乞灵于獭肝散，春气必不入冷落之门，将以鬼疰为世代，曷若日以獭肝馈饷之为得乎？有虫固治虫，无虫则治鬼。不明点个虫字，可悟劳病不尽有腐虫，本方则一门皆适用也。

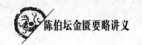

肺痿肺痈咳嗽上气病脉证治第七

问曰：热在上焦者，因咳为肺痿。肺痿之病，从何得之？师曰：或从汗出，或从呕吐，或从消渴，小便利数，或从便难，又被快药下利，重亡津液，故得之。曰：寸口脉数，其人咳，口中反有浊唾涎沫者何？师曰：为肺痿之病。若口中辟辟燥，咳即胸中隐隐痛，脉反滑数，此为肺痈，咳唾脓血。脉数虚者为肺痿，数实者为肺痈。

肺痿无燥字，肺痈有燥字。肺痿无喘字，肺痈肺胀有喘字。肺痿肺痈皆不渴，肺痿或从消渴始，过此便无渴，肺痈始终不主渴。二证所以迥异于虚劳，虚劳有喘字无咳字，肺痿肺痈有咳字。二证又与虚劳异，肺痿肺痈有病因。问词曰因咳为肺痿，答词先坐实其人咳。肺痿开始是因咳，便与肺痈异。下条则说入肺痈，曰其人则咳，则字宜缓读，多一则字显非因咳为肺痈也。肺痿何以不言燥耶？被快药下利，燥金早已陵夷，不燥则没收其喘，亦没收其渴，故无喘渴之足言。是又一病因，故多书一又字。曰又被快药云云，大抵肺痿因于虚，肺痈因于实。本条设为问答，无非逼取末二句。一虚字，一实字，问词提出热在上焦二语，乃转述下文仲师之言。彼条注重在三焦，本条注重在肺咳。心肺位居上焦，异在心恶热而肺恶寒，因心肺交换寒热之故，于是不为寒咳为热咳。热咳即为下文火逆上气之引子，是火克金之咳属肺痿，可征明虚劳条下不见咳。若且咳且虚劳，乃咳血之变，非虚劳之变。犹乎肺痿条下不见血，见血之属虚劳一方面，姑存近世之说曰肺痨。曰肺痿之病从何得之，即曰因咳矣，胡多此一问耶？问者以既得一因为未足，欲求出两因来，或且另有别因也。师举汗出呕吐消渴大小便数端以答其问，四或字，非或然或不然之谓也。当追求其未病以前之若何虚耗也。曰又被快药下利，其因二。曰重亡津液，重字从几个或字生出，则不止两因具矣。曰故得之，失固失，得亦失也。曰寸口脉数，上焦之热如前状，故补点脉数二字。前此之数则为热，后此之数则为虚矣。书其人咳，毋亦其肺不咳耶？肺痿无所用其咳，不同初时因咳则咳，肺为主动也。乃其人咳其肺，又其肺为被动矣。曰口中反有浊唾涎沫者，不曰喉而曰口，是肺家无分子，肾液化为唾，脾液化为涎，又肺液之涕无分子，显见肾脾不痿肺独痿。肺气不能行使涎唾出喉咙，以口吸之强其上，有不胶黏口中乎！口不应有而为有，故曰反有也。问词疑其口，实喜其喉中无水鸡声也。师曰为肺痿之病，有肺等于无肺，此其所以谓之痿也。易其词曰，若口中辟辟燥，燥则肺用事，又口中为被动，转没收脾液之涎，脾与口若无涉，何以云辟辟耶？频频硬辟近里曰辟辟，形容其燥出于口，而复收入于喉。前口不燥后口燥，燥不满口故不渴。下条曰咽燥不渴，又曰咽干不渴者此也，何以喉部无恙耶？咽喉之地是双关，《伤寒》曰咽喉干燥，下文曰咽喉不利，同一例看也。曰咳即胸中隐隐痛，咳反入里，亦非还击其喉，而还击其胸，并牵动其肺，是隔胸部肺部若两层，故隐痛复隐痛。曰脉反滑数，滑数皆阳脉，阴病得阳脉者生。且肺为阳中之太阴，何得为反耶？脉法反滑而数当屎脓，非屎脓而滑数，其反一。又曰脉数不时，则生恶疮，无恶疮之呈露，而脉不应时，其反二。曰此为肺痈，与肺痿在彼不同论。曰咳唾脓血，下条谓脓成则死也。何物不祥耶？彼证痈脓蓄结已久，吐如米粥而已。遑能表现脓血乎？虽然，辨证之虚实易，平脉之虚实难，同是数脉，数虚与数实相去若径庭。微师言：两证作一证看者多矣。末二语不啻在云端指出，有能斯身于仲景之旁者乎。匪特如闻其声也，且见其人矣。

问曰：病咳逆，脉之何以知此为肺痈？当有脓血，吐之则死，其脉何类？师曰：寸口脉微而数，微则为风，数则为热：微

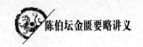

则汗出，数则恶寒。风中于卫，呼气不入；热过于营，吸而不出。风伤皮毛，热伤血脉。风舍于肺，其人则咳，口干喘满，咽燥不渴，多唾浊沫，时时振寒。热之所过，血为之凝滞，蓄结痈脓，吐如米粥。始萌可救，脓成则死。

书问咳逆，下文咳逆二字仅一见，火逆亦一见，皆与肺痈无涉。肺痈不特无逆字，并上气二字亦不提，惟肺痿肺胀才或逆或上气耳。盖痈则气实，逆无可逆；痿则气虚，不逆亦逆。与其问咳逆，毋宁问咳喘。肺痿有咳而无喘，肺胀有喘仍有咳，肺痈则分咳喘若两人。趋势在咳，转闭实其喘，有咳无喘者一；趋势在喘，又闭实其咳，有喘无咳者一。分别则在下文，问词已误会咳逆为肺痈，殆亦中工之流，以为逆字即咳字之多余字，亦即肺痿肺痈之公共字。曰脉之，不细辨其证，而求详尽于脉，其非从虚实上讨消息可概见。曰何以知此为肺痈，此字有语病矣，咳逆非彼此皆同之状态也。曰当有脓血，当有二字，正中工悬忖之词，上条已坐实咳唾脓血矣，乃曰吐之则死，吐或脓血多于唾，并未加以危词也，则死二字更有语病。曰其脉何类，问脉不问证，或仲师设为疑问未可知，大都中工所不晓者类如此。曰寸口脉微而数，师果与中工谈脉法乎？夫脉微而数，非中风使然之脉哉。彼证因阳气微，故道破数变之风，本证则曰微则为风，风微变数亦其常，除却数则为热无他变矣。曰微则汗出，微风亦汗出耶？必微风有遁情，以无阳浮发热故也。曰数则恶寒，既曰为热，又曰恶寒，热更有遁情。申言之曰，风中于卫，《脉法》谓风则伤卫耳，稽留风气在个于字。曰呼气不入，呼者出气也，出而不入，是卫为风所持，卫气遂牵掣其呼气，气不入何以合皮毛，宜其汗出且恶寒，非微数脉所应尔也。曰热过于营，热气更进入一步，则牵掣其吸。曰吸而不出，一吸不俟呼气之还入而为入，一呼又焉能俟吸气之复出而为出乎。呼吸出入皆相左，微风偏与营卫为难，尚未明犯肺家者。呼吸乃宗气所司，营卫从经隧而行，病形仍与肺脏若离合，惟皮毛则与肺家相依如唇齿。肺主皮毛也，血脉又与肺气相得如会同。肺朝百脉也，营卫不足以御邪，必为邪气所利用。曰风伤皮毛，则卫为之引。曰热伤血脉，则营为之引，营卫反作外邪之奸细者然，肺家遑有抵抗之能力哉！肺为人身之橐签，中有二十四空，虚如蜂巢，响应脏腑者也。奈何风舍于肺，是以风传不以气传，脏腑之声音如阂隔，所澈响者咳声焉已。曰其人则咳，其肺固咳，其人且有其人之咳，无论五脏六腑种种咳，皆肺金代为之号。肺为脏之长，咳乃风之变也。曰口干喘满，非咳则喘矣，何以喘且满耶？此呼吸不灵之关系，如其吸之则满，应在皮毛；呼之则虚，应在血脉，何至于喘！若满而不虚，是喘令其满。无殊满口是喘，又不咳矣。下文无咳喘兼具者此也。曰咽燥不渴，吃亏在咽与口，看似便宜于喉，不知咽口不痿其喉痿，肺不成肺已显见。曰多唾浊沫，不曰涎而但曰唾，脾液已罄可知，宜其口干咽燥不能免。所未罄者脏精之处，唾液犹在耳。无如精不归化，则为浊沫。且多唾以竭之，其人实牺牲肾液而不自知也。曰时时振寒，风中于卫则恶寒，风舍于肺则振寒。在伤寒下之后，复发汗曰必振寒，为内外俱虚矣。本证分明肺家实，指何部振寒耶？外虚皮毛，内虚血脉，热无存在，故时时振寒。曰热之所过，过而复过。过经者热，而血脉不如经，无殊以热代血。曰血为之凝滞，过去之血既凝而不流，未来之血又滞而不通。曰蓄结痈脓，凝则血结，滞则血蓄。不蓄结浊沫，但蓄结痈脓，唾脓血矣乎？非也。未蓄结之脓血犹可唾，已蓄结之脓血无可唾也。咳出脓血在肺空之中，尚有唾脓之足言，血未成块故也。若吐如米粥，米粥乃肺液之涕之变相，非已成之沫，及未成之脓如米粥也。痈脓逼出米粥，是谓始萌。曰始萌可救，救白莹之肺如华盖，勿令华盖变白脓。下文有葶苈大枣泻肺汤在，成脓之血可以去；有桔梗汤在，如粥之液可以存。曰脓成则死，非指痈已成脓也，指全个肺叶腐成脓，虽上工无所施其技也。

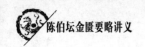

上气面浮肿，肩息，其脉浮大，不治，又加利尤甚。

书上气，不书咳喘，又被长沙一眼看破矣。以其无咳状在未上气之前，无喘状在已上气之后。是上气证下文止有一陪客，上气脚缩者是，究与本证有异同。上文历节曰脚气冲心，冲心有部分，上气无部分也。下文吐血曰咳逆上气，是咳逆证具，上气证亦具。犹乎本篇下文曰上气喘而躁，具喘证者一，又咳而上气者三，咳逆上气者一，火逆上气者又一。无非写上气二字入喘字咳字逆字，或暗写肺痿，或明写肺胀却与肺痈无涉，肺痈有咳有喘无上气，不特肺痈然也。下文诸痈肿证，亦无上气字样，然则如上条所云脓成则死故上气耶？又非也。肺痈死则连一丝之气而亦无，在咳喘家咳罢喘罢，但死于上气者，所在多有。即非咳喘，因上气而死不治者，亦不乏人，勿认短气作上气也。其气欲长而不得，如以呼力伸长之，仍觉其气之不上，非短气而何！上文风湿历节有短气，虚劳书短气者二，下文胸痹书短气者三，四饮书短气者六，五水一短气而已。何尝有不治二字乎！夫气上二字，则见之熟，《伤寒》曰其气上冲者可与桂枝汤方用前法。舍冲字从何见其气之上下耶？奔豚则气上冲胸矣，寒疝则其气必冲矣。四饮且曰气从少腹上冲胸咽，与五水之气上冲咽，消渴之气上冲心异而同。冲字何等势力，若有上无下，直是无气之上耳，岂同上之不已之冲状乎！书面浮肿，面者心之华也，面无夏气，反以冬气盖其上，水克火而火克金，其少气不足以息何待言。书肩息，其息未落，则息摇肩。其息已落，则肩荷息。书其脉浮大，在虚劳则春夏剧，秋冬差。本证又春夏差，秋冬剧矣。彼证有手足烦，一线之火气犹存在。本证无手足烦，火气更易为水气故也。曰又加下利，不曰又加咳喘者，乃对下越婢加半夏汤、小青龙加石膏汤二证而言。彼皆肺胀，一则脉浮大，一则脉浮，苟与本证相混视，则毫厘千里矣。曰尤甚，胡与不治二字若矛盾耶？

又恐中工误认上气作喘气，滥予葶苈大枣泻肺汤之属速其死，转以死不治为藉口也。

上气喘而躁者，属肺胀，欲作风水，发汗则愈。

上条上气曰不治，本条上气曰则愈，无喘则甚，有喘则微。举喘以例咳，实举上气以例有咳有喘也。咳之中有气在，喘之中有气在，非咳上其气，喘上其气也，乃不咳不喘之气，援救咳喘也。有上气正见其气之有余，与上条适相反，与下文则相类。宜乎其喘，喘亦心气之有余。殆火克金之喘，缘肺金有水在，水火相射则喘矣。曰喘而躁，何以不烦耶？心火胜则无所用其烦。所难堪者，位居下焦之肾，而心隔如两地，又宜乎其躁，肾脏未尝聚水也。皆积水在肺，心火与肺水相持，几自忘其归宿之乡，殆亦手少阴之脉不下行，则肾阴孤矣。曰此为肺胀，肺者心之盖也，非心阳别肾阴，乃不暇顾其肾也。设非心火气盛，肺水又乘心矣。曰欲作风水，风从地水中生，因水生风，因风引水，风水乘肺，在地之水亦乘肺，风水遂一易为天水。下文水气病曰：风水其脉自浮。浮为在外，身重者有之，一身悉肿者有之，风水与皮水亦相类。曰发其汗则愈，又多一其字。指心液之汗而言，心为阳中之太阳，取其通于夏气也。肺胀乃秋行冬令者也，且有热名曰风水。水为阴而病在阳，阳受风气，肺又为阳中之太阴，有热即阴水化阳之称。况五行以水气为最坚，关闭其肺，使隔绝其肾，致足少阴脉不能从肾上贯肝膈入肺中，安得不一面喘，一面躁乎！非发汗不能打通其消息，不必发气门之汗也。发其从心系上出之汗之为得也。以下文越婢加夏，小青龙加石为张本可矣。

肺痿吐涎沫而不咳者，其人不渴，必遗尿，小便数，所以然者，以上虚不能制下故也。此为肺中冷，必眩，多涎唾，甘草干姜汤以温之。若服汤已渴者，属消渴。

书肺痿，连下共五种。本条不咳者一，咳而上气者二，咳逆上气者三，咳而脉浮，咳而脉沉者四，火逆上气者五。其从何得病之由，已说明在首条问答中矣。寸口脉数为肺痿，脉反滑数为肺痈，又明言矣。脉数虚者为肺痿，数实者为肺痈，更明言矣。曰吐涎沫，未曰唾而曰涎。唾出下焦，其道远。涎出中焦，其道近。宜其涎先于唾也，胡又吐之耶？天气不降，则地气无由上。脾涎虽欲救肺而肺不克受，壅于上焦而上焦亦不受，惟有牺牲涎沫而已。曰而不咳者，首条明曰因咳为肺痿，又曰其人咳矣。本证胡又反说耶？不咳则痿尤甚，无气以咳可知，故缺上气二字。曰其人不渴，又撇首条或从消渴四字。曰必遗尿，亦痿尤甚。天气无通调水道、下输膀胱之能力，则失溲矣。曰小便数，既不渴则小便之数从何来？且缺便难二字，是失大便时之知觉，无所谓之易，亦无所谓之难，显见肺痿已越界，痿到大肠矣。曰所以然者，遗尿便数若两人，不渴便数若两人，前部有所以然在，不曰不大便，亦不曰数更衣，后部又有所以然在。曰上虚不能制下，是前部后部无关锁，小便不禁，非因大便难，其故一。大便不难，非因小便数，其故二也。曰此为肺冷，痿而且冷，冷者落之称。落燥金于坎肾，而虚冷当空，无清高之爽气。曰必眩，与少阴病之头眩浑相若。缘肺中不燥肾中燥，肾恶燥者也。燥气为肾脏所不容，将地气不上肾气上矣。曰多涎唾，脾涎肾唾相迫而来，更多一不能制下之所以然也。曰甘草干姜汤以温之，温其上即取其下，迎燥气以归肺，则不冷矣。曰若服汤渴者，非撇开其人不渴也。曰属消渴，本属消渴如前状，假令肺痿成立，又不渴矣。大可从消渴上打消其未病，下文消渴有肾气丸在故也。方旨详注于后。

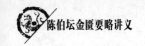

甘草干姜汤方

甘草四两（炙）　**干姜**二两（炮）

上㕮咀，以水三升，煮取一升五合，去滓，分温再服。

本方在《伤寒》，以厥愈足温为效果。又曰夜半阳气还，两足当温，分明用以复两足之阳，太阳根起于至阴，根本温而后及于枝叶，温下即所以温上也。本条明点个温字，针对个冷字，干姜以辛温胜，与附同气味。舍附而用姜者，姜无毒而附有大毒，毒则防其涉及肺痈也。合四两炙草，则辛甘化阳矣。温上非即温下乎哉！炮之又胡为者？仲师正欲其温上不温下，非温阳腑之诸阳，乃温阴脏肺之阳。肺为阳中之太阴，位居阳而仍以阴称者，以其覆诸脏而冠群阴也。不同心为阳中之太阳，而部于表，则不复以手少阴称矣。假令为心阳立方，毋宁变通干姜一味，治伤寒之太阳，则以炮为适用。治《金匮》之太阳，反不以炮为适用，更神用无方也。若温升下焦之阳，《伤寒》姜附二字见之熟，炮姜则除却本方未之见也。《本草经》且曰生者尤良，可悟炮姜非徒为肺冷而设，尤为上虚而设。虚冷之冷，与冰冷不同论，观其重用甘草，取虚则补其母之义。干姜仍受气于炮者，温阳中之太阴，与伤寒温阴中之太阳，遥遥相对也。彼证厥逆咽中干，是阳气浮于上，炮姜用以达到足太阳之寒。本证必眩多涎唾，是阴液冲于上，炮姜用以取回手太阴之燥，又相对也。彼汤服后仍拘急，自有芍药甘草汤为后盾。本方服后属消渴，或不属肺痿未可知，又当以取法于服柴胡。彼条服汤已，渴者属阳明。曰以法治之，法外尤有法，下文立消渴之方共五条，而立法则过之。方穷而法不穷，授法尤胜于授方也。

咳而上气，喉中水鸡声，射干麻黄汤主之。

上条不咳当然无上气，假令上气而不咳，则与不治为邻矣。否则咳而不上气，或喘而不上气，又肺痈将成立矣。夫实者气入，虚者气出，肺痈之实，入气已难，焉能上气而后入！肺痿之虚，出气亦少，惟有上气以为出。书咳而上气，长沙又一眼看破其燥气在上不在下，非上条不咳之比矣。上条燥气落于肾，肾液泛上而为唾，则脾液为之引，故以多涎唾三字显出个冷字。本证燥气上于喉，寒气续上而成声，若鸣禽为之应，故以水鸡声三字暗藏个燥字。何以肺中无水声耶？肺水者其身肿，与上文欲作风水之肺胀异而同，大都喘而躁者近是，无咳声以状其喘。息有音者庸有之，喘鸣与鸡鸣不相类也。心中有水又何若？下文肺胀何尝非咳而上气，且烦躁而喘矣。喘与咳并，咳声喘声交迫者亦有之，安有何等水声乎。水者阴气也，心下阴位也。阴声阳声大有别，夜半少阳起，则鸡声闻于外矣。山鸡水鸡声何以别耶？此亦鸡声中仿佛有潮声在。同是咳而上气，胡本证之喉声特异耶？非形容其喉，未有如下文咽喉不利之甚。肺痿喉未痿，肺虚喉未虚，喉中之余气，与上气若离合。谛听之，乃喉中之声，非咳声也。咳则燥气上，燥上寒亦上，寒燥相持，激而成声。鸡声云者，殆有气之声者欤！下气即下声，声下即咳下，勿重伤其肺也。药气须从肺之下，逆取肺之上乃为得也。射干麻黄汤主之，方旨详注于后。

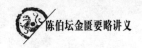

射干麻黄汤方

射干十三枚　**麻黄**四两　**生姜**四两　**细辛**　**紫菀**　**款冬花**各三两　**大枣**七枚　**半夏**（大者洗）八枚（一法半升）　**五味子**半升

上九味，以水一斗二升，先煮麻黄两沸，去上沫，内诸药，煮取三升，分温三服。

射干以叶得名，叶如箭锋，干亦得名者，言其为命中之箭也。上文破除疟母之癥瘕，鳖甲煎丸已利用之。本方用以冠诸药，其对于肺家有激刺何待言，将以何药为之使，令其掩入膈下耶？方内麻辛味菀款共五物，《本草经》皆称其主咳逆上气也。既厚集其药，为肺家出力，何至抵触耶！干姜条下亦有咳逆上气四字，末句云生者尤良，是生姜大可代行干姜也。独半夏既主咳逆，又曰下气，下气乃半夏专长，为诸药所不逮。诸药以集矢肺中为正鹄，一触即发，而肺痿当其冲，有不两败俱伤乎！本条又有咳字无逆字也。下条咳逆则有皂荚丸在，麻辛等药已不见用矣，何以反借用以治咳而不逆之上气耶？以逆治之药治不逆，岂非无见长之地耶！长沙正预防其不逆变为逆，特以诸药为后盾。诸药中有半夏在，有五味子在，五味益气而补不足，半夏下气而降诸逆，且有和百药之大枣在，既酸收而降下之，复纳入大枣之范围，以甘味缓行之，令味味经过肺喉而不觉，服已须臾，则地气上矣。射干遂从膈下发矢而上取矣。此反射法即逆取法也。故命方以射干为首领，次麻黄而继以生姜细辛者，抬高射干，直贯喉中之革，稍落后则犯肺气矣。留紫菀冬花以御咳，为肺痿之保障。水鸡声自寝息于无形，独是本证非多涎唾也。得毋喉中干咳耶？非也。水鸡即唾涎之变声，不弋水鸡，则唾涎无肃清之时。胡不顾全脾液肾液耶？大枣养脾气，五味子又益肾精也。本方与取汗等剂有异同也。

咳逆上气，时时吐浊，但坐不得眠，皂荚丸主之。

本条才答咳逆之问乎。首条设言问者误认肺痈有咳逆，孰意肺痈有咳而无逆，独肺痿始有咳逆乎？肺痈且无上气之足言，止有喘而已。有咳有喘有上气者为肺胀，又无逆状之足言。本证则咳逆上气矣，与咳而上气示区别。如其上气高于肺，一若咳之而始顺，则无所谓之逆。故曰咳而上气，就令咳之不已，而肺痿如故，肺胀亦如故也。咳而不顺，则逆矣乎？非也。咳虽顺而逆不为其顺，则逆无已时。将咳无顺时，是之谓咳逆之咳。有冲气肆行于其间，其咳倍甚也。无何既逆又上气，多肾脾两分子，地气上者属于肾也。差幸上气犹落后，则逆在上，固非上气逆，亦非气逆上也。逆气争先，上气复相迫而来，非逆而上气，乃不逆不上逆，且逆且上气，一若除却逆上气无别气，亦无他咳也。在《本草经》则咳逆上气四字见之熟，大都汇举数证，以见一味药之长，在肺痿病则以本条为创见。下文吐血亦以咳逆上气为最剧，虽然，有逆气在，则上气不至于无气。假令止有上气无逆气，是逆无可逆，亦咳无可咳，但肩息而已。不观上言其脉浮者主不治乎！仲师先举上气之不祥者为陪客，征示本证之尚有可为也。然亦难堪矣哉。书时时吐浊，何以不多吐涎唾耶？早已没收涎唾入肺中，脾气肾气因而上，无如涎唾一变为咳。咳则反格拒其肾脾，致肾脾不克以气争。涎唾将予夺矣，惟有时时以气之浊者供其咳，而肺若无与焉。其始亦与咳而上气同也。冲气因而以血争，冲则逆，其逆更迅速。独肺痿有咳逆，肺痈有咳而无逆者此也。肺痿无唾血则血未热，不同肺痈之咳脓血者亦此也。书但坐不得眠，坐则地气上，地气升而后天气降，庶几咳逆上气有转移，特久坐则伤内，反不便于脾。肾又主卧也，眠安于坐，得眠当然肾气偕脾气以下归，特卧与喘相因，咳逆又阻碍其眠，苟非决渎壅塞，阴阳和得，黑甜仍非安睡之乡也，坐又聊胜于眠。皂荚丸主之，其卧立至，则咳顺气亦顺矣，方旨详注于后。

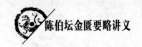

皂荚丸方

皂荚八两（刮去皮，用酥炙）

上一味，末之，蜜丸梧子大，以枣膏和汤服三丸，日三夜一服。

《博雅》豆角谓之荚，弯形似牛角也。干则皮壳与刈钩相若，刮去皮壳取用实。实如瓜瓣，横排仅一行，相连数十颗，重用八两，则数百颗矣。酥炙云者，涂裹先烧一食顷，去涂泥，以羊脂润透，而后炙之令成酥，蜜丸梧子大。服丸非必尽剂。以枣膏和汤服，取甘以缓之之义耳。三丸为一次，以日三夜一计之，每日止服十二丸，久服仍有余药。八两减用又何如？药减则力减，毋宁服未过半，总以知为度。止后服三字，在长沙方为习见也。独是上条麻辛姜味菀冬，《本草经》载各有主咳逆上气之长，皂荚无备录也。仲景取舍之旨见安在耶？上方君射干，诸药已为长沙所操纵，本方制法服法又一新。操纵皂荚为尤神，夫荚而曰皂。皂训造，造皂为白，流弊有不白之虞，其为犀利之品可想见。药力毕竟与肺痿有抵触，病在上者取之下，半夏能下气也，大可承其乏，用以佐皂荚又何如？半夏徒与吐浊相持，反为皂荚之阻力，本证其形竖也，观不得眠可知。长沙立横断之法，截竖形为三橛，令一咳一逆一上气。有相让而无相凌，一若腰镰之刈葵藿者然。曰服三丸，又曰日三，已三而三之矣。夜则以一服接续之，令上下若离合，妙在酥炙化坚质为柔脆，枣膏汤变劲气为融和，刮去皮者，取其脱颖而出也。蓂荚在尧时为瑞草，植物与甘荠同称。其大有造于肺痿处，敢曰知之而不能言哉。虽上工亦有所不知焉，中工以下无论矣。

咳而脉浮者，厚朴麻黄汤主之。脉沉者，泽漆汤主之。

本条之咳分两人，脉亦分两人也。不曰其人咳，明乎是其肺咳也。不曰其脉浮，其脉沉，明乎其脉非另看，咳浮故脉浮，咳沉故脉沉也。本条从上两条生出，咳而上气则咳过于浮，咳逆上气则不沉亦不浮，何以脉变气而不变耶？上两条咳自咳而气自气，非气咳也。本条是气变咳，咳自无而之有者，久之气将自有而之无，勿喜其上气证不具也。为浮为沉，皆散缓之肺气，处而无薄。其咳声犹在者，皆浊唾涎沫，从肺中夺气而翻出，浮则横梗于肺上。沉则横梗于肺下，上下之咳不可以寸者，脉亦不可以寸矣。彼有彼之咳，此有此之咳，不能另以其人咳三字括之也。口中反无浊唾涎沫者，除却肺上肺下，便无容浊沫之余地故也。有两肺痿于此，一则当下其浮，一则当上其沉。气可下，而咳不可下也。苟但上其咳，而气不上归于肺，将气从上散矣。气可上，而咳不可上也。苟但上其咳，而气不上归于肺，又气从下脱矣。如之何其同是下取也，令气与咳分两路从上降，同是上取也。令气与咳分两路从下升乎，二者中工皆不晓，脱令仲圣不立方，千载下遑有师表哉。厚朴麻黄汤主之者一，泽漆汤主之者又一，注家认脉浮为表邪居多，脉沉为里邪居多，两方作为因势驱邪而设，绝不返顾其肺气之何往，几何不令长沙太息乎！方旨详注于后。

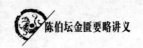

厚朴麻黄汤方

厚朴五两 **麻黄**四两 **石膏**如鸡子大 **杏仁**半升 **半夏**半升 **干姜**二两 **细辛**二两 **小麦**一升 **五味子**半升

上九味，以水一斗二升，先煮小麦熟，去滓，内诸药，煮取三升，温服一升，日三服。

本方何以不先煮麻黄去上沫耶？得毋先煮小麦，可以制麻耶？无怪乎市医动以小麦止多汗矣。长沙立方，有如是之矫揉乎，先煮不先煮，自有妙法在，与下文肺胀之用麻大有别。本证不特肺不胀也。数虚之脉一变极虚之浮，又一变为极虚之沉，此殆肝木乘虚侮肺金，于是有木扣金鸣之咳。咳因风气为浮沉，肺气遂因咳为浮沉，酿成肺咳者肝为之，肝木非能胜肺也。不胜反为胜，势必战胜肝木，风邪才有去路也。肝主疏泄，又为罢极之本故也。神乎神乎，先煮熟小麦，后纳诸药，小麦遂载诸药而行，咳必罢。盖麦为肝谷，五谷中富于春气莫如麦，用以融化干味辛，不啻为肝咳而设。以彼肺行肝令，必假肺部以和解风邪，与药才生效力也。何以命方但曰厚朴麻黄汤耶？方旨重在划清邪正之界线，厚朴收气入，留正气于未尽者朴也。麻黄导气出，去邪气于未尽者麻也。石膏作何若？数虚之脉成肺痿，数脉当然有热在，因风化热病者其常，凉散如石膏，足匡麻黄之不逮。独是微喘证不具，何取乎杏仁佐厚朴耶？二物非为解表作用，开肺喉以接受肺气者杏仁也。朴与杏相得者以此，与麻石显分界限者亦以此也。麻杏石独非相得耶？方内去甘草，麻杏甘石汤已裁去矣。半夏与姜味辛又何如？半夏且有半夏之界限，半夏能下气，令肺气无旁落，已佐朴杏，反佐麻石，非佐姜味辛也。止咳药先受气于甘和之小麦，已曲尽姜味辛之所长矣。纵有余邪，小麦犹尾诸药之后也。先煮后行，汤成有法在故也。病形得之自肝者从肝解，送邪归肝者小麦也。当为肝脏所欢迎，则饷馈乎肝也，抑亦俨然拜肝之赐矣，敢曰复传于其所不胜乎。

泽漆汤方

半夏半升　**紫参**五两　**生姜**五两　**白前**五两　**甘草**三两　**黄芩**三两　**人参**三两　**桂枝**三两　**泽漆**三斤（以东流水五斗，煮取一斗五升）

上九味，㕮咀，内泽漆汁中，煮取五升，温服五合，至夜尽。

本方又君泽漆矣，元人称之为壮肾阴，充腑气，实未足尽其长。泽漆之名义亦晦，其为带浊阴以上行，归六腑而下降者，良由上涌者其性，旁流者其力，乃名之曰泽又曰漆也。宜其见赏于仲圣，以东流水五斗，煮取一斗五升，而西南北三方之水不与焉，此断流之手眼，俾泽漆为导引之先河。夫东方青色，入通于肝者也。与西方之肺若径庭，得东流之水，送邪归肝，有泽漆一味为已足，内八味药于泽漆汤中作何用？泽漆最反对咳气之沉，倘若反沉为浮，与厚朴麻黄证又两歧矣。故标提半夏反对泽漆之浮，又恐得半夏复沉之又沉，故夹入紫参汤反对半夏之下达而沉，紫参为肺家保障，特汤内有草在，未免缓药力之行。上条厚朴麻黄汤宁舍甘草而不用者，防其气味过于甘平，不无依阿两可于其间耳。重用生姜五两，打入紫参汤中，立起肺气之沉，不同干姜合味辛，纯为救咳立方也，倘仍为咳力所持，是脉沉当有结，加白前以开结，黄芩以散结，二药寒温以适矣，参桂又何取耶？此又划分正邪之界线，人参为脏气之帅，桂枝乃邪风之敌，令邪正不并域者参桂也。人参紫参两相得，紫参乱人参之说不能参，桂枝泽漆亦相得，桂枝比泽漆之长无多让也。桂枝甘草尤相得，辛甘自而化阳，犹乎上方小麦五味亦相得。酸甘是以化阴，缘肺为阳中之太阴，肺之上为阳，故浮脉阳。肺之下为阴，故沉脉阴。上方阳药之中有阴在，本方阴药之中有阳在，日为阳，夜为阴，日服则受气于阳，夜服则受气于阴。苟误认二方为治咳之通常剂，则失之远矣。

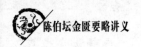

大（火）逆上气，咽喉不利，止逆下气者，麦门冬汤主之。

书火逆上气，不咳不喘之上气，上文非言明不治之哉。彼证无火亦无水，第觉气有上而无下耳。火字亦上下文未之见，水字则三见，肺胀有其二，肺痿有其一。曰欲作风水，曰心下有水，曰喉中水鸡声，三证皆有上气字样。大抵上气非全无水火于其间，不过为浊唾涎沫所掩。水火亦作不逆论，伤寒且水逆证具，火逆证亦具。肺痿何独不然，特不可以例虚劳，虚劳止有脱气无上气，止有逆寒无火逆。以虚劳主渴，水不逆则气不上，火不逆气尤不上，惟肺痿不渴故火逆，故上气。凡火逆上气无渴字也。书咽喉不利，非咽痛喉痹也。乃利于咽却不利喉，咽利喉不利，利于喉却不利于咽，喉利咽不利也。夫手少阴心脉从心系上挟咽，通于心之胃络循喉咙，注心中之脾脉亦挟咽，注肺中之肾脉循喉咙，上注肺之肝脉循喉咙之后。咽喉无有不利者，肺之朝脉也如故，心之合脉也如故。心肺不交恶，火何至逆，倒装火字即心字，篆文已为心火写照矣。乃不如火之倒，反如水之逆，是火气尤高出于诸气之上。百脉将断梗于咽喉，《经》谓咽喉者水谷之道也，喉咙者气之所以上下者也。地气直接水谷之道上，天气自间接水谷之道下，所谓地气上者属于肾，何尝曰地气上者属于心乎。《经》又谓胃者五脏之本也。脏气不能自致于手太阴，必因于胃气，乃至于手太阴。若无胃气为凭藉，无论何脏上气，皆与胃气相失者也。假令其火非逆，是足少阴之脉已下行，日受五脏六腑之精而藏之。纵或上气，亦气不归精使之然，毋庸另立治法也。明定之曰：止逆下气。与上下文带治上气者不同论。咽喉不须治，非咽喉发生不利病，乃火不利于气，气不利于火，实因肺痿发生火气病。火利则逆者顺，气利则上者下矣，肺家可坐享其利也，咽喉不过假定之部分焉已。麦门冬汤主之，方旨详注于后。

麦门冬汤方

麦门冬七升　**半夏**一升　**人参**三两　**甘草**二两　**粳米**三合　**大枣**十二枚

上六味，以水一斗二升，煮取六升，温服一升，日三夜一服。

本方脱胎《伤寒》竹叶石膏汤耳，胡不去大枣加竹叶石膏乎？彼方治气逆，本方治火逆，彼方可为本方之陪客。彼证阳气内伐，则热舍于肾，非清肃之令行，阳气不能出以卫外也。本证火气上浮，则热移于络，非水谷之精胜，火气不能入以归舍也。独是上文明曰肺中冷也，肺痿何得有热耶。脉数虚者为肺痿，不见数虚之热，宜见数虚之火，脉虚心亦虚，火虚即心虚之符，竹叶石膏不可行矣。麦门冬与虚脉无抵触耶，《本草经》称其主胃络，脉绝，羸瘦，短气，君用七升者，正取其一本横生。根据连络，一串得十五六枚者有之。上文薯蓣丸中有麦门冬在，下文温经汤有麦门冬在，《伤寒》炙甘草汤名复脉汤，麦门冬亦与有其功焉。其为凌冬青翠，针对夏令之火若天然，可悟本方才克尽麦门冬之长矣。有麦必有参，用以补五脏，有参且有草，用以培六腑，更加粳米载诸药而行，则与竹叶石膏汤相离合。彼方去大枣者，嫌其过于留中耳。从治气逆取其急，逆治火逆取其缓，勒住半夏之降力者枣为之。然则心火将从何道以下交耶？抑从肺中下贯肝膈，而后归宿于肾耶？以虚而无薄之火，不能还入而为实，苟非更化于水谷之海，心脉遑有资生之望乎。莫如受胸中之大气，由虚里入阳明之为得也。阳明者胃脉也，为十二经脉之长，胃脉所到之处，五脏气无不到，止逆下气，一齐收效。诸药一若不自有其功，不同市上苦寒攻伐品，动与火气为仇也。异在对于气味甘平之麦冬，反加物议，不亦诬乎。

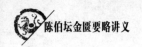

肺痈，喘不得卧，葶苈大枣泻肺汤主之。

书肺痈，对上书肺痿，肺痿一路至上条止，本条连下共两条，末二条点肺胀，应上肺胀共三条。明乎此，可以侪中工矣。差书喘字，既非喘而躁，不曰其人喘，亦非烦躁而喘，是与肺胀无涉，又非上气连于喘。肺痿肺胀有上气，独肺痈则无气之可上，喘满还是肺痈之始萌。若咳唾脓血之后，则实而不能满，何以言喘不言咳耶？本条有一隙之喘便无咳，下条有一□（原书缺一字）之咳便无喘，不同肺痿不咳者其偶，咳逆亦偶，且咳且上气者其常，止有咳而无喘者又其常，匪直此也。假令卒喘悸，或喘喝，又属虚劳之喘，与肺痈无涉。书不得卧，与肺痿之咳逆不得眠，固不相类，就与虚劳之虚烦不得眠，亦不相类。肺痈条下无烦字，无逆字故也，下文支饮则云咳逆倚息不得卧，自有小青龙汤在也。支饮不得息，主方却与本证同，不倚息固不得息，即倚息仍不得息，虽得卧亦与失眠等。本证不言倚息，度非喘而得息可知也。支饮亦喘而不能卧，加短气，聊胜于本证之喘，并短气而不露，宜乎彼条长沙不立方也。肺痈不得息又何如？不喘不咳不逆不上气，而但以不得息作病形，望而知其肺易为脓矣。庸有得息之肺，从无得息之脓故也。本证纵未成脓，得一息亦非残喘之候，已显然气不足以息矣。差幸脉数实者为肺痈，其喘也。不关于虚者之气出，肺痈所以无上气，但关于实者之气下，肺痈所以无短气也。葶苈大枣泻肺汤主之，认定肺中有痈在，有一线之实气在，泻痈即泻肺也，泻气云乎哉。方旨详注于后。

葶苈大枣泻肺汤方

葶苈（熬令黄色，捣丸如弹子大）　**大枣**十二枚

上一味，先以水三升，煮枣取二升，去枣，内葶苈，煮取一

升，顿服。

葶苈气味辛寒，通于秋冬，而死于盛夏，与热焰无两立也。《本草经》称其破坚逐邪，通利水道，主治支饮不得息，则神效矣。肺痈亦有饮耶？下文肺饮曰但苦喘短气，肺痈无短气字样也。且有留饮则其人短气而渴，肺痈又咽燥不渴也。安得有水耶？无水则有火矣。上条火逆上气，又不入肺痈之条也。肺痈当然属于热，特风热之热，非火热之热也。上文明言数则为热矣，转曰数则恶寒，不曰恶热，又曰时时振寒，不曰振热。寒者水气也，肺又积水也，肺不胜热，则肺水惊寒，肺恶寒又也。而反喜热，宜其数则恶寒，可悟血为之凝二语，血凝水亦凝，水蓄血亦蓄，故凝且滞，蓄且结也。有血之脓未成脓，脓成则血尽水亦尽。米粥即脓水之变相，有脓便是痈。下文诸痈肿曰痈脓，曰痈肿，痈者肿也，壅也。气壅痞结之病名，非必成立有形之痈疽也。曰脓成不曰痈成，死于融成一片之脓，非死于半脓半血若离合，呼吸之门之微丝通路也。上言咳唾脓血，仍未至呼吸窒碍之时，本证则以喘代行其呼吸矣。无如最不如愿者，欲偃息以缓其喘，不得卧以为之代也。是患不在血而在脓，尤患在肺水聚热血，酿成血水之脓，脓中之血当爱惜，脓中之水不能爱惜也。恐血化为水血尽脓，胶黏如米粥，将无泻水之余地也，有葶苈在，泻水不泻血，水道通自脉道行也。《经》谓决渎壅塞，阴阳和得者此也。熬令黄色何以故？少汁干煎谓之熬，黄为谷色，当以少许米汁熬之，取其水谷二而一也。捣丸如弹子大，撮小其痈之义，妙以大枣汤载葶苈而行，非取其和药气也。取枣肉有饴质，化痈脓如水乳，为血气留无尽之藏，以寤寐间其病若失，何至如《史记》所云，以千钧之弩决溃痈乎。

咳而胸满，振寒脉数，咽干不渴，时出浊唾腥臭，久久吐脓如米粥者，为肺痈，桔梗汤主之。

上条胡以喘？当以呼气不入为注脚，不入则吸穷，迫而为呼，呼亦穷，因而喘。本条胡以咳？当以吸而不出为注脚，不出则呼穷，迫而为吸，吸亦穷，因而咳。在变动为咳者肺也，咳再变动则喘矣，宜其喘则穷于咳，咳则穷于喘。上言其人则咳，又曰口干喘满者，两人不能作一人看矣。夫吸之则满，肺旋收而反放，其状满；呼之则虚，肺旋放而反收，其状虚。无如肺实固无所谓虚，且实而不能满，又宜乎不曰喘满曰咳满，不曰肺满曰胸满。书咳而胸满，肺不能满矣。书振寒，开始非时时振寒哉，《经》谓热伤皮毛，寒胜热，反是则振寒，寒者水之称也。《经》谓皮毛生肾，时而皮水振寒者一，热伤血脉又动肺，时而肺水振寒者二，所谓肺肾皆积水者此也。书脉数，省热字，并省实字，恶寒二字亦从省，但脉数又何消说耶。数肺犹存在，则始萌可救一语在言外也。书咽干不渴，初时曰咽燥，曰口干，以干易燥，是燥金之本气已过去，不止燥易为热也。且热易为血，而后不渴如故也。伤寒凡血证谛病无渴字，下文诸痈肿证无渴字。妇人胎产杂病血热不胜书，惟渴字独阙如。假令咽干而渴，又毋庸为肺痈危矣。书时出浊唾，咳出肾液之唾，一入肺而为浊，《经》谓水液浑浊，皆属于热者非欤。然少唾与多唾之比较，似胜于上言多唾浊沫也。暂唾与常唾之比较，似胜于上言咳唾脓血也。书腥臭，坐实肺痈矣乎。不卒死系乎其臭之腥不腥，腥则肺臭犹未死，肺脓未必先死也。书久久吐脓如米粥者，最好消息是个脓字，未成脓还有脓，脓成则死脓无出路。上言咳唾脓血，何尝无脓！至吐如米粥，何尝有脓乎！肺为脓死，脓为肺死，故两死有遁情耳。上条喘不得卧，不吐脓矣。煲[①]无米粥于其间耶，彼证非净尽无脓也。乃脓为水淹，水中有一窍之生气令其喘，得喘又窒其卧，觉喘尤安枕于卧也。本证非净尽无水也，乃水为脓掩，脓中有一窍之生气令其咳，得咳又塞其胸，觉咳若移部于胸也。

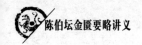

---

① 煲：原书作“保”，据文义改。

假令满胸是死脓，咳必罢，满胸是死水，喘亦罢，其米粥之告罄不待言。夫米粥者精气也，脓水亦精气也，受气于肺金之精，白莹如秋色者也。精华尽泄，肺痈亦自生自灭而已。曰为肺痈，跟上脉数实者而言，脉在则脓在，脓在则水在，脓水在则痈在，特留此不成脓之痈脓，请命于仲圣者乎？桔梗汤主之，方旨详注于后。

桔梗汤方

桔梗一两　**甘草**二两

上二味，以水三升，煮取一升，分温再服，则吐脓血也。

本方非以排脓汤为张本耶，排脓散亦无甘而有桔梗也。胡四味去其半，但行桔梗汤耶？伤寒少阴病咽痛才与本方耳，非咽有脓也。岂非与本证之脓不相入耶？吾谓不入脓而后可以排脓，散则行于痈之面，汤则行于痈之底，特藏一物桔梗于诸药之中，令与痈脓若离合，非肆行桔梗也。《本草经》称其主胸胁痛如刀刺，必桔梗之力，比刀刺有过之无不及矣。夫善攻人者藏其器，善攻毒者藏其药，合观长沙方方皆神明用桔梗，与匕首出神何异乎。桔梗汤则立证在伤寒，排脓散与汤，则方备而证不备，意者除却薏苡附子败酱、大黄牡丹、王不留行、黄连粉以外，诸如肿痈证，舍排脓二方无通方者欤。彼一方桔梗用二分，一方桔梗用三两，排泄之力不为轻，胡本方特杀桔之力用一两耶？在伤寒则本汤尾甘草汤之后，对于咽痛，为爱惜挟咽之少阴脉，则桔梗之锋宜避耳。对于肺痈，又从何宣示德意耶？服药同，而取效却不同，诚以肺痈之实，非实在肺也。乃实在肺中之二十四空，逼处肺部为痈肿。上言蓄结痈脓者在于是，故初服入腹，无取乎药力环周肺部也。当穿入二十四空中无枘凿，而后肺部受圣药之赐而不觉也。再服则脓血已尽离舍矣。曰吐脓血，不曰吐如米粥，米粥之本色是脓血。脓血遂越过米粥，续出如蚁队，不为其唾为其吐，同是一线膹郁之气使之然。可培桔梗有抽刀之潜力，合甘草则施以柔和之手腕，而有凿空之奇，姜枣尚嫌其激刺也。世有能剖验仲师之成绩①者乎？惜当时未留此不死亡肺痈，昭示来许也。

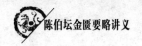

咳而上气，此为肺胀，其人喘，目如脱状，脉浮大者，越婢加半夏汤主之。

肺痿其人咳，肺痈其人则咳，肺胀其人喘，皆肺病为主动，其人为被动者也。仍有分寸者，肺痿有咳有喘有上气，无喘字；肺痈有咳有喘，无逆字上气字；肺胀有喘有上气，无逆字而已。其在不治之上气，则其气为主动，其脉为被动。彼条曰其脉浮大者是，与本条之脉浮大却不同。彼有彼之脉无改变，数虚数实非其脉，本证浮则为风，大则为虚。风则生微热，与脉微而数异而同，虚则介于数虚数实之间，与肺痿肺痈若离合，上言欲作风水一语，已为肺胀立案矣。彼条曰此为肺胀，从喘而躁者认出，本条又曰此为肺胀，从咳而上气认出，下条亦曰咳而上气也。当认定其带有肺痿肺痈之影子，以风字热字水字为题珠，是咳而上气类肺痿，其人喘则与肺痈转相类。曰目如脱状者，为其人所独具，显与肺痿肺痈大相径庭。夫诸脉皆属于目，诸血皆属于心，目者心之使，要其为热伤血脉，而血脉不受邪，故反动而形诸目。热为阳，阳气出于目，热邪遂受治于阳，不得谓血脉无裨于肺也。无如为风水所持，形容其不得大解脱之状曰如脱，目异脉亦异。曰脉浮大者，浮为风脉，亦为水脉，大为阳脉，趋势在肺之阳。略放松其肺之阴，肺为阳中之太阴，其人得以通秋气者此也。宜其肺叶之面则伤水，皮毛之里则伤风，皮毛之表则伤热。其人亦莫若之何也，喘则气先馁矣，假令非咳而上气，其人有司呼吸之宗气在，呼吸出入不相左，何难行使精气以却邪乎。上言

① 绩：原作“积”，据文义改。

发其汗则愈者，其汗犹在表，本证则其汗在里矣。越婢加半夏汤主之，《伤寒》越婢条下非有汗禁耶。长沙奚止不发汗，且从表打入里，收热收风收水，兼收上气，逐层收入，以缩小肺胀为手眼。一旦肺家无恙在，其人自有辟易余邪之势力，不汗解亦解矣，方旨详注于后。

越婢加半夏汤方

麻黄六两　**石膏**半斤　**生姜**三两　**大枣**十五枚　**甘草**二两　**半夏**半升

上六味，以水六升，先煮麻黄，去上沫，内诸药，煮取三升，分温三服。

下文水气病风水恶风主越婢，恶风加附子一枚，风水则加术四两，里水两见越婢加术汤。同是为风水立方，胡本方独加夏耶？上文欲作风水云者，未然之病情耶，虽立发其汗之法，未立发其汗之方也。本证即风水有定在矣，彼水气病则曰汗出则愈，此为风水恶寒者。又曰此为肺胀，其状如肿，发汗则愈，本证胡不重提风水二字耶？长沙已教人看入一层，加术汤是托出一层。彼证一身悉肿者，一身面目黄肿者一。纵或肺胀，亦不同论，彼则从肺部胀出皮毛，此则从皮毛胀入肺部，致有别也。设二方调用，术则助胀，夏则助渴，彼证有渴有不渴，本证非或胀或不胀故也。加术汤则汗出即愈在意中，加夏汤则宁守不可发汗之禁矣。半夏能下气者也，既以针对上气为方旨。下条小青龙何尝无半夏，何尝不具咳而上气证，不具喘证耶！藉曰两目有异状，风水何尝非目窠止微肿，如蚕新卧起状耶！一小青龙汤似可双绾两条矣，胡为分明之曰加半夏汤，加石膏汤耶？水气病止有浮脉无大脉，不观下条但曰脉浮乎。可悟其目脱非微肿之比，就令面目肿大，亦无大脉明文，盖必目脉脱浮而张大，黑水神光不内守，然后且浮且大之脉为之应也。但行越婢，未始不可以承其乏，惟对于肺胀，则搔痒不着矣。纳本方入小青龙汤中又可若？诸药必让能于姜味辛，反不足尽生姜大枣之长，焉能令药力先超出于皮毛，而后一步逼入一步乎，是断越婢之路也。仲师有骑墙之方术哉。

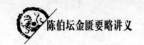

肺胀，咳而上气，烦躁而喘，脉浮者，心下有水，小青龙加石膏汤主之。

书肺胀，全个肺胀矣。书咳而上气，肺在变动为咳，在支饮则止有逆咳无上气，非全无上气也，但饮家书短气者五，书少气者一，少气短气，虽上气亦非与人以共见，惟气从小腹上冲胸咽，则指冲气而言。胃热上冲者亦有之，若实而指之曰上气，是肺胀显与肺痿异而同，与五水之肺胀同而异，彼则曰咳曰喘无上气。言气上冲二，言少气者亦二。言短气者一，不言上气者，上文上气肩息一不治，下文上气咳血一主死。上气实与死不治为邻，无上气之肺痈仍有死者，三种肺病从其类，皆足动长沙之悲观，却不系乎上气不上气，而在肺病之微甚也。就如伤寒小青龙汤证，曰咳或喘曰微喘，无上气字样，同是心下有水气，彼则气在心下，其气不上不待言。本证则但曰心下有水无气字，得毋上气即形上之水气耶？上文所有上气证，何尝明指有水气乎！水气者寒气也，伤寒当然水寒气亦寒。彼服汤已渴者，曰此寒去欲解，邪气之寒已去，水气之寒未去之谓也。本证心下之水非因于寒，水中有热气在，无寒气在。热为阳，上浮者为阳，上气显然有热分，然必藉地气之上，而后天气降，无如肺胀为之梗，热邪公然犯天威矣。于是止有上气无下气，匪惟地天不交泰也。心肾亦相去如悬绝，曰烦躁而喘，阴阳不相遇，则烦躁证具，迫而为喘者，皆上下之气不相顺接使之然，不同上条曰其人喘，虽喘而其人犹自若也。以其因咳而上气，才觉肺胀，则所胀有限，尚有余地以任喘。本证是肺胀而加以上气之咳，既写烦躁入上气之中，复写气喘入烦躁之中，一若种种证为肺胀所不容。幸非脉数实，实则不胀，胀亦非实，肺痈所以无胀字者，以脉实故。上条目脱肺不脱，本证胀浮故脉浮，形容肺胀反逼皮毛，热邪还有外向之意。不过为心下之水所持，脉浮仍作风水之脉看，凡小青龙汤证不言脉，与伤寒之小青龙汤证有分寸，与四饮之小青龙汤证亦有分寸也。小青龙加石膏汤主之，方旨详注于后。

小青龙加石膏汤方

麻黄　芍药　桂枝　细辛　甘草　干姜各三两　**五味子　半夏**各半升　**石膏**二两

上九味，以水一斗，先煮麻黄，去上沫，内诸药，煮取三升。强人服一升，羸者减之，日三服，小儿服四合。

本方在伤寒，非徒为肺咳立方也，为心下有水气，则天气未能降，令麻黄汤无从禀天气以解太阳之表也。本证治心尤要于治肺，治血脉尤要于治皮毛，心为阳中之太阳，通于夏气，即外合走一身之表之太阳。缘肺者心之盖，肺胀无非挟血脉之热，压抑其心阳，上文说入肺胀，曰发其汗则愈。下文说入水气病之肺胀，亦曰发汗则愈，汗者心之液，心又其充在血脉。血汗异名而同类，血脉故有汗脉之称，必汗脉行而后打通两太阳之消息。且下文肺胀条下，特书太阳病三字，为五水病之真相。诚以水气肿状不胜书，面目身体四肢皆言肿，最易掩蔽其太阳，中工能一眼看出太阳之气化无恙在，则病水虽剧无问题。本证作伤寒之太阳病观可也，作大青龙汤证之不汗出而烦躁观亦可也。彼烦躁而喘，安知非有欲作汗之势乎。独是伤寒小青龙汤方下无汗字，下文溢饮条下，大小青龙又为当发其汗立方也。可知不发汗，其汗亦无从自封固。盖饮溢水亦溢，水溢汗自溢，水气透露其汗孔，伤寒厥阴病复与之水以发其汗，其明征也。《太阳篇》五苓方下，多饮暖水汗出愈，非散水为汗而何！本方多饮暖水又何若？小青龙证得渴，庸或引饮耳。不渴无饮水之必要也，彼证已明言不渴矣。况加石膏，更无服汤已渴乎。比较越婢又何若？彼方有姜枣，且不犯不可发汗之条，况本方无姜枣乎。三升药曰强人服一升，羸者减之，小儿服四合，非防其如服大青龙汤之汗出多也。防心下之水，随石膏而沉坠也。加石膏云者，得汗不得汗犹其后，惟小青龙翻作大青龙用，由心下而肺而皮毛，适与小青龙之细入得其反。同是加味，加半夏则正用越婢，加石膏则反用小青龙也。修园小注谓宜加倍用石膏方效，此老最畏重药，偏不遵守仲圣强人羸者小儿数语，削之。

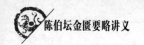

【附方】

《外台》炙甘草汤：治肺痿涎唾多，心中温温液液者。

甘草四两（炙） **桂枝**三两 **生姜**三两 **麦冬**半升 **麻仁**半升 **人参**二两 **阿胶**二两 **大枣**三十枚 **生地黄**一斤

上九味，以酒七升，水八升，先煮八味，取三升，去滓，内胶消尽，温服一升，日三服。（注从省）

炙甘草汤治肺痿耶？上文开始问曰，热在上焦者，因咳为肺痿。上文说入三焦竭，亦曰热在上焦者，因咳为肺痿。不咳则肺中冷，乃肺痿中之特异。上文已提明而不咳者四字，并立甘草干姜汤以温之，炙甘草汤温乎哉？含糊错过肺痿之病因，因咳耶，抑不因咳耶？硬指肺痿，非鼠首，则蛇足矣。毋宁谓炙甘草汤治热在上焦，趁肺痿未成立，尽可提前以处方，尚不失为能治未病之中工也。心肺位居上焦者也，仿佛热邪逼处于肺部心部之交，于是涎唾一齐上，脾液之涎为肺忙，肾液之唾为心忙。一若多多耗之而不惜，无如肺脏无知觉，《外台》故认定其肺痿，特心脏有知觉，曰温温液液者，又似热邪舍肺而就心也。心恶热者也，肺虽不恶热，然温而不已曰温温，温温不已曰液液。热路如是其悠长，分明血脉带热而通于心曲。假令心不受邪，则火逆上气，咽喉不利矣。假令肺已受邪，又咳而上气，喉中水鸡声矣。二证各不具，是心肺仍介于受邪不受邪之间，不如删去上二句，但云心中温温液液行炙甘草，犹与伤寒脉结代心动悸二语若离合也。虽然，果肺中无恙在，涎唾之多何自来？果心中无恙在，温温液液之状何自生？《外台》一眼看破其肺痿，操术虽精，而立言失实。比较《千金翼》以炙甘草治虚劳，不无轩轾，然而滥矣。

《千金》 甘草汤方

甘草

上一味，以水三升，煮减半　分温三服。（方注从省）

《千金》《外台》二书，可谓有齐风矣。自炫其有续貂之长，适形其有画蛇之诮，而以断章取义为能手，则孙氏殆甚焉。史家列于《唐书·方技传》中，当时《千金》三十卷，犹散入道家者流，自嘉靖梓传于乔万石之家，康熙张石顽附衍义以为之序。孙氏之帜愈倾人，历朝无疵瑕及之者，大都震惊其体例之富耳。就如甘草汤《千金》凡八见，治肺痿者此其一，附方不附证，殆欲沿头风摩散天雄散为先例乎？彼方是仲师取录之众方，附方非其匹也。乃曰甘草一味，味字当是两字之讹；以水三升，煮减半，即原方煮取一升半，彼曰温服七合，日二服，此曰分温三服，又何义乎？伤寒少阴病二三日咽痛者，非曰可与甘草汤哉！孙氏误会不差者三字，意谓除却咽痛证，甘草汤泛应不穷也。且甘草汤分明从桔梗汤一方裁为二，既以桔梗主肺痈，无妨以甘草主肺痿，彼以为痿字即虚字之通称，谈何容易能详仲圣所略乎。肺痿肺痈未分晓，一味甘草，固相裨于肺痿，拦入麻黄汤，更与脉虚数有抵触。下条又拦入生姜甘草汤，皆属无聊之作。观其但存甘草干姜汤，以下诸方，一齐割断，是死杀条下肺中冷三字，以为虚冷二字可以括肺痿，强分肺痿肺痈咳嗽为三种，将仲景成方，率意拈来，凑成散帙。惟越婢加半夏汤，则《千金》全书独阙如，在孙奇辈是亦因入旧本，见方附方焉已，其中肯不中肯何择乎。

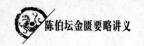

《千金》生姜甘草汤：治肺痿，咳唾涎沫不止，咽燥而渴。

生姜五两　**人参**三两　**甘草**四两　**大枣**十五枚

上四味，以水七升，煮取三升，分温三服。（方注从省）

本方若减轻等分，大可迎合富贵之门，孙氏乃漫以治肺痿，太自贬矣。彼性好奇伟，其骇人之方，触目皆是，胡仅以四味寻常药，敷衍肺病耶？既曰咳唾涎沫不止，则本方之无效何待言，又曰咽燥而渴，上言肺痿明曰其人不渴矣。肺痈且曰咽燥不渴，渴字显然越出题外，是彼误会属消渴三字，以为肺痿仍有渴，长沙不立方，则本方可以匡长沙之不逮也。孙氏竟忘记或从消渴一语，是追原未得肺痿之前日事，属消渴云者，即未属肺痿之互词，谓甘草干姜汤可以推翻肺冷也。非征明其小便利数，是消渴者其偶，若亟亟以止渴，与肺痿之未病何涉乎？且末句顶上句有语病，曰咳曰唾，曰涎沫不止，如许涎沫，何至咽燥而渴乎！肺痿亦无且咳且唾也，始则口中反有浊唾涎沫，继而吐涎沫而不咳，甚且时时吐浊，何尝咳逆上气亦时时乎！咳唾脓血为肺痈，咳与脓血非两路故也，肺痿何尝咳与涎沫同一路乎！最不可解者，于小柴胡汤内抽提四味以治咳，夫咳者去人参生姜大枣加姜味，仲师之明训也，胡特以参姜枣加之厉乎？上条甘草汤虽搔痒不着，聊胜于毫无顾忌用人参，《外台》行炙甘草亦有参在，不守长沙法，但袭长沙方，毕竟孙王二子皆未升仲圣之堂，姑录存之，以征同志。

《千金》桂枝去芍药加皂荚汤：治肺痿吐涎沫。

桂枝三两　**生姜**三两　**甘草**二两　**大枣**十枚　**皂荚**一枚（去皮子，炙焦）

上五味，以水七升，微火煮取三升，分温三服。（方注从省）

桂枝汤无论去芍不去芍，不能治肺痿。桂枝受气于地，不同麻黄受气于天也。天气通于肺，故肺痿肺胀条下，立方皆舍桂而用麻。射干麻黄，厚朴麻黄，与乎加味之越婢小青龙，都以麻黄汤为底本，而桂枝加味不与焉。孙氏欲以桂枝补长沙所不备，又射题背矣。对于皂荚丸更误会，彼见咳逆上气句上，无肺痿肺痈等字样，遂骑墙读去，以为肺痿肺痈若公共话头。竟将皂荚丸拨入肺痈条下，与本方共并，而条下不曰治肺痈，反曰治肺痿。是痿字痈字，可以任意出入，宜其除却甘草干姜汤、桔梗汤不敢移易外，其余肺痿肺痈肺胀各节，实亡于真人之手。其标目中亦分肺痿肺痈二种者，不过求合仲圣所定之病名耳。总之本方固不利于肺痈，亦不利于肺痿。彼第知吐涎沫之肺痿，可以例时出浊唾之肺痈。其他所谓口中反有浊唾涎沫，咳唾脓血，多吐浊沫，吐多涎唾，时时吐浊，吐如米粥，吐脓如米粥者，皆在所不计。皂荚丸所具三证，亦囫囵吞枣读过斯已耳。岂知是皂荚药力纵横，神于断续，非一味甘草之比。舍却枣膏，无药可配，妙在化末为丸，刚柔并进，自而左回右转，先间断其气之已上者，再接续其气之未上者，为劲直之气，含和布化而设。桂枝去芍药汤证，脉促胸满，是因地气欲上不上，以证欲解不解而设，正欲假足太阴之开力，以开手太阳，显与咳逆上气证大相反。皂荚则未下者使之下，桂枝去芍又未上者使之上，互相推倒，岂非南辕北辙之两失乎！方下曰微火煮，以煮桂枝汤法行之，皂荚更不用命矣。长沙方有如是之掣肘乎！

《外台》桔梗白散：治咳而胸满，振寒脉数，咽干不渴，时出浊唾腥臭，久久吐脓如米粥者，为肺痈。

桔梗　贝母各三分　**巴豆**一分（去皮，熬，研如脂）　**上三味，为散，强人饮服半钱匕，羸者减之。病在膈上者吐脓血，膈下者泻出，若下多不止，饮冷水一杯则定。**（方注从省）

本条王焘又下辣手矣，彼借用炙甘草治肺痿，虽无益于肺，仍无善于心也。若以桔梗白散易桔梗汤，则制肺痈之死命而有余。在桔梗汤再服则吐脓血，未有云泻出脓血也。《伤寒》行白散，曰病在膈上必吐，在膈下必利。吐正在心下之病，非吐正在心下之脓也。肺有痈脓，故久久吐脓如米粥，差幸未脓成则尚有生脓出，非吐如米粥，不得而见之死脓也。其曰时出浊唾，腥臭，可知其未尽成脓矣。言胸不言膈者，胸在肺之前，吐在心之下。肺者心之盖，与心下膈不相及，其影响于胸者，因咳而胸满耳。影响于咽者有之，故曰咽干不渴，影响于皮毛者有之，故曰振寒。所具各证，与膈间何涉乎。无如王氏并肺家之内容而不知，虚如蜂窠者肺之里，下无透窍者肺之底，从何令肺空之脓，溢于膈上膈下乎。浊唾涎沫，非膈间所自有也，亦非吐自肺中也。皆映衬脓血之白物，为脓成伏案，迨吐如米粥，斯端倪始露也。《外台》抄录本条，不易一字，意欲与桔梗汤争排脓。惜其对于脉数二字不加意，彼条寒实结胸无热证，才曰白散亦可服耳，脉数是无热证乎哉。假令服散半钱匕，不独吐脓且泻脓，如其言曰下多不止，与洞穿肺窍何以异，即进冷粥一杯亦无效，况冷水一杯乎。

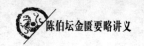

《千金》苇茎汤：治咳有微热、烦满、胸中甲错，是为肺痈。

苇茎二升　**薏苡仁**半升　**桃仁**五十粒　**瓜瓣**半升

上四味，以水一斗，先煮苇茎，得五升，去滓，内诸药，煮取二升，服一升，再服，当吐如脓。（方注从省）

肺痈无烦字，下文所有肠痈金疮浸淫疮无烦字，肺痿且不曰烦，独肺胀首条曰喘而躁，末条曰烦躁而喘，才发生两躁字，一烦字耳。《千金》于何见得肺痈之烦乎？咳有微热四字亦武断，咳而胸满则有之，胡为写热字烦字入满字之中乎？有热无热，非尽人能一眼看破也，况微热乎！上言微则为风耳，非谓微则为热也，谓为脉数热则可，仍是不可捉摸之热，始则热过于营，再则热伤血脉。由是热之所过，实受其热者血，凝滞蓄结之中，当然有热在。可想见肺部之脓血，作血结热亦结论，故曰脉数实者为肺痈。止以数脉实脉露端倪，无从以手掩肿上，热不热可着手便知也。肺痈非显以肿状示人，转以不肿状掩人故也。彼肠内痈如肿状曰按之濡。身无热却脉数，痈在肠内，奚止隔皮肤肌肉腠理几层乎！假令有发热，又无甲错矣。大黄牡丹汤证少腹肿痞，则时时发热，即发其痈之谓也。无甲错无问题，妇人杂病明曰呕吐涎唾，久成肺痈矣。转而曰脉数无疮，肌若鱼鳞，甲错鱼鳞二如一，鱼鳞既可代肺痈，非甲错犹便宜哉。从可知微热烦满甲错，皆与肺痈无涉，胸中甲错，更与肺脉无涉。肺脉从肺系横出腋下，腋下仅及胸之旁，焉有腋下不甲错，而胸中独甲错乎！上言咳而胸满者，衬托肺中实而不能满耳。肺实胸不实，何至有甲错！毋宁谓其身甲错，则肺内痈犹可作肠内痈观也。无如微热烦满四字无着落，显非身无热之比。彼殆因黄汗条下为转移，黄汗身发热胸满，亦有必致痈脓之虑。又汗出发热，曰久久其身必甲错，发热不止者，必生恶疮。孙氏混视痈脓恶疮作肺痈，而欲与长沙相伯仲，特加一烦字为热字注脚，其好大喜功为何若！或者曰，苇茎汤非尽无功可录也。则将应之曰，本方固无功于肺痈，亦无功于肺痿，肺胀亦难以讨好。薏苡仁虽从肠内痈方脱出，瓜瓣桃仁虽从肠外痈方脱出，若后纳三味药于苇茎汤中，用以载之如舟楫，试问结实脓血之肺空，可以一苇航之否乎？抑肺痿肺胀，遑有行使二升苇茎之气力乎？惟对于热在上焦，甚或热伤阳络者，未免梗阻清肃之下行，则四味药自与有其功，然亦不能违法以煮苇茎，反令迟迟以受气也。立方纵可取，立证立法皆无当也。

肺痈胸满胀，一身面目浮肿，鼻塞清涕出，不闻香臭酸辛，

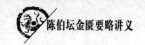

咳逆上气，喘鸣迫塞，葶苈大枣泻肺汤主之。（方注从省）

末条不知立自何人之手，止得胸满二字，咳字喘字，以香臭二字易腥臭，有意奚落桔梗汤，独取葶苈大枣汤有泻肺之长，遂脱离长沙窠臼，括上两条治肺痈，以未病以前之病因，全不见及，咳逆上气则涉肺痿一方面，胀字又写入肺胀一方面。曰胸满状，甚其词一身面目浮肿，黄汗何常非胸满，及四肢头面肿，彼证久不愈，则曰必致痈脓，非指肺痈之脓也。黄汗何尝非咳而喘，彼曰此为肺胀，其状如肿，不言面目浮肿者，上文上气面浮肿主不治也。其余频频有上气二字，而肿字不重提，甚且肺痈脓成则死，何尝经过肿状乎！肺痈无上气，何至面目浮肿乎！惟五水病则肿字不胜书，咳字则四见，喘字则五见，四饮咳字喘字不胜书，其余肿字不多见。一则曰其形如肿，一则曰其人形肿而已，夫水病面目手足浮肿，明曰与葶苈丸下水矣。俄而肿复如前，且曰咳喘逆，葶苈丸概无功于治水，治肺痈独能专美乎？鼻塞二字仍武断也，肺痈塞肺部耳。实者气入，其鼻必不塞，清涕出，又肺窍无此便宜，涕者肺之液，上言涎唾而不及涕者，以没收其涕故，矧涕之清者乎。下文中寒家曰清涕出，善欠善嚏即其候，无取苇茎也更无消说。凡苇茎气不通之甚者类如斯，胡又引咳逆上气为注脚乎？肺痈固无气以上，亦无气以逆也。曰喘鸣迫塞，迫塞之喘，亦无声以鸣，谈何容易有诸证悉具之肺痈哉！何语无伦次若是！吾独取其先服小青龙汤一剂乃进一语，暗与肺胀若离合，尚不失为题中应有之言。特不回顾上文主肺胀加石膏，则本条宜删去首三句，自一身面目浮肿起，连上六句，虽属杜撰，未始不可为小青龙汤证加倍写，即为溢饮二字加倍写。缘病溢饮当发其汗，大青龙汤主之，小青龙汤亦主之。盖由气门已虚，溢饮填实其毛窍，支饮恒为溢饮之续，因而咳逆倚息不得卧者意中事，支饮亦喘而不能卧者意中事。独惜其误皮毛之实，而肺家实则毫厘千里矣。

奔豚气病脉证治第八

师曰：病有奔豚，有吐脓，有惊怖，有火邪，此四部病，皆从惊发得之。

本篇共五节，汤方三，言证不言脉，得毋人病脉不病耶？非也。下文惊悸条下曰；寸口脉动而弱，动则为惊，弱则为悸，于是立桂枝去芍药加蜀漆牡蛎龙骨救逆汤主火邪。惊字在言外，立半夏麻黄丸主心下悸，怖字在言外，惊怖悸皆形容心动之词。特惊怖有感触，心悸无感触，怖状更如神灵所作，所谓巫祝依托鬼神，诈怖愚民者近是。大都火邪构成之环境，长沙谓太阳伤寒者，加温针必惊，已一口道破矣，似不必细辨其病在何部也，殆亦心部病之一，必为中工所公认。所曰病有奔豚，则肾病连于心。曰有吐脓，则心病连于脉，不必曰是以知病之在心也，是以知病之在脉，脉神之变幻尤卒也，不言病脉，便是病脉者非矣。胡为揭明之曰，此四部病，拈一部字以难中工耶？吐脓当非但指心部而言，上文吐脓脓在肺，本条吐脓脓在肝矣，下文呕家有痈脓，不可治呕，脓尽自愈。伤寒厥阴条下亦云然，岂非肝脓与肺脓成反比例哉！厥阴所有痈脓脓血不立方，又乌可云最骇人之奔豚证相提并论耶？肝脏其病发惊骇，条下两言惊，是肝部有分子，合心部为两部，故发病皆如春夏之迅雷。二而二之为四部，肝为阳中之少阳，通于春气，心为阳中之太阳，通于夏气，两部阳，以阳受惊，两部阴，从阴生病，阳亦惊阴，阴亦怖阳，觉四部病皆自无而之有。独不可治脓一语，仲师向未说明脓尽则愈之理由，不知有太阳少阳一齐退入，遂轻弃阳经之血而不顾，此岂心阳肝阳所能援助，宜乎惊骇之状，印入心部肝部之中，其经血已为热邪所利用，不酿成脓血不止。厥阴篇所谓热气有余，必发痈脓者此也。痈脓亦不形诸脉，可悟心惊脉必惊，脉动即心动，但曰寸口脉动，仿佛肝脉无存在者然，且惊发时脉随证变，无一定之脉，而有一定之惊。曰皆从惊发得之，语意言其卒，未病则在惊，又授中工以平无形之惊脉矣。

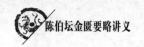

师曰：奔豚病，从少腹起，上冲咽喉，发作欲死，复还止，皆从惊恐得之。

书师曰，复上矣，非同是仲圣之言哉，不得不重为提撕者，得病以本证为最卒，几无未病之端倪，故快口点奔豚二字，加多一病字。苟非常悬一奔豚于心目，则见病知源者寡矣。书从少腹起，少腹为肝脉所必经，以其循阴股，入毛中，过阴器，抵小腹，明乎其小腹未抵，而先从少腹起也。书上冲咽喉，与喉咙仅隔一部，肾脉循喉咙，挟舌本，肝脉循喉咙之后，上入颃颡，冲咽喉云者，非不冲喉咙也，由喉咙冲开会厌，则冲入咽喉矣，且喉咙者气之所以上下，宗气出其中，其自下而上之气，为宗气所不容，故不曰上气曰上冲，还算便宜其奔豚。曰发作欲死，稍缓须臾，岂非如上篇所云，上气肩息主不治乎哉。曰复还止，何其一起一止如往复，倘若旋止旋起将奈何？止而曰还，肝者罢极之本，魂之居也，魂还而复守其乡，则罢矣。假令误认本证为肺家病，仿行上篇加减与麻黄，又有千里毫厘之意外。明告之曰，皆从惊恐得之，惊恐便是奔豚之未病，却不止属奔豚之未病，未得治未病之方，须明治未病之法。病惊恐而后病奔豚，先病而后逆者治其本，奔豚固逆，惊恐尤逆，先逆而后病者治其本，舍桂枝不能取本而得矣。勿泥看咽喉也，咽者胆之使，惊骇与胆有关系，惊定胆亦定，咽喉何加损之有。

奔豚气上冲胸，腹痛，往来寒热，奔豚汤主之。

书奔豚，阙病字，明乎本非奔豚病，乃卒然得奔豚，尤为中工所易忽也。书气上冲胸，胡便宜其咽喉耶？非从少腹起，殆从大腹起，果少腹无恙在，则留意其大腹可矣，苟不审问其病因，及发起于何部，下文之小青龙条下治气冲，曷尝非气从小腹上冲咽乎！何尝非冲气复发乎！水气病亦云气上冲咽也，又云肾气上冲，咽喉塞噎，且曰象若奔豚。彼证有胸痛胁痛，胸胁苦痛，无腹痛，本证指明之曰腹痛，殆与伤寒柴胡证之腹痛将毋同。彼证邪高痛下故使呕，本证不言呕，邪正并为一可知，何以又往来寒热耶？柴胡证仍在又可知。彼证更无气上冲胸也，胸胁苦满耳。显见彼条之腹痛是被动，皆由脏腑相连使之然。本证之腹痛是被动，亦自动，仍属邪正相搏使之然。一面腹痛，一面往来寒热，直以腹地作战场，太阴主腹者也，中央脾土所治地。盖必因惊恐之故，阳气带火郁之邪入于腹，所谓阴疑于阳必战者非欤。独是腹大而不胜其痛，毕竟地道卑而受压。其尚有往来寒热之足言者，以太阴之后，名曰少阴，少阴之前，名曰厥阴，得肝肾为后盾，则脾脏虽孤而有邻，夫而后阳并于阴则寒，阴并于阳则热，宜乎往来寒热之玄机，为本证多独具。且地气上者属于肾，地气不上而肾气代为之上，阴者存精而起亟，迫不及待而上冲，显非脾能伤肾，水气不行之比，无如恐伤肾，肾在志为恐，且在变动为㮚，看似肾气不微弱，却与微弱等。肝脏又从而惊骇之，肝动则风动，肾动则水动。觉风从地水中生者，水亦从地风中起，形容水乘风势曰奔豚，豚为水畜，其奔放也，非必予人以共见也，与上条发作欲死不同论。特有其在标而求之于本，勿治冲胸之已病，能逆知奔豚将相迫而来，则智不在上工下矣。奔豚汤主之，方旨详注于后。

奔豚汤方

甘草　芎䓖　当归　黄芩　芍药各二两　**半夏　生姜**各四两　**生葛**五两　**甘李根白皮**一升

上九味，以水二斗，煮取五升，温服一升，日三夜一服。

本方九味除却芎归生葛甘李根白皮，其余五味皆从柴胡汤脱出。伤寒具太阳柴胡证，则柴胡汤最适用，取其听命于少阳也，彼方令太阳少阳不相失者也。彼证非卒病，故缓解宜柴胡，本证则卒然惊伤阳中之少阳。春气遂脱离其肝脏，卒然恐伤阴中之少阴，冬气遂脱离其肾脏。无春气安得有坎中之少阳！无冬气安得有坎中之少阴！止有风气寒气代行肾气而已。《经》谓少阳属肾，肝木又气舍于水而受气于火，子母相生如骨肉，合肝肾阴阳为四部。此有此之不相失，何至发生奔豚之怪现象乎？夫肝者气之先，一阳始生曰少阳，其令冬，凡震撼危疑之事，如房室金刃虫兽之属，关于伤邪者，一阳报信于肝，肝复传报于肾，一旦春气不通，便失少阳所在地，其转而托庇于腹者，盖有甲已同化之理存，是腹痛可证明少阳之末路，热为阳，腹为阴，阳入则热入，惊邪即阳邪，故往来寒热生于腹，而阴中之少阴，又不知何往矣。气上冲胸，宁非少阴之末路乎？方内即以甘芍柔和其腹痛，姜夏降低其气上，妙以生葛起阴气，生用而不用根者，纯为地气作用，不令其犯肾也。尤妙以甘李根易葛根，用芍不去芩，黄芩彻少阳之遗热，中工所以晓，唯李为东方木，而有多子之称，且李性难老，虽枝枯子亦不细，恰符阳中之少阳。甘李更受气于阳，其根与水阴相维系，取象于坎中之少阳。独是立芎归以养肝血，不行世俗所谓纳气归肾者又何耶？原文非开始曰肾气微弱，则水气不行乎？中工早以闻命矣。薯蓣地黄之属，本证无取也。

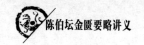

发汗后，烧针令其汗，针处被寒，核起而赤者，必发奔豚，气从少腹上至心，灸其核上各一壮，与桂枝加桂汤主之。

本条句话出《伤寒》，特无发汗后三字。若烧针随发汗之后，看似令其汗句，未尝先诸造次也，独是既发汗又令汗，显见气门之汗已罄，则汗后反恶寒者意中事，苟误认发汗无效力，而加以烧针，与强责少阴汗何以异乎。曰针处被寒，寒字不能一概论也，彼证被伤寒之寒，本证被阴寒之寒，寒者热之反，以烧针之热，正欲针引阳气之热耳。何至有寒耶？重热则寒，当以重阳必阴一语释之矣。针口虽阳，反观之则为阴。阳受针则阳被其寒，阴受针则阴被其寒，惑人处尤在核起而赤，针痕之火色尤存在，针口之水色已销沉，勿谓被寒二字属悬忖也，卒病从兹发生矣。曰必发奔豚，豚为水畜，奔豚仍在黑暗之中。核起非曲绘奔豚之现状也，一处亦作四面看，核一处，豚一处，豚之水一处，豚之气又一处也，却与伤寒同而异。彼处膀胱腑中有豚在，此处坎肾脏中有豚在。彼处是指六气之太阳，明露于核起之面，其赤浅，此处是指五行之太阳，暗藏于核起之底，其赤深。彼处气从少腹上冲心，例如左冲右突之冲，间接至心者也。此处气从少腹上至心，捷于朝发夕至之至，直接冲心者也。同是从少腹起，何以不上冲咽喉部耶？上条仲师写肝气先于肾，肝脉循喉咙之后，横冲咽喉，咽喉者水谷之道也，人绝水谷者死，故曰发作欲死，殆形容肝气走于极端之词，极而复罢，故曰复还止。本证肾气先于肝，至心犹未及咽也，不曰复还止，肾非罢极之本，与肝气先上不同论也。假令气从小腹起将何如？小腹即下言脐下悸之处，膀胱两肾居其后，设也不从少腹起，直从脐下上，遑有复还止之望乎！下文欲作奔豚，赖有茯苓桂枝甘草大枣汤在者，差幸其气之未上耳。不然，上文何尝无上气二字，乃俄而面浮肿，俄而肩息，其脉浮大者不治矣。凡上气证皆在可危之列，况卒得奔豚乎，上条气上冲胸，何以脱离少腹及小腹耶？气从大腹起，腹痛其明征也，似乎大腹以下无动摇，则便宜于肝肾，不知惊恐病无不忙到肝肾之理，不过为肝肾写照，既写阳中之少阳，入太阴腹内，并卫外诸阳，亦牵入旋涡之中，于是有往来寒热，无非因客感之阳邪所转移，主奔豚汤者其偶，非治奔豚之通方也。本证亦两太阳为一核。寒从针口一路入，热从针口一路出，热为阳，核起是阳，色赤亦阳，从阳面看入一层，反觉阳气不动阴气动，立变为肾水惊寒之动气，地气非不与之俱动也，特肝先动于脾，转牵引肾气之上，舍大腹不从而从少腹，绕折后上至心者此也。病形在内不在外，惟针处同是致病之根由，以灸易针尤神速。不师仲圣，又谁敢一误偏行再误乎，何以不曰二壮，而曰各一壮耶？在伤寒一壮灸太阳，一壮灸少阳，少阳是火本，取热火同气之义。本证则一壮灸两太阳，一壮灸两少阳，彼处灸阳有二法，此处灸阴灸阳兼四法矣。灸法行先于方法，神用所以无方，与桂枝加桂汤主之，又一方有二法矣，方旨详注于后。

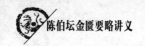

桂枝加桂汤方

桂枝五两　**芍药**　**生姜**各三两　**甘草**二两（炙）　**大枣**十二枚

上五味，以水七升，微火煮取三升，去滓，温服一升。

同是桂枝加桂汤，何以不云更加桂二两耶？在伤寒方内曰桂枝，又曰牡桂，点醒桂枝一物而异名。明乎更加桂二两句，是一成而不易，本方合计桂枝曰五两，适符加桂二两之数，撇开牡桂二字不重提，显与彼条示区别，且更加桂但曰煮，无微火二字，又与桂枝汤示区别。本方则曰微火煮，反与桂枝汤煮法同，岂非置心阳于不顾耶！心为牡脏者也。胡本证独轻弃牡桂耶？彼条桂枝汤翻作两汤用，缘两太阳合为一，非更加桂，则对于牡脏有所遗。本条桂枝汤仍作一汤用，缘两太阳分为二，若更加桂，反对于牡脏有所遗。彼条膀胱水气上冲心，是断心阳之归路者水之阳，为心阳开道路者牡桂也。桂枝证中俨有牡桂证在故也，本条坎肾水气上至心，未断心阳之归路者水之阴，与心阳分道路者桂枝也，桂枝汤中但加桂已足。设二方调用，彼证行加桂，无以安心部之太阳，本证行更加桂，无以安身分之太阳，否则二方行在未灸之前，则加多桂枝之合力，转闭实其针口，非特阳道不能开，不足尽桂枝之长，必为奔豚所利用，凭藉桂枝之反动力而愈肆。是与桂枝汤仅差一着，试思尚有何药能打破桂枝汤，令从针处出乎？麻黄且不中与之，抑急而后灸，更以火力助虐桂枝乎，可悟灸核上各一壮云者，正为追回两处之阳，尾以桂枝，而后两太阳各守其乡也。注家疑二方原是一方，视更加桂枝二两为赘瘤，方旨既未晓，遑敢置议针灸二法乎。

发汗后，脐下悸者，欲作奔豚，茯苓桂枝甘草大枣汤主之。

本条长沙又伸前说以难中工矣，载在《伤寒》则读之熟。若一旦发生脐下悸证，欲如长沙见几之早，奚止中工退让而未遑，况《伤寒》有其人二字，本证其人何往乎？欲求其人之报信而不得，是悸不悸尤茫昧，欲作二字，又属未发作以前之诊断语，谁复过问其脐下乎？书发汗后，上条发汗后咎在烧针耳，非咎在发汗也。《伤寒》烧针句上无发汗后三字可见矣，其余发汗后三字不绝书，得毋以本证最剧耶？殆承上必发奔豚一语，连类而及于本条，中工当从惊恐上着想，则欲作奔豚云者，惟上工能发觉于未然，假如中工有辞曰，伤寒心下悸，心中悸者多矣，脐下悸乎哉？谓非心部一落在脐下，吾不信也。中工又忘记心为阳中之太阳矣。心脏其类火，为无形之倒火者心，为无形之太阳者亦心，无非肾水心火若离合，都与膀胱为邻，去脐下不能以寸，就令心下之悸印入脐下者亦其常，在《伤寒》是单写误发太阳汗，致足太阳沦落在膀胱，则肾水为被动，虽惊悸而其人犹自若也。本证则一齐惊落两太阳矣，连带两少阳几非其人所自有，故阙其人二字，大抵彼证之悸由浅而深，写膀胱之气入肾脏，其动悸也直。一若膀胱放豚，肾脏欲奔豚，本证之悸由微而显，写肾脏之气出膀胱，其动悸也辟，一若肾脏放豚，膀胱欲奔豚，皆形容水华乱涌之状态。卒然推倒其人于坎陷之中，勿谓其气不上无端倪也。发汗后往往表气虚而里气反实，地气未动犹其后，非必便宜于其人，一旦水气冲破其里气，将无复还止之望矣。此又患不在气之上，而患在水之蓄。茯苓桂枝甘草大枣汤主之。中工果晓然于以水治水之法乎，方旨详注于后。

茯苓桂枝甘草大枣汤方

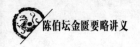

茯苓半斤　**甘草**二两（炙）　**大枣**十五枚　**桂枝**四两

上四味，以甘澜水一斗，先煮茯苓，减二升，内诸药，煮取三升，去滓，温服一升，日三服。甘澜水法：取水二斗，置大盆内，以杓扬之，水上有珠子五六千颗相逐，取用之。

发汗不如法，最不利于太阳，麻桂方中有桂甘者，一面得汗，一面化阳，所为主胜而客负也。麻取汗于营，桂取汗于卫，非所论于强责太阳汗也。若汗药不特不能安太阳，适足以惊太阳，不特一太阳走避不及也。心脏亦阳中之太阳，两太阳同时灭顶于坎陷之中而不起，就令不作奔豚，脐下非温泉之处也。于是阳气又惊寒，独是方首茯苓，非温品也。毋亦欲令水气从小便去耶？固也。《本草经》称其主忧恚惊邪恐悸，又曰安魂养神，正跟上皆从惊恐得之一语下手，一味药已与误汗诸药若天渊，且有桂甘代行其经血，令两阳如挟纩之温，似乎大枣若赘瘤，度亦桂枝原方去姜芍，显非为汗解余邪之后盾。何取乎多一大枣以安中耶？大枣养脾气平胃气者也，又主火惊，投大枣于水中，无殊移土气以入水，当然水波不兴，非预治惊豚之未作乎！命方则枣居桂甘之后，立方则枣在甘桂之间，明乎手援两太阳者大枣也。何以先煮茯苓耶？五六千颗之水先受气于苓，是服如珠子之苓，非徒服如珠子之水也。以甘澜水名者，即与《灵枢》半夏方同制作，彼用长流水千里以外者八升，曰扬之万遍，取其清五升煮之，是取其助血之清者以入脉，脉合阴阳，决渎壅塞，阴阳和得二语，已尽煮药之能事。本方取水二斗，得甘澜一斗，煮苓减二升，则与八升相符，煮取三升，合二升亦与五升相符。澜胡以甘？甘者缓之称。五千颗珠子，水华之缓散为何若，何以二斗仅用一斗耶？水底无珠子也。水蓄不流者近是。置大盆内者，蓄水气于盆，如化水精于坎矣。益用甘味之药调之，则甘胜咸，水不甘而澜者，用长流水也可。非长流水也亦无不可，即《伤寒》白通猪胆汁汤，无胆亦可用之义。圣神工化之仲圣，岂囿于《内经》乎！

胸痹心痛短气病脉证治第九

师曰：夫脉当取太过不及，阳微阴弦，即胸痹而痛，所以然者，责其极虚也。今阳虚知在上焦，所以胸痹、心痛者，以其阴弦故也。

《素问·痹论》无胸痹二字也，骨痹筋痹脉痹肌痹皮痹，是四时所得之痹，肺痹心痹肝痹肾痹脾痹，是五脏所得之痹，而兼及于肠痹胞痹，惟胸字背字并未言及，本条曰心痛不曰心痹，痛痹显非单指寒气多而言，《素问》则明言五痹不痛矣，是与下文胸背痛一语有区别，独喘息二字异而同，可悟长沙剪裁《内经》以立证，例如风湿条下曰背强，曰胸满，曰短气，亦与三痹有异同。宜乎另提胸痹二字，用以补痹论之遗。题珠则在个微字，从上文又有六微，微有十八病二语生出，同是微病，而有太过不及之分。胸痹心痛短气为一类，微而不及者是；腹满寒疝宿食为一类，微而太过者是。起下五脏风寒积聚，应上五脏各有十八病，特书师曰：夫脉当取太过不及微。脱令无太过不及四字以喻中工，则阳病十八，阴病十八云者，千载下不知其何所指矣。四时五行其数九，太过者九，不及者九，十八即二九之偶数也。《六微旨大论》则曰来气不及，来气有余。《五常政大论》又曰其不及奈何。太过何谓，二说自有玄微之理在，与诊他病之脉证不同论。玩夫脉二字，非但取微脉可知，《内经》四时之脉曰胃微，春胃微弦，夏胃微钩，长夏胃微软弱，秋胃微毛，冬胃微石者，是微脉之当取，亦四时有太过不及之脉，独其气来不实而微为不及，其气来毛而微为不及，无所谓太过之微脉，是病微非尽取脉微，不能读作微阴弦，亦不能读作微字，上有阳字也。末句又曰以其阴弦，何尝多一微字乎？弦是胸痹之正脉又可知也。弦为春脉，法当阳弦，春气不通，故曰阴弦，弦则为减，减则不及。曰即胸痹而痛，五痹明言不痛者，差幸痹论无阴弦脉，不通还有潜痛之处，此不通则痛之所以然。下文五脏病亦有其脉弦三字，同是弦脉，又幸在六微者得之，阴弦未始不可作微弦论，乃微中不及之脉，抑亦不言脉微之所以然。微脉是责其虚，弦脉是责其极虚也。未虚极其虚，阳弦一落为阴弦，以阳气不当胸故。曰今阳虚，今之阳气卒然虚，乃胸痹使之然，非心脏伤使之然。曰知在上焦，五痹无但在上焦之例，三焦为孤腑，其腑在气街，似与胸际无涉，上焦则其治在心下膈，膈与胸相连，故胸痹与中下焦无涉，而与背有关系。背者胸之府，府之为言聚也，人身饮食所聚为六府，府者水火金木土谷之称，特五脏得其精，六腑得其微，似六腑之外，更微乎其微矣。胸以背为府，殆微定之外府者欤，要其受气于胃者大，气海在其中，不能因其末也而少之，六腑所与合之三焦，亦其例也。何以既曰胸痛，又曰心痛耶？胸乃心之表，当阳一大部，阳气下陷，则宗气不充，其积于胸中者，杂气焉已，势必胸痛无所避，止有心痛彻背，背痛彻心，痛状略为牵引耳。此不及之微病则然，非所论于五脏之剧病也。下文五脏风寒积聚，则曰剧者心痛彻背，背痛彻心矣。腑病脏病又何别耶？曰以其阴弦故也，彼证是其人苦病心，不得有阴弦脉，就令心脏伤，亦止有脉弦非阴弦，弦脉宜但作减脉看，若弦在阴中，则弦则为阳，微亦阳，可认作微在弦上，阴病得阳脉者生，况阳病之微者乎。

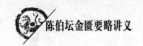

平人，无寒热，短气不足以息者，实也。

书平人，补上得六微病之人之称也。《素问·平人气象论》曰：平人之常气禀于胃，胃者平人之常气也，可见微病非平人莫属矣。若以微脉论，则四时五脉之微弦微钩微软弱微毛微石皆曰平，平则无有不微，就令来气实而强者，可作不微之微看，仲师若曰，当取太过不及之微病。夫脉之微不微可略而不言，曰微不曰平者，有六微病，无六平病故也，不书胸痹，正与中工说未病之时。书无寒热，所有胸痹条下无寒热，是卒然胸痹在意中。书短气，下文再见短气者二，长则气治，短则气病，二语乃《内经》指脉气而言，举气以例脉，举短以例微，非必脉微而短也，不及固短，太过亦非长也。曰不足以息，又举息以例气，定息不足尽呼吸之长，是一吸短故气短，即上言吸而不出之状，看似呼气不还，短在呼，却短在虚之气出，非短在实者之气入。曰实也，来气不实入气实，故实而短。假令短而非实，将息引胸中上气者咳矣，或息张口短气者肺痿吐沫矣。否则实而太过，又痛矣。下文腹满寒疝宿食条下曰痛者为实，可下之，按之心下满痛者，曰此为实也，当下之。胸中寒实，则利不止者死，心胸中大寒痛，以无当下明文，下法究非为痛字而设，更非为不及之痛状而设。当视短气不短气以为衡。腹满篇内无短气，由于太过证具，而后当下证亦具。五脏病脾中风还有短气字样者，治半生半死之五脏，无下法故也。本证勿谓其无寒热，便无寒实也。在伤寒少阴病明明曰胸中实，不可下，彼则脉弦迟，迟为寒脉，本证虽弦而非迟，其不及不能掩。上条知在上焦一语已为禁下立案，必非病在中焦实何待言，尚非坐实其微脉，又何待言。《经》谓其气来实而微，此谓不及，病在中，胸痹病在中乎哉？其为不足以息之实非上实乎哉！谓为弦者生则可，安得有微脉之便宜乎？下文腹满寒疝宿食，则以趺阳脉微弦五字为冠首，却与伤寒阳明病之胃家实同论。同是六微病，惜非入趺阳之府，则阴弦便是似微非微之不及脉，与太过之微脉相比较，则大逊矣。

胸痹之病，喘息咳唾，胸背痛，短气，寸口脉沉而迟，关上小紧数，瓜蒌薤白白酒汤主之。

本条已说入胸痹矣，多之病二字，赘矣乎？应上胸痹而痛个而字，盖谓痹处不痛，而痛在别处，间接痛，非直接痹也。又曰所以胸痹心痛者，以其阴弦故也，阳不弦而阴弦，即伤寒所谓阳脉涩，阴脉弦，法当腹中急痛者，病非在腹也，可以证明胸则痹而不痛，心则痛而不痹矣。《痹论》心痹但曰脉不通，未尝曰心痛者，以彼证无短气，何至一面痹，一面痛乎！假令执痛字为痹字之注脚，则自此以下，将认痛为痹矣。特书曰胸痹之病，非胸中隐隐痛之比，勿谓其一病翻作两病也。仍不离乎《痹论》五痹不痛之旨，与病久入深不同论。合下四条，连书胸痹二字者五，末二条不书胸痹，岂胸痹证罢乎哉？乃气短故病形亦不长，一若痹则自有而之无，痛则自无而之有。且也喘息咳唾，不出于胸而出于肺，喘息与肺痹相类，咳唾与肺痈相类，看似了却胸病入肺病，不知诸阳受气于胸，而转行于背，遂为肺家所截留。卒喘卒咳，无非为胸部所牵掣，此正加倍写胸病，就令不喘不咳，其胸痹仍如故也。何以曰胸背痛耶？岂非前后俱痛邪？正惟不曰俱痛，亦不曰背胸痛，痛不在背之前面，而痛在胸之背面，其痛状趋势在背也明甚。下条又曰心痛彻痛矣，何尝曰胸痛彻背乎！假如曰胸痹彻背，是痛与痹合为一，胡不曰痹侠背行乎？书短气，短胸背之气，故不通则痛，背痛复不能通气于胸，而介于通不通之间，止有心背彻痛而已，非由胸痹成一障碍物而何！书寸口脉沉而迟，是阳气短，尺不及于关矣。寸口不克为上焦忙，独关上横担其两头之短。曰小曰紧曰数，减少阴弦之脉，缩入趺阳之中，水谷之精气为尤短。治之奈何？瓜蒌薤白白酒汤主之，此逆取法也，方旨详注于后。

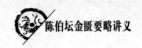

瓜蒌薤白白酒汤方

瓜蒌实一枚（捣）　**薤白**半斤　**白酒**七升

上三味，同煮，取二升，分温再服。

瓜蒌实主伤寒小柴胡汤证胸中烦而不呕也，薤白主伤寒小陷胸汤证正在心下也。二药皆由胸际抑之使下，药力宜于短，一取瓜蒌听命于柴胡，一取薤白听命于连夏，本方则高举二物，令其从关上直达寸口，药力欲其长，用以续行短气所不及也，与四逆散证加薤白异而同。彼方转移阳气之下重为上轻，四逆散翻作小柴用，不兼瓜蒌者，以病在下焦，非在上焦故也。本方二味不能缺其一，瓜蒌主痹，胸先受气而及于背，薤白主痛，心先受气而及于胸，盖有经气为断梗，非一味药所能兼到也。连下三方，君瓜蒌者二，枳实薤白桂枝汤，又瓜蒌实尾其后，可悟瓜蒌薤白无轩轾矣。白酒同煮作何若？酒为百药长，七升不为多者，施诸短气，犹以为未足也，复用一斗，则宁为过量，亦四味与三味之不同，何以加入枳朴桂枝，又舍酒而用水耶？取材异故煮法亦异，先煮枳朴，法当后行，后纳诸药却先行，有枳朴之反动力为后盾，降力大则升力大，毋庸受气于酒也。本方何以不兼半夏耶？半夏能降逆者也，方旨取升非取降，倘没收咳喘以入肺，是移痹于肺，匪特肺痹成立，心痹亦成立矣。肺者心之盖也，肺喉即胸痹之通路，得白酒则开提短气以亲上，何患喘咳之不自止乎！

胸痹，不得卧，心痛彻背者，瓜蒌薤白半夏汤主之。

阙短气二字，看似便宜于胸也，气不短则痹必长，将胸痹不已，而内舍于脏者有之，否则胸痹如故，便长则气治矣。何以微弦脉又阙不书乎？心之合脉也，心痛即脉痛，胸痹蔽塞其脉，则实逼其心，上云所以胸痹心痛者，以其阴弦故，不过单指胸心两部而言，非所论于心痛彻背也。末条乌头赤石脂丸证且云背痛彻心矣，何尝曲绘其脉乎！况彻背不彻心，是心脉一旦曲折向后，遂不复还于前，显见心脉止与背脉合为一。宜其顿失阴弦脉，独是心脉既不部于表，当然循背脊绕后经归宿于肾。《经》谓七节之旁有小心者，即细入无间之真心也。阴阳已通，有不其卧立至乎。书不得卧，肾不治于里矣，肾主卧者也，何以肾脏无痛苦耶？痹不及于心，且不及于背矣，遑及于肾乎。不离乎胸气背气心气肾气无不短，故痹自痹而痛自痛，痛痹亦与肾脏无涉，不明言经气者，因胸痹其压力，掩却诸气之短。前方瓜蒌薤白白酒三味，足以续长短气而有余。特不得卧则肾气之短不待言，心气及背，而不及于肾不待言，有何物能补助肾间之动气乎？有半夏在，心阳通于夏气者也，半夏名者，降下心气留其半，取其下交于肾，始竟瓜蒌薤白白酒之功也。瓜蒌薤白半夏汤主之句，详注方后。

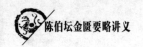

瓜蒌薤白半夏汤方

瓜蒌实一枚（捣）　**薤白**三两　**半夏**半升　**白酒**一斗

上四味，同煮，取四升，温服一升，日三服。

本方承上薤白半升加五钱，白酒七升加三升耳，仍用前方也，特本证略趋于下，无喘息咳唾其明征，加薤白白酒者，无非极升提之力，为续长短气起见，参用半夏胡为者，非降之欲其升乎？固也。半夏禀夏至之后而生者也，最能耐夏，转移盛夏减其半，大可以半冬名之也。《本草经》称其主咽喉肿痛，手少阴心脉从心系上挟咽，足少阴肾脉循喉咙挟舌本，伤寒少阴病咽中伤，则著苦酒中有半夏，咽中痛则散及汤中有半夏，治咽不遗其喉者，声不出亦受其赐。声出于喉而根于肾也，其咽喉之息息相通者心与肾，所以能息息相通者冬与夏也。半夏宜夏亦宜冬，故以下气见长，是药早为长沙所物色，在伤寒则治咽痛，本证则治心痛，心痛主心所生病，半夏诚中与矣，取其通于夏气也。独是半夏之能事不胜书，除《伤寒》《金匮》方中层见半夏者不具论，加半夏三字则郑重言之。葛根汤证不下利但呕者曰加半夏，黄芩汤证自下利若呕者曰加半夏生姜，上文咳而上气之越婢汤证曰加半夏，下文干呕而利之黄芩汤证曰加半夏生姜，妇人产后中风之竹叶汤证，亦曰呕者加半夏。加之云者，另眼相看之词也。本方仍以瓜蒌薤白为称者，得毋半夏在可加不加之列耶？非也。

同是对于风寒湿痹，诸药不克有其功，对于胸痹，亦以不了了之焉已。不得卧亦为本条所独具，下文四饮中咳逆倚息不得卧之小青龙汤证，半夏之长不可没。本方是出半夏之绪余，以承其乏，得卧亦意中事。大抵长沙制方，多数与立证若离合，且与酒同煎为尤奇，不特半夏不言加，白酒亦不言加，以诸药皆受气于酒，则化有方为无方故也。

胸痹，心中痞，留气结在胸，胸满，胁下逆抢心，枳实薤白桂枝汤主之；人参汤亦主之。

书胸痹，不书心痛，是撇开痛字但言痹矣。书心中痞，但满而不痛者此为痞，心痞便与心痛无涉，痹论又无心中痞也，形容其痹而不痛，仿佛心中闭塞者然。不能作心痹论，未始不可作心痞论也。书留气结在胸，胡又撇开痞证耶？心下满而硬痛者结胸也，乃结胸仍不痛，是结字痞字，殆仲师随手拈来作胸痹之注脚，作随举随撇论可也。《痹论》止有舍字聚字无结字，结在胸云者，非结胸之比，谓结邪在胸云尔。在字有分寸也，如结胸证具。伤寒所有结胸条下无胸满，满则非结，结则不满故也。书胸满，未成结胸可知，夫结而曰留，必有未留未结者在，得毋邪未干休，又结于胁下耶？宜乎胸满胁亦满，更非结胸证已成立，当如柴胡汤证脏腑相连，其痛必下矣。乃腹痛证又不具，流散之邪，已脱离胁下矣。书胁下逆抢心，抢训夺，争取地盘者是，其抢也，苟非邪气为主动，胁下敢上逆乎哉！特余邪为胸满所不容，无殊入幽谷以谋进退，况其图及君主之宫城乎。夫心脏坚固，邪弗能容，虽极力撼之而不震，其不得逞也必矣。此余邪自寻其窄路，匪特尺寸无所得，徒阻碍阳气之往还，诸恙愈无从收拾，倘与瓜蒌薤白白酒汤如前方，则逆抢之邪更亲上，满实交迫若重围，必痞益甚。若仍用前方兼半夏，则心下一开，反予邪以可乘之隙，纵不痞而满有加，将仿泻心汤以立方乎？心中痞而心下不受邪，恐泻药堕落心下之下也。胸满亦无泻心之必要，以桂枝一味，宣通心阳足矣。然必与降下之药相辅行，则不泻心而泻肺，抑亦不泻肺之泻肺也。当以水谷之海为依归，如其胃气尚在，主枳实薤白桂枝汤者一；如以胃气略少，主人参汤者又一。二方皆匡前方不逮，与前法则大相径庭矣。方旨详注于后。

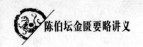

枳实薤白桂枝汤方

枳实四枚　**薤白**半斤　**桂枝**一两　**厚朴**四两　**瓜蒌**一枚（捣）

上五味，以水五升，先煮枳实、厚朴，取二升，去滓，内诸药，煮数沸，分温三服。

人参汤方

人参　甘草　干姜　白术各三两

上四味，以水八升，煮取三升，温服一升，日三服。

首一方何以瓜蒌实居末耶？上两方则薤白居其次也，方名但曰枳实薤白桂枝汤，夫非有意奚落瓜蒌耶？不知抬高瓜蒌，非压低薤白也，取薤白在瓜蒌之底，托之而愈高也，况受气于白酒之提升乎。以五升水易斗酒者，取降不取升之义耳。宜以瓜蒌托薤白，才不过于降也。《本草经》称瓜蒌补虚安中，药力必至中州而止，薤白莫能过焉。枳朴亦长于降下也，瓜蒌能进退之耶？枳朴不过硝黄之后劲，大承气汤特先煮之以迟其行，恐其无攻邪之实力则伤正耳。本方亦如先煮法，无硝黄为先导，二药止效力于瓜蒌，留瓜蒌以行最后之命令者此也。诚以枳实环绕胃之中脘若旋螺，用以约余邪而不散，厚朴肃清胃之上中下脘如破竹，用以尽余邪而不遗。看似瓜蒌让功于枳朴，其实让功于桂枝，桂枝与方旨不符，诸药皆降，而桂枝独升，未免两歧，不如以枳实称首也。何以先提枳实，不提厚朴耶？厚朴又用以尽枳实之长，犹乎瓜尽薤白之长，此仲师立方之严明处。例如《伤寒》栀子厚朴汤功在厚朴而枳实弗称焉，以腹满故。下文厚朴七物方中分明有枳实，而厚朴独称焉，以腹满故。厚朴三物条下曰痛而闭，同是有枳实而若无，厚朴大黄汤亦以小承气为张本也。且胸满也，又宁没枳实，而滥称厚朴，显与本方不相符也。仲师取药，不可方物有如斯。然则桂枝亦滥称耶？后纳先行，桂枝当然行在先行之先，薤白瓜蒌，则行在先行之后。盖无白酒以为之长，沸腾之力已大减，而煮枳朴则不能以沸数计，余药仅曰煮数沸，是薤蒌桂枝犹在若离若合之中也。药物固灵，苟非藉胃气为导线，则药力穷矣。脱离白酒，纵有薤白瓜蒌非前法，况逆取则蒌先薤，顺取则薤先蒌，桂枝又逆取也。与四味反。人参汤亦顺取也。与桂枝皮，宜乎命方不以桂，不欲令桂枝之从同也。酒亦逆取也，顺取莫如水，酒则七升至一斗，便化余邪于白酒之中，不必为余邪谋去路。水则五升至九升，便纳余邪于水谷之海中，正为余邪谋去路也。然不用酒可也，并桂枝亦不畀以特用之权，不啻后纳之以为尝试，恐桂枝无效忠之余地也。吾谓伤寒痞证无但行桂枝之例，解表宜桂枝汤，攻痞宜大黄黄连泻心汤，已明言也。桂枝人参汤条下，则曰外证未除，又曰表里不解，解表解外，才是桂枝之长。彼方故明提桂枝，不与心下痞硬有抵触，就令明提理中加桂，亦无利益甚之虞。特医者曾以汤药获咎，理中之名义非所宜，泻心之名义亦宜省。不如不行理中之理中，亦不行泻心之泻心，从表里处下手，乃彼方之真诠。本方纯为平人之常气而设，亦非整理中州之时，理中之名义无所取，惟标题人参一味，人参长于气者也，用以续平人之短气，人参汤作平人汤论可也。是亦不治痞之治痞，不治痹之治痹，桂枝若无与焉，不知长沙特后纳桂枝于平人之腹，听其从容以受气，而桂枝之气味一到，自尔一一打通其消息，此不过桂枝之绪余，亦非一味能专美。方首故缺桂枝二字，观此则余邪之罪从未减，长沙不加显戮者，对于六微之病，盖有德意存焉也。

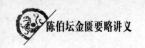

胸痹，胸中气塞，短气，茯苓杏仁甘草汤主之；橘枳姜汤亦主之。

书胸痹，殆痹者必塞矣乎？不尽然也。《痹论》独脾痹条下曰呕汁上为大塞，其余无塞字也。书胸中气塞，邪塞气耶，抑气塞邪耶？非满胸是塞，但曰胸中塞，与上留气结在胸有异同。上条正气在中邪在外，正被邪塞也，胸满证具其明征。本证邪气在中正在外，邪被正塞也，痞证不具其明征。彼证之弱点在心中痞，是邪气长，宜短气证具。本证之弱点在胸中塞，是正气长，宜短气证不具。书短气，胸痹之短气乃一头短一头长。上言短气是出气短，不及入气长。本证短气是放气短，不及收气长。气塞二字可作两面看，邪气固塞，正气未为充也。脱令正气放松邪气，余邪必复伸其势力，又邪塞正矣。否则相持既久，而两败俱伤，邪正皆以胸中为末路，则主气客气无界线矣。何以不曰不足以息耶？无息可指，是无呼吸以形容其息，故无定息以形容其气，与脱气相去几何乎？且也不曰留气塞在胸，塞而非结则不留，变生他证者意中事，在平人或可毋过虑。中工则有杜渐防微之责也。通之可乎？彼非壅塞不通之比，毋庸通因塞用也。假者反之，塞因塞用可矣，又非堵塞之塞也，截长补短以转移其塞。有肺气在，收回肺气以入喉咙，令与吸气通消息，则茯苓杏仁甘草为中与。有胃气在，开放胃气而出左乳，令与呼气通消息，则橘枳生姜汤亦适宜。二方非不塞也，以气塞气，与以物塞物绝不同。塞气即通气之前一着，况在其见机于未然乎。方旨详注于后。

茯苓杏仁甘草汤方

茯苓三两　**杏仁**五十个　**甘草**一两

上三味，以水一斗，煮取五升，温服一升，日三服。不差，更服。

橘枳生姜汤方

橘皮一斤　**枳实**三两　**生姜**半斤

上三味，以水五升，煮取二升，分温再服。

苓入肺，属天气，主胸胁逆气。降天气以下胸胁，是茯苓之长。特胸中气塞，其阻碍天气之降也必矣。塞亦痞也，伤寒胸中痞硬为胸有寒。曰当吐之，痞当吐，塞独不当吐耶？彼证气上冲咽喉，不得息，息塞气不塞，显有寒之气。本证气塞非息塞，仅有邪之息，焉能以吐药与胸气争持乎。瓜蒂散不中与之，就如上条枳实薤白桂枝汤，微嫌与短气有抵触也。人参汤亦嫌趋势在中焦，不能逆取胸中之邪。气结容易散，气塞则难通也。理中甘草是炙用，且加一两以留中，彼则徐以俟余邪之归化也。若用四两炙甘草治气塞，则蹇而不行矣。惟逆行甘草取之上，生用一两为已足，舍甘草不能引天气之下降也，且能消能长莫如草，《本草经》称其倍气力也，故能长肌肉，其主寒热邪气也，故能消疮肿。伤寒咽痛咽中痛，皆生用之。可悟甘草有贯彻诸气之灵，大可代行其宗气。但宗气一旦不能上喉咙以司呼吸，其短气不可以寸之原因，大都胸痹连于喉，杏仁主喉痹下气者也，又主咳逆上气也。气之所以上下属喉咙，惟杏仁能上下之。三味药备，何气塞之有！胡方下曰五升服一升，日三服矣，又曰不差更服耶？三服气始下，从容以去邪。更服宗气上，更新其气短。如仍不差也，则有橘枳生姜汤在，可为前方之后盾也。前方从胸之上着手，开放宗气以直接吸门，则无气为之引。本方从胸之下着手，提举宗气而直过虚里，则地气为之升，不以气通气，反以气塞气，充塞正气，逼取邪气也。对于塞为从治，对于邪为逆治，二方同一法，橘枳又何取耶？下文有橘皮汤在，为干呕哕、手足厥而设。有呕声，无呕物为干呕，哕则无物之可呕，仿佛干呕之尾声犹未已，与胃中虚冷浑相若。无非缩短胃脘之阳，与膈下不相属，致胃之大络无受气，上至虚里而还，故左乳下之动气变为哕。凡得橘皮汤而哕止厥温者，橘则布胃络，姜则温胃阳也。用生不用干者，即《本草经》谓生者尤良之旨。方下云下咽即愈，咽主地气，其转移地气之神速何若乎。然则借用橘皮汤可矣，枳实又何取耶？环绕胃气者枳实也，枳朴同行，则攻邪气；橘枳同行，则扶正气。本方实与前方互为其终始，前方不差，继以本方，续长宗气之下橛。本方不差，继以前方，续长宗气之上橛。总视短气之何在以为衡。然则置气塞于不顾耶？少数之邪，塞在胸之中心耳，中之上下两旁无塞也。邪气尤短于正气，况其塞也。为正气所持乎？正气能塞之，自能通之，系铃者正气，解铃者亦正气也。无如其以短气制邪，则胜之不武焉已。长则气治，余邪有不受治乎！

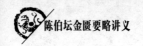

胸痹缓急者，薏苡附子散主之。

胸痹亦缓急耶？中风则邪气反缓，正气即急耳，形容贼邪不泻，故曰缓，形容正气引邪，故曰急也。缓状大都风痹使之然。急状大都不遂使之然。举风以例痹，举臂痹以例六微之胸痹，其类风状也，亦可以缓急二字形容之。胡不曰脉微而数，及阴阳俱微，寸口关上微耶？六微病加被微风诚有之，与中风血痹仍有别。有微证不必有微脉，以其藏微脉于不及之中为胸痹，露微脉于太过之中为腹满，为寒疝宿食。缓字急字显非指脉象而言，实则除却缓急以外无余证也。在中风则旋缓而旋急，邪变正亦变，本证则既缓不能急，既急不容缓，非邪正相持不下之缓急。邪有邪之用情，欲迟迟久之而不去；正有正之用情，欲亟亟除之而不留，中风条下诸方不中与，黄芪桂枝五物汤仍非和解双方也。惟缓者急之，须以毒药去邪；急者缓之，须以柔药养正。薏苡附子散主之，主散不主汤者，二药非用以各走极端也。薏苡取其性之缓，与正气相得，与邪气未尝相失也。附子取其性之急，与邪气相失，与正气尤为相得也。方旨详注于后。

薏苡附子散方

薏苡仁十五两　**大附子**十枚（炮）

上二味杵为散，服方寸匕，日三服。

胸痹微病也，缓微急亦微，本方等分何其重耶！轻字非微字之注脚，不及之微，微在不及，非短期缓短其急也。就令长缓长急，不离乎邪，气不缓反为缓，正气不急即为急。治缓治急犹其后，反字即字才是真病形。虚必邪气来势急，正气以缓应，于是乎受邪，原文谓风令脉浮，寒令脉急。风动故寒动，风急寒亦急也。安有邪缓于正，正急于邪耶！风急即风强之称也，风伤于卫，亦属卫气强之一。《经》谓九窍不通，名曰重强者此也。缓急亦刚柔强弱之互词，《经》谓刚与刚，阳气破散，阴气乃消亡，是刚强不足恃。又曰淖则刚柔不和，经气乃绝，是柔弱有尽时。本证亦作如是观也。倘制方不如法，薏苡附子或狃于一偏，是对于邪正无殊左右袒，岂非增重刚柔之淖乎！淖训闹，糊闹若涂泥，强弱混淆之谓也。况邪正以假相并立乎，惟合治之杵为散，和匀而解散之，两味药令邪正各有一分子，庶几无冰炭之嫌，且服方寸匕，曰日三服，以如许之重散，日止三服，非一日当愈可知。不曰以知为度，殆欲邪正受之而不觉也。何以不曰反缓急耶？此其所以为风也，缓急亦形容拘挛之状态。《本草经》称薏苡主筋急拘挛，不可伸久；附子主痿躄拘挛，不能行步，非缓急而何！缓脉又何尝非太阳中风脉，假令证缓脉亦缓，证急脉不急，则发于阳者七日愈矣，一桂枝汤为已足，何庸议及本方乎！

心中痞，诸逆心悬痛，桂枝生姜枳实汤主之。

书心中痞，当然胸痹所致，与上文同。不书胸痹，是胸痹有遁情，与上文异，得毋心痞即心痹耶？不书心痹，又与痹论异。痹谓心痹一曰脉不通，二曰烦则心下鼓暴，尚有四证以骇人也，乃证证不具，胸满证又不具，谓非心中有留邪，吾不信也。何以痞而不满耶？显见胸邪印入心中者半，不印入心中者亦半也。是痹病已过去，故胸痹二字不重提，何以心痞如故耶？中无翳障，毋宁曰满不曰痞也。书诸逆，从下逆上，宜其一面逆，一面痞也，《经》谓阳气者蔽塞，地气者昌明，非因逆致痞乎哉！就令不痞亦痞矣，况因痞致逆乎！上言胁下逆抢心，皆余邪欺侮心痞之行动，与本证之逆将毋同。无如既曰逆，又曰诸逆，奚止邪气逆，连带正气逆可知，正气之逆，思以尽心中之邪，邪气之逆，藉以拒心下之正，邪正交迫，故浑言之曰诸逆。书心悬痛，悬者提高心部之谓也，心避逆耶，抑逆伤心耶？胡为痛悬痞亦悬耶？一若高悬其心无下落，极言心部有上逆无下降，一痞一痛若两层，仿佛寸心分两截，非截断有形之心主也，乃无形之真心，一半在七节之旁不形上，一半在第五椁之前不形下，上下不相及，简直是脏真不通于心，觉心与心若藕断而丝连，故曰悬也。心痛与胸痹有关系。上文以阴弦脉括之，阴阳相悬绝，故心胸亦悬绝，举痛可以例痹也。又当变通上条枳实薤白桂枝汤以立方矣，桂枝生姜枳实汤主之句，详注方后。

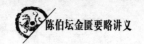

桂枝生姜枳实汤方

桂枝　生姜各三两　**枳实**五枚

上三味，以水六升，煮取三升，分温三服。

本方何以不先煮枳实耶？枳实取其下，逆治诸逆者也。桂姜取其上，从治诸逆者也。且枳用五两，桂姜各三两，脱令桂姜为枳实所持，是谓更从。否则枳实为桂姜所持，是谓更逆。则疑其煮法无分寸者有之，中工亦知三味药不能中断乎，设也后纳桂姜，则二味先行，匪特无裨于痛也，更提高心部，心悬痛有加也。枳实一味独后行，匪特不能为桂姜之后盾也，且后将不及也。缘桂姜对于邪气如水火，势必辟易余邪以取之上，而心中痞又有加矣。是中逆邪之计也。以本方无厚朴，又无与桂枝同行之薤白，生姜则奉桂枝而直上，岂真以枳实薤白桂枝汤为张本，故为加减哉。彼条无心悬痛三字，则立方立法自径庭矣。然则降逆亦降心耶？固也。仍有分寸也。枳朴同行，从心下之下以降逆，薤白桂枝瓜蒌，从心下以降逆，不过桂枝略从下膈以亲上，取其直接心中耳。宜乎先煮后纳之次序分两级，本方枳实从心下以降逆，从心上以降心，有生姜在，不独桂枝不能落后，并枳实亦无从落后故也。假令先煮枳实，必不能尾桂姜而行，无殊以下坠之绳，欲解倒悬而不得，解之适足以系之，悬痛又有加矣。诚以悬痛患在心气短，三味合煮则药力长，看似等分有轩轾，其联同一气无轩轾也。

心痛彻背，背痛彻心，乌头赤石脂丸主之。

首二句殆剧矣乎？未也。下文心中寒者始言剧，形容其痛苦曰如噉①蒜，如虫注，本证无有也。彼证虽剧，又曰自吐乃愈，不药而吐，才曰自吐也。胡为乎与心死为邻之痛病，有如是之便宜乎？则本证不言剧，亦六微病之略苦者欤。心痛彻背，上文亦已言及之，不过未说到背痛彻心耳。看似一处痛，聊胜于两处痛也。不知痛无已时，必彻无止境。彼亦未必有至背即散之便宜也。假令旋彻而旋罢，则暂时彻痛无问题。若没收其痛入背里，几不知其心之何往者，盖必背后有邪在，牵长背痛过于胸，亦牵长胸痹过于背，痛与痹相交代，于是痹为痛所掩，上言胸背痛，不言胸背痹者，虽堪在痛不在痹也。本证又曰背痛彻心，无非为心痛彻背四字翻出一病形，非本证剧于彼证也。彼条曰不得卧，设也一微而其痛若失，奚至不得卧乎！顾同是背也，背者胸之府，何以背痛不彻胸耶？背痛非由胸痛而来，得诸心者还诸心，不离乎胸痹心痛一而二。然则与胸痹无涉耶？非也。胸痹而痛责

① 噉（dàn）：同“啖”。

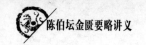

其极虚也。本证又责其极寒，《痹论》谓痛者寒气多也，有寒故痛也。言痛不言痹，征明其寒痹用事，寒气所过无往非痛，即无往非痹也。胸部之寒如积雪，致胸脉不行于背，背脉不行于胸，是上焦诸阳无通路矣。止有一线之心脉，不能合百脉以行，惟有绕折外经，至背膂而即返。其所以彻前彻后者，痛为之也，心亦无辜矣哉。治之奈何？差幸其人非苦病心，心虽冒寒而不伤，诚以心为阳中之太阳，通于夏气，不通则痛，如以冬日蔽塞在寒带之中而已，惟有更新其赤道，易寒带为热带，则冬而夏矣。乌头赤石脂丸主之，方旨详注于后。

乌头赤石脂丸方

乌头一分（炮） **蜀椒** **干姜**各一两 **附子**半两（炮） **赤石脂**一两

上五味，末之，蜜丸如桐子大，先食服一丸，日三服。不知，稍加服。

本证何以不自吐乃愈耶？其脉不浮，则其痛不浮，且彻痛在不浮不沉之间，除却心背无往还之路矣。胡不去枳实行桂枝生姜耶？心悬痛则桂姜高出心部之上，枳实从下以降之，拍合心悬者也。本证心上无受桂姜之余地，且治心又遗其背也。与人参汤又何如？理中兼桂，非热因寒用哉。彼方为胁下逆抢心而设，与中焦有关系，胃络上通于心也。本证仍知在上焦耳，理中何取乎？枳实薤白桂枝汤，仍本瓜蒌薤白以立方，与寒痹有抵触，中工亦知心愈痛而愈减乎，弦则为减，阴弦是减脉，脉减即心减也。又曰寸口脉沉而迟，曰不得卧，曰心中痞，长沙为若人心境悲矣。且竖起其心故曰悬，悬亦减其半，推倒其心故曰彻，彻亦减其半。上条立方，取竖不取横。本条立方，取横不取竖也。何以命方不曰附子赤石脂丸耶？附子治切痛耳，对于彻痛则微嫌其走也。乌头守力大于附，制止彻痛者也，与附子各有专长。何以下文赤丸有乌头无赤石脂耶？彼方主寒气厥逆耳，无取赤石脂之填补也。本方则续长其心气，令与赤道浑相若，不啻以赤石脂载诸药而行，椒姜附之驱寒不具论。惟方下曰先食，而后服一丸，取其留守膈上可知。又曰日三服，已服三丸矣，犹曰不知，稍加服，寒气多则不知矣，稍加服之者，治六微病则宁为不及，毋为太过之意也，若骇视五味药不敢行，则失方旨矣。

【附方】

九痛丸方：治九种心痛。

附子三两（炮） **生狼牙**一两（炙香） **巴豆**一两（去皮心，熬，研如脂） **干姜** **吴茱萸** **人参**各一两

上六味，末之，炼蜜丸如桐子大，酒下。强人初服三丸，日三服；弱者二丸。兼治卒中恶，腹胀痛，口不能言；又治连年积冷，流注心胸痛，并冷冲上气，落马坠车血疾等，皆主之。忌口如常法。

本方宜附入五脏风寒积聚条下，不独本方然，下文《外台》乌头汤，《外台》走马汤，亦宜打入五脏病作用。《外台》柴胡桂枝汤宜附入腹满寒疝宿食类，彼条云治心腹卒中痛，未免言之太甚，与长沙方旨不符，且取治疟疾门，则曰服一剂如神，皆属《外台》武断。本方非《外台》所创，惟九痛二字，尚合古医经之病名，盖指四时五行病，当有九数，例如《灵枢·厥论》所云厥心痛者五，一名肾心痛，一名胃心痛，其余脾心痛，肝心痛，肺心痛，真心痛共四条，兼举胃心痛者，与旦发夕死，夕发旦死之真心痛不同论也。五痛皆可治者也，其在四时之痛，因其旺时而动则可治，非其时则死，此等大寒大恶之痛病，非乞灵于生狼牙巴豆不可矣。狼牙即生草乌头，巴豆为温下品，用以佐大热大毒之附子，行使气味辛温之干姜吴萸，仅得人参一味，载之以补五脏，《经》谓毒药攻邪，十去其六，在制方者可以自

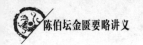

豪，孙奇辈未免礼失而求诸野。中工毋温取之以治六微病也。方下云强人初服三丸，弱者二丸，比较服乌头赤石脂丸曰不知，稍加服，何尝有强人弱人之分乎！曰兼治卒中恶，可谓对病发药，无负此丸矣。又曰腹胀，口不能言，或脾心痛者庸有之，胡不仿厥治所谓如以锥针刺其心？心痛甚者乎？又治连年积冷，流注心胸痛，二语即下文阳中有阴，当下其寒之注脚。讵必本丸才有效乎！曰并冷冲上气，落马坠车血疾等，殆侈陈六味药之灵，非舍此之外无别方也。皆主之云乎哉，毋字谓主治种种寒痛病，有常法，不必有常方，仍不失为治五脏者半生半死也，方注从省。

腹满寒疝宿食病脉证治第十

趺阳脉微弦，法当腹满，不满者必便难，两胠疼痛此虚寒从下上也，当以温药服之。

书趺阳脉，六微病最难得是关上见趺阳，上文篇首两言阴弦脉，而趺阳无分子。弦囿于阴，是谓不及。书微弦，从趺阳脉看出，不同上文微脉在若有若无之间，乃不及平人之微，虽微不显，作依稀难认之微脉论可也。若微而太过，虽显亦微，但求胃气在，便有微脉在，例如春胃微弦，则微者平也，胃气流露其平弦，非即流露脉气之微弦乎。弦多胃少曰肝病，四时之胃脉，始得以微称，匪特不及之微，不成微也，即太过之微仍非着实，当取有神无迹之微脉，藉趺阳为代价，则玄微之真相，不我欺矣。然必显言之曰微弦者，以有莫可形容之胃气在，《素问》则以一微字括四时之脉，故执微弦二字形容之，彼阴弦脉非平人所应尔，又何微脉之足云乎。本条才为太过之平人立脉案，舍却趺阳脉微弦五字，则腹满寒疝宿食病无保障矣。曰法当腹满，微弦何至满！不曰腹当微满，微而太过，脉虽弦而不减也。曰不满者必便难，可知满为假相，倘或下之，当如阳明中风。腹满小便难，即非误下，是实而不能满，又如阳明内实大便难。曰两胠疼痛，以按之不移之弦脉，未有实而可移者，两胠乃少阳之部分，足征其腹满有遁情，即实邪有遁情，虽谓腹中之满为虚满，两胠之痛为实痛可也。非谓腹气横过两旁，与两胠有激刺也。两胠无从禀气于胃，郁而不宣故疼痛，何以不曰上下，曰欲下上耶？寒无浮，故欲下，虚寒却非实寒，故不亲下而亲上，欲下则胃胜寒，欲上则寒胜胃，胃过寒亦过，此其所以为太过也。曰当以温药服之，服字非但指服药而言，折服其太过在乎药，即损有余之义也。

病者腹满，按之不痛为虚，痛者为实，可下之。舌黄未下者，下之黄自去。

书病者，不及之病者耶，抑太过之病者耶？苟非见病知源，则病者自病者，医者自医者而已。书腹满，胸痹条下有胸满无腹满，彼乃阴弦脉，其脉不阳，是谓不及，如半月之弦，何腹满之有！上条次句亦曰法当腹满，是半月又如满月，非弦则为减矣。且首以腹满寒疝宿食命题，为太过者立案，腹满二字，已不涉胸痹话头。曰按之不痛为虚，伤寒结胸曰按之痛，但满而不痛者为痞，心下满与腹满相去几何乎？况治痞有明文，治虚无主方，看似为虚二字属悬忖。曰痛者为实，下句可为上句之反观。下文亦曰按之心下满为痛者为实，当下之，大柴胡汤未始不可为先例也。本条又曰可下之，非限定行大柴胡可知。下文且有大承气汤在，同是下法，亦非尽以大承气承其乏也。何方可下，何方不可下，则难乎其为中工矣。下文腹满不减曰当下，何尝有痛字乎！所有当下之宿食证无痛字，胸中寒实，则不言下矣。无如利不止者死，则慎不可下在言外，脉数弦者曰当下其寒，不曰当下其痛，不痛之寒有下法，且寒且痛无下法，实而痛者有下法，而无一定之方。实而不痛有下法，还有一定之方。本证将以何药下之耶？曰舌黄未下者，假令已下，恐是痿①黄，不独黄形诸舌，故举舌黄以例痿黄。仲师本非教人以舌苔为标准，特举未下以例已下，以浅形深莫如人所共见之黄，惟能望而知其为未下之黄，抑为已下之黄者上工也。从未下之前窥出其病源，断言之曰下之黄胎自去，中工则但求诸舌，当进而预定其色相之痿不痿，总以活看其黄为法眼。伤寒胃家实条下无发黄，发黄条下无胃家实，能治未病之诀在乎斯。

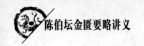

腹满时减，复如故，此为寒，当与温药。

书腹满，何提撕之不已乎，同是腹满，有减有不减。减则弦脉不及使之然，故胸痹条下无腹满；不减是弦脉太过使之然，故腹满证层见而叠出。上条按之不痛征其虚，以痛者征其实，上句与伤寒但满而不痛痞证同消息，故五泻心汤无下字。下句与腹满痛者有燥屎条下同消息，异在本有宿食，本不痛而为痛，故下文所有宿食无痛字。《伤寒》有曰因而腹满时痛，行桂枝加芍药，大实痛者加大黄，再则曰当行大黄芍药者宜减之。《太阴篇》亦无可下之条，下文则痛满证具，而与温药者有之，行大建中汤者一，行大乌头煎者一，若痛而不满，行当归生姜羊肉汤者一，行抵当乌头桂枝汤者一，或满而不痛，行大承气汤者又一。是按之不痛二语，不过为虚实立案，非为寒热立案，举一不足以例其余。下文自分别言之，惟于腹满中擒一减字，形容个弦字，则弦脉之太过不及无遁情，如张弓弦，满之象也，《经》谓脏寒生腹满，即实而不能满之互词。下条明明胸中寒实，至死亦不满也。彼证已减而又减矣，反无寒状以惑人，而以痿黄掩其满，惟腹满时减，必为痿黄之病者所经历，无如其寒实达于尽头，状类月盈之缺，欲求半月之弦而不得，此殆群医所易忽，亦病者或不复记忆耳。死证不具论，如其与下文腹满不减成反比例，时减时不

① 痿：当作“萎”。余同。

减，大可还质诸病人，既时减矣，乃复如故。视减不足言者为何若。曰此为寒，寒主收引，宜其满极而减，若满复如故。又虚而为盈之满，半月倏而为广寒，是亦群医不及料。曰当与温药，温太过之真寒而假热，宁令其得热则张，勿令其得寒则缩，庶几趺阳微弦脉复如故也。

病者痿黄，躁而不渴，胸中寒实，而利不止者，死。

本条中工必不知其脾中寒，及肾中寒，缘下文五脏风寒积聚条下止有脾中风，无脾中寒，肾脏则中风中寒阙不书，惟脾死肾死皆得浮坚脉。寒能坚物，一坚字已道破其寒。在伤寒则阳明有中寒之名，太阴则认定其为脏寒之有。有寒亦中寒所致，阳明独当其冲者，以太阴之前曰阳明，太阳之后名少阴，故受邪有间耳。宋本称五脏各有中风中寒，非臆说也。上文曰风中于前，寒中于暮，焉有有肾脾无中寒之理，大抵肾脾受寒则冲寒，地气上者肾亦上，寒气遂与之俱上，至胸中而始止，上言虚寒欲下上者，职此之由。《太阴篇》首曰下之必胸下结硬，《少阴篇》曰此胸中实，不可下。明乎肾脾之寒，自有胸中以为之代也。何以不留气结在胸邪？久留则胸满，本证无满字，实而不能满者类如斯。此寒实与热实之分寸处。何以不结胸邪？伤寒寒实结胸无热证，岂非结胸更征明其寒实耶！结胸又不发黄也，若不结胸，而后身必发黄。况在痿黄，且在病者之痿黄乎！色既不实，气胡以结？曰燥而不渴，大陷胸汤证则有舌上燥而渴，三物小陷胸证虽反不渴，仍意欲饮水也。显见痿黄则寒侵肺部，状似肺痿肺不受寒，而致以燥，肺恶寒也。不渴则饮水亦不思，是肺移寒于胸者燥为之，胸中则惯于有寒者也，假令坚持不可下之禁，寒实何变迁之有乎，乃曰而利不止者死，而字分明指其下先死而后死到上，可悟痿黄乃惨淡之死黄色，骎骎乎有天倾地陷之忧也。文面是解释个黄字，词意是活看个实字，无非为中工告警于未然也。

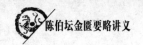

寸口脉弦者，即胁下拘急而痛，其人啬啬恶寒也。

书寸口脉弦者，弦在寸口而不在趺阳，非春胃微弦之比，故阙微字。明其为太过之弦脉也，弦多胃少曰肝病，无胃曰死，中部之候，相减者亦死，就令少阳之至而太过，苟越出趺阳之范围，弦脉亦作减脉论。虚弦而不当其位，是有春脉无春气，正如《五常政大论》所谓发生之纪，草木凋零，邪乃伤肝，为岁木太过之候，诚以寸上脉弦，则少阳已老，比较阴弦脉，过犹不及耳。是谓之见肝之病，知肝传脾，幸而四季脾王不受邪，则肝有伤而无害。仲师曰肝虚则用此法，实则不在用之。本证之惑人，又在一痛字矣。上言按之不痛为虚，痛者为实，中工遑敢视前言为戏哉。则且易其词曰，肝气盛为实，肝气不盛为虚，毋庸按之而始觉也。曰即胁下拘急而痛，即字已示人以不必按矣。按之更误认其痛状作实状，又焉能从虚处按之乎！吾知仲师必语中工曰，按寸口无殊按胁下，按胁下无殊按少阳，肝为阳中之少阳，通于春气，安有被阳和之化，反拘急而痛者，可悟金气不行则肝气盛，则肝自愈二语，乃乐观脾王之词，反是则治肝补脾之要妙，不可不讲也。缘两手气口之动脉为肺脉，弦脉亲之，如假燥金以利器，肝木自杀无以异。其未死于其所不胜者，未然之顷耳。形容之曰，其人啬啬恶寒也，夫以甲子之夜阳始生，天得温和矣。其人尚恶寒乎哉？非谓其人伤寒所致也，特借其人以写出清气大至，木叶尽脱者然。觉啬啬恶寒四字如绘也，伤寒太阳中风才啬啬恶寒，属毫毛之感觉。少阳则外主腠理也，少阳不起，连阳中之太阳亦恶寒，其人能以胁下御寒气否乎！

夫中寒家，喜欠，其人清涕出，发热色和者，善嚏。

本条又举中寒家以示中工矣。曰夫中寒家，家字言其已病之久，夫字推言其已病仍有未病者存也。何以无微弦脉耶？《灵枢》谓虚邪之中人也，洒淅动形。正邪之中人也，微先见于色，不知于身，脉不应于身其常，所谓不得其脉，见其色，苟有相生之脉在，自有相生之色在也。何以曰善欠耶？是又病在气而应于形。《素问》谓肾为欠为嚏，欠嚏皆由肾气应声而出，殆阴脏既伤，穷必及肾者欤。但欠则发声低而收气沉，嚏则发声高而散气远。大率嚏者欠之余，欠者噫之变。《经》曰善噫善欠，名曰风厥。厥者短也，形容风籁之自为其断续也。《经》谓疟之始发也，伸欠乃作，下文妇人脏躁，又曰数欠伸，中工当求其故于风为百病之长矣。书其人清涕出，肺液化为涕，涕而曰清，以肺恶寒故。涕而自出，以肾上连肺故。此又金气不行之状态，正肝木逢春之时，则少阳起矣。宜得微弦之脉，胡但曰发热色和耶？阳胜则热，中寒家谈何容易有发热之望乎。且色和便是脉和，色者脉之符也，色脉其应在两尺，尺外以候肾，假令尺脉弦，又属阴弦之冬脉。何得谓阳脉和乎！书善嚏，肾气复如故可知，顾同是嚏也，鼓鼻曰嚏，鼓鼻而灵则通，亦同是欠也。启口曰欠，启口而畅则和。鼻者天之门，口者地之户，报信未病之前在乎欠，中工宜知补不足，虚则用此法者是。报信已病之后在乎嚏，中工宜知损有余，实则不在用之者是也。

中寒，其人下利，以里虚也，欲嚏不能，此人肚中寒。

书中寒，阙家字，与阳明中寒同一例也。彼证不能食名中寒，可悟槃饪之邪，从口入者，非热品即冷品，现在之寒固冷，过去之热亦冷，太阳中暍，已与风湿之久伤取冷同论矣。中寒更取冷于饮食之中何待言，仲师谓服食节其冷热者此也。缘从口入者大都与其人之主气不相得，乃冷热品载杂气而来，是谓客气，故曰槃饪之邪。明乎寒气出其中，因多食而生寒者比比皆是也。中寒宿食二而一。伤寒中寒则一而二。伤寒以寒气为主病，中寒二字则带讲，《金匮》以风气为主病，中寒二字亦带讲。《经》谓风为百病之始，未尝曰寒为百病之次也。《金匮》以风气二字为前提可知矣。玩风中于前，寒中于暮二语，风邪寒邪，非显分两路乎！暮者迟之谓，迟至则伺人所不备，暮又夜之称，夜行则乘人不及觉也。特阳明为十二经脉之长，凡胃气所到之处，即客邪所到之处。由于水谷之海，往往有冷邪在，故惟阳明为直接中寒，下文五脏病不言脾肾中寒者，胃寒甚于脾肾寒，不能藉水谷之海，以养五脏气，脾死肾死或不尽死于寒，亦间接死于胃家寒也。书其人下利，其人胜寒，则其人不死，特水谷不胜寒，其人未免为能食所累，要其有谷气以为之续，仓廪当无告罄之虞，利必自止。曰以里虚也，食难用饱，里有所遗矣。假令谷气充而仓廪实，即下利亦日逐更衣之常，其人仍自若也。曰欲嚏不能，上条善嚏，是阳引阴出，反结善欠之阴引阳入也。独是为嚏为欠，非大难之事，彼欲睡而欠者有矣，睡醒而欠者又有矣。其枢纽系在少阳，少阳属肾，善欠即少阳出入肾脏者然也。如其嚏而不欠，正清阳发腠理之时，何不能嚏之有耶？又非所论于无病时之态度也。盖下利后必地气欲上不上，续有欲嚏之信也，无如地气上者属于肾，肾脾仍为寒气所持，其不能嚏也，肾脾未始无中寒一分子也。曰此人肚中寒，俗呼胃为肚，匪特此入肾脾无恙在，且曰肚中寒不曰肚寒，其中还有多少宿食未可知。曰肚中不曰腹中，便无腹满腹痛之可言，亦无大腹小腹少腹之分。腹里凡至阴之类，通于土气者，脾肾大小肠三焦膀胱合计之，独胃中只有未尽之寒，所存亦仅矣。此人乎，所谓入腑即愈者以此，太过之六微病者亦以此也。

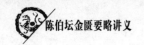

夫瘦人绕脐痛，必有风冷，谷气不行，而反下之，其气必冲；不冲者，心下则痞。

书瘦人，望而知其饮食不为肌肤矣。多夫字，提撕中工勿以有宿食责瘦人也。彼非肌肤盛，得宿食则易，去宿食则难，大承气汤非此等人能任受也。书绕脐痛，宿食条下又无绕脐痛三字，下文寒疝绕脐痛者一，妇人绕脐寒疝者一，独大乌头煎条下立方耳，寒疝非宿食之比也，《伤寒·阳明篇》之绕脐痛，曰此有燥屎，大承气且置而不用。本证属何等未病耶？曰必有风冷，从肚中越出，逐回肠而外行，绕肠不已，因而绕脐，脐乃天枢之位，与地轴相牵引，阳枢阴枢得以受气者，地气上则天气自旋螺而下，少阳少阴才有转枢之动机也。若当脐为风冷所激刺，则气伤痛矣，阴阳气为风冷所纠缠故也。书谷气不行，风行冷不行，虽乾行而不健，则坤无从转可知。中央土以何物灌四旁乎？土爰稼穑者也，有谷而弃诸地，风气亦能害万物者此也。况腹中痛苦冷者死，腹与脐相去几何乎？乃不为保存之，而反下之，宁不知胃气弱有易动之忧乎！曰其气必冲，岂同伤寒太阳病，下之后，其气上冲者可行桂枝哉。不为其上为其冲，地气已无奉上之足言，已而不冲者，直是散乱之气，易为阴霾，至心下而止耳。曰心下则痞，又无攻痞之必要也。五泻心汤皆不中与之，伤寒之痞有恶寒，心下便有寒气在。本证之痞，无恶风，心下便无风气在。殆与濡而无物之气痞异而同，长沙不立方，计惟求救于食而已。中风以能食得名也，从兹果瘦人之腹未为晚。上条亦不立方，彼虽不能食，大有入腑即愈之余望也。本证非痛入于腑，孰意出腑而亦愈。中工得与有其功乎？此无方之方，又便宜于中工者也。

病腹满，发热十日，脉浮而数，饮食如故，厚朴七物汤主之。

书病腹满，满十日，病足十日，故曰病腹满，不曰腹满病。趺阳脉微弦矣乎，彼条曰法当腹满也。不书弦脉，已将按之不移之如张弓弦状，印入腹满中矣。无不满二字，便不肖微弦之脉，设或弦而非微，又腹满之所忌。下文曰弦则卫气不行，即恶寒，是脏寒之腹满，遑有发热之便宜乎。书发热十日，不曰十日已去，则两候已外，来日方长，初候阳引阴，再候阴出阳。三候则非阳入阴，即阴乘阳，纵或腹满满如故，度非腹满不减，减不足言之候。否则脉数弦，下文但曰当下其寒耳，其热无存在也，不曰发热十余日可知矣。前此是不数不弦之脉，迟迟而后且数且弦，非数则为虚，弦则为减而何！幸在弦变为浮，微变为数，以微弦之春脉，呈露浮为在外之热脉。病在外者可治，无如腹满则仍然半在里耳。伤寒阳明病发热七八日，曰虽脉浮而数，可下之，非下其里乎！既而曰，假令已下，脉数不解，非遗其热乎！《太阳篇》则曰脉浮而数，可发汗，宜麻黄汤，又曰脉浮数者，法当汗出而愈，下之非有汗禁也。《阳明篇》脉浮虚者发汗宜桂枝，虚字即数字之代词，脉实者下之与大承气汤相对待也。曰饮食如故，又无胃中虚冷，不能食，与水则哕之虞，承气汤在所必用。独是浮数脉无行承气之例，若下之，并桂枝麻黄不能承其乏，不如合用桂枝承气之为得。麻主伤寒，桂主中风，阳明能食名中风也。阳明中风又与麻不与桂，是用麻用桂在本证为创举，毋宁避之而不用，另立方名之为得也。立大小承气汤之严，不关于能食不能食，而关于大有大作用，小有小作用，承气与麻桂合用尤创举，毋宁另立一藏过承气汤、藏过桂枝汤之方，曲尽二汤之绪余。厚朴七物汤主之句，详注方后。

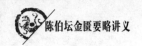

厚朴七物汤方

厚朴半斤　**甘草**　**大黄**各三两　**大枣**十枚　**枳实**五枚　**桂枝**二两　**生姜**五两

上七味，以水一斗，煮取四升，温服八合，日三服。呕者加半夏五合，下利去大黄，寒多者加生姜至半斤。

本证又可照下脾中风三字矣，彼证曰翕翕发热，形如醉人，太阴病翻作太阳证，异在呈现醉人之色相。盖必为酒肉之气所烘染，而后镜出其丰于饮食之形。脾色本为黄也，太阳带浮太阴之黄色为热色，太阴托浮太阳之热色如醉色，是发热二字已为太阴篇所无，转为太阳病所有，翕翕二字故从省。然不得不目之为中央病者，以五日为中数，二五合十亦中数，热状显从腹满中来也。独是脉浮而数，太阴篇亦有此脉象乎哉！太阴病脉浮则有之，彼条曰可发汗宜桂枝，此外无数脉也。脉浮而缓者亦有之，乃太阳病系在太阴之脉则然，非太阴病解出太阳之脉也。何以又写入阳明脉耶？脉浮而数，一见于太阳，一见于阳明也。岂非阳脉若两歧耶！在阳明为入腑即愈，在太阳为在外可治，正与脾死脉脏浮之大坚相悬殊，入脏即死非其候。宜乎其饮食如故也，道破其能食名中风者以此，预防其有宿食者亦以此也。即行桂枝加芍药，且加大黄，不是过矣。既非腹满时痛，与乎大实痛，大黄芍药从减可也。可以去芍不去黄耶？彼非脉弱则胃气强，重以大黄代芍药，则减芍犹未减耳。不兼枳朴又何如？大黄不听命于芍药，奚止有动胃气之虞！桂姜反被其掣肘，是忌桂姜之功，坐令大黄以任咎也。必有枳朴在，始尽大黄之长，微和胃气者胥赖之，其稍逊桂枝者，桂枝之能事不胜书耳。法惟缩小桂枝去芍药汤，归并入小承气汤内，两方合作一方用，和里便和外，二汤不必有其功也。一方留作一证用，尤胜任愉快也。易原方之名，免失原方之实。另立为厚朴七物汤，阳数七，厚集七味药以行阳，阳长阴消之义也。方下云呕者加半夏五合，神机欲转不转，呕逆亦其常。半夏能分气上下为各半，降者升之机也，下利去大黄，免重其利耳。寒多加生姜半（半字宜删）至半斤，明乎本方仍有法外法，方穷法不穷也。

腹中寒气，雷鸣切痛，胸胁逆满，呕吐，附子粳米汤主之。

书腹中寒气，非此人肚中寒之比矣。腹者肚之郭，肚者胃之名也。腹以寒为气，纵非满腹是寒，亦满腹客气矣。夫腹中自有主气在，地下之浊阴者是。然必阳生阴长，阳杀阴存，阴者于是存精而起亟，主动者阳，被动者阴也。《经》谓清阳发腠理，浊阴走五脏者，其走也无声。清阳实四肢，浊阴归六腑者，其归也无形。此之谓平人之腹，若客气之走若雷鸣，主气反切痛而不走，必主气与客气相争持。主胜则寒气化为水，水鸣即雷鸣，伤寒胁下有水气，已明言腹中雷鸣矣。主负则阴气化为寒，有寒故有痛。下文腹中痛逆冷，亦同是气伤痛矣。独是雷鸣二字在伤寒则两见，何以切痛未经见耶？切训割，如以刀切物者然，其刀未抽，则痛无已时也。书胸胁逆满，形容寒气代行其地气，气必上，上则逆，逆天气之降。寒气又与天气相争持，满胸满胁，转为中寒所在地。上言法当腹满，不满故两胠疼痛耳，趺阳微弦犹存在也。本证则满可移而痛不可移，此其所以谓之切实而痛也。是又伤寒邪高痛下，故使呕也二语，可为本条之注脚。书呕吐，呕而且吐，奚止因邪高痛下使之然！乃呕逆使之然，呕出中焦者也。假令上焦无恙在，则但呕而不吐，尚有纳谷之余地也。上焦主纳不主吐，若非宿食在上脘，其不当吐也明甚。治之奈何？中工又无术以应矣。缘雷鸣切痛四字，非若辈所习闻故也。孰意仲圣标而本之，不治其他，但治其呕，不治其腹中之寒之大者，若治其肚中之寒之小者乎！附子粳米汤主之句，详注方后。

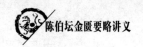

附子粳米汤方

附子一枚（炮）　**半夏**　**粳米**各半升　**甘草**一两　**大枣**十枚

上五味，以水八升，煮米熟汤成，去滓，温服一升，日三服。

本方何以不立乌头粳米汤乎？乌头守力大于附，对于切痛不适用。附子同是主痛品，尚有走散痛处之能力，特一枚炮附，恐有鞭长不及之忧，焉能由腹而胸而胁，以独力贯彻之耶！在附子所挟持以报知己者，极其量亦打消腹中寒气，则能事已毕。至于雷鸣，《伤寒》生姜泻心甘草泻心条下，皆有腹中雷鸣字样，二方何尝参加附子于其间耶！既短于治雷鸣，此外更非其胜任矣。且诸药皆受气于米，曰米熟汤成，是成立粳米汤，附子始得列为功首也。可悟本方纯为更新胃气而设，中工亦知四时五行之脉，无胃曰死乎。不呕不吐而后胃气生，有胃而后五脏免于死，脏死而乞灵于附子则无及。下文五脏风寒积聚三方中，非无干姜在，而附子则宁缺毋滥者，免令附子被无效之谤焉已。本证则附子见长之地，寒气因之而转移，浅言之则藉半夏为降逆，得粳米而水谷之道路以通，深言之则附子亦随水谷之道路而行。胃气领之而出腹，用以尾寒气之后，由胸胁以下膈，令布满之邪，不能不入腑即愈者，乃附子粳米穷追余邪之力也。入腑而不犯胃者，有甘草大枣以助胃气之和，自化逆邪为乌有。切痛如故将奈何？寒气去则地气上，切痛已迎刃而解，浊阴又悠然归六腑矣。然则六微病与五脏最密切耶，仰给于阳者脏阴也。假令脏腑不互为其消长，从何食入于阴乎！所谓水谷之海，以养五脏气者此也。五味药岂为种种已病立方哉！呕吐正未病之媒，中工宜取法乎上矣。

痛而闭者，厚朴三物汤主之。

书痛而闭者，不曰闭而痛者，是其闭也。而知其痛在，是闭在胃之上脘；见其痛也，而知其有闭在，则闭在胃之下脘也。上条何以切痛又不闭耶？痛如闭状故曰切，若以刀封实其伤口者然。是雷鸣之处，反从容而不痛。除闭气之外，皆寒气故也。本证独非闭在痛处耶？按之痛者为实，莫若以一闭字形容之，特闭者不通之谓，可为痛字之注脚，不能作实字之注脚也，满状才是实状之端倪。下条曰按之心下满痛为实，又下条曰腹满不减，减不足言，写实状于满状之中，尤了亮于写闭状于痛状之中也。攻实莫如大承气，《伤寒·阳明篇》腹满痛证具，宜大承气汤者二，本有宿食此其一，汗出不解此其二。《少阴篇》心下必痛证具，言痛不言满之大承气证，又仅有其一，此外未闻执一痛字竟行承气汤也。就如腹大满不通之行小承气，何尝有痛状可按乎！可悟上文以痛不痛辨虚实者，毕竟痛为假相，满乃真相也。本证何以脱腹满二字耶？得毋闭实其满，不闭实其痛耶？假令闭在中脘，其腹满也何待言。正惟下脘闭而上中脘不闭，则没收其满状于回肠之内，肠胃不交通，安得不以痛状为报信乎！下文有宿食而行大承气者凡三见，固无痛字，亦无满字也。不痛不满究不足以穷承气，惟对于实状，则非承气汤莫属。与小承气可乎？又不能以小承气汤之名义，主痛而闭也。小承气微和胃气者也，与其和之而未通，不如通之而后和。不行小承气仍行三味药，勿疑仲师换汤不换药也。不换药之换药，一方翻作两方名，三物另成三物用也。厚朴三物汤主之句，详注方后。

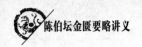

厚朴三物汤方

厚朴八两　**大黄**四两　**枳实**五枚

上三味，以水一斗二升，先煮二味，取五升，内大黄，煮取三升，温服一升。以利为度。

小承气汤非三物耶，三物何以非小承气汤耶？为大承气退一步立方者，小承气汤也。本方为大承气汤进一步，三物不啻超过大承气汤之前，毋宁名曰大承气去芒硝汤，仍不失为大用则大效也。安可以小用小效目之乎！如其仍旧用原方，何以除却大黄四两不计外，厚朴二两竟四倍用八两，三枚枳实，又仿大承气汤用五枚乎？且厚朴炙去皮，枳实亦炙其大者，彼方是何作用乎？此其所以谓之小承气也，缩小大承气之攻力，大黄去酒洗，四味去芒硝，八两厚朴减其半，枳实五枚减其二。惟炙法则同是取其走中不走边，以胃家实证，实邪在胃中故也。煮法则令芒硝行在大黄之先，枳朴尾大黄之后，缩窄一条药路者，恐药气旁落，则伤胃也。小承气却三味合煮，为腹大满不通而设，以邪气满其中，胃气大其外。所谓微和胃气者，平在中之邪，以和环周其外之气也。本方又仿大承气之煮法，非取大黄之先行，乃纳大黄于枳朴汤中，妙在留厚朴之皮不炙，正取其从边际落，绝不及攻其中坚，二物自听厚朴为转移，而会归于下脘。吾知开下脘之闭，胃气犹未及觉也。在阳明曰初服汤，当更衣，不尔者尽饮之，是将息其胃气之和与未和。本方曰温服一升，以利为度，不曰勿令大泄下，亦不曰得下余勿服，脱离大小承气汤，却有大小承气之精义者存。坚厚朴一味为彀率，微示其变通立方之严，与上厚朴七物汤具天然之对偶，尤为中工以下所未梦见者也。

按之心下满痛者，此为实也，当下之，宜大柴胡汤。

本条可为伤寒结胸证之陪客。彼证心下满而硬痛，阳气内陷因而硬，即小柴胡证邪高痛下之转甚一层。阳气被压为结胸，阳气犹足恃，便主小柴胡，分别在无心下因硬之柴胡证，止有胁下痞硬，心中痞硬而已。又曰但满而不痛者为痞，痞证亦有硬，特无高压之邪，故不痛。柴胡证痞硬满痛皆有之，又分别在柴胡条下有喜呕，有使呕，有呕不止。结胸条下无呕字，痞证有干呕干噫，无所谓之呕。宜乎柴胡证写入结胸痞证之夹缝，复引为痞证之反陪客，曰柴胡不中与之。本证不提出心上之胸，心下之腹，满痛分明以心下为界线，曰按之心下满痛者，以按结胸证之手腕，按其心下膈，即胃络上通之处，殆有物为中梗，故其满痛也。胸腹胠胁无分子，所谓槃饪之邪从口入，去胃脘之阳，不能以寸也。又可目之为闭而痛，非痛而闭，闭在胃之上脘者欤。曰此为实也，彼证上虚下实无从按，此证下虚上实可以按也。曰当下之，宜大柴胡汤，大柴胡非大承气之比也。大承气之下法出下窍，大柴胡则下至心下而止，盖从心下低一级，即阳明所居之中土也。中土为万物所归，大有容邪之余地，脱令下之而不得下，余邪转为胃家之祟，将奈何？大柴胡汤非护邪之药，且少数之邪，不攻而自破，大柴胡不过匡小柴胡之不逮耳。在伤寒太阳病过经十余日条下，亦曰与大柴胡下之则愈，何尝有曰以利为度乎！抑戒曰勿令大泄下乎！可知则愈云者，愈在无形，即入腑即愈之互词也。下之云者，假水谷之海，为大柴胡立功之地焉已。方旨详主于后。

大柴胡汤方

柴胡半斤　**黄芩**　**芍药**各三两　**半夏**半升（洗）　**枳实**四枚（炙）　**大黄**二两　**大枣**十二枚　**生姜**五两

上八味，以水一斗二升，煮取六升，去滓，再煎，温服一

升，日三服。

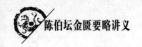

本方原汤无大黄，在伤寒但七味而已。修园谓一方用大黄二两，若不加大黄，恐不成大柴胡汤。其意以为小柴主汗，大柴主下，已尽二方之长，故借本方之大黄，引作彼方之蛇足。不知大柴胡之妙，可以下，可以不下。匪特已下者服之则不复下，就令当下者服之亦未必下，不下与大黄无涉，苟执两见下之二字，认定本方为下药，倘遇伤寒呕吐而下利之大柴胡证，中工能勿畏缩乎！弊在人人因大黄一味，显属大柴胡之注脚，无怪修园辈无所适从矣。夫太阳病过经十余日，曰柴胡证仍在，条下无实字也。何取乎柴胡方中加大黄，伤寒十三日不解，曰此本柴胡证，条下有实字也。何尝非柴胡方中加芒硝，硝黄无非为个实字而设。彼条曰潮热者实，本证曰此为实，二句已被长沙一口道破，安有滥与硝黄之理乎！何以柴胡加龙骨牡蛎方中，又有大黄二两耶？谵语，身尽重，不可转侧，非具实证之端倪乎！彼过经谵语内实之调胃承气汤证，可例看也。何以加芒硝则后纳更煮微沸，大黄独不后纳更煮耶？彼证丸药实，丸药难过去者也。芒硝先融化其物质，与大承气汤作用同。本证膈气实，当仿小承气汤合煮法，免令大黄先犯胃气也。不曰加大黄者，微示其将大黄缩入七味药中，一如大柴原方，未尝立异也。何以方下以水一斗二升云云，无更变耶？此其所为加大黄犹不加也，分别在右七味右八味焉已。且同是取水六升，汤成却同而异。无大黄则取气从其厚；有大黄则取气从其薄。看似二方同一法，其实各方具各法也。

腹满不减，减不足言，当须下之，宜大承气汤。

书腹满不减，望而知其趺阳微弦脉无存在矣，弦者减之称也，不减即不弦之代词。《经》谓弦多胃少曰肝病，有胃无弦曰胃病可知，以其无春胃微弦之可诊，则诊在腹，腹形适肖其脉形。上言法当腹满者，非徒谓其如张弓弦，按之不移也。谓其如半月之弦，有盈亦有仄也。可悟微弦脉资生于胃，必还入于胃，胃气脉气相容与。于是四时之脉以微称，不独春脉始然也。又非脉微腹亦微，腹有胃气为之充，虽满亦属平人之腹，丰满而已，非实而满也。微平满亦平，不必限定微弦脉，四时可以平脉二字括言之，若微而太过，不满亦过，就令腹满时减，复如故，亦与不减等，特寒温不同论耳。曰减不足言，已言减矣，抑未言耶？同是减为假相，满是真相，时减则足言，既非时减，觉欲言其减与满之分寸，无分寸也。得毋有痛不痛之分耶？痛亦无可按，假令腹中痛，则上下四旁必不痛，不痛之处便是减。从无满腹皆痛之理，其言满不言痛者，满莫满于阳明病之小承气汤证，明曰腹大满不通矣，何尝痛乎！正惟不通之中，自有通于土气者存，而后有腹减之端倪，究无腹减之实际也。减不减莫可言状，质言之则腹部之外形有盈虚，腹部之内容无盈虚焉已。本条已载在阳明，彼证注意在实邪，本证注意在宿食，设非檕饪之邪从口入，何至与阳明病大承气汤证，不易一字乎！曰当下之宜大承气汤，从上大柴胡汤证加倍写，紧跟个满字，撇离个痛字。起下种种宿食之腹无痛状，反结上文不痛者为虚，痛者为实二语，见得辨承气证之难也。凡行大承气汤，当消息其人土气之通不通为前提，或痛或不痛犹其后，转矢气三字可类推也。舌黄与痿黄成反比例，特其显然者耳，《伤寒》所有大承气汤证之层节不胜书，讵独本证留未尽之词乎！

大承气汤方：见痉病，方注从省。

心胸中大寒痛，呕不能饮食，腹中寒，上冲皮起，出见有头足，上下痛而不可触近，大建中汤方之。

书心胸中大寒，中字读平声，指心之前，胸之后，不前不后之夹缝，谓之中，中间如是其褊小，焉能藏大寒于尺寸之地耶！正惟虚寒欲下上，上寒下亦寒，特在上不复下，在下不复上，分言之则寒而小，合言之则寒而大也。假令不上不寒，无所谓压力大。胡以痛？假令下不寒，无所谓抗力大。胡以呕？且不能饮食，则中土亦寒，换言之，则满腹皆寒，邪气正气混为一。故曰腹中满，难测在上冲皮起，仿佛满中犹有加，与腹满时减，腹满不减有异同。毋亦地气上冲耶，抑肾气上冲耶？下文五脏病且无脾气肾气上冲之足言，就如绕脐痛，腹中痛之寒疝，亦未尝有上冲字样也。不曰上冲胸，亦不曰上冲心，上冲仍不离乎腹，而于心胸无所忤，是显有闭气之邪为之梗，心胸反藉大为保障。此亦心脏不受邪，非如下文心中寒，其人苦病心之比。宜其心部胸部无痛苦，然则胃气上冲耶，此人非肚中寒，但腹中满焉已。曰呕曰不能饮食，纵与胃气有关系，然宁牺牲其水谷以避邪，则胃气退藏于肚中不待言，不复敢与寒邪相接触也，可想见矣。其亟欲冲寒而上者，惟腹中之宗气乎。设也左乳下之虚里穴，尚有开放宗气之门户，又何患胸中无大气之积！当然腹不满而胸满，大气与大寒相争持，安知胸中不复成为气海乎！无如冲不到于胸，而反激刺其大腹以上之皮，其皮起也，严似有形之物，行将出见于皮里也。分明起气之上无头在，乃寒气为之头；起气之下无足在，乃寒气为之足。邪正划成三截看也。上下痛而中不痛者，头足皆邪气逼挟正气之幻形，近之则愈幻为有形之痛，惟有忍痛而不迁怒于上下之寒者，缘不可触近之处，第觉自无而之有故也。大建中汤主之，扶弱即以抑强，反对上文按之不痛者为虚，痛者为实二语，所有攻实之方，极诸行大承气汤而止，无非作本条之陪客。彼亦抑强即以扶弱也。方方皆异曲同工者也。方旨详注于后。

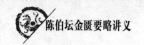

大建中汤方

蜀椒二合（去汗）　**干姜**四两　**人参**二两

上三味，以水四升，煮取二升，去滓，内胶饴一升，微火煎取一升半，分温再服；如一炊顷，可饮粥二升，后更服，当一日食糜，温覆之。

上文一路说腹满无中字，下文亦无腹中满三字，寒疝条下，两见腹中痛而已。本证满而当中，却非当中痛也。曰上下痛，明是痛不在中矣。中满之处不言痛，上下痛处不言满，毕竟痛多而满少，中部满，此外当然非满矣。上言法当腹满乍不满，假相之满，不同真相之痛也。彼证之痛其状横，两胠痛而下上不痛也。本证之痛其状竖，上下痛而两胠不痛也。彼证以不满露其虚，温之则满；本证以中满藏其虚，建之则不满。行小建中汤可乎？彼方宜于腹中痛而非满，非宜于腹中满而非痛也。然则治满不治痛又何若？上文厚朴七物汤何尝非但主腹满！大承气汤证之腹满更不待言。苟置其痛于不顾，则凡具腹满证可混视矣。毋宁仿行大柴胡汤，条下犹有按之心下满痛字样也。彼证又非上冲皮起也，若徒责其满痛，上文附子粳米汤证，下文大乌头煎证，曷尝非且满且痛乎！是又除却满字痛字，不必问其有无余证矣。何以瘦人绕脐痛，曰其气必冲，不冲者心下则痞，又不立方耶？岂非上冲皮起，亦可等闲目之耶！彼证误下致变耳，谷气不行，与此人肚中寒相若，理中汤可以承其乏，扩充趺阳脉足矣，立方不必严而备也。本证宜握中字为题珠，治中满则上痛下痛皆受治，本理中之法，愈引而愈长，从中焦直贯心胸之中而始止，以大建中汤名方者，功倍于理中者也。妙有人参领宗气循左乳以上行，得姜椒之辛温为护送，胶饴不过甘以缓其动冲，非缓其痛也。方下云分温再服如一炊顷，行将犒劳大建中矣。曰可饮粥二升，又曰食糜粥，温覆之，以宗气饥寒之后，为镇日之馈饷，一若不暇慰问其痛苦也者，缘主腹中痛下文自有当归生姜羊肉汤在，有抵当乌头桂枝汤在，又本方不能越俎矣。中工毋忘长沙之大德，从腹中满处下手眼可也。

胁下偏痛，发热，其脉紧弦，此寒也，以温药下之，宜大黄附子汤。

偏痛亦寒耶？上条大建中汤证，则痛在中之上，中之下也。

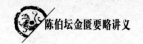

两胠疼痛条下，则痛在胠而左，胠而右，犹谓当中有寒在，不满固寒，满亦寒也。若偏左不过于右，偏右不过于左，左寒右不寒耶，抑右寒左不寒耶？其满不偏，寒无征实矣。假令如伤寒不能食而胁下满痛，纵柴胡汤不中与，未必与上条心下满痛之大柴胡汤证适相反也。奈何其发热，阙恶寒二字，阳明病之大承气汤证，非发潮热不恶寒。又曰但发热乎哉，安有发热证具！可目之为寒者。曰其脉紧弦，伤寒脉阴阳俱紧，则必恶寒也。或已未发热焉已，《阳明篇》发热脉弦者生，《少阳篇》脉弦发热者属少阳，凡此非亟亟于行温药。曰此寒也，此与彼不同论之谓，仲圣至此始露真诠乎。上言痛者为实，诚非欺我也。特不痛者为虚，又何说以处腹满不减，减不足言之大承气汤证，痛不痛绝无问题耶？夫既满而不减，则无所用其按，惟腹满时减，分明按之亦必不痛矣。不观诸心下痛，按之石硬者之大陷胸汤证乎！彼正有形之满痛也。可知除却满字不能辨虚实，惟按病者之腹，其满而无痛也，仍有实；其痛而不满也，从无实。不痛者之虚，作满减论；痛者之实，作满不减论可也。彼胸痹而痛，责其极虚者，非谓其不满而何！认定大柴胡证为实者，非因其心下满痛而何！匪过此也，《伤寒》所有大承气证，此有燥屎腹满痛者一；发汗不解腹满痛者一；此外未有不满而痛者，惟自利清水之急下证，曰心下必痛，满无可满，以清利故。苟非自利如少阴，其不痛也又必矣。太阴病腹满曰时腹自痛，痛之时，满处犹未及觉也，与因而腹满时痛同句调，就令大实痛，不过行桂枝加大黄，非宜大承气之比。大抵一处满，另一处痛，便非满处实。上文附子粳米汤证，腹中寒气之切痛，则胸胁逆满。下文腹满寒疝则绕脐痛，何尝痛在满中乎！独厚朴三物汤证曰痛而闭，闭字即满字之外观耳。不满胡以闭乎？况本证有发热，不能以闭痛为藉口也。胁下止有偏痛无偏满，当以寒主收引四字为注脚，且紧脉压制其弦脉，欲求微弦之脉而不得，亦可为本证之注脚。曰以温药下之，无满可下，则下取其痛，不同上条痛无下法，则上取其满。上条为中满立方，即为中寒立方；本条为偏痛立方，即为为偏寒立方也。宜大黄附子汤句，详注方后。

大黄附子汤方

大黄三两　**附子**三两　**细辛**二两

上三味，以水五升，煮取二升，分温三服；若强人煮取二升半，分温三服。服后如人行四五里，进一服。

方内独大黄长于下，辛附不能强同也，且大黄附子各三两，其功力悉敌何待言。脱令大黄欲下，而附子挽之，附子不欲下，而大黄推之。二味相持，其居间之细辛，能为左右袒耶！是必大黄虽寒，附子转移之为温品；附子虽温，大黄转移之为寒品。而后偏信汤内为温药者，方不疑于大黄；偏信汤内为寒药者，始无疑于附子也。乃曰以温药下之，明是针对个寒字以立方，势必取附而弃黄，中工能勿为二药辨正乎！不知发热证具，大黄非全用不着也。最难索解者，仲师认热为寒耳。上文中寒家，何尝非发热色和哉！胡不义及温下耶？彼证除欠嚏清涕之外无所苦，无取乎立方之奇，惟胁下偏痛，则宜以偏法补其偏，是之谓偏因偏用。犹乎上条腹中满之行大建中，亦满因满用也。大黄偏于寒者也，从治寒，即逆治热，附子偏于热者也。从治热，即逆治寒，以偏寒偏热之药，而能以不偏效其灵，正治反治皆无偏也。然二味又不克有其功也，有细辛在，偏右惟细辛能左之，偏左惟细辛能右之。不观伤寒麻黄附子细辛汤主反发热乎！彼证少阴之发热反向后，细辛转令其热从后解向前，前心才是手少阴之正面故也。本方不过欲三味药领胁下之热，脱离其寒，左回右转，从正面下归于腹，其痛自安耳。缘胁下之下，有谷气在，下之即以温之，受气于传化之府足矣。欲下上亦虚寒之本意也，方末不曰以利为度者，得下不得下犹其后，横竖不出中土之范围。曰强人煮取二升半，则二升有加矣，非限制弱人也。与快下诸药有分别，毋庸止后服也。曰服后如人行四五里，形容其服后之从容，一若平人之行所无事。曰进一服，奚事退缩乎！其不至酿成腹中痛也，又可于言外见之矣。

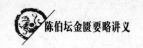

寒气厥逆，赤丸主之。

书寒气厥逆，寒气二字何消说耶！不明言寒气，岂非与热气厥逆无别乎！诸四逆厥不可下。本证殆跟上温下而言，不独上条无厥逆字样，下两条寒疝证具，一则曰手足厥冷，一则曰寒疝逆冷，亦无温下明文。厥逆既与下法有关系，已反照下文有宿食，为三主大承气汤立禁条，中工又不能置厥逆于不讲矣。夫阴阳气不相顺接便为厥，得毋寒气即阴气之称耶？非也。寒者热之对，阴者阳之对，阳退阴进之厥起于脉，先寒后热之厥因于寒。少阴不至者厥，属阴阳两方面；已未发热者寒，属寒热两方面。主寒热者气，合阴阳者脉也。伤寒手足厥寒曰有久寒，脉微欲厥曰脉不出可见也。本证何以不发热耶？厥者短也，寒气长足征热气短，不言短气者，非热气寒气俱短也。太过之六微病，乃写气之长，非写气之短，故无短气二字也。假令脉滑而厥，又寒字可作热字看矣。热为寒掩，乌知其里非热气长乎！宜乎其厥逆免于死，下文五脏病，不死于中风之发热，而死于中寒无发热，可例看也。何以彼证不厥逆耶？寒死何待乎厥逆！独脾将死则皮目瞤瞤而短气，气短便与厥逆异而同，五脏病亦无下法者此也。然厥逆证具未必死，即死亦非尽厥逆证具也。惟有阴无阳则主死，寒甚至骨亦主死。《素问》治六腑句下不言死，治五脏者半生半死，上言入脏类皆卒厥死。伤寒言厥不言死者为多数，况其寒气之中，当有热气在乎！然则必热与厥应耶？又非也。厥在寒，非厥在厥，寒热二而一，二气所以有往来，不同厥自厥而热自热也。治寒不遗其热可矣。赤丸主之，方旨详注于后。

赤丸方

乌头二两（炮） **茯苓**四两 **细辛**一两 **半夏**四两（洗）

上四味，末之，内真朱为色，炼蜜丸如麻子大，先食酒饮下三丸，日再夜一服；不知，稍增之，以知为度。

本方从上乌头赤石脂丸脱出，同是君乌头，彼方一分取其轻，本方二两取其重。同是先食，彼方服一丸，日三服。本方饮酒下三丸，日再夜一服。彼方蜜丸如桐子大，本方蜜丸如麻子大。同是注重个赤字，心在色为赤，活动心阳取其脂，保护心阳取其色，特乌头长于守，守下不守上，欲其效灵于上也。先食即提高乌头以上贡，下文服大乌头煎，服抵当乌头桂枝汤，不云先食者，正尽乌头主治寒疝之长。然丸者缓也，以麻子大之极小丸，服三丸始，远不及大乌头煎强人服七合，弱人服五合，抵当乌头桂枝汤初服五合，复加至五合而后已。若靳与乌头则末矣，岂非掣肘乌头耶！仲师非用以敌寒气也。用以助热气，中工亦知厥逆证必二气相反乎？予人以共见者寒，不予人以共见者热，热气之度短，故寒气之度长。一旦热气与乌头相得不相失，自能大伸其热力以远寒，乌头不自有其功也，惟有保留心部之余热而已。盖南方赤色，入通于心，心脏其类火，心火本乎在天之热，心又恶热者也。倘因恶客热之故，而恶及乌头，则忤心阳矣。重用之反无功而有过，非乌头之太不值乎！真朱又色热而性寒，正赤之色，始信其不召寒气耳。惟隔绝火逆，则非真朱莫属也。何以茯苓又从肺部上手耶？肺者心之盖也，肺亦恶寒者也。茯苓禀天气之降，令寒从小便去，半夏尤以降逆得名，令逆邪不得逞，二味用至四两不为过也，且有劲气悠长之细辛以治厥，三味皆效力于乌头，服丸仍以少许胜者，赖有酒气为之导，酒为百药长也。不知宁稍增者，太过之六微病，毕竟有趺阳微弦之脉在，不患其收效之迟也。

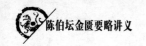

腹痛，脉弦而紧，弦则卫气不行，即恶寒，紧则不欲食，邪正相搏，即为寒疝。寒疝绕脐痛，若发则白津（汗）出，手足厥冷，其脉沉紧者，大乌头煎主之。

本条又跟上寒气厥逆，说入寒疝矣。疝有七，而条下举其一，非挂漏乎哉！长沙特剪裁七疝以立证，阴狐疝则发挥在下文，大抵㿗疝以阴狐疝为远因病，蜘蛛散便治㿗疝于未然，鸡矢白散之主转筋入腹，亦治筋疝于未病，血疝气疝则附属于五水门，在欲作水条下。曰本自有寒疝瘕，血分则曰其瘕不泻，经络不通，是血疝从其类。气分又曰大气一转，其气乃散，是气疝从其类也。疝读作山，腹中寒结，经久则叠聚如重峦。推之妇人血崩，名曰杀血，又名血山崩者，即血疝自杀其血之候也，要不离乎腹满之中有寒疝在。书腹满，寒则满自满而痛自痛，非如上言按之心下满痛，痛在满中之比矣。书脉弦而紧，上文其脉紧弦之偏痛，已指实其寒，况脉弦而紧，弦满紧亦满乎。书弦则卫气不行，即恶寒，二语又与水气门寸口脉弦而紧句下，不易一字也。彼条写水脉以例本条，寒疝可作水疝看矣。曰紧则欲食，形容外寒与内寒相牵引，侵入肠胃，不欲食亦与中寒之不能食等。曰邪正相搏，正不受邪，而久寒受邪。曰即为寒疝，何一篑之速成耶？譬如为山，旦夕可以增高继长也，《史记》论列为涌疝，令人不得前后溲，凡疝气之苦状类如斯。曰绕脐痛，下文妇人经水断绝后，亦有绕脐寒疝字样，可悟女子瘕聚，亦与男子之寒疝同论。曰若发则白津出，大肠主津者也，不为变化之出，而为白津出，俗名疝气为小肠气者，亦小肠里急之传变，在水气曰水走肠间，殆与迫出白津同消息。宜乎瘕聚之假血液而时下汁沫治者，都由水疝所酿成也。曰手足厥冷，结上寒气之厥状，或逆或冷，皆手足为被动，与阴阳气不相顺接有异同也。曰其脉沉紧者，补点其脉之沉，是亦写水字入寒字，水病非曰紧则为痛，沉则为水乎！高水一寸即是山，寒水几与山齐也。特亲上者寒，而亲下者水，寒疝水疝亦微有分寸尔。大乌头煎主之，方旨详注于后。

乌头煎方

乌头大者五枚（熬，去皮，不㕮咀）

上以水三升，煮取一升，去滓，内蜜二升，煎令水气尽，取二升，强人服七合，弱人服五合。不差，明日更服，不可一日再服。

大乌头每枚重量约一分，即今之二钱半，四分为一两，五枚即今之一两二钱半矣。曰去皮，乌头质最坚，当如炮附子法，涂裹以炮之，炮拆矣，浸水则缝合如故，去皮不必咀者，取枚不取片也。乌头生于巅，其喙超于麓，乌喙即其别名也。得毋乌头宜于病在上耶？本证则取之下，方下无先食二字，便非取之上矣。即下文所谓当下其寒，末句云阳中有阴，可下之之旨。寒疝得之，势如乌鸦落平阳，落则伏，伏则守，守下之力莫大于乌头。独是以水三升，煮取一升，乌头入水愈坚也，似与水不相投，与蜜则相得。上文乌头汤先蜜煎乌头，而后更煎之，乌头赤石脂丸、赤丸，又炼蜜为之，皆经蜜不经水也。去滓内蜜二升，曰煎令水气尽，可见乌头之恶水矣。然则二升纯是蜜，乌头亦牺牲令尽耶。水又能坚物者也，水气不能尽乌头，乌头不能尽水气，觉一升水便双方固结而不解。下文以桂枝汤五合解蜜煎者，职此之由。水气尽云者，匪特留药气于未尽也。寒疝病无非水为虐，水疝无非五水之变相，欲打消寒疝，当然打消水疝，始有与药之余地也。假令再煎而药气与之俱尽，何至叮咛于强人服七合，弱人服五合乎！且更服俟诸明日，申言之日，不可一日更服，其珍重二升蜜为何若？石蜜与稼穑之甘味异而同，非徒甘以缓其痛，且缓其急也。方书谓三阳急为瘕，三阴急为疝，证急脉亦急，脉弦而紧，紧者急也，明日则不急矣。活现趺阳微脉弦，则卫气行矣，盖蜜有流质，兼有留质，乃天然之物产也，《本草》称其有安五脏除众病之长，不差者幸差矣，奚止为寒疝圣药乎！

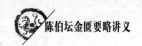

寒疝，腹中痛，及胁痛里急者，当归生姜羊肉汤主之。

本条又特为心疝立证矣，《经》谓心脉急为心疝，乃黄帝岐伯问答之病名，看似七疝合心疝共成八疝矣，《扁鹊仓公传》复有牡疝之名，又多一名矣。何病形之不可捉摸乎？心为牡脏，大都心疝已赅牡疝而言，亦赅血疝而言，诸血皆属诸心也。何以曰寒疝不曰心疝耶？心者五脏中之最尊也，下文才说到五脏病，在本节当避心字而不言，可于言外见之者，羊为心畜，因主方有羊肉在，见羊即见心矣。羊又群者也，治心疝如于方寸之下驱群羊，取其循脉道而行，不为歧路所惑也。血疝亦作如是观矣，心疝血疝既未分明，不如举寒疝以为例也。寒者阴之称，即下文阳中有阴之互词。书腹中痛，腹者阴之部，同是痛，不绕脐，则绕腹，此腑脏相连之影响痛，非痛在寒疝之中也。曰及胁痛，腹痛及于胁，非胁下偏痛之比。曰里急者，里亦阴之称，三阴急为疝，急亦非寒疝所在地也。殆仿佛山鸣谷应者欤，所谓心疝病少腹当有形者此也。不形上而形下，心疝篑出没于无形，《史记》谓牡疝在鬲下上连肺，病得之内者，亦从内而高举之形，是亦牡疝之中有气疝在，要不离乎状如重山，无蹊径可寻者近是也。当归生姜羊肉汤主之，引寒疝之归路，其在斯乎。方旨详主于后。

当归生姜羊肉汤方

当归三两　**生姜**五两　**羊肉**一斤

上三味，以水八升，煮取三升，温服七合，日三服。若寒多者，加生姜成一斤；痛多而呕者，加橘皮二两、白术一两。加生姜者，亦加水五升，煮取三升二合，服之。

本方重见妇人产后，腹中疞痛条下矣。彼方曰并治腹中寒疝，虚劳不足，玩并字，已将男子寒疝归并入妇人腹中。宜乎血寒积结之妇人，有曰绕脐寒疝矣，推之腹中有瘀血着脐下，亦与血疝异而同。缘疝瘕皆任冲一分子，任主瘕聚，冲主里急也。冲任为经络之海，经络不通又患血兼患水，其瘕不泻，名曰血分者此也。《后汉·律历志》白露晷长六尺二寸八分，未当至而至，多病水，腹闭疝瘕者亦此也。七瘕当以水疝为居首，血疝居其二，寒伤血，故水伤心。水寒克火热，无殊水以心为山也。羊火畜也，性最善，《曲礼》寒食尚之，以安心性。本方以姜归佐之，服后觉心境中有从善如流之兴味，则寒疝不恶矣。三味可作男女寒疝之通方，腹痛胁痛，不过为其证，里急不过写其情，独病形则除却阴狐疝瘕疝二证，疝疝不可以言喻，可言者一疝字而已。羊宜用羝，羝羊即牡羊，取其效忠于心也。孙真人谓羊肉止痛利产妇者，产妇与血虚有关系，真人认定本方为补气生血而设，故不让美于当归耳。方下云寒多加生姜成一斤，一斤即今之十两，加倍生姜也。加橘皮二两，白术一两者，恐产后气伤痛而呕，加味又可以消息其气疝也。虽谓本方并治血疝气疝不过是也。曰加生姜者亦加水五升，仅取三升二合，胡不令水气尽耶？宁加水如是其多，不顾虑其水疝续在耶？水入于经，而血乃成，化水气为经气，水疝又打消于无形矣。注家谓此方为攻补兼施，曾亦知其制方之妙，乃水火并用乎。

寒疝，腹中痛，逆冷，手足不仁，若身疼痛，灸刺诸药不能治，抵当乌头桂枝汤主之。

寒疝亦与太阳有关系耶？桂枝汤是伤寒太阳病之首方，解外非解内也。寒疝则三阴受之，三阴急为疝也。阴气主内非主外，不同瘕聚则内焉者半，外焉者亦半。三阴急为瘕，犹有太阳一分子也。书腹中痛，与上条同，腹为阴，故痛状形诸腹。书逆冷，绕脐痛，厥冷耳，腹痛而逆冷，甚于厥冷多矣。显非从卫气不行即恶寒所致，乃太阳脉厥所致也。假令太阳无恙在，虽脉沉紧不得为少阴，乃邪正相搏使之然。太阳柴胡汤证何尝非手足冷，脉沉紧乎！彼条可以例上条矣，若由冷而逆，少阴逆冷则主死，无厥冷死也。上文且行大乌头煎，况本证不曰寒气厥逆，分明寒疝厥逆乎，亟宜问其手足。曰手足不仁，手足为诸阳之本，不仁则三阳被其牵掣何待言。曰若身疼痛，若字一眼看定太阳之身，无走一身之表之太阳在，太阳已脱离其自身，与急当救里救表之疼痛将毋同。夫非骎骎乎有入脏即死之势哉，惑人处在阳入之阴者静，故无里急二字，中工徒斤斤于行灸刺，治之而太阳不之应，如灸刺不能代诸药，诸药不能代灸刺何。然迹其腹中痛而苦冷，亦不能以细故目之也。如之何其太过之六微病，竟与五脏相去不能以寸乎！挈不能治三字，不啻钩起下文五脏诸未病，切近中工之前，令其暇时而熟视之，庶几对于六微诸已病，尚有抵当之余地也。行当归生姜羊肉汤可乎？彼方引之入，入脏何堪设想。行大乌头煎又何若？彼方止而不行，不入里亦无出表之望也。抵当乌头桂枝汤主之，中工又闻命矣。方旨详注于后。

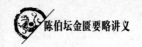

乌头桂枝汤方

乌头

上一味，以蜜二斤，煎减半，去滓，以桂枝汤五合解之，得一升后，初服二合，不知，即服三合；又不知，复加至五合。其知者，如醉状，得吐者，为中病。

本方乃长沙得意之作，胡省却抵当二字耶？条末既声明抵当矣，方旨不患不明了。苟命方亦如之，与头上安头无以异，非方例也。犹乎大黄䗪虫丸，何尝不曰缓中补虚乎，而方首亦从省也。且如上文大乌头煎，非为抵当寒疝而设，欲压低寒疝焉已，未明言其若何作用也。谁信仲师有进退乌头之妙法乎！桂枝汤匪特无抵当之能力，恐牵率乌头以出毫毛，置寒疝于不顾，则抵当云者，直徒托空言耳。乌头既非大者五枚，无去皮不必咀字样，而二升蜜煎减其半，仅得一升而止，复以五合桂枝汤解之，解之为言化也，两合化为一，非若煎减半之谓，无再煎二字可见也。

曰令得一升，令五合汤与五合蜜，两不相失也，独是桂枝汤本三升也，除五合则剩二升半矣。蜜煎亦本一升余五合，胡爱惜余药若是？是又一升化为四，留其半于未尽，初服五合者，将以俟其知也，不知则解之用前法。曰即服三合，又汤蜜各半矣，服至再三，仍解之用合半汤合半蜜乎？无如无论强人弱人，频频以不知二字白诸人也。曰复加至五合，则三合汤，解二合蜜矣，蜜罄矣，蜜煎则取不可余药之义。桂枝汤则不必尽剂，共服一升蜜之义，廉于取汤而厚于取蜜者，不离乎令水气尽之意也。曰其知者如醉状，胡为以似知不知之状骇人耶？此正其效大著之候，太阳将复回原状矣。中工亦知本证入脾则死，入胃则吐乎？腹中乃脾胃之范围，厚集其汤药于中央土者蜜为之，五合二字凡三见，五居中也。乌头桂枝蜜煎三者为合作，合之仍是分也，甘以入脾者蜜，乌头即抵当寒疝之后盾，蜜既入脾又入胃，软化寒疝于水谷之海之中，其云不知者，白蜜方且为寒疝谋出路，亦徐徐以俟地气之上也。阴者存精而起亟，阳者自卫外而为固，桂枝汤乃太阴太阳之通用药，得之则阳从阴中出，有不以醉状报信乎！曰得吐者为中病，非服桂枝汤而反吐也，胃中有蜜在，久之必水谷之海不受邪，则吐矣，为中病三字何消说耶！寒疝证固不主汗主下，亦无当吐之条，不曰以得吐为度者此也。醉状得吐，彼非酒家病也，惑中工者也，解释之曰为中病，始恍然于藏过抵当之力于无形也。

其脉数而紧乃弦，状如弓弦，按之不移。脉数弦者，当下其寒；脉紧大而迟者，必心下坚；脉大而紧者，阳中有阴，可下之。

本条看似暗指水疝而言，节内有必心下坚四字，下文五水病心下坚大如盘曰水饮所作，四饮病心下续坚满曰留饮，心下痞坚曰支饮，寒能坚物，水饮益坚可知，况水病明曰本自有寒疝瘕耶！乃曰当下其寒，未尝曰当下其水也。下文又曰热在中焦者则为坚，坚字显有寒热一分子，岂非下其寒而不下其热哉！不得于证，当求诸脉。书其脉数而紧，紧则为寒，数则为热，不曰紧而数，多而字是数中之紧，紧脉几为数脉所掩矣。曰乃弦，形容微弦脉又从数紧中生出，由微之显。曰状如弓弦，按之不移，非徒写弦脉也，写太过之微脉，仿佛见弦不见紧也。假令脉弦而紧，则绕脐痛之寒疝已著。甚且其脉沉紧矣。否或脉紧弦，则偏痛证成立，此寒也三字何待言，以温药下之何待言。书脉数弦者，不曰脉弦数者，毕竟弦微数不微，其寒二字愈求而愈晦，是脉而可作纯然之阴寒脉看哉！多其字，下其寒于其热之中，庶几非滥予寒下之品也。书脉紧大而迟者，殆的确见寒迟之脉矣乎？似也。种种脉象，皆伤寒阳明篇所悉具，写足趺阳脉微弦，一眼看定其心下。曰必心下坚，坚字写寒非写疝也。寒疝有遁形，从无着实心下之理，上文弦而紧脉之寒疝，止有沉字无迟字者此也。且手足厥冷，遑有如阳明之脉大乎！书脉大而紧者，忽然又掩却其脉数，其热安在耶？阳明无脉数则已，两言脉数不解有明文，无脉紧则已，脉紧则愈更有明文，谓为入腑即愈之脉，故大而紧可也。其不即愈者，以阳中有阴为之梗，宜其热中有寒气在，数中有迟脉在，勿认为阴乘阳位也，乃阴在阳中寂然而不动，合热则二气团结而成坚，正如脉迟之阳明病，属可攻里之时。曰可下之，不曰以温药下之，上文大黄附子汤固主下，寒多热少便可行，大柴胡汤均主下，热多寒少亦可行也。

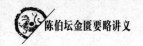

【附方】

《外台》乌头汤方：治寒疝腹中绞痛，贼风入攻五脏，拘急不得转侧，发作有时，令人阴缩，手足厥逆。

本证附在转筋入腹条后，犹备一说，附入寒疝则添蛇足矣，毋宁曰治节疝之为得也。曰腹中绞痛，绞训绕，与绕脐痛无甚别，删之可矣。最暗与道合者，曰贼风入攻四字，筋非能转入也，贼风转之令其入。风转即筋转，风入即筋入，风伤筋，是以知病之在筋，病筋病风二而一，筋气寄托于风气故也。五脏拘急四字亦宜删，七疝未至如入脏即死之危，比较下文五脏死证有微甚，急抢五脏二字则穿下矣。拘急亦非转筋之形，彼证曰其人臂脚直，屈而不能伸者病在筋，伸而不能屈者病在骨。无如骨与筋相失，筋则屈之无可屈者，骨亦伸之无可伸，其曲在筋，故其直在骨。筋转骨不转，当观其直而知其曲也。骨直脉亦直，脉上下行，微弦，无非不转之脉，从骨不从筋也。彼证已形容毕肖者也，不得转侧句，不过以浅形深耳。曰发作有时，是筋疝成立矣，有山风蛊之占矣。《易》蛊卦巽下艮上，巽者入之义，艮者止之义，巽风入腹，当有腹虫，谷化之虫亦为蛊，蛊之为言惑也，与蚀于喉之蜮，蚀于阴之狐，异名而同类，故转筋病与阴狐疝又同类，既有狐疝之名，匪特筋疝与蛊虫互为其消长，总觉七疝之踪迹类于虫，不然，胡柔害而幽隐若是！曰令人阴缩，阴筋即宗筋也，转入与缩入相因，无怪其手足厥逆，与蛔厥同论也。《外台》主用乌头汤，吾疑其未当也，姑录存参，方注从省。

《外台》柴胡桂枝汤方治心腹卒中痛者。

本条及下条，《外台》又说出题外矣。孙奇无处可附，而附录于此，不过跟上贼风入攻一语，摧波助澜耳，究与上文不顶不接也。方方《外台》必从经验而来，则且申言其方旨，度亦当时为瘴气而设，瘴疟亦八疟中之一也。穴居野处之时代不具论，他如人迹罕到之处，往往有贼风为瘴气之导线。医者第知风为虐，方且乞灵于柴桂之不暇，遑暇顾及有瘴气加之厉耶！岂知主柴而桂枝证不了了，主桂而柴胡证不了了，柴桂互掩，难核实者心腹之痛如直竿。曰心腹卒中痛者，是句乃《外台》之创论，不特为桂枝证所无，柴胡证亦未言及，卒字洵为有眼，宜其从柴桂方中，拈出柴胡桂枝汤证以为例，借心下支结个支字，竖看其心腹，几几乎一口道破其山岚，其余发热微恶寒，支节疼痛，微呕四证，悉具不悉具犹其后。惟外证未去，《外台》则久已悬诸心目，笃信柴桂二汤，均有解外之长，有不中与之柴胡，亦有不中与之桂枝，未闻柴桂命方而不中与也。况王氏心理，本视贼风如仇乎！《经》谓痎疟皆生于风，又曰风之与疟也，相似同类，而风独常在。王氏意谓无论何等客气，总以贼风为魁首也。问其心腹卒中痛属何病？彼或欲吐仍茹未可知也，且疟脉自弦，当有种种弦脉在，王焘置之于不论，则疏也。然亦有裨于瘴疟之微者，节取之当卒病补遗之一则，《外台》之功固足录。且愈以见柴胡桂枝汤之泛应不穷也。

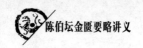

《外台》柴胡桂枝汤方

柴胡四两　**黄芩**　**人参**　**芍药**　**桂枝**　**生姜**各一两半　**甘草**一两　**半夏**二合半　**大枣**六枚

上九味，以水六升，煮取三升，温服一升，日三服。

（方注详见《伤寒·太阳篇》，兹从省）

《外台》走马汤：治中恶，心痛腹胀，大便不通。

本条有中恶二字，瘴毒果善良乎哉？本证写瘴气之甚者，足征上条写瘴气之微者，纵有剩义，亦可推类求之矣。诚以恶毒惑人，茫无头绪，不如举瘴毒以为例，令人人觉悟其得病之由，而后可以一得之长公诸世也。书心痛腹胀，心痛而前不及于胸，后不及于背，是与胸痹影响，既殃及于腹，亦不影响于脐，且言胀不言满，不能满便不能实，胀字不特胸痹条下所无，腹满寒疝亦无所谓胀，仲师谓之小邪中里者非欤。可悟本证不能从上文连类而及者，破绽在个胀字，《外台》不过不忘心腹卒中痛一语，又将中恶证印入其眼孔。一若知之而不能言，而瘴毒二字已流露于不言中，惜其未尝向土气上讨消息也。瘴气从土气泄出者也，一入腹则脾为之约，腹气遂散乱而不收。曰大便不通，不通非腹满之害，乃腹胀之害，除胀与除满，大有分寸也。《经》谓谷气通于脾，谷气只有下法无攻法，三承气汤不中与。上文大黄附子汤，虽以温药下之，犹嫌其峻也。《外台》走马汤，恰合为谷气委曲以求全，在王氏或不自知其制方之妙也，吾欲击节矣。方内巴豆一枚，去皮心，去皮不伤腹，去心不伤脾，另以干米汗（汁）煎熬之，以缓其峻。杏仁二枚，薄取天气以降之，复以绵缠捶令碎，碎在绵之里，取其下膈而不散也。热汤二合，捻取白汁，滴滴与谷气相潜通。曰饮之当下，热汤下之也，不期下而得下，乃恰可至当之下法。曰老小量之，量之而与饮，其爱人以德为何若？乃突然曰通治飞尸鬼击病，吓煞医界矣。鬼疟亦八疟中之一，瘴疟鬼疟往往相迫而来，因风伺人者鬼也，风居八疟之首，无怪乎病风病瘴病鬼，仿佛病异而梦同也。《本草经》以魇寐名之，大都鬼击属游魂之自贼，飞尸则魄为之伥，以彼前已物故，其尸必腐，乃引之飞近身前，一若相对如往昔，岂真重见若人哉！魄藏往故也，见鬼仍与八疟同论者，频频作剧便是疟，亦冲气离集使之然。此皆阴气逆极，而不复出之阳，瘴疟亦从其类也，非有极热大毒之巴豆，不能打消其魔障。通治云者，《疟论》所谓真气得安，邪气乃亡。下窍即阴邪之去路，故曰当下，王氏见惯而不以为怪，宜其言之凿凿也。

《外台》走马汤方：巴豆二枚（去皮心，熬）　**杏仁**二枚

上二味，以绵缠，捶令碎，热汤二合，捻取白汁，饮之，当下。老小量之。通治飞尸鬼击病。

（方旨已详，注从省）

问曰：人病有宿食，何以别之？师曰：寸口脉浮而大，按之反涩，尺中亦微而涩，故知有宿食，大承气汤主之。

问病人，不问病人，病在槃饪之邪从口入。明乎若人脏无他病，除却得一太过之六微病，纯然一个禀气于胃之平人也。曰病有宿食，《阳明篇》六七日不大便条下，曰腹满痛者，非本有宿食乎哉！彼证曰此有燥屎也，燥屎由宿食所酿成，非关实邪所煅

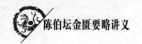

炼，故举宿食为实邪之陪客也。急下证亦曰腹满痛，阳明少阳合病之有宿食，曷尝有外见证乎！明言有燥屎之腹满痛亦一见，此外无满痛之大承气证也，况未成立有燥屎之宿食乎！若认定腹满痛为有宿食，毅然与大承气汤则误也。然则执何证以定宿食耶？下利不欲食者一；头痛见寒者一；其余无有宿食之明征矣。何以有宿食而不刺激其腹耶？假令腹中痛，上文有当归生姜羊肉汤证在，有抵当乌头桂枝汤证在。大柴胡汤证则下满痛而不及，大承气汤证则腹满不减而不痛，欲承其气而气伤痛者，恐其人非任受大承气汤之比也。然则有宿食之实际，属悬忖耶？此其所以有何以别之之问也。师曰无证可别，则别在脉，然则无胃气耶？有宿食之处无胃气，有胃气之处无宿食，阳明者胃脉也，长十二经脉者也，果趺阳无恙在，其人必活动如平人。曰寸口脉浮而大，趺阳之脉连气口，独取寸口可以定趺阳，苟非趺阳脉上至手太阴，寸口遑有如是之气势乎！曰按之反涩，与趺阳相得反相失，阳明篇有曰弦者生，涩者死，涩而不弦，非顿失趺阳之弦脉哉！曰尺中亦微而涩，何以尺微寸不微耶？微脉不在多也，假令寸微，又寸与尺反矣。惟微在尺中，虽涩亦生。阳明病微者主大承气，何尝迁就涩脉乎！脉不微，恐不能任受大承气；脉不涩，又不敢竟行大承气也。阳明病脉何以涩？彼证不大便十余日，大便涩之也。本证何以脉反涩？非关不大便，乃宿食反涩之也。同是脉微，脉有胃气谓之微，微谓之平，故趺伤脉微弦为足恃也。在阳明则胃气与燥屎离为二，无论寸微尺微，大承气皆中与。本证则胃气宿食合为一，如其尺微寸亦微，大承气未可与，恐食伤脾胃，胃气不能环周于阳明外主之范围。寸微及是不及之微，尺微才是太过之微，尺长于寸故也。欲求有宿食之故而不得，不必求诸水谷之海也。求诸形上形下之脉气，便知胃气有余于宿食之外，微脉其明征。宿食亦有余于胃气之中，涩脉其明征也。大承气汤主之，奚止毋犯胃气已乎！必药气与胃气相断续，不触亦不背，故曰承气也。设也尺不微而关微，是胃气宿食相混淆，大承气戕害趺阳矣。否则尺微而不涩，是宿食压低其胃气，大承气不更摧陷趺阳乎！惟微而涩，将涩脉随宿食以去，趺阳才有胃气为之系，微弦脉斯从下直出也。答词顾为宿食示端倪，尤为有宿食之大承气汤证示端倪也。

脉数而滑者，实也，此有宿食，下之愈，宜大承气汤。

本条又阳明少阳合病作陪客，彼条曰脉滑而数者有宿食也，脉同证亦同矣。《素问》谓滑则从，涩则逆，滑则生，涩则死，滑与涩相反若天渊。与其逆而死，远不及顺而生，上条涩而曰反，滑乃正式可知。胡不曰趺阳脉滑耶？趺阳不能反滑也，微弦才是趺阳正式脉。脉数而滑又何如？脉法则认定滑为实，数为胃脉不如经，愆在胃脉，显见趺阳有遁情，欲求微弦之脉而不得。然仲师又尝言数则为热，滑则为气也，谷气则凝滞于热脉之中，胃气则流露于滑脉之外。觉数自数而滑自滑，可悟诊脉当具几层眼孔，《阳明篇》曰虽脉浮数者可下之，况数而不浮乎！是数脉当然与承气汤无抵触，又谓假令已下，脉数不解，合热则消谷善饥，可想见其多食则遗之弊，在所难免，宿食诚有之。无如其脉数而滑，阳明病脉滑而疾者，且有里虚之虞。曰为难治，不可更与承气汤，彼滑脉反变为微涩脉，故涩虚滑亦虚，况兼数则为虚乎！是又当比较阳明有宿食之脉滑而数，何以可行大承气汤耶？彼证形容阳明少阳为热邪所操纵，热甚而强食，势必热邪为宿食所包藏，数脉几为滑脉所掩，故曰滑而数。本条形容微弦脉为胃气所操纵，《经》谓其气来实而强，此谓太过。病在外，阳明胃脉轻弃其中土，带病而出走于外，致令仓廪之官，一若愈饕餮而愈无顾忌也者，安得不有宿食乎！曰实也，非徒胃家实，阳明外主之肌肉亦实，当晓然于滑脉不为虚，数脉亦不为虚，就令浮数亦有可下之条者此也。曰此有宿食，阳明脉浮滑而数则如彼，本条脉数而滑又如此也。然则上条按之反涩，岂非虚脉难掩耶！虚者实之对，非涩者滑之对也。滑者涩之积，非涩者滑之反也。涩状之实若散沙，滑状之实如片石，至始黠明个实字者，欲人举一以反三者欤！曰下之愈，宜大承气汤，何尝当限定具上条之脉象乎！

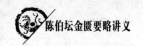

下利不欲食者，有宿食也，当下之，宜大承气汤。

书下利，胡举下利以写宿食耶？有宿食既可行大承气，胡独指出绝无仅有之下利证耶？阳明病大下后本有宿食者一，彼则六七日不大便成燥屎，无下利也；必下利而有宿食者一，亦阳明少阳合病才下利，非宿食下利也。下文连举下利而宜大承气汤者四，未尝曰有宿食也。宿食与下利夫何涉？毋宁曰大承气汤证亦下利，还有四人同病也。若谓下利由于有宿食使之然，竟置其脉于不讲，则中工有词矣。下文下利今自愈者三，何尝计较其有宿食，抑无宿食耶！上文胸中寒实，而利不止者死，同是实，能确定其孰为寒实，孰为热实耶？又焉知其寒实下利无宿食，必热实下利而后有宿食耶！曰不欲食，未始非形容其前此多食之遗，特所有下利证无不欲食三字，从何得一不欲食者为有宿食之证据耶？上文腹满寒疝，则不欲食矣。敢谓其人有宿食，舍大乌头煎不与，宁以大承气汤代之耶？《伤寒·厥阴篇》首曰饥而不欲食，无如其下之利不止也，承气汤可以尝试耶？反是则厥阴欲得食。曰其病为愈，阳明欲食。曰脉紧则愈，是有宿食无宿食皆愈矣，何庸预备大承气汤为后盾耶！其余能食不能食数字，在伤寒则见之熟，无一是承气证也。小柴胡条下一再曰不欲饮食，更饮食俱废矣，何以有宿食三字未之见耶？凡此亦中工敢言之问，岂知仲师非谓下利自能去宿食，不欲食亦无裨于利，就令能食亦为宿食所厌恶，是食气不欲食，非不能食也，乃能食不欲食，其口味悉因宿食为转移，故与欲食而不能食之中寒家反比例。诚以下利已虚其仓廪，乃不取偿于食以实其虚，谓非有宿物以制止其引食，何至忘餐若此！曰此有宿食，不啻剖其腹以示中工矣。且数滑之脉当存在，脉法谓脉滑而数者必屎脓，屎脓何甘食之有！此亦仲圣以浅形深之语意，果认定下利不欲食为他病所无，便知其中之所有，叮咛之曰当下之，则不下利也可，欲食也可，既对于有宿食之实际无遁形。曰宜大承气汤，宜字乃长沙口诀，中工遑恐有未当乎！

宿食在上脘，当吐之，宜瓜蒂散。

书宿食，阙有字，宿食犹未坐实，得毋信之则有，不信则无耶？果尔，则若人不可与言有宿食矣。但举宿食之显而见者告之可矣。宿食安在耶？曰在上脘，明日或化宿食为乌有未可知，医者遑恨不能窥见宿食之有无乎！有可掩而在不可掩，其在也。一若宿食自为其报信，明示其与胃脘之阳不相入，欲食不欲食犹其后，而先此食入之数，已为胃气所不容，与伤寒食不下之太阴病同其状，彼非腹满而吐哉！无如宿食不尔也，凡有宿食无满亦无痛，本有宿食而后有燥屎，才腹满痛耳，况宿食甫入胃之上口乎！假令按之心下满痛又何若？上三条明明有宿食在心下之下矣，且无满痛，况上脘属中之上乎！在大柴胡证之所以实，乃邪高痛下交迫使之然，满状痛状合为一，故曰痛者为实耳，非所论于不满而痛也。既非腹满，不痛亦其常，还算便宜其有宿食，独惜其往往错过应与大承气汤而不知，转令硝黄之属，妄入寒疝之腹，则咎在按之不痛为虚，痛者为实二语误之也。寒疝以痛状惑人故也。本条特勒住大承气，另立上取法。曰当吐之，吐之其道近，下之其道远。脱令误下，必倾陷胃脘之阳，无胃曰死，而宿食如故也。是又医者误会上三条，明指宿食皆曰有，以为有字可想象而得，且宿食既余溢于中脘之上，看似能食过之所应尔，无怪乎议下者曰当下，议吐者曰当吐，处方之疑似，其间不能以寸也。曰宜瓜蒂散，非用以匡大承气之不逮也，提高中工之手眼，恐其为下法所囿也。当下不具论，吐则除却瓜蒂散外无别方，伤寒太阳厥阴皆宜之，惟方下云云则同而异。原方曰二味各别捣筛为散，已，合治之，取其从其高处落，以布散胸中之邪也。本方但曰杵为散，则掩过胸中落心下矣。彼条以香豉一合，用热汤七合，煮作稀糜，隐以引地气之上；本条但煮取汁，和散一钱匕，温服之而非温顿服之，令上脘徐徐以受气也。同是不吐者少加之，曰以快吐为度而止，即得快吐乃止之互词。彼条曰诸亡血虚家不可与瓜蒂散，恐亡血家胸无宿物，则缓中补虚之不暇，言外谓独不适用于亡血虚家也。本方末句已就删，方下加注亦从省。

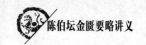

瓜蒂散方

瓜蒂一分（熬黄） **赤小豆**一分（煮）

上二味，杵为散，以香豉七合煮取汁，和散一钱匕，温服之，不吐者，少加之，以快吐为度而止。亡血及虚者不可与之。

脉紧如转索无常者，有宿食也。

宿食亦脉紧耶？上言紧则不欲食，是紧在寒疝，胡本条又紧在宿食耶？以其紧而不弦，师谓脉弦者虚也，胃气无余，朝食暮吐，吐则当然无宿食，脉紧又无吐食明文，反为宿食所利用。大抵紧脉兼收槃饪之邪，妙能杀谷气之富，阳明病欲食条下，曰脉紧则愈者，看似紧脉能调和水谷也。若且紧且弦，弦则为减，必紧则有加，遂酿成其脉紧弦之大黄附子汤证，胁下偏痛矣；脉弦而紧之大乌头煎证，寒疝绕脐痛矣。此紧脉之本色，其脉案已散见于《伤寒》，顾同是紧脉也，在寒疝则不欲食，在本条则食而且贪矣。要其紧脉无非邪脉，上文血痹曰紧去则愈者，因有微风在。下条头痛风寒者，正揭明紧脉所由来。异在本证则弦脉转为紧脉所操纵，见紧不见弦者，弓弦已变作绳索矣。夫紧为阴脉，宿食何以阴用事耶？《经》谓浊气归心，淫精于脉者，乃食气入胃之养料为之。苟非食伤脾胃，能食亦胃气之常，赖有资生真脉之谷气在，斯搏成动而不休之趺阳，所谓食入于阴，长气于阳者此也。于是四时之脉，首以微弦为可贵，弦多胃少弦之过，弦少胃多又胃之过也。乃不独弦紧不相得，转以紧脉代弦脉，仲师以如转索三字形容之，觉直而不移者其弦，一变为转而不圆之索，是直者屈之曲，犹乎张其弓而弛之，止有愈索愈紧则已。夫岂从经脉失其常哉！乃食气失常，纵脉行如故，而脉度不如故，不象平人之常气，故曰无常。曰宿食也，又阙有字，不同下条多不化二字，非化宿食为乌有，乃新旧食气相混淆，悉随营气以入脉，乃脉道中之宿食，将稽留于经络而不去，师谓极热伤络，极寒伤经者殆如斯，欲俟其脉气之更新，必紧脉反去，复活其微弦之趺阳脉，则无常而有常矣。

脉紧，头痛风寒，腹中有宿食不化也。

上条脉紧，则宿食有遁情，固不在上脘，亦不在腹中也。本条脉紧则宿食如见矣。书头痛，宿食亦激刺其头耶？本头痛而后得宿食，则头痛转习为故常。本宿食而后得头痛，则宿食共信为未去，宿食与头痛原无涉，却为风寒所应尔，特风中于前，寒中于暮，二语则仲师尝与宿食相并提。彼因风寒未罢而伤食者所在多有，则脉紧头痛，非但指一方面而言，仲师亦非举风寒以例宿食也。补黠风寒二字，反应上三条有宿食之行大承气，恐中工明于察宿食，而昧于察风寒，反陷承气汤于不义也。太阳病证不罢者不可下，乃仲圣之明训也。然则置宿食于不顾耶？岂非明明有宿食，偏靳与大承气耶！当下之三字愈说愈等闲，无怪乎畏用大承气汤者又有词矣，乃复叮咛之曰：腹中有宿食不化也。多不化二字又何说？不化可以令其化，不同不下必须令其下，大承气汤所为有适宜不适宜也。风寒未去，纵下之而不化；风寒已去，即不下之而自化矣。然则腹中兼有风寒耶？风寒在腹上，高于腹而及于头，尚非与宿食相容与，则燥屎不成立，故无腹满痛三字，虽紧为阴脉，仍未病伤太阴之腹，太阴主腹者也。中央土尚大可为，胃脘之阳不能化之者，太阴脾能化之，化食物而为汗，乃脾阴之磨力有其功，五味于是乎出，阴为味者此也。遑敢以大承气汤重伤其阴乎！收承气汤，进中工以言勿药，其不了了之风寒，期诸六日七日愈可也。

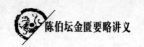

汉张仲景卒病论卷三
读过金匮卷十九

五脏风寒积聚病脉证并治第十一

肺中风者，口燥而喘，身运而重，冒而肿胀。

书肺中风者，“中”字“者”字宜删矣。胡不但曰肺风耶?《素问》：肺风之状，多汗恶风，色皏然白，诊在眉上也，得毋本条才是中风者耶?“者”字不过对人之称耳。何以肺中寒又无“者”字耶?风为阳，寒为阴，肺为阳中之太阴，故可望而知其为中风者，不可望而知其为中寒者。下文肝中风中寒有者字，心中风中寒有者字。肝为阳中之少阳，通于春气；心为阳中之太阳，通于夏气。多者字特以醒其阳。脾中风无者字，且并中寒而不见，脾为阴中之太阴，通于土气，中寒则寒与湿相得，宜其没收寒气于湿土之中。肾部则中风中寒尤茫昧，至死始微露其端倪，肾为阴中之少阴，通于冬气故也。注家斤斤于补其阙，不越《素问·风论》云云，孰意仲圣则谓五脏皆有死，却非沉寂死，乃浮虚死。五脏将寂，则脏真先浮。悬绝二字即脏浮之注脚，真脏脉独见者是。病胜脏，故真脏见也。五脏即脏真之门户，为风寒所必到之处。风为百病之始，而寒亦与焉。《经》谓欲知其始，先建其母。五行即五脏之母也，化生精而气生形者，即其处也。乃曰口燥而喘，肺脏非本原于燥金哉！若燥形诸口，脾开窍于口也。气不归精而舍气于其母，势必子夺母气而喘。曰身运而重，五脏者身之强也，肺为脏之长，属天气，天气不能健运其一身，身重即脏重之外形。曰冒而肿胀，华盖变为冒，其何以覆帱诸脏乎，生气之源已窒，则清肃不下行。其肿胀也，殆呼吸不灵所致。此则《素问》肺风条下所未言及。彼曰时咳短气，昼瘥暮甚焉已。风论说已病，中工对之可以无瞻顾；本条说未死，宜乎中工对之有难色。死而反生者有之，生而反死者有之。望诊必先具观人之眼光者此也。

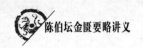

肺中寒，吐浊涕。

书肺中寒，风论止有肺风无肺寒，或为寒中则有之，非指实肺中寒也。彼中寒家，肺脏亦有被寒一分子。上言其人清涕出者是，犹乎肺痿条下之肺中冷，冷亦寒之称，寒则当然有恶寒，肺恶寒者也，乃忘却寒邪而不恶，一若肺脏不知有寒气在，寒气亦不知有肺脏在，是名曰肺中寒，实则肺无寒状也，亦无燥状，且无喘状重状冒状，显与中风有异同，故浅言之则曰肺中风者，深言之不曰肺中寒者。阙者字，仲师有意义于其间也，易其词曰，肺之脏真中寒，则肺家不得为中寒者矣。何谓脏真？其令秋，其政金，其化燥，其窍鼻，所谓脏真高于肺者，以其在息道之中，息息与鼻窍相通也。曰吐浊涕，不曰出清涕，热气生清，寒气生浊，如其发热色和，虽有寒而清涕出，无热则只有浊涕而已，且不出于鼻而吐于口。太阴终者不得息也，息与鼻有关系，其掩人处只吐浊涕。脏中寒于中风之内，一人宜作两人看，未死者中风，将死则中寒，毕竟风为首而寒为从，两病仍作一病看，以彼中风有报信，中寒无报信，生死便无真消息故也。虽然，必先知经脉，然后知病脉。风寒亦可死可不死也。脉死病未死，咎在中工不识脉。纵日与病人相聚首，无当也。

肺死脏，浮之虚，按之弱如葱叶，下无根者，死。

书肺死，金死肺乃死也。肺有形者也，寄托于无形之燥金，金生而后肺生也。肺质与金质，非二而一也，其类金焉已，肺亦称为金者，因其通于秋气，秋金即肺脏生气之源，然必金生辛而后辛生肺，味生形也。所谓西方白色，入通于肺者，非直接能通之。有谷神以通脉，斯有脉神以通肺，故曰秋以胃气为本。脉来厌厌聂聂，如落榆荚曰肺平，不上不下，如循鸡羽曰肺病，如物之浮，如风吹毛曰肺死，此但毛无胃所以死，非必死于风寒也。曰脏浮之虚，彼非风令脉浮哉！却非寒令脉急，则寒必沉，但浮便是真脏浮，浮而不急，脏虚不胜寒可知。假令其气来轻虚以浮，来急去散者，是又万物收成之脉象，为秋脉所应尔也。无如其脏气不来，浮之而始见，不曰虚浮，曰浮之虚，是浮以取之，才揭出其虚也。夫阳气渐去，阴气渐来者，秋高之候也。肺则执行秋令，故以阳中之太阴得名。若去不见阳，来不见阴，是断绝肺脉之阴阳如断葱。《伤寒·少阴篇》白通汤，取白不取青者，以葱白之下有根在，用于交通要方之金神，接受下焦之阳光耳。乃按之弱如葱叶，葱叶已截离其下橛，阴阳无以也其端，其类似无根之葱何待言！曰下无根者死，根字有两义：燥者肺之根也，燥气不知其何往，首条口燥仅一见，燥胜风而不敌其寒，势必以寒代燥，是西方生燥之根死；肾又连肺者也，肺为肾母，而其本在肾，其末在肺，是肺之根本又属诸肾也。肾脏者，万物之所以合藏也，苟秋尽而冬脉不至，北方生寒之根亦死矣。

肝中风者，头目瞤，两胁痛，行常伛，令人嗜甘。

书肝中风者，殆即伤寒厥阴中风者乎？非也。厥阴为三阴之一，还有中见少阳在。肝为五脏之一，肝脏即为阳中之少阳，作少阳中风论可也，却与伤寒少阳中风有异同。少阳为三阳之一，彼条中风禁吐下，吐之则悸少阳，下之则惊少阳。本证则无所用其吐下也。一若风邪只许其以足厥阴之本脏受邪，不许其以少阳之春气受邪。诚以中人多死之风，正以肝脏借邪风以自杀。苟非仲圣一口道破其为肝中风者，中工必无暇过问矣。书头目瞤，彼非春气在头哉！肝又在窍为目也，目瞤头亦瞤，筋惕故肉瞤也，是之谓首风证具，目风证亦具。书两胁痛，布胁肋者肝脉也，风伤筋，筋痛连胁肋，亦肝脉不通使之然。曰行常伛，肝木一曲而不能直，则常伛甚于常偻，此拘挛之状态。是以知病之在筋者非软。曰令人嗜甘，邪伤肝则其甘虫，虫即病人之代表也。惟虫嗜甘，令人亦嗜甘，特甘食适以养蛔虫，则未来之脏厥可预见。吾独疑肝木不为风邪所利用，不同《风论》肝风条下所云云，觉本证尤较便宜也。以彼多汗恶风，风气何其厉，且善悲，酸风以善悲备尝之，与邪哭何异乎？又色微苍而嗌干，咽干面尘脱色为肝病，三证有其二矣。更善怒，肝在志为怒，时而悲胜怒，故善怒与善悲若相迫而来，最难测者时憎女子。风与卦为巽，巽为长女，憎女子即憎邪风之用情也。凡在此皆风肆之害。极则罢，未极则未罢。中工亦知肝者罢极之本乎。风论已极言之，其辞毕矣。本条尚有未尽之辞，未必为中工所逆料也。

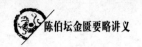

肝中寒者，两臂不举，舌本燥，喜太息，胸中痛，不得转侧，食则吐而汗出也。

书肝中寒者，果寒中于暮乎？中寒者不离乎中风者，两者字可于望诊得之。肝以阳中之少阳受邪，故外形难掩也。曰两臂不举，转筋则臂直，伤筋则臂不举。举臂可以例脚，况其行常伛，两脚独无恙乎？曰舌本燥，足太阴脾脉连舌本，与肝脉何涉耶？肝病传脾者也。脾喜燥故引燥以自卫，燥胜寒故也。曰善太息，胆逆则长太息。胆藏于肝，不耐肝寒，宜其太息。曰胸中痛，手厥阴心包脉起胸中，肝移寒于心，则心包先被其影响。胸中当有寒分，有寒故痛也。假令胸中不痛，则心中痛矣。曰不得转侧，上条两胁痛未尝云不得转侧也，得转侧是因于风，不得转侧是因于寒，风则动，寒则凝也。曰食则吐，中风犹嗜甘也。不吐也，吐则无食之可嗜矣，且吐而汗出，汗生于谷也，汗罄谷亦罄，尚有何物以续汗乎！虽然，《伤寒·厥阴篇》明曰此为脏寒矣，何以与本条不相符合耶？肝中寒非脏寒乎哉！胡蛔厥二字独阙如耶？彼则得食而呕，本条曰食则吐而汗出，无蛔可吐曰吐食。汗出蛔不出，无食臭安得有蛔虫耶！虫由风化者也。风者木之神，若木叶落而春不归，是木行冬令，岁寒后雕者仅矣。夫积雪之中，婆娑非旧，则蛰虫不生者其常，可悟肝中寒也者，木中寒者也，寒邪中入肝之脏真，将军之官犹未觉。所具各证，一若虐待其木者寒，而优待其肝者冬。一旦未置肝魂于死地者，乃邪祟之工于惑人，亦中工所熟视无睹者也。

肝死脏，浮之弱，按之如索不来，或曲如蛇行者，死。

书肝死，未知肝之生，焉知肝之死耶？阳始生则肝生矣。少阳起时，斯东方青色，入通于肝也，于是乎岁岁有春脉。非其时而春脉常在者，春气已融入脉气之中。《经》曰：浊气归心，淫精于脉，又曰散精于肝，淫精于筋。每食必以筋脉为重者，心存血脉之气，肝存筋膜之气，四时皆仰给于胃故也。心死则点醒在下文，度亦不离乎春夏以胃气为本，得毋肝死可以但弦无胃四字括之耶？无胃则五脏皆有死，其死同。本证为中风中寒死，其死独。曰脏浮之弱，微弦当然弱。《经》曰其来软弱而滑。师谓滑则为气，是有胃气之软弱脉。又曰端直而长，直者木之称，端长而不曲，是受气于春日之阳，则其动也直，故曰弦。弦者生，何至于死乎！乃曰按之如索，不曰按之如弦。索者弦之反，弦先去矣。曰不来，《经》谓招招如揭长竿末梢者，极言来气之未尽耳，不来则除却索脉无余脉，奚止短则气病乎！短而且曲，曰或曲如蛇行者死，不曰劲如新张弓弦者死。弦固死，死于风，风气搏之，则张如弦。不弦亦死，死于寒，寒气搏之，则缩而不弦也。不浮以取之果何若？则但弦无胃斯已耳。苟不细辨其但弦抑微弦，必为弦脉所给，医者方以得弦脉为可喜。《素问》谆谆于平脉示人者，非为浅之乎平脉者告也。看似师言与《内经》有出入，岂知其针对短直而长一语，从反面写出。惜千百世后人人皆不可得而闻，可想见当时有亲炙上工之资格者，亦云幸矣。

肝着，其人常欲蹈其胸上，先未苦时，但欲饮热，旋覆花汤主之。

本条又说入真脏脉不见矣，殆不死矣乎。夫使不见真脏脉便未告终，则人人可以坐待其生矣。《经》谓与众脏相失者死，相减者死。非指不与众同之脏哉。书肝着，下文又曰肾着、曰脾约、曰肺痿，五者皆废五行而不用，将终其身于桎梏之中。倘不及细察，或卒然膺非常之变，中工将以何说解嘲乎。他脏不具论，迹其着黏之处，已茫无端倪矣。肝着者何？非如注家所述，肝乘肺，名曰横也。肝位膈下者也，其脉气所以能贯膈而上者，非徒经血之流动为之，自有疏泄之枝叶为之。所谓脏真散于肝，散之为言布也。令全体之筋膜，得以受气，斯由三焦而及于腠理，息息有通会元真之路也，不啻少阳为之使，故以少阳之称称肝木，《经》谓其通于肝气者此也。又何着滞不行之有，若一旦收缩肝叶如豆甲，则筋膜亦板而不灵。其着也，中梗于膈上膈下之间。正上焦所治之部署，气之所终始者系乎此，安能听其一息不运乎！曰其人常欲蹈其胸上，借足力为践迹，取其印入胸中希冀回转一队之宗气，领肝脉以复还其本位也，其人亦无聊矣哉，此苦时之状态则然。曰先未苦时，但欲饮热，又求救于釜上气矣。纵热饮与冷饮有冬夏之殊，究于肝着无裨补也。不如借助心肺之为得。心肺居膈上，肺者脏之盖，其形覆。心者脏之系，其脉通，以旋覆花汤直接之，但求肝与心不相失，遑暇计其金与木不相得乎。方旨详注于后。

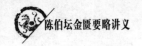

旋覆花汤方

旋覆花三两　**葱**十四茎　**新绛**少许

上三味，以水三升，煮取一升，顿服之。

本方主革脉也，下文妇人杂病条下亦主之，看似与本证有异同。肝着是否有革脉，革脉是否成肝着，仲师未明言也。所明言者，革脉凡三见，条句亦从同，虚劳条下但曰脉弦而大，寸口二字则从省，末句多失精二字，是虚劳证所必具。吐血条下多寸口二[①]字，无失精字，则注重其亡血。杂病又省男子亡血失精等字，是缩重在妇人。惜本方未尝饷馈于吐血虚劳，而先效灵于肝着，无怪乎注家疑本方对于半产漏下有错简，以为寒虚相搏之妇人，非止此三味药能胜任，于是置革脉于不问，虚劳吐血更无暇顾矣。夫既未明其方旨，当然视肝着与半产漏下等证，绝对不同。有能比例而得者，其人必晓然于生人伊始在少阳。《经》曰少阳属肾，又曰少火生气。革脉云者，指脉中无少火，乃一股清冷之气，充成其脉，而脉之皮肤，则衰弱反为壮盛。礼运所谓肤革充盈，即肤内厚皮之称，可以喻革脉无非老皮肤，其无稚阳贯彻不待言。虚劳吐血漏胎三种病，其脉气都属有秋冬而无春夏气者为多数，试举以例肝着。肝脉未必革，而肝膜则退化若板皮。革字可为着字之注脚也。最可悯者肾之视肝如秦越，则水不生木，亦阴不涵阳，不能如子母相依者，亦不能合化为坎中之一阳。苟非有旋覆花一味为覆帱，安能令肝木向荣乎！犹防其未通于春气也，必夏气通而后以太阳通少阳。十四茎葱则合九五之数，宣通心阳者以此，子母相生如初者，亦以此矣。新绛少许者，欲其更新血脉耳，非专为除着立方也，为续绝伤立方，三味药具有通会真脏脉之灵，特告非其人，虽言而不著，惟能举一反三者，可引与中工同日语乎。

心中风者，翕翕发热，不能起，心中饥，食即呕吐。

书心中风者，下两条一则曰心中寒者，一则曰心伤者，三者字其人如绘矣。以其阳气不能掩，故中寒句下曰其人苦病心，心伤句下曰其人劳倦，犹乎肝着句下曰其人常欲蹈其胸上，写其人，无殊写者字，脾肾则非其匹矣，看似心死较难事也。心为阳中之太阳，乃老阳之称。《伤寒·太阳篇》死字仅三见：结胸证

---

① 二：原脱，据文义补。

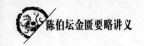

下之死；结胸证悉俱，烦躁者亦死；胁下素有痞条下，曰名脏结死，此外无死字也。篇首第六条有促命期三字，篇末收句有必难治三字，太阳如是其足恃，岂非为君主所托命哉。况太阳中风翕翕发热则如彼，本证翕翕发热又如此，是有两重太阳以御敌矣。何以不恶寒耶？心恶热者也，虽有寒而不恶，此其所以为心中风。何以不露多汗恶风耶？《素问》显绘心风之状，乃不甘受邪。焦绝，善怒赫，其明征。本证仅有太阳之影子，其热一落，曰不能起，《太阳篇》卧起不安者有之，起卧不安者有之，起则头眩亦有之，未闻非掖之不能起也，是显无卫外之阳，提起其一身，止赖心部之阳以自卫，无如风邪方盛，春气未去，则夏气不来，所谓阳中之太阳时已夕。非一望而见其心部于表也，无殊缩小其心于方寸之地，而有绝粮之惨。曰心中饥，皆风邪害谷使之然，与厥阴病之饥而不欲食同一辙。曰食即呕吐，欲求救于食而不得，夫非能食名中风耶？彼非胃脘之阳缺于供也。风邪高压于胃络之上，觉食气带邪而入者，邪气即带食而出，故使呕，且使吐也。脱令始终不能起，神明何自出乎？否则呕吐如故，又以何者为血脉之充乎！末三句几与死为邻，遑堪设想，此亦试验中工以决死生之期，勿徒知坐视为明哲也。

心中寒者，其人苦病心如啖蒜状，剧者心痛彻背，背痛彻心，譬如蛊注。其脉浮者，自吐乃愈。

书心中寒者，得毋中风者不中寒，中寒者不中风耶？非也。风中于前，寒或未至，寒中于暮，风犹未去也。曰其人苦病心，同是其人，固不恶寒，亦不恶风，分明心脏坚固，邪弗能客，心病犹不病也。胡绘出个苦状耶？曰如啖蒜状，不曰如啖盐状。寒味咸者也，啖蒜又出自其人之自供也。辣而利窍莫如蒜，啖蒜有何痛苦耶？吾用是知邪祟之狡也。不客于心部之表，绕折而入于心部之中，遂洞开心窍如冰谷。《经》谓脏真通于心者，即其处也。南方赤色，入通于心者亦其处，心脏所谓通于夏气也。寒者北方水也，其令冬，与心火大抵触，则剧矣。曰剧者心痛彻背，背痛彻心，夫非有寒故痛者欤？诚如是其打通前心与后心也。彼岂心坎中有蜂巢在哉，何物代其纵横钻穴乎。曰譬如蛊注，殆甚于蒜矣。夫以虫注物，其物且毁，况注穿心孔乎！此不过形容寒邪之尖削，为脏真悲末路耳，非写虫恶也。书其脉浮者，多其字，亦非风令脉浮之比，乃其人之脏真脉先有浮意。寒邪遂不为已甚，而自寻去路者然。曰自吐乃愈，邪从吐出，寒邪讵厚待其人哉。盖不肯为其人身后任过也。何以中风条下不曰呕吐乃愈耶？寒去则风邪更未休矣。有中人多死之风肆其间，足制其人之生命而有余，况脉浮有关于邪风之势力乎。

心伤者，其人劳倦，即头面赤而下重，心中痛而自烦，发热，当脐跳，其脉弦，此为心脏伤所致也。

书心伤者，跟上中寒而言，寒即水也。上文历节条下汗出入水中，仲师已明言如水伤心矣。《素问》谓喜伤心，心恶热而喜寒，故任令心伤而不之顾。况自吐乃愈后，寒气已谢绝乎。揭明之曰心伤者，其人仍如昨也。曰其人劳倦，心者南方火也，万物之所以盛长也，何居乎不能劳事，而以疲倦告退乎。《经》谓逆之则心伤，是之谓寒胜热，即阴乘阳，正逆施之道也。其人亦自知其心坎中剩有生阳气否乎。肝之心为生阳，肾之心为死阴，春夏所以为从，秋冬所以为逆也。乃既云劳倦矣，即头面赤而下重。色黑为劳，色赤为风，仲师又明言也。若劳色则自有而之无，风色则自无而之有，此殆因疲劳，加被微风者非欤。头面纯是假相，而阳中之少阳，则衰落已久，其不为上轻而为下重也。魄门即少阳之末路，阳中之太阳亦孤矣哉。曰心中痛而自烦，果虫注之怪现象未过去乎？痛而非剧，夏气不通亦痛也，何为自烦耶？寒水焉能济君火，乃其人莫可如何而自烦，觉与心烦若离合。书发热，还有如太阳病之阳浮者热自发哉。度亦与少阴病之反发热无以异。由其心脉来气不盛，去反盛。发热亦脉神垂尽之反面观。曰当脐跳，是又肾气动之端倪。言跳不言筑者，形容脏真脉将从下焦一跃而出也。书其脉弦，弦者生也，岂非佳脉耶？夏脉不至，就令春弦亦非相生之脉，作胸痹心痛之阴弦脉论可矣。曰此为心脏伤所致，宜其弦则为减也。何以肝死又非肝伤所致耶？肝者罢极之本，罢则死，肝着防其罢也，要不离五脏同死于废而不用也。

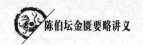

心死脏，浮之实如丸豆，按之益躁疾者，死。

书心死，火死心便死矣。火无质者也，心亦虚器也。君火得虚气为附丽，令全个质地，气有余便是火矣。缘心主之中赖有真心在，斯合而言之谓之心。朱子称心部曰虚灵，实则虚灵在气非在质也。《经》谓脏真通于心者，无非假定血脉之气为保障，真心则退藏于密，长此于实地中表示其虚无焉已。乃曰脏浮之实，火灭则悉化为乌有，胡实耶？有死灰在，既死则在礼之脉百遗烬，其脏真则归原于太虚寥郭之中。是脉实无非极虚之尽头，以其本有最宝贵之血脉，其生也，累累如连珠，如循琅玕者也，乃一变如麻豆之堆积，与色赤黑之薏苡子同论，谓非脏火之自焚不得也。何以肺死又浮之虚耶？肺有二十四空，已虚如蜂窠矣，特吸之则满，入气其状实，呼之则虚，出气其状虚，死则有出气无入气，更空而薄矣。彼与葱叶相若，安有内实之葱叶乎！葱叶麻豆皆贱称之词，其不能为珠玉之代价，则一也。是又脉质之实不实犹其后，惟脉气之实当研究，视在乎按之者能体会入微否耳。《经》谓虚实皆从其物类始。肺脏空悬始于虚，故死于虚。心脏坚固始于实，故死于实。特实而滑则生，实而逆则死。滑则为气也，不滑便是逆。五脏滑利，可以长久者此也。然则心死脉虚，或免于死耶？又非也，精气脱则虚。心者火之精也，宁令其以虚脱乎！且脉不实坚者皆难治。假令心中无实力，以何物其充在血脉乎！来盛去衰者为钩脉，不过于盛曰钩平，前屈后居，如操带钩者曰心死，此则《内经》教人从显浅处诊心脉，未尝指点出脏真脉之大变也。夫所谓阴者真脏也，从无显露于阳者也。脉实则阴并于阳矣，死阴焉能假托生阳乎。曰按之益躁疾者死，静则神存，躁则消亡者阴气也。益躁而且疾，纵亟亟为心阳忙无当也。从可知心阳之生生于阳。其生为阳中之太阳者，以阳道实故，藏阴之死死于阴。其死为阴中之少阴者，以阴道实故也。

邪哭，使魂魄不安者，血气少也；血气少者属于心，心气虚者，其人则畏，合目欲眠，梦远行而精神离散，魂魄妄行。阴气衰者为癫，阳气衰者为狂。

书邪哭，肺在声为哭也，看似肺哭邪，实则邪哭肺也。肺又在志为忧，忧伤肺，邪祟一若闲视其忧伤也者，加以哭声揶揄之，不哭令其哭，邪祟毋亦呵呵大笑乎！曰使魂魄不安，肺存魄耳，肝存魂也。肺哭泣与肝魂何涉耶？肝在志为怒，在声为呼也，无如其病发惊骇，则敢怒而不敢呼可想矣。况悲胜怒，更无所用其呼乎。但哭则使魂疑于魄，使魄疑于魂，魂魄交恶，则肝不能安其魂，肺不能安其魄也必矣。曰血气少也，血气与魂魄，有如是之关系耶。诸血皆属于心，心者生之本，神之变也，用以充血脉。血气虚则脉气虚，脉气虚即心气虚。心神无定舍，则血神无正轨。曰其人则畏合目，目合乃人卧之时，卧时而血不归于肝，何以追挽肝魂乎！就令欲眠，维时尚未入卧也。曰梦远行，神已离舍矣，于是神有神一路，精有精一路，散而不聚矣。曰魂魄妄行，随神往来之魂，并精而出入之魄，亦亡行于离散之中。凡梦中所遇之人，仿佛相与于无相与者此也。夫肾者藏之本，精之处也，精神魂魄无非以脏气为傀儡，皆其造像之梦形，愚弄四脏者也。何以脾独无恙耶？《经》谓思虑而心虚，故邪从之。二语已道破邪祟入寇之门矣。脾在志为思，思伤脾则邪从中土入。脾虚心自虚，所谓二阳之病发心脾，有不得隐曲者，皆思虑之窍以召之。无论伤神伤意，伤魂伤魄，伤志伤精，一入梦俨然必克自履其中土者，行将与死为邻。仲师立言之旨，殆在乎斯。曰阴气衰者为癫，阳气衰者为狂，举癫狂以括五脏。肾脾者阴也，心肝肺者阳也。阴气衰即《内经》重阴者癫之互文；阳气衰即《内经》重阳者狂之互文。不过癫狂聊胜于一死。有时宁死尤胜于癫狂，跟上心伤二字，补明五脏总以不伤为乐观，视在乎中工有大过人之手眼，能与药有安五脏之灵足矣，勿徒留其人于未死为已功也。

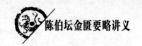

脾中风者，翕翕发热，形如醉人，腹中烦重，皮目瞤瞤而短气。

书脾中风，不曰脾中风者，以其无外卫之阳为守护，风邪如入无人之境也。脾为阴中之至阴，通于土气，邪风奚止入中中土，直没收其身形于至阴之中，故阙者字。宜其至死无真相，若俟诸真脏脉见时，始追认其孰为阳者死孰为阴者死，必当其未死之前，知阳知阴未之讲也。书翕翕发热，何以心脾两中风，酷似太阳之翕翕发热耶？彼证不能起，太阳已衰落。本证形如醉人，醉形非热色也。然仿佛太阳病仍在者，手少阴心与太阳同其称，足太阴脾与太阳皆为开故也。毕竟太阴主腹。曰腹中烦重，中央土为风邪所压则烦重。是发热无非烦状所迫而形。醉形亦与风色相掩映。盖色赤为风，风色与醉色浑相若也。曰皮目瞤瞤而短气，肝中风则头目瞤，肝脉连目系，上出额，与督脉会与巅，宜其因风动而瞤。本证头目不瞤而皮目有异样，上下眼胞属脾胃也，何以多一瞤字耶？皮瞤与目瞤相牵引，师谓知肝传脾者非欤。且短气，皮目不能受气于脾，脾又不能受气于肺，地气短于上，当然天气短于下也。何以无多汗恶风耶？愈见风邪非徒与仓廪之官为难，乃与仓廪之官之父母为难。《经》谓湿生土，土生甘，甘生脾。中央土即变化脾脏之父母也。其或身体怠惰，四肢不欲动者，在所不计矣，烦重二字可以括之。何以湿土又烦耶？风湿相搏宜其烦。烦重又风胜湿，况短气尤为风气所蔑视乎。

脾死，脏浮之大坚，按之如覆杯洁洁，状如摇者，死。

本证胡卒死乃尔？注家疑条下有阙文。谓未经中寒而脾死，未免太不值也。假令脾中寒，死迟或有之，苟延在寒湿相得故也，顾等死也。中风死尤速。所谓风为百病之长，苟中央土无凭乎大气以举之，势必任令风轮以主持大地，脾土遂为肝木所兼并，则死于其不胜也，亦固其所。若加中寒，寒者风之后劲也，风与寒相得，斯寒与脾相失，又死于其所胜而不知。脏真当然坚，特浮之小坚为死于寒，得寒则缩固小也。乃曰脏浮之大坚，是脉气皆风邪所鼓铸，至死还有寒分乎，独是寒能坚物也。脉大则风为之，脉坚非寒为之耶。《内经》平脾脉曰和柔相离，如鸡践地，和柔者软弱不坚之称也。所谓脏真濡于脾，脾存肌肉之气，濡之云者，自有膏腴在也，大都肌肉丰盈为多数，何至于坚乎。独脾死脉来，锐坚如鸟之喙如乌之距，此正坚削之形，坚而且瘠，亦瘠而欲僵矣。夫非咎在风消而不在寒凝乎。曰按之如覆杯，直是土气之虚如空谷，是以小器形之曰覆杯。覆杯之中无一物，犹云空谷之中尽是风也。曰洁洁状如摇者死，洁莫洁于岩穴无纤尘，则高而洁，石田无沃壤，则低而洁。胡为乎以万物资生之坤元，而可以一望如洗哉？乃曰状如摇，摇者因风动而气立孤危之候也。孰意闻声则动者脾，有风必脾为之应，异在生时之动动而变，则坤之转也亦寻常。死时之动动而倾，若地之震也属奇险，比较《经》谓如屋之漏、如水之流二语。当看甚一层，屋漏庸有干之处，水流或有潮之回。本证则纯然一块死土之呈露也。何以不曰土死耶？脾死二字，《内经》所已言也。点脏浮之二字，不曰脾浮之，此立言之大有分寸者也。

趺阳脉浮而涩，浮则胃气强，涩则小便数，浮涩相搏，大便则坚，其脾为约，麻子仁丸主之。

书趺阳脉，又唤醒中工矣，两关脉非趺阳乎哉！特恐止知趺阳之脉名，未识趺阳之脉象，将误认脏浮之象作趺阳。曰浮而涩，非脏浮之涩也。趺阳浮则脏真不浮，趺阳涩而脏真非不涩也。乃涩为浮掩，便知脏真无动摇。《伤寒·太阴篇》曰：胃气弱故易动耳。坐实之曰浮则胃气强，胃强何动脾之有。独是阳明篇有曰：脉弦者生，涩者死。趺阳究以涩脉为悲观，还不及太阴之阳微阴涩而长。既非阴涩，脉又不长，安知胃强非仅露脾死之半相乎！假如曰涩则脾气坚，《经》谓脉涩坚者皆难治，又曰真脏虽不见犹死也，否则曰涩则脾弱。脾胃皆仓廪之官也，岂可令脾与胃反乎？脾弱必并涩脉而不见，即涩亦必数更衣而反少，止有趋势在下利而已，小便无明征也。曰涩则小便数，脾则为胃行其津液，胃则以得小便而始快。小便一若听命于胃，而不听命于脾，故数耳，非小便不利之比也。曰浮涩相搏，相搏则势均，浮不胜涩，涩何多让乎。不过浮则势力大，涩则势力长。曰大便则坚，假令因脾气之坚使之然，又有难治之虑矣。曰其脾为约，大便则坚而非不约，其脾则约而不坚，显非涩脉之所忌矣，亦非受胃强之钳束也，其脾岂有所为而为哉。阳长则阴自消，乃天然之反比例，脾气之不怯如故也。不过脾气虽强而无所用，宜其太阴当开而不开。《阳明篇》首称太阳阳明曰脾约，脾不约无以见阳明之脉大，且愈以见太阳阳明之刚柔相依为可久也。约字非穷乏之代词。约训束，约束如腰缠；约训淖，淖约若处子，形容中土互相为依重。助胃者脾，养脾者胃也。仲师反前案以立证，恐中工对大小便而生疑，忘却趺阳脉为可恃，或误置阳明太阴于死地，则提撕者之疏也。麻子仁丸主之，又为中工宣示德意矣。方旨详注于后。

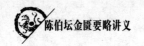

麻子仁丸方

麻子仁二升　**芍药**半斤　**大黄**一斤（去皮）　**枳实**一斤　**厚朴**一尺（去皮）　**杏仁**一升（去皮尖，熬，别作脂）

上六味，末之，炼蜜和丸梧子大，饮服十丸，日三服，渐加，以知为度。

本丸从《伤寒·阳明篇》脱出，等分同，饮服同，立证仍易一字。彼条曰大便则难，本条曰大便则坚。难字从胃家看出，应小便数三字，乃趺阳脉搏使之然。坚字止可作难字读，勿认作脏坚因而便坚也。方下云饮服十丸，渐加，以知为度。知者转移大小便之谓也。彼脏真脉惶望其由不知转为知哉。脾约乃脾死之佳陪客，长沙特拈出以示中工，以和胃养脾为先务。方内厚集其药以入脾，令诸药受气于脾，而不动脾。不减芍药大黄而重用之，取其还入小承气汤中，以曲尽二药之长。若俟胃气弱时而恝置之，则不值也。二味不能缺其一者，芍药从治脾之约，大黄逆治胃之强，便假脾气以和胃，即借胃气以养脾，良由仲师以操纵小承气汤为手腕，故佐芍药以柔其气，固不锄强，亦堪处约，然尤防枳朴之不能转运于无形也。利用杏仁领诸药而上归于肺，令天气与地气相涵接。斯炼蜜久之而丹成，饮服亦上池甘露也。何以君麻仁耶？胃气强则仓廪之官无恙在，百谷亦其所兼收。况麻仁五谷之长，其仁尤不可胜任乎。观其着土便生，根苗蓬勃。其细小可爱处，大有脾气散精之妙用，故麻曰神麻，亦名巨胜，言其实虽小而胜巨，即今之黑芝麻者是。亦以麻仁命方者取其代行稼穑也，在阳明得之自化余邪为乌有。本证则获不饥以延年，敬非化汤为丸，则微嫌泄下矣。然则施诸脾死亦有效耶。上工所为治未病，且四时以胃气为本，水谷即脾家之护符。师谓服食节其冷热，不令邪风干忤经络二语，早为五脏元真谋寿命矣。

肾著之病，其人身体重，腰中冷，如坐水中，形如水状，反不渴，小便自利，饮食如故，病属下焦，身劳汗出，衣里冷湿，久久得之，腰以下冷痛，腹重如带五千钱，甘姜苓术汤主之。

书肾着之病，下二字宜删矣。肝着何尝赘多两字乎？肝着是一处着，本证又似无处不着，着无定处也。苟非肾着二字闻之熟，又失病源矣。曰其人身体重，何物重坠其人之躯壳乎。曰腰中冷，不曰腰中寒，冷字当从湿字看出，是湿痹之候。其痹着，师言欲得被覆向火，非湿冷而何！又曰伤取冷所致，水冷无非湿冷矣。曰如坐水中，形容其水湿之静，坐水坐湿无以别也。曰形如水状，下文黄疸条下，一曰腹如水状，一曰其腹胀如水状，皆指女劳疸而言，彼条曰非水病也云云。盖坐实其从湿皆得之之病因。师言湿伤于下者非欤！曰反不渴，湿家仍有渴欲得水之时，亦有不渴之时。“反”字又说明其不止因湿为之，乃兼有寒分为之，故令当渴反不渴也。曰小便自利，不渴而小便自利者，风湿条下有明文，主去桂枝加白术汤者是。曰饮食如故，亦即自能饮食，腹中和之互词。曰病属下焦，湿家一身尽疼痛也。属下焦则与上二焦无涉。《经》谓下焦溢为水，宜其如以水中为坐褥也。曰身劳汗出，与上文血痹之重因疲劳、汗出二字同句调。汗出当风所不免，则加被微风可概见，况衣里冷湿，非冷由自取哉。曰久久得之，久伤取冷固如此，多久字，又是备尝风冷湿冷若等闲，合三气而着痹囿于一处，肾死又何待另得中风中寒乎！脏真下于肾也。曰腰以下冷痛，已侵到肾脏元真矣。下言益下入尺中者死，非先于本证露端倪乎。曰腹重如带五千钱，如许之钱何自来哉？络肾脉者带脉也，起于季肋，围身二周如束带者然。三阴三阳，十二经脉，与奇经八脉，皆赖其约束，上部下部于是乎整齐，苟寒冷坠之令其下，是谓带下。肾脉无统系，则阴枢无转机，腹气遂散乱而不收，一变为假腰围，顿失其带脉之轻，故以五千钱之重量权之。权中五之气也。着不在带而在肾，桎梏肾间动气则如斯，非桎梏带脉也。肾未死面临无得是证者十之七。甘姜苓术汤主之，则大有造于肾矣。方旨详注于后。

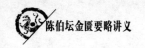

甘草干姜茯苓白术汤方　（一名肾着汤）

甘草　白术各二两　**干姜　茯苓**各四两

上四味，以水五升，煮取三升，分温三服，腰中即温。

本方一名肾着汤，犹乎炙甘草汤一名复脉汤。彼汤不复脉之复脉，本方不除着之除着也，以其脱离肾着病以立证，故命方有分寸也。首句提明肾着之病，则见证知病在言外。何以不主八味肾气丸耶？肾气既着矣，纵助肾间动气亦无效，与药宜绕出肾气丸之前，勿令本方落在肾气丸之后，始克尽四味药之长也。然则可以有方无药耶？治病无非去其太甚耳。《本草经》称白术主风寒湿痹死肌，干姜逐风湿痹，有温中二字，其兼逐寒痹何待言。除痹便是除着，特三气非纯然集矢于肾，不过于腰中冷，腰以下冷痛二语露端倪，当然以姜术为中与，余证似宜以不了了之。何以君甘草耶？甘草能轻身也，由其倍气力，故举重而若轻，甘生脾，脾生肉，湿又伤肉，甘草长肌肉而坚筋骨，是对于肉痹筋痹骨痹无所遗。理中汤甘姜术相辅行者，有中五立极之精义存焉也。独是真武方下小便利者有去苓之例。胡小便自利又取苓耶？无苓不去水，为水冷而设，恐肾关聚水而生病，毋宁从治其水道通调之为得也。况其饮食如故，乃不卒死之肾病乎！冷水已过去果何若？肾者作强之官也，阴枢一转，全体自从容以受气，则死期远矣。彼流连肾者之病而若将终身者，皆生而未受本方之赐者也。

肾死，脏浮之坚，按之乱如转丸，益下入尺中者，死。

书肾死，未经中风中寒胡以死？就令中风中寒亦藏而不露，大率如无衣无褐者，冷死于隆冬之中而已。问其卒死之由，是以知病之在骨而连于溪，中工又焉能看入骨髓乎？上言久久得之，酿成肾着者，所在多有，特非求诸能治未病之上工，则容易错过耳。曰脏浮之坚，《经》谓肾脉来，喘喘累累如钩，按之而坚曰肾平。脉坚又何肾死之有！又肾脉来如引葛，按之益坚曰肾病。病与死之相去，奚啻霄壤！且肾死脉无坚字，发如夺索，辟辟如弹石，便证明其但石无胃矣，毋宁谓其脏浮之石，犹不为坚脉所给也。中工亦知真脏脉，必浮之始见乎。同是坚也，浮手固不坚，沉手亦不坚，独以不浮不沉之手，迎其欲浮而浮之，即应手而坚者，方属不能持久之坚脉。上文肺死曰浮之虚，肝死曰浮之弱，心死曰浮之实，脾死曰浮之大坚，皆作泡影之浮状论可也。曰按之乱如转丸，夺索与转丸仅差一线。《素问》形容血脱曰夺索，亦寒伤血使之然。仲师形容脉脱曰转丸，乃少阴厥使之然，看似丸胜于索也，无如其乱转也。无脉统血，故曰脏浮。血亦不成血，经血立变为水珠，大珠小珠不连贯谓之丸，去而不来谓之转。曰益下入尺中者死，水无有不下也，愈下而愈冷，愈入而愈阴，依然病属下焦之肾着病。尺外以候肾，腰冷不待言。尺里以候腹，腹重不待言，非必脏无他病也。特甘姜苓术不早行，则肾死不无遗憾也。

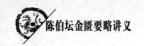

问曰：三焦竭部，上焦竭善噫，何谓也？师曰：上焦受中焦气未和，不能消谷，故能噫耳。下焦竭，即遗溺失便，其气不和，不能自禁制，不须治，久则愈。

本条又另起矣，跟上有宿食而言，起下腹中有横积，《经》谓病在中，结而横有积者是。宿食则竖而非横，法当下；食积则竖而横，却横而竖，横竖无下法，此在腑与在脏之殊。《素问》谓有积气在中，时害于食，食入于阴者也，与五脏气有关系。下文师曰积者脏病也，终不移，可知其不为下药所动矣。问词何以先说入三焦耶？凡至阴之类，三焦有分子，《难经》谓三焦者水谷之道路，气之所终给。故上二焦与胃气尤相得。何云竭部耶？未竭则合三焦为一部，既竭则上部中部下部，必均有积气纵横于期间，则节节当如部部看。所谓胃不利则精气竭，括尽存精之部分无充足矣，何难断绝稼穑之道路乎！曰上焦竭善噫，《经》谓上走心为噫。至阴上走于阳明，阳明胃络通于心，善噫皆从仓廪之空隙所迫而形。设言其问曰何谓者？彼方喜其宿昔之食气未成积也。师曰上焦受中焦气未和，和则无害于食。食味未和，从何受气？患在不能消谷，徒留此未熟腐之飧余，何裨于水谷之海乎。曰故能噫，仅能为宿物之报信，不能吐弃一切不移之食积也。下焦竭又脱离上二部矣，下焦主出者也，无如遗溺在下部之前，失便在下部之后，便溺均非出于自然，中工方且多方以筹治法矣，如欲其小便自调，不若调其大便之为快也。曰其气不和，二便总以胃和为乐观，不能视其前后，认定何部不利以为衡，计惟和胃则前部后部受其赐。曰不能自禁制，将奈何？曰不须治，与上种种宿食证不同论。凡犯胃气及上二焦之气皆无取，勒住承气汤，止以水谷之精为后盾。曰久则愈，三字俨若寄语后来之中工也，在欲自禁制者，抑闻之可以慰矣。

师曰：热在上焦者，因咳为肺痿；热在中焦者，则为坚；热在下焦者，则尿血，亦令淋秘不通，大肠有寒者，多鹜溏；有热者，便肠垢。小肠有寒者，其人下重便血；有热者，必痔。

本条又不须治乎哉？匪惟久不愈也，且增多热字寒字。曰热在者三，曰有寒者二，曰有热者二，其具热证也久，其具寒证也亦久，何时始愈耶？胡本条置治不治于不讲，愈不愈不重提耶？毋亦如《素问·热论》所云：皆病已衰，而热所有存，因其谷气相搏，两热相合，故有所遗，是因食生积者有之。又如《风论》所云：或为热中，或为寒中，风气与阳明入胃，使人佚慓①不能食。因积废食者亦有之，宜其变生他病，无常方然。师不立方，中工能勿顾此失彼耶。夫热在上焦者，因咳为肺痿，上文早已言之，不易一字矣。肺痿犹有方治也。乃曰热在中焦者，则为坚，不曰则为食，下文消渴曰消谷而大坚，又曰消谷引饮，大便必坚；产妇郁冒曰大便反坚，又曰大便坚，非与胃实示区别乎！曰热在下焦者则尿血，胞移热于膀胱癃溺血。尿血纵非癃，《经》谓膀胱不利为癃，不约为遗溺。无论溺血尿血，亦令淋秘不通，其为小便如粟状，痛引脐中不待言，异在大肠有寒者。其寒何以自无而之有耶？胃热则肠寒，乃天然之反观也。然有寒不离乎有热，《风论》谓之或为寒热者是。曰鹜溏，不曰便溏，鹜

① 慓（piāo）：古同"剽"。

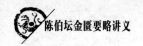

为家鸭，从无硬便，水粪杂下。在鹜溏则人所见惯，在人则作溏泄论矣，难与阳明病攻之则溏有分别，其为慎不可攻则一也。曰有热者便肠垢，物不净谓之垢，大肠垢是变化之余滓，无非谷气相薄之遗，与清便自调反比例。曰小肠有寒者，寒横大腹矣，《经》谓腹中有寒积者非欤！曰其人下重便血，小肠乃手太阳之本腑也，化物从此出，无如大小肠为泄，其人泄则先不利于太阳，太阳一落，经血遂随之而下脱，寒伤血故也。何以多其人二字耶？其人牺牲其血而不顾，第觉阳气重坠于魄门而已，并不自知其何部有寒分也。曰有热者必痔，痔血又不离乎寒，痔亦成积者见端也。《经》谓肠胃汁，迫聚不得散，日以成积者此也。然脾胃大小肠三焦膀胱，其名曰器者，皆有传化物之能，苟或存而不泻，是中土之下无透窍，从何通于谷气乎。夫寒暑六入者，万物生化之橐籥也，特热入则出路易，寒入则出路难，故虽部部与积气若离合，毕竟积之始生也，得寒乃生，厥乃成积。仲师先举寒热种种，为临时之陪客，如以不了了之，能占勿药者亦十之七也。上条勿治之久则愈二语，尾声犹未过去也。

问曰：病有积、有聚、有谷气，何谓也？师曰：积者，脏病也，终不移；聚者，腑病也，发作有时，展转痛移，为可治；谷气者，胁下痛，按之则愈，复发为谷气。

本条问答，非止说明积聚谷气分三路也，乃合写诸邪与食伤脾胃之中。师谓清邪居上，浊邪居下，凡谷饪之邪，与居上之邪相得，积气因而清；其积虚，与居下之邪相得，积气因而浊；其积实，此过去之宿食，无非以腐秽之堆积，代行其胃气，积谷已积病矣，病谷岂能养五脏气乎！曰积者脏病也，积气伤脏气者也。曰终不移，即积重难返之称。极言其人主五脏者，积为之也，宜乎《素问》心痹肺痹肝痹厥疝肾痹皆言积，五痹又言聚，痹聚于肺，痹聚于心，聚肾聚肝聚脾，聚而不散便是积。聚者积之渐，积亦聚之合也。分言之曰聚者为腑病，非谓其全与脏病无涉，谓其虽为患于脏，仍托庇于腑也。曰发作有时，明乎其与胃气未相失，卫气应乃作也。曰展转痛移，惟阳明胃脉能移之。痛移云者，以其伤血之寒在，故到处皆痛也。曰为可治，治痹足矣，无治聚之必要也。曰谷气者，谷饪之邪犹存在，特散精于肝之时，又干忤其筋膜，而胁下痛，幸在痛可移。曰按之则愈，若饮食有进时，则谷气无已时。曰复发为谷气，了却谷气犹复发，与前此之谷气异而同，非散而复聚也。积气更无卒愈之望矣。吾谓积气非开始便不移，所谓不移者，言其终耳。《经》谓其积往来上下，又曰往来移行，曰故时加痛，可悟痛移非止腑病为然，如欲证明其脏病，仍从食谷上讨消息，观诸一饥一饱无循情，《素问》曰饱食则痛，饥则安，是实写其积之着于缓筋也。曰饱食则安，饥则痛，是虚写其积之着于膂筋也。举痛字安字以为例，其余积气之横不止此，惟参与虚实，尚有端倪。最宜仔细与药者，攻实则虚虚，补虚则实实，非上工未易晓损有余而补不足矣，诚以三部之气，所伤异类。《经》谓邪气淫溢，不可胜论，奚止中工对之有难色，长沙亦不能立一统治之方也。

诸积大法，脉来细而附骨者，乃积也。寸口，积在胸中；微出寸口，积在喉中；关上，积在脐旁；上关上，积在心下；微下关，积在少腹；尺中，积在气冲。脉出左，积在左；脉出右，积在右；脉两出，积在中央。各以其部处之。

立诸积大法，网尽诸积矣乎。《局方》五积散，似乎周密也，方内有芎归参芍苓术在，有陈夏麻桂甘桔在，其余橘芷枳朴，干生二姜葱白等，到对于诸积无所遗，然而滥矣，大含细入为大法。曰脉来细而附骨者，脱离分肉之间，而伏行于骨，与上真脏脉见得其反，彼证形脱肉脱脉齐脱，故脏浮之而始见；本证形肉掩蔽其脏真，《经》谓形肉是不脱，真脏虽不见犹死者，乃积压为居多也。书寸口，上附上之部，右外以候肺，内以候胸中，胸中有积在，则右内尤附骨也。曰微出寸口，即上竟上之部。《经》谓胸喉中事，胸痹喉痹可例看，若比右内之附骨犹过之，是积在喉，甫出寸口微取之便得矣。书关上，胁下连脐旁者也，与关为近，尺内两旁即季胁，关上则略高出于季胁之旁，是积在脐旁，当于关上求之。书上关上，非指中附上也，附尺而上为关中，亦是关上之范围，若超过关上而略上之，已入寸下畔界矣，固非左寸外以候心，亦非左关内以候膈，积在心下，即其部也。书微下关，《经》谓下竟下者，少腹腰股膝胫中事，但指积在少腹而言，故曰微下关，乃初级下关之词。书尺中，即尺里以候腹，若介在尺外尺里之中即大腹少腹之旁，是谓气街，阳明支脉循腹里至气街，三焦之腑又在气街，即三焦竭部之尽头。曰脉出左，积在左，出乎左外之外，左外之边者也，是积在左之外，心部肝部肾部皆积也。脉出右亦作右外之外观，右外三部有积在，是之谓半在左，半在右。脉两出者，非左部右部无积气也，脉余于两手外之外，是积在中央，而横肆于左候右候之余，几及外之边也。曰各以其部处之，不曰视其何部，随证治之，殆各有各积，其部即其实际处，必知之明而后处之当也，藉非然者，毋宁守不须治之法之为得也。

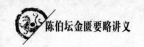

痰饮咳嗽病脉证并治第十二

问曰：夫饮有四，何谓也？师曰：有痰饮，有悬饮，有溢饮，有支饮。

问饮有四，不问水饮有四，多夫字，首以饮为问题，非以水为问题，下文言饮亦言水，或言水不言饮，或言饮不言水，看似水与饮二而一，又似饮与水一而二，明以问饮，实暗以问水也。夫饮入于胃，游溢精气，谷精水精先合为一，而后上输于脾，脾气复散精而上归于肺，肺受两精之所奉，遂输谷精于皮毛，水精则调水道而下输于膀胱，一水一谷历几回之变化，则饮入食入，皆过去之事，何至谷不在而水仍在，水不留而饮独留乎？可悟水为饮气之报信，饮乃水气之停流。痰饮亦水停之变相，饮家当以痰饮为尽头。盖无孔不入者水，水饮领而入之深，游行之火，又从而逐之。成痰之饮因于寒，封痰之水因于热，痰饮之发所以有寒热也。答词曰有痰饮，停水停火故停痰。曰有悬饮，胁下之水如悬瀑。水流饮不流，胜有干流之饮在胁下，则饮悬于水也。曰有溢饮，水领其饮而流溢于四肢，止有顺流无逆流，四饮与饮家若离合，特旋发而旋溢，故不但以饮家目之。曰有支饮，饮不自支，而水气逆上，遂支起其饮如直竿，如支大厦之木者然。凡此皆饮为主病，带讲个水字，故曰四饮，不同水气为主病，渴欲饮水仅一见，水饮所作亦一见。苦水条下，则斥医者以为留饮而大下之，遂发生咽燥欲饮，食饮过度之新病，四饮五水之所以有异同也。

问曰：四饮何以为异？师曰：其人素盛今瘦，水走肠间，沥沥有声，谓之痰饮；饮后水流在胁下，咳唾引痛，谓之悬饮；饮水流行，归于四肢，当汗出而不汗出，身体疼重，谓之溢饮；咳逆倚息，短气不得卧，其形如肿，谓之支饮。

四饮五水同源而异流，异中之同，同在水；同中之异，亦异在水也。问词欲知其何者为四饮之水，何者为五水之水。先于未病时，立异治之法，而后有异治之方也。师曰其人素盛今瘦，瘦时消水耶，抑盛时消水耶？非水气掩没其人，乃其人没收其水，一瘦字便分清眉目。五水条下其足反瘦仅一见，足以上无瘦字也，即反盛亦面目肿大之假象，可一望而知其人大异于五水之人矣，形肿亦不能掩其瘦也。本条有其形如肿四字，五水太阳病条下有一句曰其状如肿，此外所有肿状无如字，故五水之肿不胜书。下文水去呕止曰其人形肿，水去而后肿，又显与水肿若径庭。曰水走肠间，不曰饮走肠间，分明饮未成而水先遁。以沥沥乃水声，非饮声也。何以饮不走而水走耶？大肠主津，小肠主液，水不与饮并，而并于津液，水激津液而成声。沥沥云者，仿佛点滴之雨声然也。何以不留饮耶？四饮正利用七叠之回肠为变化，饮成则水气自带之出肠外，并引津液为护送，津液竭则水亦竭，宿饮遂胶为痼疾，谓之痰饮。曰饮后水流在胁下，胁下非川流之所也，水无去路，则饮无去路，水蓄于下，则饮停于上。曰咳唾引痛，咳唾更逆其水，引水不上，则引胁下痛，谓之高悬其饮于胁上，悬而不落，似瀑非瀑者然也。曰饮水流行，归于四肢，走手不及足，走足不及手，划分其水为上下游，上下皆积水，便为积饮之媒，征诸汗出，若手当汗而足不之应，足当汗而手不之应，安得出濈然之汗乎？是水与汗共并，转藉汗液以酿成其饮，宜其身体为饮积所坠而疼重，是又饮与汗并。当汗不汗之时，汗不得溢，则反搏其饮，谓之溢饮。宿饮仍未倾尽也，饮满复如故，又溢矣。曰咳逆，其上气可想，非倚息不能停顿其气，无如不得卧，则呼吸失其常，气不足以息矣。肺在变动为咳，必吸之则满，呼之则虚，虽咳多亦无所谓肿也。若其形如肿，是咳气肿，与水肿不同论。曰谓之支饮，支者其动直之形也，饮果支乎哉？此亦心下有水气之关系。水行木令，如以木支撑其饮者然，大抵瘦人有水在膈间，不为其曲为其直，下文支饮二字不胜书，可味仲圣立言之旨矣。

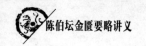

水在心，心下坚筑，短气，恶水不欲饮。水在肺，吐涎沫，欲饮水。水在脾，少气身重。水在肝，胁下支满，嚏而痛。水在肾，心下悸。

书水在心，又以水字为前提，看似水字即饮字之代词也。不书心水，明乎心非病水，指无定在之水在言外也。书心下坚筑，明乎非心下有水气，乃心下有土气，坚筑其土于心下，水不胜土，遑敢克火乎，转瞬则水无存在矣。收短气，心气当然短，脾气未尝短也。脾者心之子，以子护母，则心火仍足恃也。曰恶水不欲饮，明乎心知饮中之水能胜火，遂谢绝其饮。比较心水条下种种证悉为水气所转移，致令其阴肿，大有微甚之分矣。书水在肺，亦不能以肺水二字为注脚。彼证其身肿，是水肿之真相；本证吐涎沫，即下文瘦人脐下有悸之吐涎沫，与五苓散证异而同。曰欲饮水，此以子救母之义，况五苓方下，无多饮暖水之禁乎，宜其欲引水以去水也。书水在脾，地气不能上，则少气，不曰但苦少气者，中土仍有反动力也。曰身重，不曰四肢苦重，则水未横流，反便宜其腹。彼证其腹大，与肝水肾水同，又曰津液不生，脾水焉能行津液，非所论于本证也。书水在肝，木得水而愈肆，胁下支满，形容肝木之纵横曰支满。书嚏而痛，假令发热色和，善嚏尤胜于欲嚏不能也，较诸不能自转侧，胁下腹痛之肝水病又何如。书水在肾，水归水脏亦其常，不同肾水者见水不见肾，骇人处在其腹大，则肾失闭藏之职也，况复脐肿腰痛，以至其足逆冷面反瘦，何难肾水凌心乎。本证则心下悸焉已。伤寒真武汤证何尝非心下悸，其消息亦系乎肾，非有如水伤心之剧也。大率五水以五脏为旋涡，水之有定在者也，亦为四饮之水所必经者。血脉交注之地，四饮未必绕道而不行，唯注水之处，如肠间如胁下，膈间心下胸中，及肢体各部分，方是四饮从出之原。仲师列举五脏之水为陪客，特写出四饮病源之外，本条仍是四饮之陪客也。

夫心下有留饮，其人背寒冷如手大。留饮者，胁下痛引缺盆，咳嗽则辄已。胸中有留饮，其人短气而渴；四肢历节痛。脉沉者，有留饮。

本条说入留饮者四，撤开上条五个水在字，第一个留饮作痰饮读，第二个留饮作悬饮读，第三个留饮作溢饮读，第四个留饮作支饮读，四饮皆从留饮始也。何以甫说心下，旋说背里耶？心下内膈连于背，以心下之饮，进入一层，则抵背矣。留饮犹带水气也，痰饮成则水气亦尽。下文目之为微饮者，谓其人于深微而不出，乃胶痰之自封然也。曰背寒冷如掌大，得毋寒痰在背里，冷逼背后耶？非也。其人之背，非窠饮之所，其所以与背部有关系者，背者胸之府，背脉为痰饮所间隔，便不能受气于胸，形容胸气之大如仰掌，特借背面以形之。背有背之寒，断梗太阳挟脊抵腰之路，乌得背不寒，其胸反不冷可见也。掌大二字，写背兼写胸也，中工可以跟踪痰路矣。书留饮者，省有字，似悬饮当自有而之无，无如胁下痛引缺盆，一若有引绳以为之系，悬挂留饮于碧落之中，而胁下之水，则与悬崖之石磴相若，不啻倒卷其饮而翻之上也。曰咳嗽则辄已，辄之为言除也。下流断则上流撤，悬饮略觉其纾徐。撤已云者，随撤随已，已而复悬，极言其水去而后饮去。水不能去者，唯有降饮以去水也。下文有十枣汤在，悬饮内痛条下可互看也。书胸中有留饮，曷尝本有寒分在胸际耶。曰其人短气而渴，更非冷矣。冷则患饮多，不冷则患饮少，夫非欲借助于水，以洋溢其气耶。可见其留饮之来路为独远。由四肢而身体而后出于胸，四肢历节痛其明征也。胸中乃假定之部分，实则四肢有留饮，而舍其半于胸者也，乘其有流溢于胸之饮而越之，必因势利导何待言，下文亦有大小青龙汤在。曰当发其汗，溢饮乃当汗不汗所酿成，非汗出则溢饮未易去也。书脉沉者有留饮，下文膈间有支饮。曰其脉沉紧，似乎支饮脉不宜于沉，岂知支饮至膈间而止，或至心下而止，最高亦不能高出于胸部之上。胸满焉已，胸中痛焉已，毕竟水无有不下。水之重浊者为饮，当然饮在底而水在面，饮沉于水也。支饮则水沉于饮，是饮应沉而不沉，故所有支饮条下无脉浮，即不沉亦其脉平云尔。曰有留饮，下文支饮不绝书，先从有留饮上观察，可以言治未病矣。

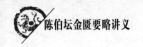

膈上病痰，满喘咳吐，发则寒热，背痛腰疼，目泣自出，其人振振身瞤剧，必有伏饮。

书膈上病痰，不曰心下病痰，痰从膈出也。不曰膈下病痰，岂非除却膈上无痰饮哉！是始则水走肠间，继则痰走膈上矣，何难立倾其痰乎！曰满喘咳吐，满而后喘，未满则不喘可知。咳而后吐，不咳亦不吐可知。度亦痰饮借径而行，故曰膈上病痰，不曰痰病膈上也。何部为制造痰饮之所乎？曰发则寒热，是不发便无寒热，安有时时发寒发热之痰饮证哉？发字显有遁情，未发更人所易忽，亦非见病发饮乃发故也。就令一喘一咳一吐皆有痰，痰可见，痰满非予人以共见也，且为寒热所掩，安知膈上病非从客感中来乎？曰背痛腰疼，背部腰部，乃足太阳脉所必经也。曰目泣自出，两目亦为注水之气，痰水未罄，则目内之阳如带露，泣自出者亦其常。曰其人振振身瞤剧，医者或疑其寒热相搏使之然，置宿饮之来源于不计，痰饮家又若将终身矣，警告之曰，必有伏饮。发自发而伏自伏，其发现在膈上也。已然之病形固如此，其潜伏于膈下也，未然之病形不外如此矣。其人不能有伏而无发者。缘痰饮乃水火交迫所酿成，凡水气所到之处，必为火气所到之处。水火烹炼其饮则成痰。痰成则以片面之寒热为报信，孰意其伏寒伏热，才是伏饮之乡乎。故其迟迟未发也，匪特痰饮尚稽留而未尽，寒热亦非一发无余者也。

夫病人饮水多，必暴喘满。凡食少饮多，水停心下。甚者则悸，微者短气。脉双弦者寒也，皆大下后善虚。脉偏弦者饮也。

书病人，冠夫字，太息悬饮病容易误会也。曰饮水多，伤寒明曰饮水多必喘，以水灌之亦喘，喘与水如是其不相投，岂病人所及料，必喘而且暴，暴而且满，始自知其病进耳。曰凡食少饮多，奚止以饮代食，直是因饮废食矣。叮咛之曰，水停心下，暂借心下为旋涡，非注实心下也。曰甚者则悸，《伤寒》又曰饮水多必心下悸。曰微者短气，心气固短，膈气亦短，惟水气则愈引愈长，与膈上病痰有分别，将水流胁下在意中。曰脉双弦者寒也，下文曰脉弦数有寒饮，是合写寒字饮字，故以弦数二脉括言之。双弦脉又何取义耶？两手皆弦，是两脉如挂双弓矣，亦不象半弦之月，乃两水分流之状。曰寒也，沉寒而旁落者也。若误认流散之水为悬饮，遽行十枣以重其寒，则刃病人如反掌，何以下文脉沉而弦，又病悬饮耶？得毋沉脉非寒脉耶，上文明曰脉沉有留饮矣，曷尝曰有寒饮乎！饮而曰沉，其饮重浊，故饮浮脉不浮，沉字是留饮之注脚，非尽属寒字之注脚也。何以咳家脉弦为有水，则主十枣。支饮家至一百日或一岁亦宜十枣耶？此又为悬饮之正陪客，中工宜着眼个悬字也。曰皆大下后喜虚，补明个虚字，因虚生寒不待言，咎在大下后，则膈气胁气，几成一落千丈之势，饮且不留，更无悬饮之余地矣。曰脉偏弦者，又补明悬挂得住之理由，侧重在一胁，放轻其一胁，恰象半月之弦如挂钩，是谓偏弦。曰饮也，非寒也。悬饮固作如是观，彼按之不移之咳家支饮家，其留饮独聚一处者，从此类推也。

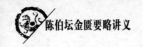

肺饮不弦，但苦喘短气。

书肺饮，与肺水何异耶？肺水其身肿，本证不尔也。得毋水在肺耶？水在肺则欲饮水矣。肺有饮在，何至欲饮水耶？宜乎本证无渴字，才坐实其饮在肺也。独是四饮不言肺，肺居上焦而司呼吸，为五脏之华盖，焉有四饮证具，反与肺家无涉之理！然则诸饮皆属于肺耶？又非也。积水则肺有分子，留饮又肺无分子也，不留饮而有饮，大抵肺在变动为咳，上文病痰曰满喘咳矣，下文支饮之咳不胜书，悬饮、溢饮条下无咳字，看似四饮中独痰饮支饮与肺有关系，不知悬饮主十枣，而十枣汤证又有咳家二字，支饮主小青龙，而小青龙汤证又有咳逆二字，咳字分明饮字之注脚。胡不曰肺咳耶？肺咳不同肺饮之创见，究指何饮专属诸肺耶？曰但苦喘，不曰但苦咳，又不能读饮作咳也。下条曰支饮亦喘，喘字尤非本证所独具，则肺饮二字无非一个闷葫芦。曰肺饮不弦，上文咳家曰其脉弦为有水，不弦则无水矣。又宜本证无咳字，无水安得有饮耶！既非肺中有留饮，毋宁曰胸中有留饮，与肺家犹近也。如谓肺饮仍足以惑人，则且师长沙之意，读肺字作溢字，易其词曰溢饮不弦，则会通言外之旨矣。师若曰，弦与不弦之分，视在乎可移不可移。例如痰饮支饮之在心下，悬饮之在胁下，皆不移之部分也，当以弦字形容之。惟溢饮则如鼎釜之沸腾耳，何不移之有乎！曰短气，即上言其人短气而渴，渴字引起个饮字，维时饮未上溢也。迨由四肢而历节，而后上出于胸而溢于肺，则肺无从渴，止短气如故焉已。胸中还有留饮耶？胸饮即为肺饮之续。觉去而不留者肺之饮，留而不去者胸之饮也。溢饮都从渐积而来，虽谓胸中为肺饮之传舍可也。

支饮亦喘而不能卧，加短气，其脉平也。

点支饮二字，从溢饮上看出，故以喘字为前提，异中之同者喘，同中之异者亦喘也。溢饮但苦喘，支饮非但喘也。下文膈间支饮曰其人喘满，满而不溢，其满不移。支饮所以无浮脉，溢而不满，其溢可移。溢饮所以无弦脉，其尤异者。溢饮不形下，由四肢而及于肺。支饮不陵上，由心下而及于膈，而主治则异而同，却同而异。主溢饮曰当发其汗，大小青龙汤可竞行。主支饮曰应纳麻黄故不纳，行小青龙汤方中之方同，法外之法异。其余立法立方又何限？独非所论于溢饮之能任受汗剂也。曰不能卧，既不苦喘，何至不能卧耶！显非喘为之梗，乃气为之梗。曰加短气，上条苦喘曷尝非短气，何以不曰不能卧耶？彼则短气无所加，或因卧而短气略舒长者庸有之。本证不卧则已，卧焉则短气而有加。纵得卧亦无能卧之足言，比较倚息不得卧略有不同。上言形如肿，能卧限于不得卧者其形。本证气不长，得卧限于不能卧者其气，其为形不归气，形不足以卧；气不归精，气不足以卧则一也。假令能卧，不曰脉沉，则曰脉沉紧矣。正惟不能卧便不能沉，虽起亦不能浮。不浮不沉，反便宜于其人之脉，名之曰平而已。平者板也，起时无所用其伸，卧时无所用其屈之谓也。脉平岂支饮所应尔哉。不得卧者其偶，不能卧者亦偶，形肿短气又其偶也。不移之中仍有可移者在。支饮条下所以无弦脉，亦无不弦者此也。

病痰饮者，当以温药和之。**心下有痰饮，胸胁支满，目眩，苓桂术甘汤主之**。

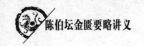

书病痰饮者，不曰治痰饮者，彼非急于救治，则不须治矣。曰当以药和之，不曰当以药治之，伤寒有曰津液和，曰营卫和，脉和胃和阴阳和，和药有何标准？病和则是药和之代价矣。后世动曰见痰休治痰，气行则痰灭之说，殆本乎此也。彼以行气药，为行痰之舟楫，亦知痰饮之所以深入难出者，由于气行之速率，无从曲引其痰乎。举凡顺气化痰之市药，不能放诸皆准者此也。仲师非谓气和味和便是药，能和方是无药之神通，不和则有药而无当也。和者阳和四布之称也。有春气在谓之和，无春而有夏，无秋而有冬则不和。下文病悬饮且曰冬夏难治矣，况痰饮乎！申言之曰心下有痰饮，心下不过痰饮之门户，膈内才是顽痰生长之乡。上言膈上病痰，乃痰满为病，非膈上本有痰在也。宿痰方托庇于后之背腰，而前连于胸胁。彼条曰背痛腰疼，本条曰胸胁支满，其明征也。彼条发则为寒热，本条不发故无发寒发热之端倪。痰饮实寄生于寒，而终老于热，故痰成而游行之少火，不知其何往，痰老火亦老也，一则目泣证具，一则目眩证具，可谓绘尽痰饮家之老境矣。苓桂术甘汤主之，洞开宿痰之癥结，更新其生化之宇，非刻其告肃清也，必令火气之游行无阂隔，带领痰饮从黑暗中徐徐而出，不治之治，妙于治也，非有穷神达化之圣学，能立此大舍细入之方乎。方旨详注于后。

苓桂术甘汤方

茯苓四两　**桂枝**三两　**白术**三两　**甘草**二两

上四味，以水六升，煮取三升，分温三服，小便则利。

本方在伤寒为两大法：苓术开手足太阴，桂甘开手足太阳。太阴阳降而阴升，故重用茯苓以降手太阴。太阳阳升而阴降，故重用桂枝以升手太阳。彼证为一逆字立方，针对气上冲胸，起则头眩二语是真诠。本证中握一和字立方，针对胸胁支满目眩二语是真诠。盖纳桂甘于苓术之（中），即纳辛甘化阳之药物于天地之中。太阳得之为覆载，痰饮藉之为岁时，比诸市上吐下发汗之杂乱无章药，绝对不同也。独是上文膈上病痰，明曰其人振振身瞤剧，显与《伤寒》身为振振摇句话异而同。何以本方不施诸彼而施诸此耶？上条正为本条立案，苓桂术甘汤在所必行，特以不妄行发汗之最和剂，而与寒热宣战，是弃文治而尚武功，匪特未尽四味药之长，抑且有乖其方旨。毋宁留以潜移伏饮之为得也。何以下条短气有微饮，本方又复见耶？此其对于痰饮若离合，可证明膈上病痰，非本方莫属矣。一方翻作三方用。下条肾气丸亦合两方如一方也。然则痰饮皆当从小便去耶？非也。痰病当从膈上去。满喘咳吐，痰饮早已分路而行。久之痰也变化复为饮，饮也变化复为水，将与支饮同其流，或从下焦别回肠而出。前阴消水亦其常，或如下文病者脉伏，其人欲自利亦其常，二便同条去路也。何以方下云小便则利耶？利小便是本汤之德政，补点一句者，见得与吐下发汗药不同论耳。苟读如小便利则去，痰饮有如是之速效乎！

夫短气有微饮，当从小便去之，苓桂术甘汤主之；肾气丸亦主之。

书短气，多夫字。上文短气二字凡五见，得毋以本条之短气为特别耶？上文短气还短气，本条气与痰相断绝，气不能牵引其痰外出者，痰亦无从牵合其气以内入也，就令气不短亦作短气论，饮不微亦作微饮论，况有气而不达到于深微之处，非短气而何！有饮而不流露于显浅之处，非微饮而何？如之何其持气行则痰灭之说，为见痰休治痰之秘本乎。夫微饮二字即痰饮之注脚，伏饮亦微饮之注脚。其痰之伏也深，故其饮之伏也微。不曰痰微曰饮微者，饮在痰之底，饮为痰所掩，觉痰微饮更微也。微字从半面写曰膈上病痰，胜有半面之微而不见曰伏饮。微饮不过替换伏饮之词。短气有微饮五字，尽可缩入上条说也，何必另立本条耶！特上两条曰膈上病痰，曰心下有痰饮，短气二字未言及。彼膈上心下，非天气地气之所以上下乎！乃现则满喘咳吐，一则胸胁支满，宁非痰饮与短气相持乎？得苓术直按天地之气，桂甘则从天地之交，入与痰饮相直接，四出其融和之药味为馈饷，岂爱惜微饮所应尔哉。爱惜其气纵非短，亦无长气之足言，无行洗伐之余地也。何以云小便则利耶？岂非饮从小便去，不期然而然耶？又非也。本证不能直接短气以立方，苓桂术甘汤仅得半功耳。主肺不主肾无当也。肺部为生气之原，肾间为动气之始。肺肾皆积水，气行水自行。曰当从小便去之，除却小便，则药气无舟楫，是又气行则痰灭之说，非尽无挟持也。肾上连肺者也，令肺气行于肾，苓桂术甘汤法当为之前，令肾气行于肺。肾气丸法当为之后，惟仲圣能曲尽二方之长，岂粗工之行气药可同日而语。饮去而二方不自有其功者，良由仲师两主之，若功成而弗居也。

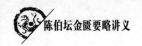

苓桂术甘汤方：同上。

肾气丸方：见上虚劳八味肾气丸，方注从省。

病者脉伏，其人欲自利，利反快，虽利，心下续坚满，此为留饮欲去故也，甘遂半夏汤主之。

书病者脉伏，有伏饮矣乎。上言伏饮无伏脉，脉伏为其人所独具，上下文未之见也。若五水病则一再曰趺阳脉当伏，又曰寒水相搏，趺阳脉伏，无怪乎病水始有沉伏相搏脉，除却趺阳脉无所谓伏者，形容其水掩中土也。且曰病者苦水，其病进。此条匪特不苦水，一若以得水为乐。痰病退为饮，饮病退为水，是彼亦一病者，此亦一病者矣。曰其人欲自利，痰不在利也，饮欲自利耶，抑水欲自利耶？上言伏饮，分明无欲自利三字，问诸其人，方且振振身瞤剧，遑暇自利乎！曰利反快，同是病者，其人已前后若两人。曰虽利，亦止有利于其人，而不尽利于其病，以彼未尝得利下药为尝试，胡为乎欲利便得利，病者有如是之便宜耶。曰心下续坚满，显见其未利之前有坚满，是欲自利之原因。得利之后无坚满，是利反快之原因。无如最难堪在个续字，续而复续或有之。又难测是个伏字，伏上加伏又有之。坚字明是反对心脏坚固而言，而坚满与坚筑若天渊。坚筑是形容中工之高昂，崇土制水则如彼。水在心条下所以无脉伏，坚满是形容寒水之暴涨，如水伤心又如此，水在心下所以有脉伏也。曰此为留饮欲去，不曰伏饮欲去，亦不曰留水欲去，其故又何耶？上文心下有留饮条下，言留饮者四。只有久留无去志。有坚满之旋涡在，饮更留矣，遑肯去而不留耶。饮在水上，则饮欲去而水留之；水在饮上，则饮欲留而水去之。水无有不下也，泻水者饮，逐饮者亦水也。不观上文水走肠间之沥沥有声乎。痰饮之来源始于是，痰饮之去路，有不还入为肠间之水乎。有伏而不行之饮，痰成则水别，无伏而不行之水。水胜则痰别饮亦别故也。甘遂半夏汤主之，殆从大便去者欤。如欲从小便去，上条自有苓桂术甘肾气丸在，本方不能越俎也。方旨详注于后。

甘遂半夏汤方

甘遂大者三枚　**半夏**十二枚（以水一升，煮取半升，去滓）　**芍药**五枚　**甘草**如指大一枚（炙）

上四味，以水二升，煮取半升，去滓，以蜜半升，和药汁煎取八合，顿服之。

甘遂名陵泽，泽在陵上，称其本源于池之水也，以受气于水之药物，能令水出高原而归于下隰者，首推甘遂一味为先河。下文十枣汤内甘遂任其一，有寒饮者主之，为有水者亦主之，可见其去饮兼去水矣。大者三枚果何取？由心下而上部中部下部，有三层波折也。何以用十二枚半夏耶？十二经必有水气在，水入于经，而血乃成，脉伏则经血反为水气所利用矣。半夏悉索其十二经中之水而尽之，以其通于夏气，其性恶水。仲师对于呕者加半夏，即此旨也。观以水一升煮，取半升去渣，特留之以随诸药之后，可以知长沙之范围半夏，曲成甘遂矣。五枚芍药尤创见也。

无大者二字，仍是短驭芍药之长，仅超过三枚甘遂而已。如指大炙草亦一枚，更无足轻重矣。四物皆以不及量之数为支配，明乎无等分之足言者欤。盖欲诸药流散于水走之中，与胃气若离合，然犹恐其水不胜谷也，避积谷之迟滞，复以蜜半升，和药汁煎，蜜有流质，令水气受之，则去而不留；蜜又有留质，令谷气受之，则留而不去。取八合曰顿服之，服已如水之就下者然，是饮药非饮水也，饮蜜而已，亦非饮随水去也，水随蜜去而已。水蜜一变为传化物而不存，此岂截留前阴之水，从谷道出哉。后部非涤痰涤饮之器也，必其人先受苓桂术甘肾气丸之赐，痰饮已无存在，其人才有自利之思也。奚止痰饮不成为化物，水气亦为石蜜所潜移。苟误会痰饮当从大便去，遽以本方争先恐后而行，则病者殆矣。

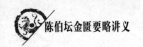

脉浮而细滑，伤饮。脉弦数，有寒饮，冬夏难治。脉沉而弦者，悬饮内痛。病悬饮者，十枣汤主之。

条首二句，看似为四饮立案也。伤饮二字何消说耶！藉曰脉浮而细滑，为伤饮之明征。何以上下文并浮脉细脉滑脉不再见耶？五水病还有或浮或滑脉，其细脉阙不书者，为其身体肿大耳。本条胡不曰伤水耶？脉浮分明有水在，脉细则细流在胁下，其为狭隘之水不待言。脉滑是形容细流之水似不滑，细流之饮则滑而不流，是亦留饮之一。特咳唾引痛，胁下必为小水所激刺，故曰伤饮。是之谓柴胡证罢，与少阳坏病将毋同。痛伤少阳之神机，不能圆转于胁下也。胡不曰饮伤耶？饮伤与食伤相类，不能饮食者也。本证不犯饮而犯伤，因饮致伤也。书脉弦数，非即上言脉数弦者，当下其寒哉，弦数脉又弦多于数，无下其寒之必要也，与脉双弦同例。饮字宜作寒字看，两旁皆留饮所在地，凝坚之饮故曰寒。曰冬夏难治，冬则寒水已冰，土令不行；夏则温和亦过，春令不行，故曰难治。曰脉沉而弦者，两手皆沉，是脱离浮脉为沉脉，其悬挂于不浮不沉之间者，谓之偏弦。盖必引痛处则应指而弦，仅得一手之弦脉，正如半月之弦若挂钩，边饶边减者是也。不伤其饶伤其减，宜其偏痛亦偏伤也。曰悬饮内痛，有悬饮之内面则痛，无悬饮之内面则不痛。四饮中独十枣汤证有痛字在此也。提撕之曰病悬饮者，当以痛处为报信。伤饮二字句中有眼也。十枣汤主之，则饮从大便去矣。方旨详注于后。

十枣汤方

芫花（熬）　**甘遂**　**大戟**各等分

上三味，捣筛，以水一升五合，先煮肥大枣十枚，取九合，去滓，内药末，强人服一钱匕，羸人服半钱，平旦温服之；不下者，明日更加半钱。得快利后，糜粥自养。

本条方下与《伤寒》方仅易数字，总以得快下利为主旨。快利非下水乎哉，下文咳家其脉弦为有水，亦主十枣，补点个水字。见得本方只有下水无下谷也。芫花散水，大戟运水，甘遂行水，横竖无非令胁下之水，旋螺而下，药末自与胃气无抵触，下后仍急进水谷。曰糜粥自养，其加惠于仓廪之官为何若？上条甘遂半夏汤，有如是之周密乎？彼证明曰其人欲自利，利反快矣，得十枣汤正如愿相偿，何必多立前方，止以三枚大甘遂塞责耶！彼方又无得快利三字，其行所无事之大便，则讳之而不言。盖必肠间之水，得一更衣则从容而去。剩有少许之饮，或留而未尽，可勿计也。夫平脉则目之为病者，辨证则等之曰其人，无论其为强人羸人不过问，且八（九）合顿服之。不酌用于钱匕半钱匕之间，类似敷衍病人之等闲药，岂能与十枣汤同日而语耶！假令对于悬饮用前方，以为得甘遂一味为已足，奚止陷半夏芍甘于不义，就如半升蜜与十枚枣之比较，则一功一过若天渊。白蜜用以融和药汁，代行其稼穑，假道中土以入回肠，大枣用以操纵药末，旁落在募原，绕道阑门而出宗眼，二方均有毫厘千里之差也。诚以水饮病止有下水之条，无下谷之例，而五水之泾渭尤严明。其斥误下曰医反下之，又曰医以为留饮而大下之，四水五饮之禁下无二致也。本方曰快利不曰快下者，利字下字有分寸也。下文已椒苈黄丸无下字，厚朴大黄汤、苓甘五味姜辛夏杏大黄汤无下字，木防己去石加苓硝仅有微利字，无微下字，宜乎甘遂半夏汤不言下。彼亦无所谓之利，或得大便亦其常，水从大便去而不觉，不快利之快利也。本方亦与肠胃种种之利滑不同论，水气别由捷径而出，故曰快利也。

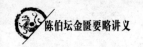

病溢饮者，当发其汗，大青龙汤主之；小青龙汤亦主之。

书病溢饮者，病所以溢饮为最多也，始而四肢，因而身体，继而胸中及肺部，除却心下无留饮，无处无饮；除却胸中有留饮，无处可留。师谓肺饮不弦者，指其迁流之捷也，独非旋涡在心下，此其所以多流溢而少停留。本异于伤寒小青龙汤证之心下有水气也，更与大青龙汤证无涉矣。惟当汗出而不汗出一语，分明水与汗共并，可谓先点大青龙之睛矣，小青龙亦从大青龙看出。下文主咳逆倚息不得卧之支饮证，则以小青龙为功首。本条续得小青龙以主溢饮之余波，乃仲师神于操纵大小青龙之手眼，不必泥看其心下也。吾细绎当发其汗四字，窃以为《伤寒》小青龙汤第一条曰表不解，第二条曰寒去欲解，两解字非得汗乎哉。发汗药何多让于大青龙乎？且大青龙方下如彼其兢兢，彼为虚形与虚邪相得立方也，因不汗出而烦躁之故。外证变为表，虚证反为实也，宜乎仲师以不可服三字勒住群医之手矣。胡为对于溢饮，绝不瞻顾其脉微弱，汗出恶风耶？彼证不汗出仍防其汗出，邪不久留则汗出矣。本证反对当汗出而后不汗出，乃无知之水用事，不同邪祟之叵测也。留汗者水，则流饮者汗。欲去其水，勿留其汗，即师言诸有水者，腰以上肿，当发汗乃愈之义。况肢体胸肺，布满是饮，舍汗药无从收拾乎，大青龙汤主之。得毋腰以下宜小青龙以利小便耶？似也。小青龙细入无间者也，以之治遗，可为大青龙之后盾也。何以五水不行大小青龙耶？水病发其汗，自有麻黄附子汤在，若渴而下利小便数者，且有汗禁也。本证其人短气而渴，殆指溢饮而言。惟大小便如故，则不在汗禁之例耳。下文行小青龙加减条下，亦有应纳麻黄而不纳者，可悟长沙方之活泼矣。方旨详注于后。

大青龙汤方

麻黄六两（去节） **桂枝**二两（去皮） **甘草**二两（炙） **生姜**三两（切） **杏仁**四十个（去皮尖） **大枣**十二枚 **石膏**如鸡子大（碎）

上七味，以水九升，先煮麻黄，减二升，去上沫，内诸药，煮取三升，去滓，温服一升，取微似汗，汗多者，温粉粉之。

小青龙汤方

麻黄三两（去节） **芍药**三两 **五味子**半升 **干姜**三两 **甘草**三两（炙） **细辛**三两 **桂枝**三两（去皮） **半夏**半升（洗）

上八味，以水一斗，先煮麻黄，减二升，去上沫，内诸药，煮取三升，去滓，温服一升。

大小青龙两而化，亦一而神也。同是汗剂，其大无外故曰大，其小无内故曰小耳。大青龙汤趋势在发，乃不收之收，见首不必问其尾也。小青龙趋势在收，又不发之发，见尾更草名其首也。惟大青龙渺不知其何往，小青龙忽不知其何来，乃如环无端之神物，故曰亦主之也。假令以大青龙尾小青龙之后，则覆矣，独是上言但苦喘者，写溢饮也，无咳字，故曰肺饮不弦。惟支饮则为咳亦为喘，上下文所谓咳逆倚息不得卧者是，亦首主小青龙也。从伤寒两小青龙证脱胎而来。彼证有咳有喘，有或喘字，无但喘字。溢饮何以但喘而不咳耶？肺在变动为咳，假令肺咳，又不能作肺饮论矣。痰饮悬饮支饮皆有饮，惟溢饮不言咳者，未尝留饮在肺故也。谓为肺饮者，仅得溢饮一分子，尚有可移，可移是肺饮不弦之注脚也。不弦而误与大青龙，则伤肺立见矣。何以无害于喘耶？喘亦饮水流行之患，伤寒发汗后饮水多则喘，以水灌之亦喘，可例看也。彼则因喘便无汗，此则虽喘亦不汗。彼证身体不疼重，无汗则表虚，无所用其发汗；本证身体已疼重，不汗则表实，不容已于发汗也。可知溢饮病一身皆云水之乡。饮在皮之里，水与汗则在饮之里。溢饮而水与汗犹自封也。大青龙透入两层以取微似汗，得水津者半，得汗液者亦半也。曰汗多者温粉扑之，小青龙可以备而不用，留为支饮用可也。更服一二升，大青龙汤有不胜任愉快乎。

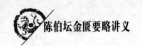

膈间支饮，其人喘满，心下痞坚，面色黧黑，其脉沉紧，得之数十日，医吐下之不愈，木防己汤主之。虚者即愈，实者三日复发，复与不愈者，宜木防己汤去石膏加茯苓芒硝汤主之。

书膈间支饮，阙有字，非谓其或有或无也。膈间乃网膜所组成。凡透窍之处即间隙也，如或支饮聚于一处，则曰有支饮矣。若布满是饮，何必指明其是处有支饮乎。上文膈上病痰则满喘，未尝明言其有痰饮也。然满而后喘，满下喘亦下也。若其人有其人之喘，是以喘自供其满矣。曰心下痞坚，比诸心下续坚满更无间断，且满在膈间，而痞坚在心下，心膈之相去不能以寸也，显见支饮之形势其动直，支字即劲直之称，如以木支物者然也。水则竖而饮则平，上言支饮其脉平者此也。曰面色黧黑，其华在面者心之色也，黧黑是不华之水色。心浮水面，面色即心色之影照也。曰其脉沉紧，上言脉沉者有留饮，非指支饮之沉乎。沉紧亦寒水之倒影，特心下非坚筑，亦不能证明其水在心也，亦与伤心之水不同论。脉沉必饮欲沉，又可知心脏坚固，尚有推拒饮邪之势力，故脉当浮而反沉，毋非饮未倾而先覆者欤！何以得之数十日不愈耶？师谓虽脉沉紧不得为少阴，支饮脉仍属病在阳，不曰医反吐下之者，明乎其治不为逆也，无如其不愈，岂关于里虚乎哉。假令里虚则气弱难支矣，还有支饮之印象乎。大抵留饮与留药两相因，饮留而药不留，则药自药而饮自饮。若留药以助饮，是加多药何殊加多饮乎，惟行逆取法，有木防己汤在，环绕中土，包举地气以上行。得参桂为中坚，防己遂载霹雳之石膏而上于膈，当然无坚不破矣。特患坚与坚不相投，石膏不能洞开其隙也。曰虚者即愈，网膜中如有虚隙之可乘，正石膏见长之地。即愈云者，膈间一开，清肃之气自下而行，何不愈之有。曰实者三日复发，必间隙为浊饮所胶固，将一开而复合，是木防己证罢，非穷木防己也，穷石膏焉已，宜去石膏加茯苓芒硝汤主之。此岂一方有二法哉，乃两方同一法也。何以不预定其虚实耶？此又虚实同法而异方，非虚实大相径庭也。方旨详注于后。

木防己汤方

木防己三两　**桂枝**二两　**人参**四两　**石膏**十二枚，鸡子大

上四味，以水六升，煮取二升，分温再服。

木防己去石膏加茯苓芒硝汤方

木防己二两　**桂枝**二两　**茯苓**四两　**人参**四两　**芒硝**三合

上五味，以水六升，煮取二升，去滓，内芒硝，再微煎，分温再服，微利则愈。

防己以防固中土得名，称之为木者，以其木本而亲上，有甲己化土之义，属于地支为已土，属于天干为甲木，可知其有通天之能矣。要其力量在边不在中，纹如车辐，亦边如旋盘，环绕中土，提举地气以奉上者，防己有焉。何以不从中坚下手耶？支饮方依附中气为直竿，如华枝之傍于篱，正藉桂参争回胃脘之阳，令与心阳相直接，斯大造于其人者周且蜜也。其心下痞坚如故者，惟有让功于石膏而已。石膏纹如肌理，凡坚而有虚隙者能破之。《伤寒》谓其表不解者不可与白虎，太息石膏无用武之地耳。曰虚者即愈，有虚隙乃可以攻其痞，霹雳一声，清肃之气，自从膈间之透窍以下行，支饮遂立化为霖雨，故即愈之应如桴

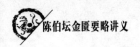

鼓。反是支饮几如障碍物，宜去石膏之坚，易以软化之苓硝，譬如以盐洗盐之法，可合同而化者是。此等实象，岂同阳明病实邪酿成燥屎哉。如曰举胃家实等，又何取乎多此护邪之药，掣肘芒硝乎。《经》谓病在中者旁取之，多加字，加味令其听命于防己，芒硝尤后纳先行，支饮得被芒硝之软化，而后各尽四味药之长。赘以茯苓者，代行石膏以降天气也，且微煎取微利，可无茯苓以分利小便乎！

心下有支饮，其人苦冒眩，泽泻汤主之。

书心下有支饮，指实一处有，其余膈间无透窍之处，殆无支饮矣乎？非也。膈间之隙如漏舟，饮入则舟为之满，名之曰有者，言其穿漏之少耳。上条膈间支饮曰其脉沉紧，非膈上为积饮所压乎。然得之数十日，而积饮不加多者，支饮所以无横流也。本证支饮似乎少，而上至心下似乎多，缘心下高于膈间一层故也。何以止有此数之饮，亦留而不去耶？彼非水停心下也，无心悸短气可见矣。何以心下不痞坚，其人亦不喘满耶？曰其人苦冒眩，其冒在头，其眩在目，是头目如陷于云水之乡。岂非支饮高出于心下几层耶？亦非也。支饮之水则如故，支水之水不如故。缘支饮之下犹有水，截断其水之下半橛，一翻腾而幻为灭顶之形，其人不自知其苦水也。病者苦水，则面目身体四肢皆肿矣。冒眩与水气何涉耶？其人纵非以水为覆帱，其中土无制水之能力，已被长沙一眼看破矣。支饮从脉沉处看出，以其竖起在心下，非竖起在头上也。冒眩从脉不沉处看出，以其心下有心下之竖起，其头目则俨如无形之水气，竖起于不能竖起之中也。此支饮与冒眩若两人。下言支饮法当冒，其支也；见饮不见水，其冒也；见水不见饮，下言冒者必呕，呕者复纳半夏以去其水，可知冒眩是水为之，非饮为之矣。下文五苓散证则瘦人而头眩，非同是水逆耶？彼非支饮者，五苓不中与也。与真武汤可乎？匪特四饮五水无行真武之例。支饮家尤与真武有抵触，法惟泽泻汤主之。水平土自平，收回其荡漾之水，而载之以白术，则其人如在浪静之舟矣。方旨详注于后。

泽泻汤方

泽泻五两　**白术**二两

上二味，以水二升，煮取一升，分温再服。

本方二味，从五苓散中抽出耳，何必割裂五苓散耶！彼方为打消水逆而设，另多饮暖水以取汗，皆由其水流非曲亦非直，无派之水不成支，故逆中土之气而行，反不如支饮者不流之水犹有序也。然则泽泻独非支水耶？有茯苓猪苓在，已成支水之渠。桂枝白术则引水而下输。惟泽泻高出于水面，而动荡其水底，其形圆，有圆转水势之潜力。以泽泻得名者，喜其无水停之患，得白术载之以行，其水波不兴为何若？心下即为去水之路矣。何以不呕耶？正惟无喜呕之足言，故苦在冒而且眩。不曰但头眩者，其心下之水，未尝过颈，不过上注于头之精阳气，被水气打击，故其应在头而及于目耳，非掩没其头也。医家混视头眩颠眩冒眩为一类，意谓伤寒真武汤在所必行，岂知头眩则其人之头，仿佛非其所自有，颠眩不过不能保守其颠顶耳，冒眩则头目无恙在也，仿佛加之以虚悬无薄之障碍物，亟欲撤开之而始快者然。在《伤寒》则曰冒家汗出自愈，在产妇又曰冒家欲解，必大汗出。彼汗出不解之真武汤证，岂可同日而语乎！真武汤但适用于《伤寒》，而不适用于《金匮》。缘四饮五水，从饮水得之，真武证之水，从水脏得之故也。假令本证行真武，是聚诸水而归于身之后，肾水因之而瀑涨，不至心下悸不止。上言水在肾，心下悸者此也。真武证一旦自无而之有，医者不更有藉口乎。宜乎对于五水病，老主意行真武者愈众矣。脱令卒然其腹大，脐腹（肿）腰痛，不得溺，阴下湿如牛鼻上汗，其足逆冷面反瘦者，正肾水之候。彼犹以为咎不在真武也，太息其病进而已，安得终岁常有泽泻汤证，为其人之现身法，令若辈知所变计乎。

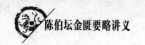

支饮胸满者，厚朴大黄汤主之。

书支饮胸满者，不曰胸中有留饮，不止胸中有饮也。不曰有支饮在胸中，不止支饮在胸也。不曰胸满支饮，非胸满是饮。具支饮于胸满之中，觉支饮证具，胸满证亦具也。下文胸满曰咳满，有苓甘五味姜辛汤在，治咳满，非治饮满也。上文心下有痰饮，曰胸胁支满，则与支饮相类，却非支饮也。膈间支饮曰其人喘满，无胸满字。喘而胸满不可下，仲师之明训也。胸满与喘满之满，咳满之满不同论。本证乃不咳不喘之支饮，胸满又从而实逼之。下焉实而不能满者，上焉则满而不能实，在伤寒则为水结在胸胁，成大陷胸汤证，否则被水却为寒实结胸，成小陷胸汤证矣。其所以不结胸者，饮有饮之满，胸有胸之满，其满不结故耳。何以不暴喘满耶？支饮为胸满所包围，饮满其形竖，胸满其势横，满与满两相左，其饮无从喘开其胸者，其胸无从喘出其饮也。果有何物以满其胸耶？胸者宗气所在地，上输喉咙以司呼吸者也，呼之则虚，吸之则满。实者气入系乎吸，虚者气出系乎呼。若止有实气入而无虚气出，肺气之出入固不自由，胸气之呼吸更不自由，宜其胸满特甚也。矧有支饮以为之塞乎。毕竟支饮是无形之满，胸次为有形之满。法惟不治其饮治其胸，有形之满除，斯无形之满去。与木防己汤加苓硝可乎？彼方为软坚而设，故以微利为有效。本证无取微利也，独是逆取心下且微利，顺取胸上反不微利耶？甘遂半夏汤曷尝非顺取，胡为与十枣汤若径庭乎？厚朴大黄汤主之，亦顺取法也。吾用是知长沙固善于用硝黄，尤神于操纵小承气汤也。方旨详注于后。

厚朴大黄汤方

厚朴一尺　**大黄**六两　**枳实**四枚

上三味，以水五升，煮取二升，分温再服。

本方非即厚朴三物汤乎哉！彼方以利为度也。何以本方不提利字耶?《伤寒》小承气初服汤曰当更衣，尽饮曰若更衣，未必利，未必不利也，不过勿令大泄下耳。得毋本证微利亦有禁耶?煮法与小承气汤同，制法与小承气汤异，制法与厚朴三物同，煮法与厚朴三物异，而等分则一方有一方之不同，故药味同而方名各异。夫小承气汤为腹大满不通而设，宜其制法与大承气汤异而同，同是厚朴去皮炙，而二两与半斤异。枳实同是炙，而三枚大者与五枚异。大黄则有酒洗不洗之分。取其三味同行，故制法大同而小异，惟煮法则绝不同，均属承气汤且如此，况其他乎！厚朴三物汤条下无满字，为痛而闭者立方，三物仅到胃之上脘而止。后纳大黄者，取其先发以开闭，朴枳为后盾，则痛者通矣，能令其不落中脘，已属匪夷所思。本方更敢人所不敢，六两大黄而不后纳，非亦三味同行哉。然纵不犯及中土，能保其与胃脘之阳无抵触耶?毋宁减轻三味，较为稳当也。中工亦知神圣之手眼，以打消胸满为限制，胡为自胸以下，绝无顾虑乎？握一支字为标准，假令其人胃气薄弱，则支饮冲上，其胸先落矣，还有胸满之余地乎。盖必其胃气能支持其胸气，而后胸满不为馁，觉支饮之势反孤也，可悟满除之后，地气上则支饮受天气之化变，易为地气之雨矣。奚止厚朴三物不能代行厚朴大黄，小承气汤尤与本方大相反也。

支饮不得息，葶苈大枣泻肺汤主之。

葶苈大枣泻肺汤方：（见肺痈），方注从省。

本证又支饮肺满矣，与上条同而异。同是吸而不出。上条宗气难在呼，本条肺气艰于出。司喉咙之呼吸者宗气也，主诸气之出入者肺部也。呼吸出入之时间为一定息。膠之上窍为息道，颃颡分气于口鼻者是。息者分气之余韵也，乃舌本内横骨之状声，为西方金神所在地，主定息以调呼吸，《经》谓神气所使，主发舌者，音声之机在舌，发收之音系乎息也。所谓脏真高于肺，以行营卫阴阳者，呼吸必准诸定息，为脉度之符也。一有支饮以为之梗，气管已窒塞而不通，还有定息乎！曰不得息，得卧则得息矣。支饮亦倚息不得卧，宁咳逆以顺其息。肺痈亦喘不得卧，宁喘以掩其息，是喘亦无得息之安，不得息亦从无得卧之安。不明言不得卧者，还算有得卧之便宜，究非有得息之便宜也；仅免于喘焉已。夫使喘鸣肩息而脉实大，又缓则生，急则死矣，喘息齐高故死也，独是既得卧而息无音。脱令少气不能报息，将奈何？此又脉数实者为肺痈，脉沉紧者为支饮，不得于证，当求诸脉，不得于脉，求诸呼吸，师谓呼吸动摇，振振者不治，是假呼吸。《经》谓出入废则神机化灭，升降息则气立孤危，是真无息。毋宁恝焉，勿治之，不致速其死也，非即师言虚者不治之谓乎！谈何庸易而以葶苈大枣泻肺汤为尝试哉！二物为肺家实立方者也，泻肺则葶苈一味为已足，妙以大枣十二枚仿行十枣汤，纳葶苈饴枣汤中，烹调久之，葶苈已受稼穑之味为涵濡矣，且熬令黄色，取土生金之义，顿服之以逆取肺上，如弹丸脱手，名曰泻肺，实寓补于攻也，与五泻心汤同手眼，葶苈并未侵落肺下也，勒住葶苈，正顾全中土也。

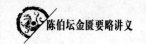

呕家本渴，渴者为欲解，今反不渴，心下有支饮故也，小半夏汤主之。

四饮何以栏入呕家耶？下文谓支饮者法当冒，冒者必呕，呕家大率关于支饮之冒气所酿成，何以上言其人苦冒眩无呕字，下言必苦冒之饮家，亦无呕字耶？呕家非则支饮所致，乃由渴饮所致。伤寒谓本渴而饮水若呕者，柴胡汤不中与之。彼证言其水与渴不相投，不涉柴胡证之渴自渴而呕自呕也。本证非随渴而呕，呕罢而渴亦其常，无如其呕与渴若互为其休作，反为支饮家所无。曰呕家本渴，能消水当然支饮不成立矣。申言之曰，渴者为欲解，即下文所谓呕吐而病膈上，后思水者解，同一消息也。曰急与之，就令思水不已，有猪苓散为后盾，亦可以杜绝其治属饮家也。曰今反不渴，果有何物制止其渴乎？下文服苓甘味姜辛汤当遂渴，而渴反止者为支饮，仍渴也，渴不久耳。渴水卒而止水，因水动饮。宜其呕饮不呕水，故复纳半夏以去其水，非留饮未去也，饮随呕物去矣。本证应呕不复呕，分明应渴反不渴，不渴非反欲解乎哉。呕家无此习惯也。何以下言冒者必呕，又不曰呕者必渴耶？此支饮与呕家若离合，彼非本呕不呕也，因支饮之呕，少于呕家者也，亦非本渴不渴也，因支饮之渴，更少于呕家者也。反不渴三字，一若专为支饮为写照也。胡为支饮与呕家相反耶？得毋咽喉有支饮耶？曰心下有支饮，心在窍为舌，舌本已为支饮所浸淫，当然舌上不干燥，乌乎渴。然则食谷者哕耶？咽喉者水谷之道也，支饮从心系上至于咽，则视水谷若等闲，非饮食如故者意中事，故呕罢渴罢食亦罢，无再进水谷之余地，看似反不呕，实则呕之无可呕也，此与下文诸呕吐，谷不得下者将毋同。彼条有小半夏汤为张本，以止呕之法下其谷，本证宜以下谷之法下其水矣。不治呕家治支饮，支饮无非呕家之变相。半夏亦有水去呕止之成效，就以小半夏汤为先导可矣。方旨详注于后。

小半夏汤方

半夏一升　**生姜**半斤

上二味，以水七升，煮取一升半，分温再服。

本证得毋以呕家易为支饮家矣乎？下言不卒死，至一百（日）或一岁，才有支饮家之称耳，宜行十枣，彼非与呕家为邻也，就令久咳数岁，其人本有支饮在胸中，仲师何尝以支饮家目之乎，但曰治属饮家焉已，况其人本属呕家，前此之呕则见之熟。支饮之有无，又从何实现乎？上言膈间支饮曰心下痞坚，坚字可为支字注脚。在五水则心下坚如旋盘者，在本证则心下坚如直竿矣。盖水性虽柔，其质最坚固也。殆小之乎成立支饮者欤，又非成立饮家也，先渴却呕者属饮家，不渴亦不呕者属支饮，分别亦在下文。大抵其脉弦者为有水，皆不移之象。四饮中独肺饮不弦，形容溢饮尚有可移也。宜乎先渴却呕者，但属可移之饮家矣。假令本证不离乎呕，下文自有小半夏汤加茯苓汤在，本方岂能专美乎！独是半夏能去支饮之水也，得毋饮水有禁耶？非也。呕而思水则急与水，下文猪苓散证是。吐而渴水，则多与暖水，伤寒五苓散证是。凡呕吐正利用在水，其他本渴而饮水若呕者，惟不中与之，柴胡汤证始然耳。彼条曰食谷者哕，下文曰诸呕吐，谷不得下，是呕家最防害者谷，于水无所害也。本方亦见于下文，为下谷而设。玩今反不渴四字，非引饮之时，乃求食之时，不急在水而急在谷，长沙殆欲中工求其故于呕家之得谷与不得谷也。曰心下有支饮，支饮亦何常之有。上文泽泻汤非通治支饮乎哉。何以不曰其人苦冒眩耶？彼证谷下水不下，其故在支饮荡漾其水。本证水下谷不下，其故在支饮阻碍其谷也，小半夏汤主之。下文去水宜半夏，本证纳谷宜半夏，则其故已明。异在半夏最长于治呕，非长于治渴，不见长沙方呕者多数加半夏乎！乃呕时不见用，转俟渴后而小用之，不亦晚耶！本证既反不渴矣，下文又曰渴反止矣，于半夏何抵触乎，曷为乎小视本方耶！一方翻作两方用，进退水谷分其半，故曰小。不同主治胃反呕吐之成效大著也。

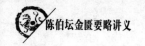

腹满，口舌干燥，此肠间有水气，己椒苈黄丸主之。

本条何以无支饮二字耶？得毋回肠十六曲，水从曲处走，无支饮之余地耶。又不闻其沥沥有声也，是肠间之水有遁形，断非成立痰饮矣。无如其腹满，上下文无腹满二字。两见胸满，一则胁下支满，一则胸胁支满焉已，可见水无有不满，满则支，无非续坚满之变相，流而不断，将支饮势成矣。毋亦渴饮所致耶？非也。饮家无所用其渴，心下胁下，膈上膈间，与乎胸中，皆留饮伏饮所在地，与饮入不相投，其或伤饮者，前日事耳。上言呕家本渴者其偶，又曰反不渴可知。下言服热药遂渴亦其偶，又曰渴反止可知，何以五水又有渴又有不渴耶？水气无定在，故饮水无定时，五水弦脉之紧则一见，其余多浮脉。四饮其脉浮紧亦一见，其余多弦脉，二证有可移不可移之分者此也。彼水病咽燥欲饮水，何尝非渴乎！本证口舌干燥不言渴，可想见其有水不复容水矣。曰此肠间有水气，肠外无水气在言外也，何以混入五水耶？五水之病形在身体，水走肠间此一条，水走皮肤亦一条，然走而不停，何水气之于有！胡不曰肠间有支饮耶？肠间有曲亦有直，直肠之饮支而直，其肠短，回肠广肠之饮支而曲，其肠长，其且直且曲也。非予人以共见者也，故以有水气三字，替代无形之支饮，转觉本证为五水所无，肠间之水，反为本证所独具，然则腹中无水气耶！此正长沙教中工从腹满上讨消息，勿从心下讨消息。腹满无水气，才证明肠间自有藏而不露之水气，不过满状不能掩耳。且口舌干燥，有津液等于无津液。大肠主津，小肠主液者也，无如为支饮所混淆。津液亦归于无用，其水未去，又岂半夏能承其乏，当以攻坚之药攻水也。己椒苈黄丸主之，方旨详注于后。

己椒苈黄丸方

防己　椒目　葶苈（熬）　**大黄**各一两

上四味，末之，蜜丸如梧子大，先食饮服一丸，日三服，稍增，口中有津液。渴者加芒硝半两。

本方独大黄能荡涤肠胃，推陈致新耳，余药非其匹也。何以不首推大黄耶？蜜丸如梧子大，已欲缓大黄之力，加以先食以实其胃，胃实则肠虚，令药力避实以击虚，丸随饮落，有谷气以尾其后。大黄不啻纯为留饮立奇功。《本草经》称大黄主留饮宿食故也。但服一丸，则作余证无事兼顾矣。制法服法已极和平，且四味各一两无轩轾。不曰以利为度者，水气与糟粕不同论，大可化支饮为乌有也。日三服曰稍增，增丸与中气无加损可知。曰口中有津液，观其口，显见水气逼浮其津液，有字句中有眼矣。行攻药当视津液之存不存为进退。假令无津液而渴，非攻法所宜。师谓欲攻之，当随其所得而攻之，渴者与猪苓汤，曰余皆仿此，硝黄在所必禁矣。乃曰加芒硝半两，胡独便宜其渴乎？正惟引水以行其津液，下输膀胱系乎渴，津液固难得，渴饮尤难得也。以彼口舌干燥本无渴，得水而后津液存，气化之能出，可立待也，其饮当从小便去者意中事。岂非水上加水耶？有芒硝在，将水与水融成一片矣。何以君防己耶？车转支饮者防己也。由直肠复环周于曲肠，水气不走亦走矣。然尤恐溺孔之中，犹带寒意，妙以椒目化点滴为温泉，导硝黄以达下窍也。葶苈作何用？水出高原者也。肺又以大肠相表里，舍葶苈以何物令清肃下行乎！合硝黄以杀其水势，绕折支饮于无形。夫以破除积聚之猛药，不假借枳朴以同行，软化肠间为何若？脱令化丸为汤，则激矣。

卒呕吐，心下痞，膈间有水，眩悸者，小半夏加茯苓汤主之。

书卒呕吐，明乎四饮不常呕，更无吐状之足言也。下言冒者必呕，仍非因冒致呕也。上言其人苦冒眩，下言必苦冒，又曰时复冒，何尝必呕乎！大都水逆而后吐，且呕且吐者，言其与支饮无涉耳。下文明明水去呕止，止呕者其常，呕吐者其变，此其所以谓之卒也。何以心下尚痞耶？痞而不坚，是膈间支饮未成立，水气不如心脏之坚也。曰膈间有水，不明言有支饮可知矣。何以与上条肠间有水气有异同耶？气字正水谷不别之明征。盖水谷之别，别在水有水之精，谷有谷之精，合两精为精气者，乃水谷二气相游溢使之然，于是肠间又别之为糟粕，脱化精气者是，若谷气混入水气者之中，是混精气与糟粕之中，有水气云者，谷气虽有而若无，肠间不分其泾渭，非攻之不去者，水气与坚冰无异，谷气又从而实之耳。有水云者，有谷在胃中，与膈间之水，相失不相得之谓也。已椒苈黄丸不中与，以其重伤水谷之海故也。书眩悸，得毋呕吐时之现状耶？不尽然也。上言心下有支饮曰其人苦冒眩，无呕吐也；水停心下曰甚者则悸，无呕吐也；下条脐下有悸且颠眩证具，曷尝呕且吐乎！呕吐固卒，眩悸亦卒，不曰卒眩悸者，因呕吐引起眩悸，因眩悸留住呕吐焉已。治之奈何？下言诸呕吐曰谷不得下，主小半夏汤，下水兼下谷。上文呕家已受其赐矣，行小半夏可乎？半夏非长于治眩悸也。下言支饮者法当冒，则复纳半夏以去其水，却于冒状无所遗。冒者非仿佛眩悸乎哉，茯苓甘草五味姜辛半夏汤，可行矣乎？本条又非为咳满即止后立证，姜味辛无取也，法惟加茯苓以匡半夏之不逮，截留未呕未吐之水，下取高原之为得也。小半夏汤主之句，方旨详注于后。

小半夏加茯苓汤方

半夏一升　**生姜**半斤　**茯苓**三两

上三味，以水七升，煮取一升五合，分温再服。

本方非支饮之通方，乃饮家之通方也。下文以本方尾篇末，特书曰先渴后呕，为水停心下，曰此属饮家矣。久咳数岁条下，其人本有支饮在胸中，曰治属饮家，不属支饮，又在言外矣。呕吐门先渴却呕者曰此属饮家。条下引支饮为陪客。与上言呕家本渴数语同其辞，可见饮家与支饮若离合，惟与水病之水饮所作有异同。彼病者苦水，医以为留饮而大下之，是水字饮字未分晓。师已明斥其非矣。然则四饮皆作饮家论耶？又非也。饮家二字不能括四饮。四饮未有止属饮家之便宜。凡四饮未成立，终其身为饮家者，所在多有。若误认为支饮家为寿者相，至一百日或至一岁，不卒死者亦云幸矣。苟非咳烦证具，能任受十枣汤之人，果有如是之久持乎。何以饮家亦曰其人本有支饮在胸中耶？胸中支饮，容易推翻。本有云者，非现在之词也。上言胸中有留饮，乃指溢饮而言，即肺饮不弦者是。本证心下痞由呕吐所致。安知膈间之水，不溢过胸中乎？视在乎支饮之弦不弦。呕吐眩悸，是转移支饮为肺饮，其脉当然不弦亦不平，究非苦喘短气之比。不离乎与饮家为邻，此仲师探源之论。撇开支饮以立证，上工所为治未病，觉四饮总以饮家为乐观。本方当先入饮家之门，为四饮打破其后壁。若留为最后之补救，则老而无及矣。《外台》茯苓饮颇合时趋，抑亦立方之逐末者欤。

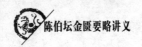

假令瘦人脐下有悸，吐涎沫而癫眩，此水也，五苓散主之。

本条看似瘦人可免痰饮之患也，不知以瘦人得痰饮，比诸素盛今瘦之人，其痰更难出路也。同是见端在水走肠间，沥干大肠之津，小肠之液。同是津液随水势而升沉，在盛者则津液上泛而为痰，在瘦者则津液下坠而成水而已。有声无声之分，分在肠间或肥或瘠之异同也。然则盛人大有容水之余地耶？非也。盛人之水走窄路去，容易错过处，其水愈走而愈深，不必经饮家之阶级，卒然今瘦其明征；瘦人之水走阔路去，容易错过处，水愈走而愈散，必经饮家之阶级，非卒然今瘦其明征也。夫非便宜于瘦人耶？不尽然也。假令瘦人，又当别论。膈上病痰诸证不必具，心下有痰饮证亦不具，但曰脐下有悸，有字便自无而之有矣，非真脐下悸也。位居脐下之里面一层，有膀胱在。膀胱之内部，存津液而出气化者也。气化不能保留大小肠之津液，反与水势相争持，则悸矣，连带脐下，亦无悸变为有悸矣。书吐涎沫，津液化为沫，沫乃水华之浮面一层，冲散脾液之涎，致液随沫涌，觉涎多沫少，故曰吐涎沫。涎沫脱离其气化，则太阳不可问矣。形容太阳之倾倒曰颠眩，非涎沫倾倒之也。涎沫不过迷离太阳于烟水之中，无悸则不眩，有悸则不特眩而颠眩，显属仆偃太阳者悸为之，此岂瘦人所习惯哉。定其案曰，此水也。与膀胱腑中天一之水不同论，乃肠间之水，别走州都之地使之然，为水上加水，又与盛人之水不同论。盛人之水患其多，瘦人之水患其少，非徒以去水为快也，长沙却先发以制其未病，从水道以划分其鸿沟，汗溺别之为两路，则化无用之水为有用矣。五苓散主之，方旨详注于后。

五苓散方

泽泻一两一分　**猪苓**三分（去皮）　**茯苓**三分　**白术**三分　**桂枝**二分（去皮）

上五味，为末，白饮服方寸匕，日三服，多饮暖水，汗出愈。

五水门何以阙本方耶？本方条下曰渴欲饮水，又曰小便不利，二语固散见于《伤寒》，亦散见于五水也。方下曰汗出愈，本方更以取汗见长。在五水则云汗出乃愈，汗出即愈，发汗则愈，又曰常发其汗，汗出者自当愈，当发汗乃愈云云，句句是本方所优为也，讵对于五水独不能承其乏，得毋因多服暖水嫌其滥，禁水故禁药耶？固也。独是五水非止有渴字，且有消渴二字。假令其人消渴，便消水矣。何必靳与之水乎。不多服暖水又何若？五苓非徒运行中央土以灌四旁也。饮入于胃，必经五层波折，一路交代而下输膀胱，斯水精始成焉。苟饮水而非受五苓之赐，则水不精矣。五苓各有专司，如奉令然。由胃而脾而肺，经水道而止于膀胱，五者不得相失，谓之五苓，以水精四布为后效，五水各分名目，如界水然。风水皮水正水，及石水而甚至黄汗，五者并不相得，谓之五水，以一大气一转为乐观，故五水可以穷五苓，五苓不能治五水。五苓方旨，可为反衬五水门之注脚。五水病形，亦如反衬五苓散之注脚也。何以五水亦有饮，四水亦有水耶？饮之水，与水之饮不同论。治饮中之水，不止有五苓散在，治水中之饮，惟赖有枳术汤在，觉五水不能一律认为饮，四饮一若可以一律读为水也。何以不曰四水耶？四饮无遁形，四饮之水有遁形。下文咳家其脉弦为有水。悬饮尚未解脱，而胁下之水已脱离。溢饮条下，又夹杂支饮之水矣，就如太阳小青龙汤证何尝非心下有水气乎，十枣汤证何尝非引动胁下之水乎！此皆仲师推类而言。本方用以治四饮之未病，亦其例耳。对于痰饮为最当者，瘦人二字，已为痰饮写照。写水状入脐下，有悸二字，如闻其声矣。写汗字作水字，得快下利之十枣汤，不能越俎矣。十枣五苓，乃长沙成对者也。

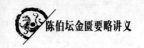

【附方】

《外台》茯苓饮方：治心胸中有停痰宿水，自吐出水后，心胸间虚，气满，不能食，消痰气，令能食。

茯苓　人参　白术各三两　**枳实**二两　**橘皮**二两半　**生姜**四两

上六味，以水六升，煮取一升八合，分温三服，如人行八九里进之。方注从省。

王焘立证，与上文有出入。其曰心胸中有停痰宿水，师言心下有痰饮耳，心下有留饮耳。若胸中有留饮，当是溢饮，非溢水也。既有宿水，宜在膈间，下言膈间有水者是。彼明明卒呕吐矣，非坐实呕水吐水也。下言水去呕止，不曰呕止水去，显非呕去其水矣。夫见水入而后见水出者，水入则吐之五苓散证则然。上条曰吐涎沫不曰吐水，正与水逆有异同也。乃曰自吐出水后，后字岂非如呕吐门所云呕吐而病在膈上，后思水者解之谓乎！彼证有猪苓散在，与停痰宿水何涉乎！就如先渴却呕为水停心下，亦属呕吐门之饮家耳。王氏何所据与四饮一例看耶？末数句更属饮家套话，此等题外之文未免画蛇添足。在囫囵吞枣者，公认左列六味药为痰饮善后最稳当之方，类皆修圆者流，为茯苓饮三字所诱耳。不欲从就删之列者，方内以橘枳生姜汤为张本，参以苓参术各三两，以降天气而升地气，遇胸中气塞之人，不无衬裨补，用以主饮家之已病，亦为社会所欢迎。王氏短于治四饮，徒以搔痒不着之药为敷衍，其求售之心亦切矣。如附诸下文治属饮家之下，未始不可为久咳数岁之注脚，若跟上五苓，起下十枣，则两失之矣。

咳家，其脉弦，为有水，十枣汤主之。

书咳家，四饮非咳家乎哉？未也。不卒死才寄生命于咳家耳。卒死又何以家为乎？下条曰有支饮家，有字何其罕也，其次曰治属饮家，篇末曰此属饮家，三家诚老于是乡哉。要皆从四饮之末路而来，其无生人之乐则一也。书其脉弦为有水，不死于水而生于水，不生于证而生于脉，殆脉弦者生矣乎。仲师又复申前说矣，胡多一其字耶？上文未有曰其脉双弦者寒，其脉偏弦者饮也。病悬饮之十枣汤证，则脉沉而弦，脉字上无其字也。彼条有证具，本条悬饮证不具，无水证而有水脉，其脉即其证，又似也，语气盖谓其脉以外无余证，便无水证之足然，止有其脉之水之足言，是水在脉中，宜乎不但脉弦而且沉。假令咳家其脉沉，其人已不支矣。十枣汤可尝试乎？正惟其血与水则相得，其脉与血则相失。其血虽沉，为其脉之弦所掩，故不曰弦而沉，更无所谓沉而弦矣。何以水可以代血耶？《经》谓水入于经，而血乃成，血亦本原于水也。然则其脉能却水耶？脉者血之府，其血搏其脉，无殊其脉搏其水，脉胜而水负，水弦脉更弦，一若不见水而见脉，故其脉得以弦见也。何以不咳逆上气耶？水无有不下，血为水所持，水与血混为一家，转与咳家若离合，咳出宿饮则有之。若吐水吐血，非其比也。肺无恙耶？肺在变动为咳，久咳当以肺家为病主。其脉无恙在，则营卫阴阳之行无恙在。百脉皆受气于肺，而流散之水亦与焉。为有水三字，恰被长沙一眼看破之词。十枣汤主之，咳起中工矣。夫环绕两胁如旋螺，令水到自尔渠成者，妙有汤中之散在。对于本证，却从肺盖上旋螺而下，清肃之令行，又化水气为霖雨，非借用十枣也，加倍写十枣也，中工奚事色变乎。汤同上，方注从省。

夫有支饮家，咳，烦，胸中痛者，不卒死，至一百日或一岁，宜十枣汤。

本条首句为前路所未言及，有支饮三字见之熟，皆四饮中之一分子焉已。乃曰夫有支饮家，有分门别户之支饮乎？毋宁以饮家二字括言之之为近也。如属饮家，则易主矣。前此之支饮作过去论矣。下条久咳数岁，其人本有支饮在胸中者非欤？诚以支饮之时期短，不如饮家之岁月长。支饮之形如直木，木直才久持耳，水直能久持乎哉。书咳烦，不曰烦咳，因咳遂带出其烦。烦在咳之后，非烦在咳之先也。不曰咳逆，非如前状之逆。不曰亦喘，非如前状之喘，且不能卧也不如故。加短气，必苦冒也不如故，而支饮则如故，此其所谓囿于一家病，无转徙也。然则咳家即其附属耶？非也。上条咳家无烦字，无日久之烦，当然无日久之咳。咳止又其烦安在耶？肺有肺之咳，心有心之烦，心非有恶于肺也。特金水之气盛，致心火无从通于夏，故郁而增烦。其烦也，在支饮家亦无以自明也。何以胸中痛耶？得毋支饮直贯至胸耶？既非心下有支饮，亦非膈间有支饮，胸中不致被其打击也。就令胸中本有支饮在，未几亦自有而之无矣。上文所有支饮之处无痛字，独痰饮曰背痛，悬饮曰引痛内痛而已，可悟本证支饮不在胸中，而在胸之两旁，高出其悬饮之上，其支也，如木之有丫者然，分支之支者也。宜其胸之两旁不痛，而当中则痛，缩窄诸阳下膈之路，胸中不从容，则引痛矣，亦与悬饮之痛同消息。曰不卒死，非徒喜其前此之生也，喜其后此可以延长其岁月也。曰至一百日，或一岁，乃未来之休养，宜以十枣汤相馈饷。治未死无殊治未病，长沙非特为十枣汤求知己也。猛峻之品，未易入支饮家之门，脱令区区药末，卒为社会所吐弃，奚止支饮家之憾，抑亦十枣汤之憾也。汤同上，方注从省。

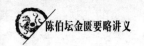

久咳数岁，其脉弱者可治；实大数者死；其脉虚者必苦冒。其人本有支饮在胸中故也，治属饮家。

竖久咳数岁四字，殆咳家矣乎？非也。咳家之饮有遁情。本证则咳无已时，饮亦无已时，惜未受小青龙汤之赐耳。下文小青龙汤有证外之证在，有方外之方在，未审与本条同消息否也。曰其脉弱者可治，中工能勿负责乎。何谓其脉？脉合阴阳，其阴其阳，即其脉之称，非咳脉之称也。何以但见其脉弱而阴，不见其脉浮而阳耶？新病阳用事，法当得浮脉。上文行大小青龙主溢饮，为当汗出而不汗出立方，故曰当发其汗。久病阴用事，无取汗之必要，故下文行小青龙汤不言汗，且应纳麻黄而不纳，戒曰发其阳，禁汗在言外也。中工能认定其脉弱者可治，则成竹在胸矣。反言之曰，实大数者死，阙其脉二字，其脉先死矣。无来无去，不浮亦不沉，直以实气代脉气，乌得不大且数乎！师谓大则为虚，又谓数则为虚矣。大者实之变，数者大之变，无非实者虚之变也。乃曰其脉虚者，虚状非大脉数脉之本色乎哉？可治耶，亦不可治耶？中工宜亟师仲圣如何以诊其脉，其脉虚，是一线之阳虚；其脉弱，是一线之阴弱。其阴阳果未脱离其人之身，于是其人自有其人之知觉。曰必苦冒，苦在头。头者精明之府，诸阳会于是，其阳被压，其阴何以不起亟耶？弱阴正所以维系其虚阳，丝连藕断无伤也。假令其阴反弱而为强，则阴盛难制矣，亦死矣。何以见证形上不形下耶？曰其人本有支饮在胸中，上文心下有支饮且曰其人苦冒眩，况胸中尤亲上哉。下文曰支饮者法当冒，无非形容支饮之尽头，要以其脉平为乐观者，支饮可以无形中打消故也。久咳犹如支饮之余波耶？支饮不如痰饮之幽深，亦未有如悬饮之狭隘，惟与溢饮互为其盈虚。留溢饮于未尽者支饮也，留支饮于未尽者溢饮也。二证可以同时入饮家者也。曰治属饮家，治法则在下文，却与溢饮支饮，仿佛而迢遥也。二证以不了了之可矣。

咳逆，倚息不得卧，小青龙汤主之。

本条复衍上文矣。咳逆云云，非支饮之病形哉，与小青龙汤何涉耶？小青龙汤非主病溢饮哉，胡又牵入支饮病中耶？立方未免骑墙矣。特非身体疼重，不得谓之溢饮，亦非其形如肿，不得谓之支饮也。何以不明言其饮属何类耶？初得病时，四饮皆从水字写出，有水以流露其饮，宜乎溢饮则体疼重，支饮则形如肿耳。久之支饮溢饮已依稀难辨，以其水去而饮留，胜有溢饮支饮之影子焉已。何以下文咳满止后，曰复纳半夏以去其水，为支饮三字，又从何来耶？彼后来之支饮，因渴所致，支饮成而渴反止，作霎时之支饮论可也。然则本证亦宜汗解耶？下条明曰青龙汤下已，不曰汗已，取其达下，非取其达表可知，以彼非当汗出而不汗出，无水与汗共并之端倪，同是主青龙，有水无水宜看破矣。假令长此水多而饮少，又涉五水之问题，正惟其内有干流之饮，宿饮遂去之而不尽，上条谓为治属饮家者非欤。何以不渴耶？咳止庸或渴，咳逆乌乎渴，即渴亦徒多一饮入之水耳，焉能以饮涤饮乎。何以一如支饮之状态，不能卧病耶？同是咳逆，彼证一卧而支饮为之梗，非倚息则呼气无由入也。本证一卧而宿饮为之凝，非倚息则吸气无复出也。法惟乞灵于细入无间之小青龙，辛以润其饮，则饮而水也，与五苓异曲而同工。五苓散水而为精，留以益汗源，青龙化饮而为水，留以供便溺，汗溺总由汤液所更新。长沙方所为愈出而愈奇，苟未明自此以下诸方，为饮家而设，先视本方为等闲，动以加味真武汤承其乏，令饮家终其身而不愈，何为不善师仲圣乎！

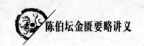

青龙汤下已，多唾口燥，寸脉沉，尺脉微，手足厥逆，气从少腹上冲胸咽，手足痹，其面翕热如醉状，因复下流阴股，小便难，时复冒者，与茯苓桂枝五味甘草汤，治其气冲。

本条看似服小青龙汤之误，长沙欲引以自咎也。曰青龙汤下已，既下不能挽之上，一任青龙之若何变化斯已耳。书多喁，鱼口向上，如以唇戏水者谓之喁。书口燥，类似意欲饮水反不渴者谓之燥，分明汤下则咳下，咳下饮亦下，饮化水而去。宜其写喁字状燥字，得毋中工尚有疑问耶？吾亟为之辩曰，青龙固神于治咳，尤神于治倚息不得卧，而疏于治逆。了却个咳字，倚息字，不得卧字，独对于逆状，若以不了了之者然，长沙方非尽能见谅于中工者此也。中工亦晓然于何者咳而不逆，何者咳而且逆否乎？逆字即冲字之话头，冲字即冲气之话头。《素问》谓冲为病，逆气里急者是也。缘冲脉起于气街，并少阴之经，挟脐上行，故容易逆。凡病不逆则已，逆则当然凭藉冲气为动机。假令咳而上气，是凭藉肾气为动机矣。地气上者属于肾也。假令但言上气，不咳不喘，是肾间气脱之危候。若咳逆上气，是凭藉冲气者半，凭藉肾气者亦半也。五水条下曰肾气上冲，又肾气凭藉冲气者也。假令上气其脉浮大，又不治矣。幸在寸脉沉，不咳则寸沉；幸在尺脉微，得卧则尺微。惑人处在手足厥逆四字。夫厥可矣，乃厥而至于逆，无怪乎人人欲执一字以贬青龙。诚以渗诸阳，贯诸阴者冲脉也。断阴阳，无殊断手足，阴阳气不相顺接便为厥。厥在冲气不动使之然。《经》谓不动则厥，厥则寒，饮复为水固生寒，血复有水亦生寒也。无何而小腹动矣。曰气从小腹上冲胸咽，亦冲胸可矣，与咽何与耶？冲任二脉会于咽，是又冲脉凭藉任脉为动机，愈以见冲脉至胸而不即散也。毋亦厥逆不止矣乎？曰手足痹，厥逆转为痹，又不能作四逆论矣。营血随冲脉为升沉而已。曰其面翕热如醉状，形容血色之掩映曰翕热状。下文则曰面热如醉，明乎血热与胃热有异同也，非醉何以如醉耶？此与形如醉人之脾中风证相仿佛。彼证以风动脾，故如醉者其形；本证如水伤心，故如醉者其面。诸血皆属于心，心部其华在面故也。曰因复下流阴股，循阴股内廉入腘中，非冲气乎哉！胡转以下流二字形容之耶？饮入经络之海变为水，冲气逆流而上者，因顺流而下。流字俨有曲水为导线也。曰小便难，阴股非小便所从出，宜乎其便难，况青龙汤之药力已过去乎。曰时复冒者，复回支饮之原状，前方非功败垂成哉。此殆青龙汤无反动力以打破其后壁，药力所不能兼顾者，长沙已顾虑及之矣。曰与茯苓桂枝五味甘草汤，治其气冲，非取其匡青龙汤之不逮也。有青龙汤为之前，立方才有法以尾其后也。

桂苓五味甘草汤方

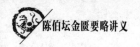

茯苓四两　**桂枝**四两（去皮）　**甘草**三两（炙）　**五味子**半升

上四味，以水八升，煮取三升，去滓，分温三服。

本方非小青龙汤加减法之头一方也，注家误会五方皆从小青龙生出。何以不以小青龙汤为底本，命曰去麻夏姜辛芍，加茯苓乎？下文用桂苓五味甘草汤，则曰去桂枝加干姜细辛，曷尝明言主苓甘五味姜辛汤乎！加减有加减之名称，主方有主方之名称，可比例而观也，且青龙原方，小便不利少腹满则去麻加苓，喘者去麻加杏。本方不曰加苓者，方内已有苓在也。下文且有加大黄之例，与青龙汤又何涉乎？行小青龙曰主之，本汤易一与字，显系另与之词。下条五味药不曰与则曰用。六味药曰内半夏，七味曰加杏仁，八味曰加大黄，逐层披剥，另立法门。毋宁谓以下五方，悉以本方为底本。犹合文义也。玩末句治其气冲一语，自成章法，可悟长沙方大都随手拈来，却与青龙汤若离合，仅易白术一味，彼方降天气而升地气，开放痰饮者也；本方降天气而不升地气，收回气冲者也。小青龙方内，何尝无桂甘味耶？三味药受气于麻姜辛，针对个咳字，五味又与夏芍不相失，保障个卧字，此外无余事矣。然犹未足尽五味子之长也。五味酸温入肝者也，冲任肝所主，直接治肝，无殊间接治冲任。肝主疏泄，大为冲任之助力故也。冠以苓桂者，苓以行治节，桂以壮心阳，有心肺之药加其上，特专五味子之功也。甘草为之使者，甘以缓其冲耳。何以不曰兼治任脉耶？小腹乃任脉所在地，起于中极行腹里，当然冲势以任脉为最力。举气冲以为例者，冲脉主冲，提挚个人之谓；任脉主任，担负个人之谓也。治冲非不治任，治任无非治冲也。然则本方可以代小青龙，五方同一例矣乎？又非也。方方不出青龙汤之范围。假令非治属饮家而治属伤寒，则两小青龙为已足，以其一方可翻作两方用也。正惟饮家有饮家之迁流，又非一方所能尽。于是长沙之妙义，层出不穷耳。岂不得已而愈改易方针乎。

冲气即低，而反更咳，胸满者，用桂苓五味甘草汤去桂加干姜、细辛，以治其咳满。

本条看似咳与逆相反也。上条主小青龙汤明明不咳矣，而逆也如故，与苓桂味甘汤明明不逆矣，而咳更如故，顾此则失彼，非二者交讥乎哉。曰冲气即低，又明明其应如响矣。乃曰而反更咳，桂苓味甘何至重其咳，四味药不能任咎也。肺在变动为咳，安知非关于肺饮之不了了乎。书胸满者，上文咳而胸满已一见，盖指桔梗汤证之肺痈而言，如欲证明其胸之何以满，当详求其所以反更咳之原因。患在何物使之然，彼非如胸痹病之胸满，留气结在胸也。胸部为肺部所迫而形，肺满则胸满，肺虚则胸虚焉已。《经》谓吸之则满，呼之则虚者，乃呼吸虚之满之也。假令一呼一吸而有息息之潜通，则或虚或满亦其常，咳止则亦已矣，何反更咳之有乎？皆由冲气即低而不复高，致少阴脉亦止有下行而不复上，是冲气之低陷犹其后。若肾间动气又寂然，则肺家转被其影响。肾上连肺者也。不同冲气仅至胸而止也。举冲气以例肾气，觉冲气高则肺危，冲气低而肺更孤矣。中工亦知少阴直脉何以从肾上贯肝膈入肺中乎？苟或肺肾不连属，则呼吸断矣，不咳亦咳矣。肺恶寒者也，一吸则下通，肺得以寒气还诸肾，不寒从何咳；肾恶燥者也，一呼则上通，肾得以燥气还诸肺，不燥又从何咳乎！子母合同为一气，则寒温以适也。若吸而不出，下焦之阳不升何待言。吸入者阴也，呼出者阳也，阴胜则寒，因寒生满，所谓脏寒生满病者此也。夫岂治法有未当哉！卒然变态者如斯，进病固卒，退病亦卒，特不能限于一方应其变耳。重用桂枝果何若？长沙不取也。桂苓味甘是顺取法。桂枝留守心阳者也。本证行逆取法，乃肺肾不相涵，止相涵者寒气而已。曰去桂加干姜细辛以治其咳满，侧重姜辛，治肾即治肺也，亦病在上者取之下也。方旨详注于后。

苓甘五味姜辛汤方

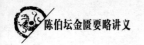

茯苓四两　**甘草**三两　**干姜**三两　**细辛**三两　**五味**半升

上五味，以水八升，煮取三升，去滓，温服半升，日三服。

本条立方明是苓甘五味姜辛汤矣，而制方则剪裁上四味。曰去桂加姜辛云云，证反汤亦反，彼亦苓桂味甘汤下已也。更咳则反出寻常意料之外。仲师故反前说以立方也。何以去桂耶？桂非与咳反，亦非与满反，伤寒小青龙汤证曷尝无咳字满字？桂枝已与有其功矣，上文咳逆不去桂，厥逆不去桂，用桂固非反，即不用桂亦似非从反面下手也。桂枝与姜辛本相得，就令有姜辛在，亦无去桂之必要也。假如加姜不加辛又何若？仿行理中汤去参术加桂苓，是不啻为霍乱病脐上筑肾气动而设，则味味皆用不着，桂枝尤反与方旨不符，长沙方安有如是之曲为迁就哉。在伤寒柴胡方下，则留桂枝未用，惟咳者加姜味无加辛。彼方对于咳字满字无所遗也，得毋细辛亦无足轻重耶？柴胡证病所在胸胁，细辛又嫌其落低矣。本方仲师却全副精神在细辛。细辛生于温泉，其茎直上，为天水同出一原之肺肾药，其绕折背膂而上通于天者，复直贯胸膈而下归于泉，循环往复，始克尽细辛之长。《经》谓辛以润之者，盖指直上下行之细辛，自有挹注金水之潜力在也。何以小青龙汤内，又非首重细辛耶？彼方细辛为之使，青龙之尾欲悠长，纵有细辛而不显。本证从尾闾而上，从容游泳于云水之中，亦可以作青龙之反动力观也。苓甘味又为之使，细辛能反前方以行诸药故也。干姜则《本草经》称其主胸满，且与气味辛温无毒之细辛异而同。何以桂枝又反生阻力耶？桂枝亲上者也，却与细辛同而异。细辛自下而上，自上而下之圆机，桂枝不能越俎也。在青龙汤内，则桂枝皆就范者，在本方则微嫌桂与辛反也。

咳满即止，而更复渴，冲气复发者，以细辛、干姜为热药也。服之当遂渴，而渴反止者，为支饮也。支饮者法当冒，冒者必呕，呕者复内半夏以去其水。

书咳满即止，何奏效之神速乎？曰而更复渴，彼非前此本渴反不渴，今更复渴乎哉。是必前此必呕，今反不呕矣。如其先呕却渴，就令反不渴，仍属心下支饮犹存在。下文仲师明言此属支饮矣。如其先渴却呕，为水停心下，师又明言此属饮家矣。先渴先呕既有饮家支饮之殊，苟非细问其或本不如是而更如是，抑本已如是而复如是。本相若未明了，则辨证无头绪。几何不令支饮家误服饮家药，饮家误服支饮药乎。玩更复渴三字，未尝言更复呕也。饮家本不呕，即有支饮家之呕家亦无复呕之虞。时起时止之呕，及时起时止之渴，究属饮家卒然变态之或然或不然。渴字呕字宜活看也。曰冲气复发者，又不离一个逆字。冲字即逆字之注脚。上条治气冲，是为饮家立方，非为支饮立方也。复发云者，支饮未干休，故冲气未干休。上言三日复发者支饮也，况饮家本有支饮在胸中乎。何以不咳逆耶？咳止矣，则逆不在咳，而在渴。冲气胡以渴？亦即小青龙汤服已，寒去欲解之渴，呕家又曰渴者为欲解，宜其渴以止呕矣。孰意冲气之复活由于渴，以细辛干姜为热药，冲气之所以恶也。曰服之当遂渴，反为冲气所利用，水涨而后冲气复高也。曰渴而反止者，又岂冲气恶水不欲饮乎！以水续饮，饮入又无停水之余地。曰为支饮也，饮为支饮之头，水为支饮之脚，两橛支饮者也。不曰有支饮者，明乎其非成立已久之词。曰支饮者法当冒，冒字正支饮之端倪。现在之支饮不独冒而且眩，上言其人苦冒眩之泽泻汤证是也，过去之饮仍冒，饮家之必苦冒，气冲之时复冒者是也。曰冒者必呕，冒家曷尝呕，何以必其呕耶？妇人产后郁冒曰呕不能食，彼证呕食耳，非呕饮也。胡不曰渴反止者呕耶？上文今反不渴呕家且不呕，况本非呕家乎！吾得而断之曰，支饮为冲气所不容则呕矣。得苓甘五味姜辛汤，转助行冲气之反动力故也。曰呕者，呕则便宜于饮家矣。喷翻支饮折其半，其饮则去，其水则留，因渴所以成支饮，因呕又不得为支饮矣。仍作饮家论可矣。曰复内半夏以去其水，水者饮之源也。不积水当然不积饮，矧其水乃渴饮之羡余，不关饮家平时之聚水生病乎。方旨详注于后。

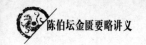

桂苓五味甘草去桂加姜辛夏汤方

茯苓四两　**甘草**二两　**细辛**二两　**干姜**二两　**五味子**　**半夏**各半升

上六味，以水八升，煮取三升，去滓，温服半升，日三。

半夏非去水也，长于止呕耳。下条曰水去呕止，不曰呕止水去，是去水还去水，止呕还止呕，非止呕自能去水也。半夏不能专美矣。果内半夏而有去水之奇，转令苓甘五味姜辛汤，不得与其有功，长沙方亦太不值矣。胡不行苓桂术甘汤，从小便去水耶？彼方去饮非去水。支饮之水，乌能混视微饮之水乎。行伤寒茯苓甘草汤又何如？在太阳用以尾五苓之后，既渴又不渴，似与本证异而同，在厥阴则曰宜先治水，不尤愈于苓甘五味姜辛等药，无制水之余力乎。是说可为茯苓甘草汤之知己，非苓甘五味姜辛汤之知己也。方名去桂加干姜细辛者，取其先受气于肾，绕背后而上，复从胸前而下，自北之南，领肺家之寒以入肾也。咳止满止已而渴，非寒去欲解而何，寒去非水去而何！就令半夏可以承其乏，诸药又何多让半夏乎？不知上焦之寒，与下焦之水，有分寸也。去寒则细辛为先导，从肾部绕道而入于肺，用以逐下其寒，且藉细辛之反动力，能提挈冲气以上散也。去水则半夏为先导，从肺部顺道而及于肾，用以逐下其水，且藉半夏之原动力，能潜移冲气以下行也。操纵在辛夏二味，有辛无夏，则诸药先行于身之后；有辛有夏，则诸药先行于身之前。前阴消水也，水去则半夏之后效已完，细辛之前功亦竟。曰复内半夏以去其水，不曰复用半夏以去其水，苓甘五味姜辛半夏汤皆去水也，岂专责半夏乎！宁不虑其复以热药遂渴耶？渴者去半夏犹未晚。毋庸先舍半夏以避渴，伤寒小青龙小柴胡条下是也。亦从无但用半夏致渴者，下条水去呕止，又何尝复渴乎！

水去呕止，其人形肿者，加杏仁主之。其证应内麻黄，以其人遂痹，故不内之。若逆而内之者，必厥，所以然者，以其人血虚，麻黄发其阳故也。

书水去呕止，了却个水字呕字，支饮之病已了了，支饮之形未了了又何耶？得毋上文一路说支饮，其人长此有异样耶？非也。开始其形如肿，如字已似有似无矣。厥后没收其形以入里，或在心下，或在膈间，或在胸中，不啻藏其人之形于支饮之中，其度亦如旧相识焉已。卒然曰其人形肿，果未失却本来面目乎？旧病一翻为新病，行小青龙汤还待计决乎。曰加杏仁主之，青龙汤喘者才去麻加杏耳。本证非喘也，多主之二字，不必泥看其喘不喘，亦不必泥看前此之青龙汤未有云加杏也。曰其证应内麻黄，不曰应与麻黄，内字即上条内半夏三字之互词，显与青龙汤示区别。因有麻黄之青龙汤证，形肿证不具，其病虽同，其证独异故也。曰以其遂痹，形肿胡以痹？水去形肿，断非水肿在言外。然则气肿耶？又非也。形不归气，则虚有其形，故气不肿而形肿。其始或形如肿者，尚有支饮以实其内，不至于痹也。预知其痹故不内麻黄，特留麻黄于未用，与桂枝同手眼。曰若逆而内之者必厥。伤寒太阳病反以桂枝汤以攻其表，亦得之便厥也。不善用之，则麻桂皆有禁。特禁桂有禁桂之所以然，禁麻有禁麻之所以然。彼证阳虚不能攻其表，本证血虚不能发其阳。然则血虚气不虚耶？亦非也。饮家脉实大数者死。其为血弱气尽何待言。举血以例气，即《伤寒》师谓阳气不足，血少故也句可以括之。独是悉索其饮于血虚之中，毋宁悉索其饮于气虚之中。肺主气之出入，且形寒饮冷伤肺故也，此内麻则伤血，加杏不伤气之所以然。血虚不足以行阳，爱惜其阳，当保全其血。气少尽可以生形，爱惜其形，当潜移其气。此又令饮家不从无形处解，特从有形处解之所以然。肿而且痹将奈何？形上则汗，从毛窍解；形下则利。从前窍解，气行则肿消，血行则痹除，是亦消肿自尔除痹之所以然也。方旨详注于后。

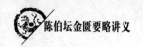

苓甘五味加姜辛半夏杏仁汤方

茯苓四两　**甘草**三两　**干姜**三两　**细辛**三两　**五味**半升　**半夏**半升　**杏仁**半升（去皮尖）

上七味，以水一斗，煮取三升，去滓，温服半升，日三。

本方又从中之上入手矣，非止经过膈上也。从肺部之二十四空，绕入肺喉，正杏仁之熟路者也。诸药又从何出路耶？有细辛在，领药力以出背后；有半夏在，领药力以出胸前，诸药大可以分路也。盖背者胸之府，背为后之阳，胸为前之阳，诸药总以阳受气，觉细辛一若以后方为熟路，半夏一若以前方为熟路也。师言麻黄发其阳者，假令阳道实，又何顾忌于麻黄乎！麻黄开肺叶者也，岂所论于杏仁之开肺喉乎。内回桂枝作何若？仲师已明言其证应纳麻黄矣，无取桂枝之必要也。得桂纵不厥，其人亦未必痹。特恐辛夏为桂枝所束约，反不能尽辛夏之长，毋宁姑舍桂枝之为得，提前施治其形如肿又何若？支饮方成，其水未去，水势以平为乐观，故支饮之脉取其平，若以本方为尝试，是亟起其水也。与头上安头无以异，惶有倚息之余地乎。本方亦不能代行小青龙汤耶？倚息亦定其呼吸也，非上气肩息之比。其阻力由于肺在变动为咳耳。肺部即青龙出海之门户，从容而细入于尾闾，得诸药逐水而下，而后肺气之出入如故也。苟厚集其药于肺中，是反闭肺家之门，咳逆又从而侮之，苓桂味甘汤不能为后盾也。然则置形肿于不顾耶？其人有其人之形，象其人之证。师谓肺水其身肿，无水而有饮，其形得半面，其证亦半面也。六味药不治形之治形，亦不治证之治证者也。可悟长沙方中工唯有守其法，上工而后可以师其意，若俟服汤已而观后效，皆于未病之前无一得者也。

若面热如醉，此为胃热上冲熏其面，加大黄以利之。

本条非复衍上文其面翕热如醉状也。揭胃热二字，长沙又隐为饮家长太息矣。饮家不能取偿于食品，而求救于食又难免，往往水谷不合化为精气，于是划分寒饮热食若两途。上言脉双弦者寒，脉偏弦者饮，脉弦数又曰有寒，以数脉之饮尚且寒，从无热饮可知。我观甘遂半夏汤证无热字，其下如十枣，如木防己去石膏加苓硝、厚朴大黄、葶苈大枣、己椒苈黄之属不言热，分明藏个热字于无字之中，此皆半面之文，读者宜会通言外之旨矣。孰意其热自热而寒自寒，仍不得以热饮二字名之者，以其藏遗热于水谷之海之中，转与寒饮若离合。凡四饮家而能任受攻剂者，无非谷气相薄使之然，去水当去谷，乃水中有谷气在，非饮中有谷气在，水与谷相得，其水益坚。上文仲师一路多方以去其水者，皆水去净尽而后得其真相故也。书若面热如醉，何至此始露热色乎？其面色为寒饮所掩久矣，何以有其形而无其证耶？自得八味小青龙汤始，至上条七味药止，已了却饮家种种证矣。何以不问其脉搏耶？其脉弱者可治，仲师已明言矣。其脉虚否乎？其脉虚者必言冒，冒则本有支饮若迷离，非纯然饮家色相也。且虚家有禁下之条，里虚则胃气与下药有抵触。本条当然脉不虚，可想见其血不虚，故血痹证不具，可想见其阳不虚，故厥逆证不具。首提若字作转语，已撇清上文矣。形肿一变为面热，亦无气冲之可言，申言之曰，此为胃热上冲，明乎与冲气无涉也。设或脉虚，安知非胃气生热，其阳则绝乎。曰熏其面，不曰灼其面，熏则热不着，灼则热不去，有分寸也。曰加大黄以利之，胡仍加大黄以入热药耶？饮家以胃热为习惯，得热食以佐其饮，虽热甚而饮家犹自若也。毋宁移胃家于饮家之中，两家犹作一家治，聊胜于单行治胃热也。方旨详注于后。

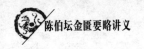

苓甘五味加姜辛半杏大黄汤方

茯苓四两　**甘草**三两　**干姜**三两　**细辛**三两　**五味**半升　**半夏**半升　**杏仁**半升　**大黄**三两

上八味，以水一斗，煮取三升，去滓，温服半升，日三。

上文诸方中两见有大黄，一为厚朴大黄汤，一为己椒苈黄丸。大黄有谷色，必去陈腐之旧谷，而后可以受新谷，长沙已预为饮家谋升斗矣。假令不加大黄加芒硝又何若？硝与盐相类，入胃如以盐着水，反为水气之续。当然硝不及黄，他如己苈甘遂芫戟之属，皆以去水见长，无水可去，则三升药，复回一斗水而已，无裨补于谷也。中工亦知大黄有推陈致新之功乎？《本草经》称其兼主留饮宿食。留饮未去，患在宿食；宿食未去，患在留饮。饮气药得有食气之热，食气乐得有饮气之寒，不相投之相投。饮家腹里无冰炭也。大黄亦非左宿食而右留饮也。《本草经》又称其通水谷，为寒饮热食打通其消息，令留饮随宿食而去，则利在后部；令宿食随留饮而在，则利去前部。师言加大黄以利之，曰利不曰下者，前部后部皆当利，正如师言利之则愈也。何以不曰胃热上熏，曰上冲耶？是又冲脉代行其胃气，以其脉弱则胃气弱而易动，以非适用于大黄，特冲气为五脏六腑之海，与水谷之海同其源。凡脏腑之气动，必冲气为之应。上言冲气即低，俄尔复发者，非必因渴饮始然也。本证与冲气复发有异同，亦非如气从小腹上冲之冲，不过胃热而与冲气有关系，则治冲即治胃。宁令大黄不自有其功，命方仍曰苓甘五味姜辛夏杏大黄汤，则饮家受诸药之赐而不觉，匪惟结束青龙汤也，并结束以前种种汤方也。

先渴后呕，为水停心下，此属饮家，小半夏茯苓汤主之。

本条题珠，盖指饮家呕饮不呕水云尔。上言咳满即止，而更复渴，又曰冒者必呕，非先渴后呕乎哉！彼条则曰为支饮矣，何以不曰此属饮家耶？饮家不当冒，惟支饮者法当冒，久咳数岁曰其人本有支饮在胸中，故必苦冒。其必呕也何待言，未尝证实饮家苦冒也。宜乎中工佥曰先渴后呕为支饮，明明出自师言也。呕家本渴条下，渴止不言呕，则曰心下有支饮，却与下文呕吐门条下不易一字也。彼条末句且曰此属支饮，对写此属饮家四字，与本条字又从同。饮家既与支饮不分明，中工惟有举水停心下一语，为支饮家之公共话头斯已耳。上言食少饮多，为水停心下，水多明是饮之积，四饮又水之积，见饮不见水者，水在饮之底故也，久之饮满变为水，水停即饮停。所谓病人饮水多，必暴喘满者，满则容易呕也。凡此皆四饮不成立，伏饮留饮非其候，水停即其候也。盖伏者有出路，留者有去路。无所谓之停。停则中工又误解个支字作停字，以为按之不移之弦脉所应尔。如其属支饮之饮家，则渴者之水停，将以半夏汤为后盾。如其属饮家之支饮，则呕者之水停，将以苓甘五味姜辛半夏汤为后盾，未始不可以敷衍先呕却渴，先渴却呕也。不知水胡以停？其饮不支故曰停。饮胡以支？其水不停故曰支。为支为停适相反。上言复纳半夏以去其水者，去水之停，非去饮之支也。以其渴止而饮满，亦既呕饮矣。所未尽呕者，缘饮中之水犹存在，非支饮犹存在也。必水去而后呕止者，此饮家所为出入于呕家之门，却与四饮若离合。上文主卒呕吐已有小半夏加茯苓汤在，治四饮之未病则然。本条又治饮家之已病，未病亦作如是观，诚以饮家之后患孔长，恒与四饮相终始，匪特支饮家触目皆是也。虽然，四饮家未易一望而见其真相也，非有视无形之学识，焉能推类以尽其余乎。可悟长沙方之精密，同是小半夏加茯苓汤，用以补前此所未备者一，用以补后此所不继者又一，勿泥看其附诸篇末也。如为饮家计，即提前附诸篇首，亦同一义例也。汤同上，方注从省。

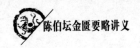

消渴小便利淋病脉证并治第十三

厥阴之为病，消渴，气上冲心，心中疼热，饥而不欲食，食即吐，下之不肯止。

书厥阴之为病，《伤寒》篇首亦云然，略有异同者，《伤寒》曰撞心，曰吐蛔而已，要其立言之旨，则同是伤无阳也。写少阳入厥阴病中者，厥阴以风为本，风主消，渴字从风消上看出，宜乎消渴二字不多见也，渴字是厥阴之愈兆，篇内因渴而愈者有其三，若消渴便是风为虐，乃少阳生死之关头，假令少阳存在，无所谓之消渴，即渴亦关于少阳之复活，少阳往往死于下利而生于渴。本条亦以消渴二字为前提者，纪少阳被风之始，与风消无两立也，无如厥阴之为病方始萌，而少阳之退化立见，注家误认消渴为火逆，以为失此不治则燎原，岂知伤寒种种火逆无渴字，上文火逆上气无渴字，与水逆之消渴若径庭，五苓散证是也。盖气有余即是火，若因有余之内气，而转求救于渴，尚有火气游行之余地乎！夫壮火食气也，非饮气之谓，必少火无生气，斯壮火无制止，于是乎渴，不正之火变为渴，无火之火也。虚劳门有主渴二字者，以有龙雷之火肆行于其间故也。何以气上冲心耶？心下膈与心包络有连带之关系，风邪欲消灭其上焦，可冲则冲矣，遑爱惜心宫乎！书心中疼热，《经》谓包络病则心中痛，又曰心中热，包络代君行令，故疼热印入心中无隔阂也。曰饥而不欲食，风消之渴为虚渴，当然风消之饥亦虚饥，其不欲食也，壮火之气馁，少火之气尤馁也。曰食则吐，有蛔固吐，无蛔亦吐，吐已吃亏，况下之乎！曰下之利不止，可知其饮入之水，徒渍入胃，而不上输于脾，便必甘，甘便反从大便出，小便之多少犹其后，殆回肠不别使之然，即非下之，亦有作利之虞。引其前阴后阴无泾渭，风邪转利用其渴以害谷，则谷如水也。漏扈处在后不在前，此其所以谓之消渴也，难堪在饥渴之害无底止故也，上工方温升下焦之阳之不暇，遑暇抽薪乎。

寸口脉浮而迟，浮即为虚，迟即为劳；虚则卫气不足，劳则营气竭。趺阳脉浮而数，浮即为气，数即消谷而大坚；气盛则溲数，溲数则坚，坚数相搏，即为消渴。

本条仲师一口道破其虚劳，为消渴立案，惟虚劳而后主渴，主渴二字，即本条之注脚。虚胡以渴？在天之热，与在地之火无存在，是虚有其脉，徒以龙雷之火，代行其脉气，是虚有其火，虚故引水自救，又宜乎其渴，苟渴而不劳，未始不减轻其渴，亦减轻其火，无如其行使龙雷之火以任劳，于是在体之脉，觉虚火二字不足以尽之，劳火二字差可以形容之。书寸口脉浮而迟，取寸口为脉案者，脉之大会在寸口也，曰浮则为虚，虚劳脉浮为里虚。曰迟则为劳，虚劳脉迟先清谷，故曰虚则卫气不足，劳则营气竭，营卫者精气也，此不精之脉，营卫直以水为之，非谷为之，驯至精气清冷者，皆水入于经，留而不去使之然，是亦无形之消渴，水亦化为虚也。书趺阳脉浮而数，虚劳条下止有浮脉无数脉，得毋消渴与虚劳涉耶？非也，虚劳藏过消渴于极虚之中，反不以消渴为主病，特非浮数脉，曰而数脉，多一而字，便足以惑人，以其气盛形不盛，其形与虚劳异而同，其气却与虚劳同而异。曰浮则为气，气余于形则觉其浮，中工非不以气盛之人目之也，曾亦顾及其浮则为风否乎，风气发扬其地气，于是乎脉浮，脉浮固假脉，气浮亦假气矣。曰数即消谷而大坚，未消其水，先消其谷，以风害谷，致中央土不灌于四旁，留此大而无当之下壤，坚若石田，师谓知肝传脾者非欤，与四季脾王不受邪则相反，与上条厥阴之为病，则均受其殃矣。曰气盛则溲数，溲时之气并不弱，一若尽移其气于溺管之中，溲未数则气未收者然，是又气假溲亦假。曰溲数则坚，举前部以例后部，觉坚状直贯于魄门。曰坚数相搏，即为消渴，同是下消，上条消渴消在后，本证消渴消在前，中工欲决其生死之期，大率与虚劳相终始，则治肝补脾之要妙，不能置诸不讲也。

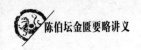

男子消渴，小便反多，以饮一斗，小便一斗，肾气丸主之。

本条又脾传肾矣，土克水矣，勿作脾气实论也，师谓肝虚则用此法，实则不在用之，肝传脾则先实脾，脾传肾则先实肾，即其法也。例如男子消渴，男子阳用事，举男以例女，最贵是男子之阳，消渴则阴用事，宜蛰封者男子之阴，肾开窍于二阴，乃北方黑色，入通于肾所构成，其小便得以受气者，赖有藏精之肾脏为主持，欲穷其小便从出之原为何若？当问其小便日几行，如其小便不加多，即师言脾能伤肾，肾气微弱，则水不行，亦谓之土克水，为坎水留无尽之藏，四季脾王所应尔，若以至虚之脾，压低其肾，不克制无源之水，徒克制有源之水，是两败俱伤之克，脾败肾亦败。曰小便反多，即非饮水一斗，其小便已不为少矣，无如一斗小便始如其数以相偿，几自忘其小便自一斗水来者，觉禁饮尤难于禁溺也，肾脏其性悭也，约小便者也，必变化于元牝之门，而后小便从此出。若多饮以速行其小便，则日劳坎肾而不自知矣，盖一斗之小便，犹人所共见，若夺肾气而为溺，又谁能斗量其出气之多少乎。肾气丸主之，坎肾一天然之太极，水火互动在其间，八味药丸而转之，以活动其神机，肾间动可以制群动，所谓浑然一气者，两肾之阴精阳精二而一也。又何以止水耶？肾气上则地气上，高原亦注水之处也，夫有土便无水，高水一寸能泻水，此崇土制水之说则然，究非持源之论也，惟有肾气为后盾，则坎泉之翕聚深于渊，就令盈天地间皆是水，亦无犯滥之虞，况饮入而上归于肺者，有散精之脾为过付，通调水道而下输膀胱者，有输精之肺为过付，小便必经几层波折乎。《经》谓肺肾皆积水，不去水何贵乎积水，又曰肾上连肺，肾动而肺为之应，何患无决渎之余地乎。长此饮一斗将奈何？液生于肾者也，津液行则渴自止矣，寸口趺阳少阴脉皆动而不休，安有气化充分之人，反藉斗水为生活哉。

脉浮，小便不利，微热，消渴者，宜利小便发汗，五苓散主之。

本条亦男子消渴矣乎？彼证小便反多，当非脉浮，脉资始于肾间动气，肾气已销沉矣，安得脉浮乎！书脉浮，不曰阳脉浮，亦不曰寸口趺阳浮，显见阳不浮而阴浮，本证在伤寒为足太阳病发汗后大汗出，病既不除矣，连带胃中干而欲得饮水，因饮无效，而后为易位之手足太阳出其方也。小便不利四字，伤寒则见之熟，特得水与得小便若两歧，是亦一斗小便之反陪客，可悟消渴证前部之利不利无问题，倘因渴而靳与之饮，更属不情之强制，中工亦知非引水不能拯救太阳乎。手太阳沉于下，足太阳浮于上，虽有气化而无所用，膀胱乃太阳气化之府也，欲浮手太阳，当洋溢其气化，《经》谓气化则出焉者，出字有两义存焉也，太阳禀气化以出毫毛，必有微汗为护送，小便禀气化以出膀胱，必有水精为护送，无如其颠倒太阳于水道之中，致手太阳微于下，阳微故热微，曰微热不曰微寒者，足太阳脱离本腑，便与寒水相失，正欲得寒水以直接其膀胱，何至惊寒，胡又多饮暖水以避寒耶？此又为手太阳偿其欲，寒水非手太阳所习惯，必得暖水而后可以达毫毛，惜无四布其水精之药为先导，则多饮不知其消归于何地耳。同是小便，小便直从肾家出，则肾气丸证具；小便不从膀胱出，则五苓散证具。其为大伤气化则一也。为膀胱起化者肾气也，为肾脏布化者膀胱也。

渴欲饮水，水入则吐者，名曰水逆，五苓散主之。

本证是消渴耶，抑不消渴耶？不消渴则渴反止矣。胡吐水也如故，渴饮亦如故耶？假令水不入口，是诚非渴，然水入矣，有里证宜其引水入，入焉又反拒，有表证宜其吐之出，出焉仍能纳，《伤寒》本证条下曰有表证者此也，水有水之里证，不能变为表，水有水之表证，不能变为里，里证在水底，表证在水面故也，表证里证翻动其水，名曰水逆，实则水底水面皆被动也，以水逆水，非以水逆渴也，一若止许其渴，不许其饮者然，是愈吐而愈渴，不以水消渴，干其水以干渴，是亦风消之消也。何庸以小便之利不利消渴乎！设也不吐水而小便不利，则水无去路，非尽便宜于其渴也。水证亦曰其人消渴，病水腹大，小便不利者，有水可下之，又非五苓可以承其乏矣。水气以肿大为前提，非膀胱之气化能收拾，五水门无行五苓之例者此也，五苓证之消渴无肿形，不离乎男子消渴者近是，不观其中风发热六七日，不解而烦乎，正强有力之男子也。上条曰微热，手太阳犹存在也，比较小便反多之男子，特老阳之称耳，遑得以少壮之青年目之乎！虽然，一饮水之微，却与男子有关系，苟非受肾气丸之赐，未易收五苓之效，非受五苓之赐，未易收肾气丸之效也。肾气丸打入一层作用，五苓散打出一层作用故也。五苓独非表里两解耶？两解乃其余事，截去下文不解而烦，有表里证二语，可见五苓长于治水逆，表里证为水逆所稽留，气化自能解其系，五苓纯在气化上立功者也，奚止大有造于州都之官乎！汤同上，方注从省。

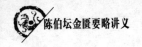

渴欲饮水不止者，文蛤散主之。

本条看似文蛤独长于止渴也，上两条五苓散证同是渴，无止渴字样，下文白虎加人参汤证、猪苓汤证，曷尝非渴欲饮水乎！亦无止渴字样，然则有文蛤散在，举凡治渴之方为多事矣，何必俟其渴不止而后改易方针乎！不知在伤寒则意欲饮水，反不渴，才服文蛤散，明明取其适用于不渴也。若不差者以五苓为后盾，又愈形文蛤之短矣，彼茯苓甘草汤非为不渴立方哉，乃舍之而不用，此仲圣处方之微旨，固非中工所共晓，而文蛤散已为群医所吐弃矣。本条一若以文蛤为独一无二之品，夫谁信其有止渴之奇乎，仲师又何尝曰止渴者文蛤散主之乎！假令一味药尤胜于数斗水，胡不用以替代肾气丸乎！其余对于渴证，更效如桴鼓矣，中工亦知其何以渴，何以无术以止渴乎？皆由其水脏水腑，若封锁而不能开，仿佛有介质之生物为之梗，如蛤蜊壳之合而坚者然，彼非不存精于肾也，无如饮水而肾脏不能通，亦非不存津液于膀胱也，无如饮水而膀胱不能达。征诸前部，小便之利不利无信息，惟贪饮之情如盛夏，心恶热者也，心为阳中之太阳，通于夏气，苟与肾相失，不得于冬，则求救于水，《经》谓心移热于肺，传为膈消者非欤，肺又恶寒也，饮冷则心移寒于肺，不成肺消不止矣。妙哉文蛤，浸淫水中，能合能开，用五两以厚集其味，沸汤和服一钱匕，则合转为开，不纳水又纳水矣，不止渴之止渴，无殊以渴止渴，文蛤不自有其功也。汤见伤寒，方注从省。

淋之为病，小便如粟状，小腹弦急，痛引脐中。

书淋之为病，说入下焦有热矣，师言热在下焦则尿血，亦令淋秘不通，尿血即血淋之见端，淋秘即五淋之见端也。五淋有石淋沙淋气淋血淋膏淋之别。淋训离，淋离廓落四字，可以取譬其尿道矣，殆亦尿不成行之称，即《素问》所谓胞移热于膀胱，则癃溺血，举溺血以为例，不过为小便写照，非必见血而后谓之淋也。师谓小便不利为无血，小便自利血证谛，二语又指后部之瘀血而言，不能执以律前部之血。血淋往往介于有血无血之间，时而有尿血则小便不利，时而无尿血亦小便自利，大都五淋不尽是溺血，小便亦非显分为五淋，特尿如粟状，便含有五淋之质点，从可知五淋亦宿食之变相，其在精管则如粟，其在尿脬则为淋，粟状为小便所逼取，是州都之地无气化，焉能行使津液以护送小便乎！何以小腹又被其影响耶？结于命门者太阳也，由小腹之后，过于小腹之前，禀承气化者也。奈何其弦急，急则不能出，桎梏太阳为何若。曰痛引脐中，脐者天枢之位也，其斗柄所指，用以纪岁时之步也，必太阳升，下焦之阳与之俱升，于是七曜纬虚，五行丽地，悉以天枢为端的也。若阳气怫郁，反搏脐中，则引痛矣，岂因茎中痛牵及于脐乎。治之奈何？粟状即五淋之未病也，法惟先服文蛤散，不差则尾以五苓，以打消粟状为度，就令五淋成立，可以饮食消息之，能延五淋之寿命者，所在多有也无已，则权用四乌贼骨一芦茹丸，及百合滑石代赭汤，如法守服二方，施诸石淋沙淋，十者命中其六七，气淋血淋膏淋，乃五淋之轻者，当以不了了之，非敢越俎也。为避谤起见，长沙其或许我也，雀卵宜参用鹌鹑卵，惜市上多伪造，不如凡鸟雀之卵取用之。

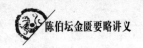

趺阳脉数，胃中有热，即消谷引饮，大便必坚，小便即数。

本条又补明胃中有热矣，上文同是趺阳脉数，而热字阙不书，彼条非胃中有热何待言，同是消谷，彼曰大坚，与大便必坚相去几何，同是便数，溲与小便相去几何。本证曰引饮，彼证既消谷，又消渴，是两消之道也，岂非彼证之热尤甚乎！在伤寒有曰合热则消谷善饥矣，未有曰合热则消渴善饮也，白虎加人参汤证明明热结在里，表里俱热，亦大渴欲饮水数升焉已，何得谓消渴乎！独五苓散证则微热消渴。彼又小便不利也，何尝曰小便则数乎，五苓证已复见在上文，仲师引为溲数之反陪客，特恐中工误解气盛二字，为胃热之通称，认定本证为彼证之注脚，争以竹叶石膏之属，冰死消渴证如反掌，大匠恒为拙工所累者此也。师言气盛则溲数耳，非谓气盛则饮食如故也，气则盛而溲则衰，何取乎多此殊无值价之盛气乎，且浮脉在数脉上，数则为虚也，就令浮即为气，安能为虚数之脉所利用乎！况虚劳脉又在趺阳之上，已无气盛之足言，宜行理中四逆之不暇，惶避姜附之热乎！吾谓首条消渴其形上，宜主白通汤，更新坎中之阳，乌梅丸留作下文蛔厥用可也。本证又以何方为后盾耶？消谷引饮，与五淋若离合，五淋证具，治五淋即所以治胃热，胃热证具，治胃热即所以治五淋。师谓热在中焦则为坚，非所论于宜行大承气汤之燥屎硬便也，如产妇郁冒小柴胡证之大便反坚焉已，大抵消谷之坚，坚在后部，消渴之坚，坚在前部，坚状可后亦可前。五淋亦消谷之变相，非必坚如沙石也，为气为血为膏，皆含有坚质于其间也，观其以粟状为报信可知矣。

淋家不可发汗，发汗则必便血。

本条在伤寒早有汗禁矣，仲师重视麻桂，觉市上不麻不桂之汗剂，皆有流弊，汇举不可发汗共五条，复申言重发汗复发汗之误。盖为麻桂二方示彀率也。本证非徒谓淋家与汗药有抵触，谓汗药与淋家之精气有抵触也，汗乃血之液，气化而为汗，非变血为汗也，汗生于谷而谷生于精，精食气，故食谷化为精，气生形，故形精化为气，气与化相终始，无气便无化，虽有精而无用矣。苟气化存在，则无所谓之淋，精管有精管之气化，溺管有溺管之气化，两不相混，何至有血，无如淋家之气化非前状，遂移胞中之血入膀胱，致尿脬精囊无泾渭，血其精者半，精与尿相连，血其尿者亦半，尿与精相若。《经》谓胞移热于膀胱，则癃溺血者此也，是之谓夺血，夺血无汗者也，汗药悉索其血液而不得，于是乎夺汗，夺汗又无血也，便血即夺血之遗，不发生气淋者寡矣，血与气异名而同类者也。曰小腹弦急，痛引脐中，非血弱气尽而何！彼已气不归精矣，又何由精归化乎！五淋中以膏淋为最无底止，石淋沙淋不过自无而之有，膏淋不能自有而之无故也。不发汗将何若？五淋所以无发汗之余地者，因谷气不充耳，设非消谷引饮，便无营气不足，血少之虞，淋家可以安之若素也。假令脉浮病在表，可行麻黄汤乎？否则浮为在外，可行桂枝汤乎，抑置表证外证于不问，坐待麻桂证罢乎？夫桂枝取汗于卫，麻黄取汗于营，非强责营卫以血供，不以汗供也，却邪以汗不以血，生汗在精不在形也。趺阳脉数将奈何？仲师提出胃中有热四字，已为淋家长太息矣，阳明脉数不解，始则曰合热，继则曰陷热，五淋可以例看也。虽然，阳明之便脓血，本证之便血，无非热气有余使之然，听其血尽可也，《素问》不云乎热虽甚不死乎！

小便不利者，有水气，其人若渴，瓜蒌瞿麦丸主之。

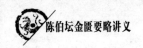

本条看似五苓散证也，上言微热消渴者一，水入则吐者一，何以有水气三字概从省耶？水气形上不形下，一则脉浮，一则水逆，水气似难以捉摸，独瘦人脐下有悸条下，则水无遁形，师曰此水也，究未实指其有也，胡为同是小便不利，则曰有水气？显因有水气之故，加重其水气也，曰此法当病水，何以不隶入五水门耶？病水腹大，仲师最严之定论也，有水气而腹无恙在，止可与四饮也，瘦人同例看，上文五苓散证已明言也。书其人若渴，得毋其人目下无卧蚕耶？谓非水气一洗其肿形，安有小便不利之人，犹自若耶！其人存，其阳不可问矣。膀胱者太阳之本腑也，气化则能出，出太阳以卫外者也，小便且无出路，太阳还有出路哉！盖必淹没其阳于水气之中，不肯提升太阳者水气也，不能通利水气者小便也，是脱离水气仅有其人在，即渴亦无裨于太阳。若不渴又未免恝置其太阳，觉不应渴而渴之原因，其人亦无以自明也。渴而不饮又何若？其人方且引水自救之不暇，一若自信为渴者为欲解，今反不渴，则计无复之也。盖不渴必因水势之凭陵，若渴尚有纳水之余地也，不观其饮水不吐水乎，其人之喉舌，非与水气格格不相入也，长沙特以若渴二字慰其人，反言之曰若不渴，恐其人无最后之余望者然，独惜其饮水亦无反动力，欲逆取小便而不得，在其人则无如水气何，孰意仲师反以饮水为有用，瓜蒌瞿麦丸主之，行以水制水法，明乎有源之水，远胜于无源之水，则知长沙方妙莫测矣。方旨详注于后。

瓜蒌瞿麦丸方

瓜蒌根二两　**茯苓**三两　**薯蓣**三两　**附子**一枚（炮）　**瞿麦**一两

上五味，末之，炼蜜丸如梧子大，饮服三丸，日三服；不知，增至七八丸，以小便利，腹中温为知。

本方与肾气丸异曲同工也，长沙取用肾气丸者四，皆以小便利为后效，一治虚劳小便不利，一治短气有微饮曰当从小便去，一治妇人转胞不得溺，曰但利小便愈，一治男子消渴，曰小便反多，加多则过犹不及，彼方仍以利小便见长也。本证同是利小便，肾气丸反不胜任耶？因有水气之处生阻力，肾气虽动而不休无当也。何以不君地黄君瓜蒌耶？地黄从背后落以入阴，瓜蒌从胸前落而向阳，二药有南辕北辙之分也。薯蓣茯苓何以不可缺一耶？薯蓣最富于津液，用以补益有源之水也，茯苓几及于醴泉，用以肃清无源之水也。附子不并桂枝又何取？一枚炮附，恰肖坎中之一阳，肾气未动则宜桂，肾气已动则宜附，有桂枝不可无茱萸，无桂枝则不用茱萸之酸收矣，独是以瞿麦易丹泽，则匪夷所思，丹泽不过令两肾与太冲之地，划分其畔界耳，非取其排泄水气也，瞿麦生于水，其仁最细小可爱，色黑而气清，着水便浮，以水之质，独具提阳之力，从下窍翻腾而上，自尔通调水道，令膀胱受之无不觉者，前其有嘉谷之善性存焉也。此变通肾气丸而推广之，八味丸翻作气化用，膀胱不治，则求治于肾，治水气当以本方为特异，妙在任令其人之渴，饮水不为过，无反得与有其功故也，何以胡为以得小便为未足，务求腹中温为知耶？毋亦恐附子之力有未逮耶？似也，水不落则阳不出，无如阳气沉溺已久，迟迟而不能活现于腹中者意中事，讵必限至七八丸乎。

小便不利，蒲灰散主之；滑石白鱼散，茯苓戎盐汤并主之。

本条何以除却小便不利四字无余证耶，究指何证之小便不利耶？《伤寒》《金匮》小便不利不胜书，有证立当然有方立，未有舍余证不治，而但治小便不利者，伤寒阳明病，蜜煎导大便者有矣，土瓜根及大猪胆汁皆可为道矣。导小便法尚有所遗也，何其对于前部，独漠不关心耶？夫阳明中风不尿，腹满加哕者不治，就令以法令其尿，仍不治也。湿家下之，额上汗出，小便利者死，凡病岂尽以利小便为快乎！诚以导后部未必立倾其大便，导前部容易立罄其小便，不卒死亦有速其死之理存，粗工勿笑前圣人之拙也。医者亦知何为小便不利，何者是不利小便乎。如其难堪止在于小便，是除却小便无病形，如其难堪不仅在小便，是除却不利小便无病形，种种不利小便之见证在上下文，立方当然非专为利小便而设，亦无从禁制其小便之理。本条则着眼在脏无他病之小便，不利惟有利之愈而已，何以上下文又无不利小便字样耶？间接以窒塞其小便，苟人人认定小便有小便之范围，自能考虑其所以小便不利之原因，若求其故而不得，则无字句处，必露其端倪，特患求诸小便范围之外，不得其要领，是以有小便始，以无小便终，利之无可利，以汤利之固死，以法利之亦死也。不然，蒲灰散三方，何等直捷，几为医界口头禅，还有用不着之小便不利哉！不知者谓本证为见之熟，孰意人所共见之小便有异同。不能援本条以为例也，由其小便不利非被动使之然，乃小便自动使之然故也。曰蒲灰散主之，证同而治不同，又曰滑石白鱼散，茯苓戎盐汤并主之，多出其方以治一证如未足，医者又何所适从耶，不曰亦主之，并主二字，几可以三方同试也。方旨详注于后。

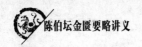

蒲灰散方

蒲灰七分　**滑石**三分

上二味，杵为散，饮服方寸匕，日三服。

滑石白鱼散方

滑石二分　**乱发**二分（烧）　**白鱼**二分

上三味，杵为散，饮服方寸匕，日三服。

茯苓戎盐汤方

茯苓半斤　**白术**二两　**戎盐**弹丸大一枚

上三味，先将茯苓、白术煎成，入戎盐再煎，分温三服。

本条小便宜作三橛看，不能徒以不利二字了之也。不利在小便之头耶？则迟迟而若不能开者溺孔也；不利在小便之末耶？不能源源而来，状如闭拒者尿脬也；不利在小便之中耶？出其半而遗其半，溺管若断为两端也。何以不曰小便短耶？短则小便已毕，而一发无余之谓，是短在从出之原耳，不能执责小便也。若便犹未毕，无从续得小便者，始有测度之余地也。例如小便久不出，法当开阴头，菖蒲似非长沙所物色，《本草经》称其止小便利，岂非与小便不利相反哉！孰意仲师以止小便之药利小便，是反用菖蒲，无非操纵菖蒲，菖蒲以节胜，一寸九节者强，《本草经》又称其开心孔，利九窍，其一节有一节之变化何待言，特非粉碎而细末之，令与灰飞相若，焉能融入小便之中，自寻溺孔以出乎！得毋烧灰走下窍耶？非也，烧之则不能效灵矣，蒲灰字脚无烧字可知也，且有滑石载之而下趋，其所以能逆取小便者，由其有收放之力，退入一节，而后进出一节，较为得机得势也。滑石白鱼散又作何用耶？鱼者虫之隐者也，蠹鱼即白鱼，木中蛀虫者是，积谷亦蠹，丛书亦蠹，利小便当以蛀米之蠹为良，以其奇生于谷，而远离者水，用以别水谷，则先清小便之源矣。乱发亦与无孔不入之白鱼从其类，若烧而灰之，又从截流上着手，恐有瘀热为之梗，则小便不利必发黄，避免发黄当然小便利。乱发固长于治诸黄，亦能令病从小便去也。乱发非为功于小便，实为功于白鱼。盖有乱发在，则白鱼尤活动故也。仍以滑石为舟楫者，沉而利滑之品，孰有神于滑石者乎！何以茯苓戎盐汤，又不参加白鱼耶？停小便于溺管之中，小便必凝滞而不行，苟无一物以解化之，则不利如故矣。妙哉戎盐，碱饴合杂，谓之饴盐，生于西戎之鄙，即今陕甘之盐者是，凡盐着水便化水，匪特戎盐始然，究以饴盐为甘美也，何以不用散耶？汤之为言荡也，假令三物杵为散，则味味如弹丸，又聚而不散矣，与滑石合作果何如？戎盐必留中久之而始效，滑石走精锐者也，同行则相左，不观其纳戎盐于煎成之中，再煎之乎！曰煎不曰煮，缓行苓术可知，白术取其轻，茯苓取其重，徐以俟其清肃之下行又可知。三方皆非亟亟于利小便也，有小便在，不患无小便。伤寒赤石脂禹余粮汤证，曰复利不止者，当利其小便，湿痹其人小便不利，大便反快，曰但当利其小便，正与本证同消息，太阳病中风，以火劫发汗条下，曰小便利者其人可治，彼岂始终无小便哉！能于小便不利时，预决其小便利者，亦不患无利小便法也，三方其例焉者也。

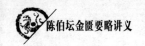

渴欲饮水，口干舌燥者，白虎加人参汤主之。

《伤寒》《金匮》本方凡七见，白虎证不渴，加人参则为其渴，本证亦跟上渴字连类而及耳。得毋小便之利不利可勿计耶？所有白虎汤证白加人参汤证无小便不利四字，然则小便必利耶？非也，渴饮证具，非热则烦，是里证成立，仲师亦明言无表证矣，与热不在里，仍在表不同论，从无小便必利之理。何以不曰小便不利耶？小便即津液之符，与气化互为其盈虚，假令白虎尚未尚试，而津液先竭，以何物布水精于毫毛乎！白虎下行清肃者也，必令服之者如被甘霖，诸药遂洞开其腠理而不觉。苟因小便不利之故，津液自封其热邪，是州都之地如陷阱，虎威一衰，则震动坎泉，将有灭顶之凶矣。师谓伤寒脉浮发热，无汗，其表不解者人汗出，得汗且如此，况小便乎！不然，《阳明篇》亦有白虎猪苓二证在也，小便不利主猪苓，何尝以白虎越俎乎！在阳明曰口干舌燥，本证曰口干燥，干燥形上不形下，便与下窍无涉，宜乎无小便不利之端倪，仲师特举多数白虎证，与上文渴欲饮水不止之文蛤散证异而同。造次与文蛤散祸犹小，造次行白虎加人参，则祸实大也。又不能以数少律小便也，例如本小便日三四行，今日再行，毫无窒碍者，小便虽少亦为利，非必小便数多才算利也。不利二字，当从小便难上看出也。汤见上，方注从省。

脉浮发热，渴欲饮水，小便不利者，猪苓汤主之。

本条在《伤寒》既见于阳明，再见于少阴，上文师又言渴者与猪苓汤矣，其为泛应不穷可知。胡不留为下文水气用耶？师谓诸有水者，腰以下肿，当利小便，本方非利小便乎哉！阳明汗出多而渴，本方有复利其小便之嫌，是猪苓汤最长于利小便矣。何以反为水气病之禁剂耶？匪特禁猪苓也，自痰饮咳嗽苓桂术甘汤以下，共二十七方，皆置而不用，独蒲灰散则厥而皮水者得与有其功，其余一路诸方，则与水气无涉也。仲师为前此去水诸药作大结束，进中工与言治五水之难，见得猪苓汤不能滥予，亦与爱惜阳明之津液同一例，白虎更宜谭之色变矣。书脉浮发热，阳明篇则指燥气落胃中，阳明有阳明之浮，脱离本气，浮出太阳之分际，发热亦移过于太阳之分，热邪遂鼓动胃中之水，反扑阳明，令与燥气相失，于是乎小便不利，猪苓灵于分水之犀也，津液得下者，猪苓下之也。津液所以以联络阳明本气之燥，与中气之湿，而后燥湿亦不相失也。彼条避猪苓复利其小便者，以汗多之故，恐津液未还入胃中耳。本证与阳明病异而同，大都津液浮于水道之上，隔绝阳明太阴之中见，觉小便不利乃津液不行使之然，渴亦津液不行使之然，却与五苓散证若离合也。猪苓汤主之，白虎穷则以猪苓为后盾，就令小便利而渴如故，猪苓汤非不可以承其乏也。不观伤寒少阴病下利六七日，猪苓汤何尝当为小便不利立方乎！特患水气弥漫之时，恐五味药不能绕折而入通于肾，反以聚水获咎，故为长沙所不取尔。方旨详注于后。

猪苓汤方

猪苓（去皮）　**茯苓**　**阿胶**　**滑石**　**泽泻**各一两

上五味，以水四升，先煮四味，取二升，去滓，内胶烊消，温服七合，日三服。

《金匮》首以猪苓汤为前提，曰如渴者与猪苓汤，余皆仿此，何以至本条才仅一见耶？上下文渴字不胜书，岂长沙有意奚落猪苓耶？仲师教人开始勿错过猪苓证，而后可担任行攻法，非教人逢渴者便以猪苓汤敷衍之也。夫诸病在脏曰欲攻之，治以寒凉固是攻，治以温热亦为攻，治五脏者半生半死也，谈何容易而能随其所得而攻之哉！例如脾病治脾，肝木乘之，止有克而无生。于脾无所得，是谓伐脾，不可攻也。同是治脾，而心火生之，先有制而后化，于脾有所得，即或损脾，仍可攻也，其所以可攻之原因，以有津液为之续，不渴其明徵，其所以不可攻之原因，以无津液为之续，渴其明徵也，为津液效灵者猪苓汤也，渴者是未受猪苓汤之赐，攻之而后补行猪苓则已晚，不渴又猪苓证不具，毋庸滥予猪苓，无猪苓证当以曾服猪苓汤为张本，则不渴者自表示其津液见于未行攻法之前，猪苓汤遂有备而不用之价值，故曰余皆仿此，五味药不足以例其余，方旨则足以例其余也，独非所论于下文五水病。一若撇开猪苓汤以立证，恐其行水适以生水也，下文明明曰诸病此者渴，又曰此亡津液，故令渴，举凡见渴反与猪苓无涉者又何耶？病水则津液之有无不暇顾，仲师又教中工体认太阳病，太阳本在天之寒，水病当以太阳为正鹄，必太阳之气化无恙在，而后脉出者死一语，毋庸为太阳悲末路也，反是则诸药虽为功于治水，究不足以生太阳，又不必令猪苓汤以无济获咎也。

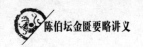

水气病脉证并治第十四

师曰：病有风水、有皮水、有正水、有石水、有黄汗。

本条看似五水之提纲，与四饮首条同书法，要其提撕中工之徵（微）旨，当会心于言外也，不观下文第五条忽插入太阳病哉！太阳中风耶，抑太阳伤寒耶？水亦寒也，伤水与伤寒若离合，此莫之致而致之伤寒，是亦一种太阳病，然仲师立言不止此也，盖视太阳乃五水病生死之关头，下文师谓水病脉出者死，岂指水势暴涨而言哉，太息太阳漂流而越出于经外，不克自有其一身，虽多出其方为后盾，太阳已不知其何往也，可悟水病以太阳为最危，危在推倒太阳于五水之中，气化落水自浮沉，太阳直以一身当五面，遂立变为肿太阳，非不表里证具也，表肿里亦肿，里沉表亦沉，时而太阳浮于水，风水皮水使之浮，时而太阳沉于水，正水石水黄汗令其沉，沉为在里，里水则与五脏之水同其源，可望而知之其腹大，浮为在表，表水虽与五脏之水异其流，可合而言之其身肿，宜乎仲师剪裁麻桂二汤以立方，五苓真武之属不与焉，五苓真武条下无肿字，不能作太阳之保障故也，况五苓散水地之南，治南则背其北，真武镇水天之北，治北则遗其南，水气之流散为何若？不如自上而下，划分其泾渭，如师所云，腰以下肿，当利小便，肿以上肿，当发汗乃愈，于无可收拾之中，以汗溺两途收拾之，庶几气化行，则太阳犹有更新之余地也，不然，《经》谓目窠上微肿，如蚕新卧起之状，其颈脉动，又曰以手按其腹，随手而起，如裹水之状，其形容水气之流露，何等肖妙，若本是说以付诸凡医之手，彼倾倒水气之市药，不可以斗量也，入腹则与太阳长辞矣，下文十二方具在，却以越婢加术汤为方首，此外凡不经见之药物，必为长沙所吐弃，就如长沙方或用之而无当，则宁缺毋滥也。

风水其脉自浮，外证骨节疼痛，恶风；皮水其脉亦浮，外证胕肿，按之没指，不恶风，其腹如鼓，不渴，当发其汗。正水其脉沉迟，外证自喘；石水其脉自沉，外证腹满不喘。黄汗其脉沉迟，身发热，胸满，四肢头面肿，久不愈，必致痈脓。

书风水，水之风耶，抑风之水耶？如其水中有风在，则浴水即浴风，上言汗出入水中，曰如水伤心，历节痛，黄汗出者是，如其风中有水在，则受风兼受水，虽在汗出在水中，无殊以水浴汗，下言汗出乃愈，又言汗出即愈者是，夫入水而后被微风，不入水便无风矣，止可谓之水风，风从地水中生也，若以无形之风，没收入有形之水，是太阳长在风水之中，又何时始有汗出

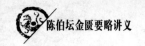

乎！书其脉自浮，浮即为风也，风浮则水自浮矣，非风水之脉乎哉，无如风水不浮其脉浮，脉合阴阳者也，阴阳不可见，见浮脉便见其阳，浮为阳脉故也，写太阳入浮脉之中，既曰其脉，又曰自浮，太阳方自顾其身浮之不暇，奚暇迁怒于风水不自为其浮，偏以其一身之阳为傀儡哉。书外证骨节疼痛，师尝曰浮为在外也，太阳中风，宜其外证仍在，特难堪在骨节疼痛，彼非续得下利清谷，何至身疼痛耶！毋亦风湿相搏使之然耶？彼证骨节烦疼，本证又无烦字也，此殆与诸肢节疼痛之历节证异而同，历节则风血相搏，疼痛如掣矣，本证非风水相搏乎哉！书恶风，历节痛不特无恶风二字，且汗出当风也，是又与风湿相搏之恶风将毋同，其次为皮水，皮里即分肉之间，太阳伏行之处也。所谓水入于经，而血乃成者，水化血则血而经，血化水则经而水，下文师言血不利则为水，名曰血分者，即水血混淆之称，于是立经水前断后断之条，与发汗乃愈又无涉，盖皮水一如经血之皮，经水逐为皮水之血故也。书其脉亦浮，是太阳亦浮于经外，外焉皮水有经水一分子，内焉经血有皮水一分子，血与水交迫，太阳不浮亦浮矣。书外证胕肿，足胕为皮水所裹，足经反载皮水以行，两足乃太阳所从出，太阳根起于至阴也，阳浮胕肿，太阳还有立足之所哉！曰按之没指，皮陷指亦陷，血散水亦散，皮里虽因一指为转移，恐太阳从兹断矣。曰不恶风，明明有风而不恶，皮水亦风水之进入一层也，不恶风便失太阳之知觉，遑问其他哉！书其腹如鼓，腹皮与鼓皮相若，非如下言其腹大之谓也，胕皮与腹皮同消息，异在按腹非没指焉已。书不渴，是津液未亡，皮毛还有一丝之汗孔，下文行越婢加术以治渴，行越婢汤以治不渴，在伤寒则为不可发汗而设也，乃曰当发其汗，不发太阳汗，当发太阴汗，其汗即取汗于其肺之称，皮者肺之合，且天气下为雨也，一面发其汗，一面收回其太阳，越婢加术，是不发汗之发汗者也。下文越婢汤方下，亦云风水加术四两者此也。若血分病则营卫相干，经络不通矣，尚有取汗之余地乎！下条风水亦曰汗出乃愈，是脉浮还算风水皮水占便宜，其次为正水，正者邪之对也，当其位则正，非其位则邪，水病还有正水之足言哉，仲师殆指肺水而言，乃天一所生之水，本无所谓之邪，就令饮入而上归于肺，肺家受之而不觉其多者，得诸天者还诸天，故曰正水，与聚水生病之肾脏不同论，肾生病为胕肿，又与皮水相类，下文另有肺水者在，有肾水者在，乃仲师曲绘其内证则然，非但写外证也，假令内证亦具，又不得为正水矣。谓为肺胀又何如？肺胀非尽关于水也，关于气为居多，上言上气喘而燥者为肺胀，又曰欲作风水，发汗则愈，彼条已写风水入肺中矣，故立越婢加半夏汤、小青龙加石膏汤以治咳而上气，下文亦有肺胀二字。师曰其状如肿，又曰发汗则愈，此肺胀肺水之异同，宜乎本证不发汗，以其脉沉迟，太阳已不浮矣，没收其阳于正水之中，水气从非与太阳为难，太阳亦无反动力，汗药无裨于太阳，正水即秋水之称耳，应无氾滥之虞。下言沉则为水，迟则为寒，极其量亦寒水相搏而已，然则何者为邪水耶？下言小便自利，及汗出者为正水，反是则邪。书外证自喘，即伤寒饮水多之喘，喘而不咳，故曰自喘，设或咳而喘，则水中有邪在，正水所以与肺胀有异同也。本证殆不可发汗矣乎？师立汗禁，不过为渴而不利，小便数者而设，本证不尔也。师又曰诸有水者，非暗指正水以为例哉，彼条则以利小便发汗为正治，他如里水条下之越婢加术汤，甘草麻黄汤，亦能胜任也，以正药发其汗庸何伤，不尤愈于水发其汗乎！其次为石水，非谓其水肿甚则按之如石硬也，冬水平如石，故冬脉以微石为当令，肾水亦以石水得名，万物合藏之候，北方水可作石水观，宜乎脉沉，特止有沉脉无迟脉，并水气之流动而不见，不疾不徐，不能以迟脉目之者，沉脉亦非独脉象之变见为之，沉者自沉而已，连带水脉亦沉者，皆由太阳自身之沉无底止，又不得目之为脉沉所应尔，乃其脉自沉，显见太阳为石水所掩，一若无从

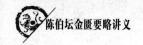

问诸水滨者然，太阳之失踪可悯也。书外证腹满，腹者太阴之本部也，内证所流露，有诸内者形诸外，胡为有诸外者移之入内耶？毋亦如伤寒本太阳病误下之故，因与太阴有关系，属太阴之腹满者欤。不然，安得复有外证，悉入腹中耶！在太阴则半外半里矣，本太阳病者半，属太阴病者亦半故也，同是腹满，不能里解兼解外也，宜但解太阳以出外，非必桂枝汤始能承其乏也，下文有麻黄附子汤在，以解里水之法解外证，太阳便有出路矣。书不喘，明乎石水在外不在里，不干动其肺则不喘，比较正水之外证自喘，有动静之殊，愈以见石水不沉太阳沉，正水虽沉，胜于石水之沉多矣，正水之沉沉在上，石水之沉沉在下，沉无可挽，将有一落千丈之忧也。何以认定其为石水耶？师言脉得诸沉，当责有水，认有水易，认石水则难，且非腹满因肿，何得为此法当病水耶！以有形之腹满，加以无形之石水，满而不肿，水气显有遁情，且其腹不大，腹满仍有遁情也，下文所有脉沉无腹满，腹满无脉沉，则不必从脉沉上着想，当从腹满上着想。满而无物，非气化之满而何，身外则太阳之气化无存在，腹满非太阳之变相而何，可悟其脉自沉一语，直从腹满中显绘而出，非为石水写照也，特沉则为水，浮则为阳，不浮而沉，在太阳则为反观，在石水则为正观，石水既沉便不浮，太阳既沉可以复浮，浮为在外，外证仍在腹满中，冲开石水较为易也，视无形于有形之处，惟石水中之太阳，可以想象得之也。其次为黄汗，与历节之黄汗异而同，师谓黄汗出，胫冷，假令发热，便为历节，下文说入黄汗之病亦云然，黄汗发生历节耶，抑历节发生黄汗耶？黄汗主病，兼具历节者有之，历节主病，兼具黄汗者有之，不过黄汗则水多于风，历节则风多于水，其为风水变相则一也。书其脉沉迟，沉迟脉又历节条下所无，彼证趺阳脉浮而滑，少阴脉浮而弱，见证则枯泄相搏，名曰断泄而已，本条分明沉则为水，迟则为寒，寒水与太阳最切，太阳可安之若素也，无如寒水酿成为黄汗，太阳自汗之本色已非矣，以何物保障太阳乎！书身发热，多身字，明乎太阳无能力以发热者，乃沉迟之脉使之然；独太阳之身发热者，黄汗之郁湿使之然。宜乎师言假令发热属历节，太阳发热以脉浮故，太阳不发热以脉沉故也。书胸满，与上文腹满有分寸，腹满是太阳属太阴之满，胸满是太阳依附阳明少阳之满，三者不相失，外证仍在何待言。书四肢头面肿，匪特肿太阳之身也，黄汗布满三阳之部分矣，又与历节痛之身体羸瘦，独足肿大同而异，日久不愈，黄汗不了了，则肿状未了了，如之何其不久便愈乎。曰必致痈脓，下文师谓久久其身必甲错，已有痈脓之影子，又谓发热不止者，必生恶疮，或痈脓之在要害处未可知，此亦说黄汗之尽头，仍与诸肢节疼痛之身体尪羸同消息，所异者无太阳以卫外，外不固则吃亏在痈脓，有太阳以卫外，外尚固则吃亏在疼痛焉已。

脉浮而洪，浮则为风，洪则为气，风气相搏，风强则为瘾疹，身体为痒，痒为泄风，久为痂癞；气强则为水，难以俯仰。风气相击，身体洪肿，汗出乃愈。恶风则虚，此为风水；不恶风者，小便通利，上焦有寒，其口多涎，此为黄汗。

书脉浮而洪，不曰洪而浮，明乎非水风，乃风水也。曰浮则为风，无消说矣。曰洪则为气，胡不曰洪则为水耶？仲师明明以洪字状水字，偏指水气而言，不见水之洪，但见水之气，风浮其气，此其所以谓之风水也。曰风气相搏，假如曰风水相搏，无以显出风之强。曰风强则为瘾疹，风不强则瘾疹又有遁情矣。师谓邪气中经，则身痒而瘾疹，指中风之浅者而言。本证则风乘水而已，何以瘾疹又从水中出耶？瘾疹即近世麻痘之变相，麻痘出于水而因于风，以其为先天之毒，藏于坎肾，必藉少阳为引子，《经》谓肝为阳中之少阳，通于春气者，初气之风为感召也。曰身体为痒，留麻痘之余热，复为水气所合藏，则痒无已时矣。曰痒者为泄风，麻痘以避风为要着，瘾疹亦因不避风使之然，风气发泄其旧痕，未始不减轻其身痒，但周身泄风非泄水，仍未尽泄也。曰久为痂癞者，又瘾疹半干湿之变相，无非风气破坏其水气，见证已在风水未成立以前。曰气强则为水，补水字易气字，始则见气不见水，故曰洪则为气，再则见水不见气，但觉气强。何以在脉又第觉脉气洪，不觉水气强耶？水沉者也，非洪水之比，其气则洪，且因风浮而涌现之，于是风则浮而强，水则洪而强。曰难以俯仰，强在腰脊，则击在腰脊，写水字从北方说起，是水强之所以然。曰风气相击，风水有合而无离，愈以见风强水强混为一，强风所到之处，即强水所到之处。曰身体洪肿，肿而曰洪，几与洪水相若。曰汗出乃愈，是亦泄风之便宜。曰恶风则虚，必表虚而后汗出，不能怨恨风力之强，假令不恶风又何若？皮水才不可恶风耳，风水反以有风为可喜哉，万一汗出而太阳与之俱出，是之谓自汗出，则脉出而死，亦意中事，奚止表虚乎！曰此为风水，与皮水尚隔一层者此也。曰不恶风者，言外谓其汗孔尚闭而未开也。曰小便通利，不为其汗为其溺，非水从小便去也。孰意其寒湿相得，又不利于太阴乎。曰上焦有寒，寒水显非从下去矣。曰其口多涎，脾开窍于口，脾液化为涎，脾涎本非寒也，只可谓之下焦虚有寒，中焦实有湿，师言两胫自冷者，寒水已在下不在上矣，无如地气上则水气亦上，多涎云者，寒水加多之也。曰此为黄汗，久之没收寒水于湿土之中，师谓身常暮盗汗出者，即黄汗之端倪，从或黄色浅谈，而旧污难掩，彼遍身黑色，痒同疥癣者，所在多有，不离乎仲师状如风水一语，所谓汗出入水中浴，水从汗孔得之者，流弊较著也。

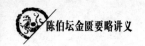

寸口脉沉滑者，中有水气，面目肿大，有热，名曰风水。视人之目窠上微拥，如蚕新卧起状，其颈脉动，时时咳，按其手足上，陷而不起者，风水。

书寸口脉沉滑者，不曰脉浮而滑，在历节则以谷气实三字释滑脉，为黄汗伏案，大都水不胜谷则汗黄，在伤寒太阳脉浮滑，则表有热，里有寒，厥阴脉滑而厥为里有热，宜乎本条之有热，从脉滑上看出，乃不浮而沉。从何得汗？除却风从地水中生，乍沉未有乍浮也。曰中有水气，师已说明其寸口之所以沉。曰沉滑不曰浮滑，师又一眼看破其水中有热矣。曰面目肿大，是暗指其浮，肿而且大，面目便有大风在，盖必水因风而浮，历节则独足肿大，黄汗出，本证未言汗出乃愈者，热不发则风不泄也。书有热，愈有热而风愈强，风强水亦强，写热字入风中，而后写风字入水中，水风一翻为风水，名曰风水，实则与水风无以异，所谓风从地水中生者，聚水即聚风，有风便有热，师谓风则生微热者此也。下文首立越婢加术汤，方内不去石膏者，职此之由。曰视人之目窠上微肿（拥），彼明明视人以目也，而目窠上微肿（拥），看似其目不能大开者然。曰如蚕新卧起伏，肿状如新卧起之蚕，形容其肿微，未极言其肿大也。书其颈脉动，寸口动连带人迎亦动，动者浮之称也，何尝始终寸口脉沉乎！曰时时咳，肺在变动为咳，右为寸口属肺，时时动故时时咳。曰按其手足上，手足属四肢，脾所主，地水所从出，由肌肉而皮肤而汗孔，故与按之没指之皮水相类，特彼证是胕肿，犹未及于手足也，陷而不起者曰风水，与皮水之肿处有间也。

太阳病，脉浮而紧，法当骨节疼痛，反不痛，身体反重而酸，其人不渴，汗出即愈，此为风水。恶寒者，此为极虚发汗得之。渴而不恶寒者，此为皮水。身肿而冷，状如周痹，胸中窒，不能食，反聚痛，暮躁不得眠，此为黄汗。痛在骨节。咳而喘，不渴者，此为肺①胀，其状如肿，发汗则愈。然诸病此者，渴而下利，小便数者，皆不可发汗。

书太阳病，中风耶，伤寒耶，抑非伤寒可作伤寒观耶？书脉

---

① 肺：原作“脾”，据《方论》改。

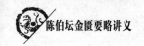

浮而紧，太阳浮紧脉则见之熟。若浮而紧，苟因误下，则紧反入里，脱离其浮矣，与浮紧脉有异同也。曰法当骨节疼痛，明乎其非但浮紧脉，又非其脉自浮，不能以外证目之。以脉法律紧脉，当舍外证而不言，但曰骨节疼痛可矣。乃曰反不疼，痛甚于疼也。反不二字连痛字读，与脉浮而紧反，与太阳病未尝反也。浮脉犹存在，紧脉未反去。浮则为风，是中风脉具。紧则为寒，是伤寒脉具。有其脉而无其证者又何耶？曰身体反重而酸，酸亦疼也，属体上之感觉，则觉酸不觉疼，酸沉于疼者也。假如曰反沉重而酸，则属少阴矣。阙沉字，即伤寒身不疼但重，无少阴证者欤。夫沉为水脉，得无其人里无水耶。曰其人不渴，不渴便是水证谛，何待脉沉乎，可悟太阳中风亦中水之风，太阳伤寒亦伤水之寒。质言之则其人除却病水无他病，不啻自杀其太阳。曰汗出即愈，其人得汗耶，抑其阳得汗耶？不能因其人无汗之故，遂置太阳病于不问，竟行汗剂也。师谓无阳不可发汗，在伤寒且不以误发太阳汗为乐观。况以流漓之水，逼出流漓之汗乎。曰此为风水，唤醒中工关心太阳如已溺，勿视风水若等闲也。曰恶寒者，不曰恶风者，即上言不恶风之互词。水本寒也，只知恶水，不知有风在。水强于风多矣。曰此为极虚，师已言恶风则虚，矧汗出恶寒，是汗孔无非水为汗，极虚太阳之藩篱以纳水，其无太阳卫外之余地也必矣。曰发汗得之，咎在医者而不在其人。中工若晓然于无阳不可发汗之奥旨，不发汗何至于此极乎。虽然，不强发汗则脉不出，便宜太阳在不卒死，若领太阳以出生天，则未也。曰渴而不恶寒者，勿喜其风水无存在也。风水乘太阳，则其人不渴。外证未去则恶风。皮水不恶风者，没收风水在皮里耳。曰此为皮水，风固不恶，寒也习以为常，难掩在身肿而冷，寒气一收为冷水，冷也不恶耶。曰状如周痹，行周于一身者风痹也，谓之诸痹类风状。风强甚于水强，觉周痹难堪于肿冷也。书胸中窒，胸中乃宗气之本部，积谷在胃，斯积气在胸，是谓大气，从无窒塞不通之理。奈何不能食，谷生于精也，精不食气，乌乎能食。汗又生于谷也，有汗出可以证明其气归精，故魄汗以精气得名，而后人人见之谓之汗者，上工见之谓之谷。若不精之汗，则水而已。曰反聚痛，无水何以云聚乎？但聚水何至痛乎？必谷气实而后痛，不能以谷气馁目之也。曰暮躁不得眠，彼非朝气还在哉？何以不曰饱则微烦耶？欲作谷疸未可知也。乃朝不觉其烦，暮则觉其躁，殆即下言身常暮盗汗出者欤。不得眠当然无盗汗，在伤寒厥阴下利，厥逆，躁不得卧者死也。本证纵非下利，亦几与死为邻矣。曰此为黄汗，黄汗由暮夜酝酿而成。宜乎师言黄汗之病，久久必身瞤瞤，即胸中痛，又曰剧者不能食，身疼重烦躁，可知不得眠云者，已藏烦字入躁字之中。反聚痛三字，不过就未剧者言之耳！书痛在骨节，非风水之外证然哉！曰咳而喘，正水病亦外证自喘也，肺在变动为咳，观此足征正水即暗指肺水而言。下文肺水则曰其身肿，似与正水有异同也。曰不渴者，风水亦其人不渴。何风水之多耶？曰此为肺胀，师尝言肺胀欲作风水，本证则风水欲作肺胀者欤。风为百病之始者此也。肺胀咳而上气，不上气还算便宜其喘。本证与彼证有分寸故也。曰其状如肿，又幸在无上气，假令上气面浮肿，则主不治者意中事。曰发汗则愈，何收效之捷乎？由其与风水若离合，风水二字固从省，正水二字亦从省，易其词曰肺胀者，诸水病当避汗字而不言，不能以可发汗三字了之也。石水之见证当何如？本条更有阙文，不止阙在石水二字，连水字肿字亦讳言之也。曰然诸病此者，病彼即病此，病此则在在堪虞，即下言属少阴之谓。玩诸字，凡水病当以石水为尽头。设言之曰，渴而下利，小便数者，石水愈趋而愈下。注水之阴窍如智井，非必脐上筑而后肾气动也，惶敢强发少阴汗乎！曰皆不可发汗，五水病宜设想到不可发汗之时，则师言发汗则愈一语，非中工以下皆可以执行，惟坚持不可发汗之主见，裁制汗药，以行法外之法，则保障少阴，无殊保障太阳。吾知非亲受仲师之提撕不得也。

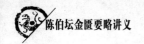

里水者，一身面目黄肿，其脉沉，小便不利，故令病水。假如小便自利，此亡津液，故令渴也，越婢加术汤主之。

书里水者，又提撕中工着眼病人之面目矣。正水石水何以无者字？肺肾皆积水也，肺以阳中之太阴受水，肾以阴中之少阴受水，脾则以阴中之至阴受水。往往正水石水多而里水少者，以中央土尚有制水之能力，故里水不入五水之条也。然则正水石水里水者其名，肺水肾水脾水乃其实耶？非也。实际上不符，无别之中仍有别也。下言肺水肾水脾水，是以脏真受水，混乱五行者也。若但有肺部肾部脾部在，而阳中之太阴，阴中之少阴，阴中之至阴无存在，则正水石水里水无主名，只可目之为诸水而已。本证仍以里水目之者，明乎中央土尚有一线之阴，宜其还有一线之脉。不同五脏水无五脏脉之足言也。然则脉出与五脏无涉耶？真脏脉见，非脉出而何！心水肝水同一例看矣，五脏死尤速于太阳，不过人所易忽者，太阳脉出耳。太阳死则阳明少阳无两全之地，三者不得相失故也，余证不具论。曰一身面目黄肿，显见里水酿成于至阴，脾色为黄也。故写面目之黄，以影衬其土色，并影衬孑然一身之太阳，因不胜水气，徒留此身而肿而黄。书其脉沉，沉为在里，其阳为里水所持，其脉遂为太阴所持。不曰其脉自沉者，太息太阳太阴一若同生死也。太阳一旦脱离其本腑，则气化之枝叶已陵夷，无从鼓行其小便，小便因之而不利。曰故令病水，焉有气化寂然不动而能通调水道之理。同是病水，若反观之，殆如下言小便自利及汗出者自当愈矣乎。曰假令小便自利，岂徒不能发黄已哉。在伤寒脉浮而缓，惟系在太阴则然。本证则阴阳俱沉也，沉而不系，脾虚不能为胃行其津液，已可概见，致小便不约而自利，其为土不制水何待言。曰此亡津液，与彼证有异同。彼不能发黄条下，正赖尚有津液在，小便还得以受气，纵非黄从小便去，亦不能直接太阳以发黄。欲征其津液之未亡，太阴条下无渴字，此因亡津液之故，令其渴，勿泥看有水则其人不渴也。当三复上条渴而下利，小便数者二语，叮咛之曰皆不可发汗。其爱惜津液之微意，溢于言外也。越婢加术汤主之，为下文慎用汗药立法门，变通不行发汗之越婢，而听其自然以得汗，非神明莫测之仲圣，能有此无方之方乎！方旨详注于后。

越婢加术汤方

麻黄六两　**石膏**半斤　**生姜**三两　**甘草**二两　**白术**四两　**大枣**十五枚

上六味，以水六升，先煮麻黄，去上沫，内诸药，煮取三升，分温三服。恶风者加附子一枚，炮。

本方非治渴也。《伤寒》《金匮》越婢汤凡四见。肺胀越婢加半夏汤又其一；中风附《千金》越婢加术汤又其一。所有越婢汤证无渴字。本证不渴令其渴，与不渴等。下文风水恶风主越婢，明明脉浮不渴矣。且云风水加白术四两，是有术在则渴不渴无问题。惟为里水立方，取其崇高湿土以制水，就以加术二字露真诠。白术乃脾家正药，健运中央，令水由地中行，泽国自成为乐土，不患里水无去路也。患在太阳太阴只有合而无离。太阴主里也，太阳主表也，三阴三阳，本对待而往来者也。若表里交换其寒湿，则里不成里，以水为里，表更不成表，以湿为表矣。盖没收太阳之寒气入太阴，则水证具。里水云者，乃表水为之，代行太阴者也。辟易太阴之湿气出太阳，则肿证具。黄肿云者，乃里湿为之，代行太阳者也。于是黄肿之处，只有一身无太阳。里水之中，只有脉沉无太阴，匪直此也。脉含阴阳也，太阴太阳沉浸于云水之乡，不复自知其故步，则不只水脉沉，其脉尤沉，不只阳脉自沉，阴脉亦沉。殆急当救里矣乎，越婢汤又神于救表也。孰意加一味药，仲师又有操纵越婢之奇乎。在伤寒则利用越婢引太阳以卫外，愈见其有固汗之长。在本证则利用越婢收湿土以居中，愈见其有发汗之望。越者逾也。婢者卑也。婢而外越，虽越不过于亢也，何至发汗！地亦卑也。地而上越，一越则及于尊也，何至发汗乎！误发太阳汗则不可，庸或发太阴汗，则两不相伤也。以有白术在其中，一以升地气以上行，一以解太阳以外出。恰如上言无汗则愈者，亦意中事。彼少阴病二三日无里证，行麻黄附子甘草汤，尚假太阴之部分微发汗。矧太阴病水乎，下文麻黄附子汤，非与麻黄附子甘草汤异名而同类乎！本方且与下文诸方异而同也，即谓方方具有本方之余义可也。

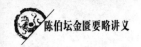

趺阳脉当伏，今反紧，本自有寒，疝瘕，腹中痛，医反下之，下之即胸满短气。趺阳脉当伏，今反数，本自有热，消谷，小便数，今反不利，此欲作水。

书趺阳脉当伏，又曰趺阳脉当伏，胡以伏脉为乐观耶？下言沉伏相搏，名曰水。又水病人则脉伏，然则里水不属太阴，当属趺阳耶。岂非己土不能制水，当以戊土为壑耶！果尔，是水谷之海，不择细流。当伏云云者，毋亦沉思胃底若深渊矣乎？独是不曰趺阳脉当沉，显见伏字撇开沉字说。下文水病人非脉伏乎哉！再则曰其脉沉绝，始证明其有水耳。未尝曰有水脉当伏也。当伏二字必另有意义，与沉伏之脉不同论。《经》谓右外以候胃，内以候脾。己土居中而主升。其升也，所以开太阴。戊土居外而主降。其降也，所以阖阳明。同是趺阳脉，内候之脾不当伏，外候之胃则当伏也。伏之为言限也。俗呼门限为地伏。推类言之，地伏即地轴之称也。脾之于胃，犹地之有轴也。当伏不当沉者，戊土己土同在气交之中。胃关之下为少阴，师谓少阴负趺阳为顺者此也。趺阳自有少阴肾为关锁。大小肠膀胱之位居下焦，能传化物而自若者，肾开窍于二阴故也。曰今反紧，紧脉便为寒气之引子。曰本自有寒疝瘕，疝瘕亦寒水病之一种。《汉书·律历志》谓白露晷长多病水，腹闭疝瘕者是。曰腹中痛，是疝瘕所应尔。曰医反下之，其瘕不泻无下法，势必误下致变，胃气宗气并趋于一途。曰即胸满，胸以下无余气矣。曰短气，短趺阳之气，则当伏而不伏，里水将相逼而来，与涌疝无异，令人不得前后溲者意中事。未为里水所持者，不过暂时幸免耳。不伏将沉，可于言外见之也。师又举趺阳脉以为例，曰今反数，数亦与伏反，不同下条浮而数脉，热止相搏，又名曰伏也。彼条有彼条之注脚，非徒脉伏之比。曰本自有热消谷，热字固不作浮热看，亦不作伏热看。有热徒为消谷之用，则灰烬无非食谷之遗。烬不尽则热不止也，惟有引水救谷而已。曰小便数，知余热未过去，谓之膀胱有热，则小水不宁者近是。曰今反不利，又寒水胜热火，热不止亦止矣。趺阳何以有热耶？阳明燥本在大肠，必胃气伏而后可以制其燥，燥也可以承其湿。若燥湿两离，则湿从寒化，燥从热化，变为胃寒肠热者有之。于是乎胃不消谷而肠消谷。曰此欲作水，水渍入胃可知，有水而不浮，殆亦趺阳不伏之原因，沉脉将立见何待言。明乎太阴开所以接天气，阳明阖所以卫地气，则知里水当从何道去矣。

寸口脉浮而迟，浮脉则热，迟脉则潜，热潜相搏，名曰沉。趺阳脉浮而数，浮脉即热，数脉即止，热止相搏，名曰伏。沉伏相搏，名曰水。沉则络脉虚，伏则小便难，虚难相搏，水走皮肤，即为水矣。

上文提出里水者三字，为越婢加术汤立证，跟上不可发汗而言也。越婢加术却重在开太阴以开太阳，于不可发汗之中，仍可以微发汗。与越婢原方，反正相生者也。再则立趺阳脉当伏，一语而两见，当伏不伏，是阳明不能阖，令太阴太阳不能开，足以穷越婢，是又以前方反正相生也。本条又从太阳说起矣。书寸口脉浮而迟，胡不曰其脉自浮耶？太阳避风如避贼，无力以自浮，但见风脉之浮而已。浮而行迟，太阳退缩可知。曰浮脉则热，风入脉中，吹浮脉气之热，故谓之风则生微热。曰迟脉则潜，脉无所谓之潜也。因迟行之太阳印入脉，则变见为潜耳。热潜相搏，名曰沉，跟潜字落沉字，非沉于水，乃沉于脉也。假令脉气流经，脉中自有充分之营血在，太阳何至若履冰乎！写太阳之末路，取譬于如水之沉，而浮热如故也。书趺阳脉浮而数，疾风所之，连累趺阳，胡为在寸则迟，在关则数耶？曰浮脉即热，不特风伤皮毛，一变而为热伤血脉，亦即寸口脉之相移者也。寒热无非风为之。《素问》谓风之伤人也，或为寒热者是。曰数脉即止，止对迟而言，即迟脉至此止，数变迟则脉未止，迟变数则脉即止。数则为虚，热伤气所以虚。气虚则止而不行，缩短脉度，故随数随止也。曰热止相搏，名曰伏，伏字又从潜字生出，彼非潜伏于水也。一若变为脉道之鱼，其无在水之活动可想。是亦太阳之末路使之然。曰沉伏相搏，经血无力，焉能相搏耶！血神不足以搏之者，沉伏之太阳，未必无反动力，其相搏也，既非血分，亦名曰水分焉已。实际上未为水也。申言之曰，沉则络脉虚，微师言，则血脉尽化为水而不知矣。《经》谓水入于经，而血乃成。孰意血伤于热，血又成水乎？盖热者风之变，寒又热之变。《经》谓寒伤血，与师言热伤血脉异而同。寒热无非伤经伤络之虚称，总以风令脉浮为祸首。本条故对于风水之原始又重提。曰伏则小便难，太阳非不伏行于分内之间也。无如为热水所持，则行而且止，致热流膀胱者意中事。是小便之难，难在热邪不能随水道以出也。曰虚难相搏，无血更无小便自利之足言。曰水走皮肤，病根起于水气欲出毫毛而不得，太阳不开，则无从作汗。是亦可以穷越婢，然见端往往皮肤不能掩者，以热无沉故。始终不离个浮字，因浮生肿。曰即为水矣，制死太阳在言外。涓涓不塞，恐太阳之陷阱，不在毫毛在皮肤也。

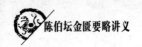

寸口脉弦而紧，弦则卫气不行，即恶寒，水不沾流，走于肠间。少阴脉紧而沉，紧则为痛，沉则为水，小便即难。

本条又太少并举矣。水病亦有太阳属少阴耶？病水实难核其从何道而来，从何道而去。无非风气为导线，八方皆有风，则八方皆是水也。假令脉弦，是谓寒饮，师言脉双弦者寒，脉偏弦者饮。寒饮亦五水之陪客。篇末枳术汤证，曰水饮所作，即其例也。若弦而紧，则寸口愈寒，与太阳伤寒无甚异。曰弦则卫气不行，即恶寒，二语可作脉双弦之注脚矣。卫气行阳者也，一旦太阳与卫气相失，岂非转借寒饮为衣被哉，安得不恶寒乎！独是脉弦而紧三句，又见上腹满寒疝条下也。彼条写入太阴之腹，故见证无遁形。本证形容寸口之阳，似未易测度其迁流之极也。差幸尚有按之不移之弦脉在。水饮可移，而太阳不可移，不言其脉自浮，亦不言其脉自沉可见矣。且恶寒亦关于太阴肺之用情，肺恶寒者也，肺饮又不弦也，能通调水道，下输膀胱者肺为之，水去未始不便宜于太阳，无如卫不行则三焦无所御，焉能行使决渎之官以去水乎！乃曰水不沾流，不患其水之不去也。特非循水道而行，绕折而还入于胃。水流湿，非流干也。不沾流云者，涸流之处不成流。湿流与干流不相入。沾之为言贴也。水走而流不能走，宜其舍涸流而他顾。曰走于肠间，由胃过肠其道近，亦似远隔其太阳，特是肾者胃之关也，聚水者也。何以不由胃入肾耶？书少阴脉紧而沉，分明寒饮已压少阴之境矣。肾开窍于二阴也，后阴不消水，尽可以前部消之。从无便已阴疼之理，何至于痛耶！曰紧则为痛，痛者寒气多也，有寒故痛也。显见寒气甫入，肾水遂冰而不流，如涌疝之不得前后溲，则且紧且痛矣。《经》谓土润水泉减者，非即涸流之纪之谓乎！曰沉则为水，沉紧已是少阴脉。若紧而沉，是多添个沉字。明乎饮水着于少阴之部而未去，愈显出其沉。曰小便即难，前阴又无消路，此则石水未成立，肾水亦未成立，只可名之为无名之水而已。

脉得诸沉，当责有水，身体肿重。水病脉出者，死。

书脉得诸沉，既沉不复浮，勿误认脉出作脉浮也。假令或浮或沉，是脉气犹活动，则阳气犹活动，于水何尤乎。曰当责有水，非归咎其沉如沉溺之沉，当归咎其浮如浮尸之浮，与覆舟之水无异也。曰身体肿重，身尸尚在沉溺中，未尝浮也。因沉致重，因水致肿。附体之身则肿，兆身之体则重。是全躯曳之而不起，轻清之阳安在乎！走一身之表者太阳也，与阳明少阳若离合，三者不得相失，有两死，无两生也。三阴三阳，乃在体之气化，变见于在体之脉，故曰脉合阴阳。其余五体五脏，则与阴阳相终始。体质之所与合者是阴阳，若气化脱离其身体，则经中无脉，而经外反有脉。越轨之脉故曰出，是太阳先死，三阴三阳无两生矣。五脏亦有脏真在，心为阳中之太阳，肝为阳中之少阳，肺为阳中之太阴，肾为阴中之少阴，脾为至阴之类，属五行之气化。《经》谓真脏脉见者，剥尽其阴阳，则呈露其脏真，非脉出而何！亦与三阴三阳分两死，非必病水始然也。曰水病脉出者死，得毋死于脉耶？水为政则冬为令，设或死于脉，则但石无胃曰死矣，与脉出何涉乎！何以不曰脉入者死耶？水病与浸淫疮何以异？师谓从四肢流入口者不可治，推之百病皆然。况有浸淫之水哉！且脉已沉矣，沉无底止。所谓脉脱入脏者非欤。身和汗自出又何若？上言汗出乃愈，又曰汗出则愈，安有脉沉如故，而有得汗之望耶！如之何能确定其为脉暴出，抑微续者生耶？彼非如伤寒少阴下利无脉，经服白通加猪胆汁汤之比也。夫出为阳，入为阴，阴病得阳脉者生，同是阳气出于阴也。不观伤寒厥阴病暴热一来，出而复去乎！有出无入，而沉脉乘之。有去无回，而沉脉断之。此其所以谓之水病脉，当从沉脉上看出也，矧其为肿重之身体乎！

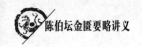

夫水病人，目下有卧蚕，面目鲜泽，脉伏，其人消渴。病水腹大，小便不利，其脉沉绝者，有水，可下之。

本条频频点水字，何叮咛至是耶？首句又特提个夫字，一若恐中工或熟视无睹也者，焉有水病人而反令中工难辨认哉。曰目下有卧蚕，已非如风水病之目窠上微肿，如蚕新卧起矣，居然目下有卧蚕矣。曰面目鲜泽，正如师言色鲜明者有留饮，水病尚有遁情哉。书脉伏，不曰趺阳脉当伏，显与当字有异同，大率与下文寒水相搏，趺阳脉伏二语相互发，则脉伏大可以证明其水病。中工未必对之若茫然。曰其人消渴，上文有其人不渴四字，其余渴字不渴字，见于上下文者寥寥，未见有水病而消渴者。中工亦知消渴二字在何处生出否乎？上言趺阳脉当伏反不伏，曰有热消谷，本证不当伏而伏，则有水不消谷，无谷反消水，即下言趺阳脉伏，谷水不化之互词。无谷以何物化水耶？不精之水，匪特不能救饥也，亦不能救渴。其人惟有随渴随消而已。曰病水腹大，言外谓其谷荒无从果其腹，而滥以水充谷也，乌得不腹大乎！曰小便不利，决渎之令不行，岂徒前阴不消水已哉。三焦者水谷之道路，气之所终始也。绝谷即绝水，饮水因病水，饮水更病谷。有两失而无一得，是水气谷气不能终而始，焉能令小便不利今反利乎。曰其脉沉绝者，沉绝脉又为上下文所无，惟其人之脉特异。人绝水谷者死，脉无胃气者亦死。曰有水，悲无谷也，水病人而可以托命于水哉。曰可下之，仲师凡立可下之证无渴字，凡立下之方无渴字，中工从何下手乎。四饮门病者脉伏条下，有其人欲自利，利反快字样，又有留饮欲去字样，可为本证之陪客。师主甘遂半夏汤，妙能去水不去谷，乃无形之下剂也。中工有能可以语上者乎。试仿行甘遂半夏汤，守其法，不易其方也可，师其意，而易其方也亦可矣。

问曰：病下利后，渴饮水，小便不利，腹满因肿者，何也？答曰：此法当病水，若小便自利及汗出者，自当愈。

本条又设为问答耶，得毋又举奥义以难中工耶？盖恐中工易视本条，争先与药。一则以五苓散为中与，一则以猪苓汤为中与，无效则转令二方无建白。长沙未免为二方惜也。夫利小便发汗，固五苓所优为。若主渴欲饮水，小便不利者，猪苓亦何多让。且猪苓为少阴下利六七日立方，差胜于五苓为太阳发汗后立方也。然此不过偏袒之词，惟满肿证则二方条下未之见也。问词亟欲打消其满肿，非止欲打消其渴饮也。问曰病下利后云云，是说明其所以由满至肿之原因，非病水而何！答词乃曰此法当病水。水病亦有法在乎哉。进中工以言法眼。着眼在小便耶，抑着眼在汗出耶？不曰小便利，曰自利，不曰汗出愈，曰自当愈，句中有眼在两个自字，眼中有法在腹满因肿四字。太阴主腹也，即上言里水之部位，腹里有脾色之黄，故里水曰黄肿。本条除腹满以外不言肿者，非必形诸一身面目也。下文里水条下尤简略，可例看也。何以本条但立法，不立方耶？诸水肿与五苓猪苓无涉，若徒取其以利小便见长，彼以在消渴门卓著成效矣。仲师遑牵之入旋涡乎，就如下文主厥而皮水之蒲灰散，且避小便不利而不言，可知利五水之小便非容易。至发汗之难，仲师则曰：诸病此者，皆不可发汗。前言发汗则愈者，非徒托空言哉。本条又不能以空言了之也。两个自字，已露真诠矣。假令一方不立，未有能转移其汗溺者，度非利小便发汗不为功，得毋仲师尚秘而不宣耶？上文里水病有越婢加术汤在，彼条主小便不利，亦主小便自利也，特未明言其发汗。下文里水病又有越婢加术汤在，两主小便不待言，主肿主渴更不待言。且有甘草麻黄汤在，方下则明言重覆汗出，不汗再服也。设二方合用，则对于本证无所遗。大可绕前而早用之。此其所以谓之法也。读仲景书，必互文见义乃为得也。

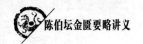

心水者，其身重而少气，不得卧，烦而躁，其人阴肿。肝水者，其腹大，不能自转侧，胁下腹痛，时时津液微生，小便续通。肺水者，其身肿，小便难，时时鸭溏。脾水者，其腹大，四肢苦重，津液不生，但苦少气，小便难。肾水者，其腹大，脐肿腰痛，不得溺，阴下湿如牛鼻上汗，其足逆冷，面反瘦。

书心水者，胡不曰水在心耶？彼证水与心若离合。有水在，还有心在也。本证则心脏易为水，心其类火也，乃不类火而类水，有心等于无心，有水亦等于无水也。只可名曰心水而已。心水仍非予人以共见，不得不虚称之曰心水者，庶几适肖其人也。

其人便是心水之病主。其次肝水肺水脾水肾水亦加多一者字以从其类。见得五水中另有五水之同病为陪客，不能以等闲目之也。中工或第知其躯壳以内，一脏有一脏之部分。仲师则绘出其一部仅得一部之虚形。身外亦一虚形之所组也。身形即心形之照影。曰其身重而少气，当易其词曰，其心重而少气。盖轻清者火也，重浊者水也。以水易火，纵非石水，亦与石水无甚异。乌得不反轻重乎。火不胜水则少气，冬气多于夏，夏气少即少火之称，气有余即是火，心又通于夏气者也，何以连及其身耶？心部于表，身表无非心表之外郭耳。所谓心为阳中之太阳者，由身外看入一层，与走一身之表之太阳相照应也。本证当然翻出两个水太阳，觉身心几自有而之无，转若自无而之有。是亦有两死，无两生也。曰不得卧，必心阳归宿于坎肾才得卧。既无阴阳和得，而能其卧立至者，心水病无此便宜。《经》谓诸水病者不得卧，卧则惊，以水引水，如水浇肾，则惊寒必矣，如之何其得卧乎。曰烦而躁，水火不能互为其根，则烦躁证具，幸非不烦而躁，乃烦而躁，烦不过为阴独之报信，躁则为无阳之报信，宜其躁剧于烦也。曰其人阴肿，重阴必阳，肿为阳，属于火。一线之火亦肿耶。正惟肿不在身以上之阳，而在身以下之阴。阴不涵阳，则阳无所附，故发生孤阳之浮肿。《经》谓形伤肿者是。只有一处伤，故只一处肿，与面目身体四肢之水肿不同论也。何以水在心又不言肿耶？彼证心火无恙在，于水不能容，观其恶水不欲饮可见也。本证并有水而不自知，所为与彼证若径庭也。

肝水者何？水者肝木之母也。木亦死于其所生耶，当其时则生，春雨如膏亦水也。温和之令未过去，春木得之。蔚为阳中之少阳，纵日受灌溉犹自若也。若饱受雾露凄沧之后，如以冬令临之，几见无芽之木尚婆娑乎。书其腹大，肝病传脾矣。其腹乃太阴脾为主体，本无所谓大，脾畏风，亦畏酸也，湿伤肉，由于风胜湿，甘亦伤肉，由于酸胜甘，宜乎腹气有收而无放也，无如肝

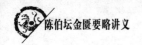

传于其所胜，又挟母气以乘其所不胜，腹部无容枝叶之余地，则大矣。《经》谓害则败乱，生化大病者非欤。曰不能自转侧，肝非不能自转侧也。《经》称其气端，其性随，其用曲直，行动且克自由也，况转侧乎！若转侧亦限于不能，其为气伤痛可想。曰胁下腹痛，尺内两旁则季胁，两胁之下秒连于腹，肝居胁内，明乎肝水下趋，则激刺其腹故痛也。何以不曰腹中痛耶？中央土尚微有抵抗力。曰时时津液微生，津液生则地气上，未尝不略杀其水。曰小便续通，决渎之令亦微行矣。究非水道通调之比，由不通而续通。去水之数能有几何乎，何以本证不曰胁下支满，噫而痛耶？彼证支满处有水在，而肝自肝也。本证则以水为肝，肝以外无水也。噫而后痛，即引痛之词。本证则写肝水之乘脾，与名曰纵等也。何以尚有津液耶？水非真能胜土也。观诸腹大，可知其不肯弃地让水矣。毕竟肝阳无力，亦无如中土何也。

肺水者何？非正水也欤哉。正水之大原出于天，天一所生之水为正水。自肺金代行其天气，其生生不已之水，则肺金为之母。篇首另立正水之名者，谓其尚未脱离母气，母正水亦正也。殆即秋水之代名词。缘肺为阳中之太阴，通于秋气，彼条仲师穷正水之变。曰其脉沉迟，外证自喘，苟肺金无恙在，能因势而利导之。正水自寻正路去，若以水为肺，则生水者亦水，是无母也。无母之水，名已不正矣，尚得为正水乎！明乎最不正之水为肺水，悲其有肺等于无肺也。书其身肿，以水代肺，无殊以水代皮毛，布满一身是水。皮毛宜乎其肿，其身遂不克为太阳所自有矣。夫使春夏剧而秋冬差，万物收成之候，匪特其水与肺金无涉，且秋令行则其气敛，诸水亦为治节所潜移。所谓小便利者其人可治。曰小便难，肺水无行治节之能力，几与肾水病之不得溺异而同。此亦最不正之小便，乃清肃之气，变为浊水，故难溺也。曰时时鸭溏，大便亦不得其正，前阴不消水，后阴不消谷，而清谷则便溏，鸭溏云者，水鸟之不能高飞者为鸭，形容其溏粪，滴滴由肺水渗下者然。肺与大肠相表里故也。何以不吐涎沫耶？脾涎已融入肺水之中。水且不吐，遑吐涎乎。何以不欲饮水耶？肺又恶寒者也。恶寒即恶水，不明言恶水不欲饮者，彼已燥易为寒矣。固不觉燥，亦不自知其有寒。饮水一若与伊无加损。此所以与水在肺证有异同也。

脾水者何？脾太阴土也，胜水者也，乃不胜其所胜，而水反侮脾，是四季无旺土，匪特脾不成脾也。且与四脏有关系也。曰其腹大，脾主腹也。腹大二字正脾水之注脚。肝水肾水亦曰其腹大者，纵非指脾败而言，而其腹则被其影响。假令四季脾王，又何腹大之有乎！彼里水何尝中土无分子，特与本证一而二。观两言里水条下无其腹大三字，可悟里水究非脾水之总名词矣。心水肺水不写入其腹者，心肺位居腹上，故阴肿身肿而不及于腹耳，非与腹部相去霄壤也。曰四肢苦重，是亦四肢无所御。脾不用事，以水代行其四肢，安得不以重坠为苦乎。夫水在脾，少气身重不言苦。心水病分明其重而少气，句下亦无苦字。苦不苦则微甚有间矣。况重在四肢，其肿无容水之余地何待言。曰津液不生，为胃行其津液者脾也，必脾液行，而后胃津生。津液可分亦可合。胃中遂富有其津液者，脾胃为仓廪之官，交相为用者也。若脾水浸淫入胃，则水谷之海又满矣。曰但苦少气，非谓除少气以外无所苦也。谓脾气少则胃气不得独为多，连带仰给于胃之五脏气，亦无以为养。苦在脏脏皆告匮之时，故曰但也。夫使气少而脉不多，尚无真脏脉见之虞。《素问》谓弱多胃少曰脾病，但代无胃曰死。以水代脾，即以水代胃，无殊以水代脉也。又曰真脏脉见胜死，水胜则脾败。真脏虽不见犹死也。曰小便难，水泉又告罄矣，肺水亦同是小便难。彼证不过天气之不降，本证则地气无从上。地气上者属于肾也。少气又从何得肾气之动而不休乎，故心水亦同是少气也。夏气复则冬气自藏。本证例如长夏五六月时，天

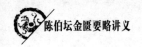

大寒不解，为至而不去，遑望夏气之复至乎。大抵脏水以脾水为最剧。《经》谓形盛脉细，少气不足以息者危。腹大非形盛乎哉？诚以少气为脾家所不免，而苦乐则悬殊。写苦字入小便难三字，长沙不立方，未知其尚能乞灵于越婢加术汤否也。

肾水者何？泛言之则与石水同称也。石水乃冬水之病名，非肾水之病名也。并不能以肾病名之者，无肾以任水，便是无肾以任病。其始亦由水在肾所致也。特浸淫久之，肾脏遂变为臭腐物。水气尤生活于肾，于是肾脏水为政，不通于冬而行冬令，则少阴不至也必矣。其脉不具论，难掩入处在其腹大，仿佛与肝水之腹大，脾水之腹大异而同。缘少阴之前，名曰厥阴，太阴之后，名曰少阴。此三阴之离合，同居腹里者也。书脐肿，又与心水之阴肿异而同。脐者天枢之位也，两肾之对体。天枢在前，阴枢在后。两相印应者也。脐肿则肾胀在言外。足征其阴枢之不行。曰腰痛，腰则气伤痛，脐则形伤肿。肿痛无非失强之肾使之然。曰不得溺，甚于肺水脾水之小便难，便溺当责诸肾，肾开窍于二阴也。曰阴下湿如牛鼻上汗。《经》谓脏真下于肾，肾存骨髓之气，阴下乃肾真所在地，骨髓之气亦会焉。何以不为其干为其湿耶？且湿如牛鼻上汗，牛鼻汗与牛鼻涕同流故也，形容其水湿之湿无干时，与肾水之下渗无以异。可知骨髓之气亦水为之，点滴皆销沉于脏真之下矣。曰其足逆冷，何以其手无恙耶？明乎足少阴脉不至者厥，逆冷即其候也。曰面反瘦，不瘦其身瘦其面，纵瘦亦为腹大脐肿所掩。面对心而言，心水则阴肿，肾水则面瘦。阴肿面瘦相陪衬。非必心先死而后肾死也。五脏皆有死，惟真脏脉为久持。《经》谓治五脏者半生半死，能决死生于未死之前，已不失为中工师矣。

师曰：诸有水者，腰以下肿，当利小便；腰以上肿，当发汗乃愈。

本条又宜活看矣。非活看其腰以下腰以上也，当活看其下肿及上肿也。上下有界线，肿上下无界线。上言四肢头面肿者有矣。面目肿大，手足上陷而不起者又有矣。一身面目黄肿，又有身体肿重，腹满因肿者，何尝限在腰间乎！阴肿则低过于腰也，脐肿则适当其腰也。下言面目身体四肢皆肿，又一则曰面目手足浮肿，一则曰一身悉肿，独黄汗病曰腰以上汗出，下无汗。汗分上下耳，非肿分上下也。黄汗之为病，身体肿故也。伤寒大病差后，从腰以下有水气，庸或下肿上不肿。若谓五水证或肿下不肿上，甚且上肿下不肿，则前后路未之见也。准如师言，师又言其所未言矣。得不谛听其面命乎。特书师曰，诸有水者，总括上下文有水而言。曰腰以下肿，不曰腰以下肿者，显非单举一人以为例矣。腰以上肿句下亦无者字，是下肿上肿无彼此，分明一人分作两人看，盖为腰以下腰以上两立其治法。同是肿，殆谓治下勿遗其上，治上勿遗其下也。曰当利小便，不曰利小便则愈，话犹未毕也。不过下部与小便相近，则以小便利为先务耳。曰腰以上肿，又从上着手。曰当发汗乃愈，亦取汗近上之意。多乃愈二字，利小便未愈汗乃愈。假令但发汗亦非易愈也。师若曰，必尽二法之长乃有效也。五苓散则利小便发汗兼长，无如消渴条下无肿字，五苓能越俎乎。上言腹满因肿条下，师言此法当病水。曰若小便自利，及汗出自当愈，可悟二法不能缺一矣。下文里水则有越婢加术甘草麻黄二方在。舍越婢加术汤无利小便明文，舍甘草麻黄汤无发汗一分子。特引而不发者，教师之诀也。仲师循循善诱处，尽在不言中。惟善学者得之，粗工则毫无所得而已。

师曰：寸口脉沉而迟，沉则为水，迟则为寒，寒水相搏。趺阳脉伏，水谷不化，脾气衰则鹜溏，胃气衰则身肿。少阳脉卑，少阴脉细，男子则小便不利，妇人则经水不通；经为血，血不利则为水，名曰血分。

本条何以说入血分耶？得毋为黄汗写照，故与气分水分并提耶？黄汗诚与血分气分水分相错杂，却与历节相去无几也。且身

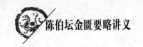

体肿，其始则四肢头面肿，是外证亦具也。五水以外证为前提，里水则在皮水之里，脏水之外。此其所以异于正水石水也。正水石水仍有外证故也。又复另提脏水者，明乎其内脏无血分气分水分之足言。盖五脏气绝于内，则全体官骸如虚器，几与尸身无别。下言水分易治于血分者，第指经水而言。脏水比之适得其反，前路未明言血分气分者，气血流散于水分之中，致十二经脉若浮沉，亦不能执着气血以强分其泾谓也。本条则写入经水之范围矣。尚有为水分报信者，除风水皮水之外，黄汗里水亦露其端倪，正水石水则有遁情矣。夫水入于经，而血乃成。经水亦五水之要津也。血行水便行，六经为川者此也。经行脉亦行，脉气流经者亦此耶。独是十二经中皆有动脉，焉知其水气能动脉气耶。师曰：寸口脉沉而迟，脉者血之府，未有血变而脉不变之理。申言之曰，沉则为水，迟则为寒耶，诊脉无殊于诊水。寒水相搏，脉搏无非寒水代之搏。举寸口可以例趺阳少阴也。曰趺阳脉伏，无所谓趺阳当伏反不伏矣，乃寒水搏之令其伏。亦无所谓沉伏相搏，始名曰水矣。曰水谷不化，可证明其胃脉中有寒水在，令水谷之海，无裨于气血之大原。宜其胃气馁则脾气衰。统血者脾也，灌四旁者也，能令胃家熟腐水谷，生荣血而别糟粕者，皆脾气为胃行其津液使之然。反是则谷不腐而自出，于是乎鹜溏。四旁无血养则身肿，水气又还出太阳经矣。曰少阳脉卑，两尺尚有少阳之位置耶。少阳属肾，坎中即少阳之虚位。附于右尺者，右尺亦君火之虚位也。与命火同称者，阳秘之义也。故两尺皆名少阴脉。有两肾在，而君火相括在其中。何以亏在少阳耶？起于坎中者少阳也，因趺阳脉伏，热必压卑少阳，少阴肾则左外之脉，亦少阳之偶也。寸口又何以脉细耶？因脉沉，则缩细少阴。无非上中下三部脉皆水为政，而退化之血为之使也。曰男子则小便不利，师谓小便不利为无血，讵独男子为然。曰妇人则经水不通，与师言经水不利下异而同。明示之曰，经为血，非见血不见水也。有血则水亦为经。无如血不利则经血授权于水。是咎不在水而在血。名曰血分，实则藏水分于血分之中也。

师曰：寸口脉沉而数，数则为出，沉则为入，出则为阳实，入则为阴结；趺阳脉微而弦，微则无胃气，弦则不得息；少阴脉沉而滑，沉则为在里，滑则为实，沉滑相搏，血结胞门，其瘕不泻，经络不通，名曰血分。

同是说经水，同是断经水为两橛，上条水在下而血在上，有血等于无血，小便不利其明证。本条血在下而水在上，有水等于无水。其瘕不泻其明征。上条经水不通个水字，指明其水多于血也。本条经络不通个络字，指明其血多于水也。上条脾衰血亦衰，所以血化为水之原因，由于水谷失其常。本条阴结血亦结，所以血结胞门之原因，由于其瘕为之梗。故同具寸口趺阳少阴脉，而脉象有异同。上条写寒水二字入寸口，一变而趺阳，再变而少阳少阴。曰沉曰迟，曰伏曰卑曰细，无非形容水气之下流。有血之脉不如此，有水之脉始如此也。写水脉以影衬其血者也。本条则寸口脉沉而数，特书出入二字，形容脉气流动于经气之中。申言之曰，出则为阳实，非指脉出者死也。死脉有出而无入。且阳实脉出，与阳虚脉出不同论也。曰入则为阴结，太息其阴阳分两橛。阳实则水聚于阳，阴结则血凝于阴。观于寸口而知水与血不相联属矣。曰趺阳脉微而弦，阳实而微，是阳微结之微，血结水亦结可知。弦则为减，血减水亦减又可知。曰微则无胃气，下言微则为气者是。无胃气安得有脉气乎。曰弦则不得息，没收其息于按之不移之弦脉。势必呼焉而不得入，吸焉而不得出。一呼减其半，一吸减其半，成何安息乎。曰少阴脉沉而滑，沉为在里，不得谓之沉则为水也。阴结在里之脉亦为沉，不得谓之滑则为气也。乃滑则为实，犹乎沉则为实，两脉其间不能以寸也。沉滑相搏，无殊实与实搏。曰血结胞门，必为水道之阻力，如转胞证之不得溺者意中事。彼则胞系了戾，比较本证之其瘕不泻，同一吃亏也。是以患不在水而在血。曰经络不通，不通而经络皆有分。明乎非关于经水不通使然也。名曰血分，血分同，上条之血其形上，本条之血其形下也。

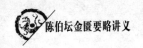

问曰：病有血分水分，何也？师曰：经水前断，后病水，名曰血分，此病难治；先病水，后经水断，名曰水分，此病易治。何以故？去水，其经自下。

本节又另提，看似便宜于妇女也。男子无断经之例，问词何以不问妇人，答词亦不曰妇人经水前断耶？得毋单承上条妇人经水不通一语，置男子小便不利于不计耶？抑血不利则为水，水不利则为血，经为血三字，男妇同一例看耶？果尔，则妇人经水不利下，作有形之断经看，男子经水不利下，可作无形之断经看矣。缘男妇皆有经水一分子，血分水分，当然是公共之病名。乌在其问妇不问男耶？孰意其问词若曰，妇病不具论，男子亦有血分水分病。问立何法，宜于妇，亦宜于男也。师仍举妇科以为例。曰经水前断，后病水，勿徒责其后病也。当问其经水之前断与未断，断矣，方定其名曰血分。若误认为水分，则非其治矣。曰此病难治，妇且如此，男更可知。假如先病水，后经水断，仍当责其先病也。经断乃其标病，名曰水分，则知治本为先矣，知标知本，而后行治法，则此病易治。问词又若曰，何以故？曰去水其经自下，易治之故已说明矣。问者尚能负责也。反观之则难治之故未说明。岂非令问者知难而退哉。吾窃取仲师言外之旨，血分病大都与黄汗为邻，下文自有芪芍桂酒汤为后盾，不能因难治而袖手也。然则彼方男妇通用耶？固也。不观男子之下血乎，下血而行所无事者多矣，特非月信以时下之比。故发无期候耳，要其为经络不通则一也。

问曰：病者苦水，面目身体四肢皆肿，小便不利，脉之，不言水，反言胸中痛，气上冲咽，状如炙肉，当微咳喘，审如师言，其脉何类？师曰：寸口脉沉而紧，沉为水，紧为寒，沉紧相

搏，结在关元，始时尚微，年盛不觉，阳衰之后，营卫相干，阳损阴盛，结寒微动，肾气上冲，喉咽塞噎，胁下急痛。医以为留饮而大下之，气击不去，其病不除。后重吐之，胃家虚烦，咽燥欲饮水，小便不利，水谷不化，面目手足浮肿。又与葶苈丸下水，当时如小差，食饮过度，肿复如前，胸胁苦痛，象若奔豚，其水扬溢，则浮咳喘逆。当先攻击冲气，令止，乃治咳；咳止，其喘自差。先治新病，病当在后。

本条又血分气分水分合写矣。上文诸有水者不言苦。本证独言苦，匪特痛苦在水可知。条下仅有胸胁苦痛四字，不止苦在胸胁又可知。末二句云先治新病，病当在后，分明新病苦于旧病也。新旧病都为仲师所料及。问词殆谓病者有不堪言状之苦况，欲仲师说明所以成立水分病之原因也。曰面目身体四肢皆肿，肿处尚有完肤哉。曰小便不利，条下又复言之，为无血二字写照者在此。曰脉之不言水，言水则有挂漏，师言已在不言中矣。曰反言胸中痛，未言胁下急痛也。胸中乃大气之所积，令逆气无从上。曰气上冲咽，咽高于胸也，冲咽划大气不能抵御矣。曰状如炙肉，形容冲气不复下，则结如炙肉。炙字与少阴脉有关系，手少阴脉从心系上挟咽故也。下言肾气上冲，咽喉塞噎亦如见矣，肾气冲气相并行也。曰当微咳喘，预决条下有咳字。喘逆二字，不言者亦尽言之矣。审如师言，多属未病。曰其脉何类，未病之脉何类，已病之脉又何类耶？师曰，有旧病所以生新病，前脉可以括从脉也。独取寸口足矣。寸口脉沉而紧，坐实沉为水脉，紧为寒脉，非寒水脉先具乎。曰沉紧相搏，结在关元，师谓冷结膀胱关元者，正寒水积于是也。曰始时尚微，水分固微，血分气分尤微。由于年盛不觉，便宜其气血，故阴阳无恙在。曰阳衰之后，则阴气日长。阴阳之上下既相左，斯营卫之顺逆必相干，气血遂分道而行。水气将变为左右袒。阳气则愈行而愈损，阴气则愈行而愈盛。一旦结寒微动，则暴动其肾。曰肾气上冲，冲气更

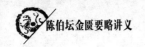

无下时，盖藏过任脉于肾气之中。曰咽喉塞噎，任脉从关元而上，会冲脉于咽喉者也。始则结于关元者，今则移寒于咽矣。冲任并上，则塞其咽，且足少阴肾脉循喉咙，则噎其喉。曰胁下急痛，冲为病又主逆气里急也。冲不通于胁，而急痛通于胁。急痛即不通之谓也。不观条下又曰胸胁苦痛乎。先有胸胁为之梗，其气不会于膻中，血不会于膈俞也。殆由于此，血分气血将流散而无穷。本与胸胁之留饮无涉，乃医以为留饮而大下之。四饮门得快利之药莫如十枣。十枣汤条下无留饮二字。留饮欲去，度亦以甘遂半夏汤为敷衍焉已。彼方不独无大下，且非下也。大下又岂医者所及料耶。此五水与四饮所为大有别。曰气击不去，四字已一口道破五水病无下法矣。四饮中不过支饮形如肿，肿无所系则无论下药不下药，其饮可去。若水气系在肿，下药焉能去系乎。曰其病不除，匪特下药无效也，就如甘遂半夏汤，与气击不相投者，与水谷之海反相投，宜其以大下应之也。无下法便无吐法，复重吐之，徒令胃家无幸受伐而已。曰胃家虚烦，大下则致虚，重吐则增烦。曰咽燥，咽有炙肉在，宜乎其燥。曰欲饮水，乃胃家之用情。气击仍来去也。曰小便不利，无血如故，可证明其血分犹为水分所持也。曰水谷不化，胃气不如故。其气分为水分所持又可想。曰面目手足浮肿，纵非身体皆肿，肿而且浮，明是误下误吐所致。医者又与葶苈丸下水，葶苈功在泻肺而止。支饮用之无下水字样，肺痈用之亦无下水字样也。本证能下水者，不过偶然水在肺，则欲饮水，下新得之水庸有之。曰当时如小差，肿而不浮，浮差肿不差，系肿非系浮故也。曰食饮过度，水谷又不化矣。曰肿复如前，前此之肿，是皆肿非浮肿，皆肿剧于浮肿也。曰胸胁苦痛，舒胸气者胁，连胁气者胸，苦痛又剧于前。曰象若奔豚，吐下后水势益汜。是又肾气为导线。曰其水扬溢，不曰肾水凭陵，扬其波者肾气也，溢其水者肾脏也。非欲作奔豚，奔豚仍是假相，故曰象若奔豚。视在审问者之子细明辨也。不然，当微咳喘四字，非仲师所已言哉，必俟其水扬溢时，始惹起其咳。曰则咳。则字宜缓读。曰喘逆，喘逆二字宜轻带矣。毕竟冲气階之厉。曰当先攻击冲气，四饮则与茯苓桂枝五味甘草汤治气冲。饮有饮之气冲，水有水之气冲，不能混视也。彼方令冲气低，本证令冲气止。气分平当然冲气止，桂甘姜枣麻辛附子汤可以承其乏。曰乃治咳，五水病未尝立治咳之方也。长沙早已将咳字喘字纳入肺胀中矣。上言此为肺胀，曰其状如肿，则与风水皮水黄汗同论。肺胀条下又曰欲作风水，可知咳喘为肺胀所应尔。当仿行越婢加半夏汤以治水咳。曰咳止其喘自差，明乎咳喘证具属肺胀，越婢加半夏有兼治咳喘之长。曰先治新病，病当在后，即答明所以不言水之原因。自胸中痛，气上冲咽以下皆新病，言外谓有水为旧病。何以不曰后治旧病耶？在后云者，乃另行议治之词，不离乎随证施治之旨也。

风水，脉浮身重，汗出恶风者，防己黄芪汤主之。腹痛者加芍药。

篇首至末，风水二字凡九见，皮水则五见而已。何风水之多耶？仲师诚恐医者辨别风水皮水未明了，与药非失诸造次，则失诸因循也。风水者何？非与皮水分两层看也。附皮者毛，毛在皮窍中。故风水在毛窍中。生毛者皮，皮在毛窍外，故皮水在毛窍外，属肺金之所主。《经》谓肺脏其华在毛，其充在皮。皮毛分则水气亦分也。特毫毛之水得诸风，故曰风水。皮肤之水受诸皮，故曰皮水。书风水，与风湿异而同。书脉浮，浮为在外，风浮水亦浮，太阳亦浮在言外。书身重，足征轻清之阳，已浮出身外矣。书汗出，阳浮阴必弱，阴弱者汗自出。阴不维阳，焉能维汗。书恶风者，风气激动其水，更逼出其汗，有风显非太阳所乐受。缘魄汗乃太阳之保障，汗与脉异名而同类者也。假令汗出脉亦出，太阳还有生还之望哉。况脉浮即脉出之渐乎。防己黄芪汤主之，本方在风湿条下已建殊勳矣。独是本方服后仍有汗，欲非行所无事也。曰如虫行皮中，腰以下如冰，后坐被上。又以被缠腰，始令微汗差也。得毋本证亦发汗乃愈耶？腰以上之汗不必发，取腰以下之汗足矣。在风湿则宜汗出而濡，盖阳受风气，阴受湿气，上焉者风之阳，下焉者湿之阴。不得不取微汗者，恐风去而湿仍留也。本证于阴汗何取耶？阴不得有汗，师言腰以上肿始宜汗耳。何庸以被缠腰耶？以彼阳浮无发热，是太阳中气之热。尚为风水所持，开放太阳以漐漐微汗者佳也。假令不汗将如何？无汗当然得小便，腰以下必为药力所潜移。缘防己妙能转运中土，盘旋而上。得甘术以提升地上。黄芪遂领天气以出皮毛。天气当从两路落，则水出高原者意中事，自能会合毫毛之水，以下输膀胱，是以汗药而收利小便之效也。末句云腹痛者加芍药，其余加味不重提，可悟长沙以亟起太阴为主旨，宣示其维系太阳之德意，是又一方翻作两方用矣。

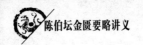

防己黄芪汤方：（见上风湿，方注从省）

风水恶风，一身悉肿，脉浮不渴，续自汗出，无大热，越婢汤主之。

书风水，又书恶风，匪特复述上条也。方下又云恶风加附子一枚。风水加术四两。胡风水字恶风字层见叠出耶？吾非疑加附加术二语为多添，吾觉风水恶风四字为太赘也。何以同是恶风，上条又不加附耶？恶风既同而异，可知风水亦同而异矣。上条风水趋向外，彻开太阳者也，一身之重其明征。本条风水趋向内，封闭太阳者也，一身悉肿其明征。书脉浮，上条风水一齐浮。本证则水有水之浮，仿佛浮为病在表。风有风之浮，仿佛浮为病在外。是成立表证者水，成立外证者风也。书不渴，显与里水不同论，由其病水非因脉沉小便不利所致，其不渴亦与小便自利亡津液无涉，非越婢加术汤证之比，似可毋劳越婢参其间矣。曰续自汗出，显见始焉汗不出，无从讨太阳之消息在无汗。其断而复续者，却有续自汗出为路线。可见太阳续在之处，犹隐现于汗孔之中也。夫非报信太阳之出以卫外，不在太阳，而在太阳之自汗也欤哉，不尽然也。水与汗共并，先此之无汗出者，汗被水压使之然。续得自汗出者，风与汗不相得，风信实由反扑其汗而来。书无大热，太阳非外亦非表，热矣。惜无发热之能力，风气必小视其太阳，行防己黄芪汤可乎？彼方收回太阳之浮，以释放一身之重也。本证宜辅助太阳之浮，以打消一身之肿也。然则妄行越婢，必误治变矣乎。越婢分明为里水而设，治风水乃其所未逮。就如伤寒因无阳之故，权宜用之以追回太阳。比较防己黄芪汤，则有异曲同工之妙。若反用之以扩充太阳之开力，中工宁持越婢汤以俟上工矣。方内重量仍其旧，煮法服法亦如之。风胜则加附以御风，水胜则加术以行水。中工恐未明其制作之精也，加倍其药力，无非亟亟以开太阳，长沙方所为泛应而曲当尔。

越婢汤方

麻黄六两　**石膏**半斤　**生姜**三两　**甘草**二两　**大枣**十五枚

上五味，以水六升，先煮麻黄，去上沫，内诸药，煮取三升，分温三服。恶风者加附子一枚炮。风水加术四两。（汤见上，方注从省）

皮水为病，四肢肿，水气在皮肤中，四肢聂聂动者，防己茯苓汤主之。

书皮水为病，上条风水，下条里水，无为病二字。风水里水独非病耶？肺之合皮也，明乎皮水与肺家无涉，皮有皮之为病也。假令认皮水作肺水，则四肢重与其身肿，可混视矣。然犹谓肺水有肺水之见证，小便难，时时鸭溏，为皮水所无也。特患以正水释皮水，则中工不无强解矣。盖本原于天一所生之水为正水，肺为天气，正水殆由肺金积水而来，观上言外证自喘，可知正水乃肺水之别名，非皮水之别名。故以为病二字示分寸也。然则下言水之为病，又说入何部之水病耶？风水皮水里水无分子，师明言属少阴，是石水在其中，又曰为气水，是正水在其中。其后又曰黄汗之为病，五水逐层结束，应上病当在后一语。所谓脉之不言水者，一一言之在后矣。皮水与风水之比较，有异同耶？风水实毫毛者也，则皮肤为之缩；皮水实皮肤者也，则毫毛为之敛。风水肿壅一身之气门，令太阳无从收拾，皮水肿壅四肢之肤革，令太阴无从收拾。故同是汗孔也，风水之汗孔则反出，所以有汗而恶风，风水无发汗字样者以此。皮水之汗孔则反入，所以无汗不恶寒。皮水所以有发汗字样者亦以此也。独是一身肿未必四肢无分子，四肢肿未必一身无分子。总之，气击不到之处其肿微，气击不去之处其肿甚。举一身可以例四肢，举四肢可以例一身。犹乎举腰以下肿例上肿，举腰以上肿例下肿耳。师言风气相击，身体浮肿二语，可为肿状之注脚矣，讵独风水皮水始然乎。曰水在皮肤中，认定皮水所在地，毋庸为四肢所囿也。肿有肿之趋势不同也。曰四肢聂聂动者，聂聂乃木叶作动之形，动而不浮，匪特皮肤犹为水气所持，足征皮里更为里水所持也。上言外证胕肿，按之没指为皮水。按其手足上，陷而不起为风水。非常二证之同也。皆撇开里水而言也。防己黄芪汤可仿行否乎？上条取阴升阳降之义，假足太阴之升力降手太阳，则以术为地卑之助力。本条当取阳降阴升之义，假手太阴之降力升足太阴，当以苓为天高之助力也。防己茯苓汤主之句。方旨详注于后。

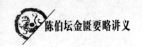

防己茯苓汤方

防己　黄芪　桂枝各三两　**茯苓**六两　**甘草**二两

上五味，以水六升，煮取二升，分温三服。

本方何以不去黄芪耶？老阳而有稚阳之气者黄芪也。《本草经》称其主小儿百病，以其能嫩皮肤也。仲师用以治外证，自能带土气以灌四旁。黄为脾色，嫩黄亦芪而不老之称也。黄芪桂枝五物汤证条下，已曰外证身体不仁矣。上条既以黄芪治外证骨节疼痛之风水病，肯舍黄芪而不理皮水之外证胕肿乎。上条命方曰防己黄芪汤，而方次则芪居甘术之后。本方曰防己茯苓汤，而方次则芪在桂苓之前。黄芪固与诸药无轩轾，芪先让功于术者，必俟地气上，始克尽黄芪之长。升地气者术，黄芪才能领太阳以出身表也。苓先让功于芪者，不俟天气下，宜先尽黄芪之长。降天气者苓，黄芪亟宜领太阴以达四肢也。防己黄芪汤写黄芪之从容。防己茯苓汤写黄芪之神速。以苓易术犹余事，间接用桂枝者，假太阳之开力开太阴，加倍写黄芪也。何以彼方无桂枝耶？彼方气上冲者加桂枝三分。明乎彼方可翻作桂枝汤用，不离乎假太阴之开力开太阳，匪直此也。有术在，则天气自能泽毫毛，桂枝可加可不加也。无术在，则地气不能软皮肤。得桂枝助天气以主外，是亦匡芪苓之不逮也。其主动力则在防己，防范中土，非杂气所能侵，故一物以防己得名，要其纹如车辐，则转坤道以旋乾，则载覆无非化生之宇。且有甘草之柔和，令诸药先从腰里落，身重固宜，肢肿亦宜。二方均无加姜枣之必要也，彼方云生姜四片，大枣一枚，煎八分，不合原方制作，当是后人加入。本方无姜枣可见矣。此较越婢又何如？同是开太阳，彼方无苓术，却非借助于太阴，与防己汤有异同者此也。

里水，越婢加术汤主之，甘草麻黄汤亦主之。

首二句又复衍上文矣，本句多立一方，胡不单提末句耶？得毋恐中工忘记越婢为里水主方耶？隔上一条，分明以越婢主风水，方下又补行加术四两，是前后制方已符合。无如风水曰不渴，上言里水曰故令渴。渴不渴已令人目不暇给矣，况风水里水见证有异同耶。独是里水条下一则曰小便不利，再则曰小便自利也。风水条下不曰汗出，又曰续自汗出也。一汗一溺均无定形，里水显非风水之比矣。数不尽外证为风水。里水则从有外证之呈露，亦有诸内者形诸外焉已。缘越婢原方，乃从太阳外证之外着手，追回远去之太阳者也，特严禁之曰，无阳不可发汗。而后行越婢，且合作有桂枝汤在，自援救太阳而有余。若去桂加术，则鞭长莫及矣。治水则术重于桂，加之打通太阳太阴两方面，恐太阴为里水所持，反不能维系太阳也。至风水仍器重越婢者，一本治无阳之美意顾全太阳，一仿治里水之良法顾全太阴。可悟五水病越婢之功为最伟。对于渴不渴非方旨之骑墙，其余种种诸证更无论矣。中工若欲引越婢加术汤为知己，认定里水二字是言诠。不然，长沙立证安有如是之单简哉。曰甘草麻黄汤亦主之，非舍越婢而代以甘麻也。恐人囿于仲师皆不可发汗之言，贬小越婢也。见得加术并非为禁汗而设，诚以中土乃地气上之云，当然为天气下之雨。里水病若得微汗解者，乃崇土制水之力莫之然而然，甘麻二味，纯是打入脾家作用，甘黄麻亦黄也。观方下重覆汗出数语，发太阴汗非易易也，阴不得有汗，不汗曰再服，即麻黄附子甘草汤可微发汗之旨也。又曰慎风寒，爱惜太阳为何若？眷顾越婢为何若？越婢汤内自有甘麻在，长沙非立方外之方，而立法外之法，虽谓甘麻即越婢之绪余可也。

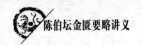

越婢加术汤方：（见上方，注从省）

甘草麻黄汤方

甘草二两　**麻黄**四两

上二味，以水五升，先煮麻黄，去上沫，内甘草，煮取三升，温服一升，重覆汗出，不汗，再服。慎风寒。（方旨已说明，注从省。）

水之为病，其脉沉小，属少阴；浮者为风，无水虚胀者，为气。水，发其汗即已。脉沉者宜麻黄附子汤；浮者宜杏子汤。

书水之为病，掩人处在无肿字，无肿亦病水耶？风水一身肿，皮水四肢肿，黄汗四肢头面肿。凡诸有水者腰上腰下肿，独上条里水不言肿，而面目黄肿，则言之见上矣。得毋人所不经见之水病，庸或不肿耶？为病二字，又似举见惯之水病以示人。如持不肿之眼光视五水，惟正水石水无肿字。有肿则正水之本脏病。肺水曰身肿。石水之本脏病。肾水曰脐肿，反为正水石水之陪客。二证既非肺水肾水之病名。正水只有外证自喘。石水只有外证腹满不喘焉已。夫写正水只得自喘二字，写石水只得腹满不喘四字。上文言喘则言咳，未有但言自喘者。腹满不喘更未之见矣。又执何证以证明其为五水中之正水石水耶？《经》谓肺肾皆积水，其本在肾，其末在肺。正水当然为水之末，石水当然为水之本。非必自喘证具。不观上条一证不具亦里水乎？书其脉沉小，《素问》谓肾肝并沉为石水，写风水入石水之中，故写肝沉在肾沉之中耳。曰属少阴，是单指肾沉而言，与厥阴无涉。何以上言其脉自沉无小脉耶？假令脉沉微，则太阴并少阳共沉未可知。若沉而且小，显然写少阴为石水所持。小亦少之称也，脉小为阴阳形气俱不足。非雌阴衰落而何！曰浮则为风，又风水正水合写矣。缘风舍于肺，害金兼害水，金生水者也。金水为风气所利用，正水遂自有而之无。无水云者，正水不当其位。邪风伪托正水以惑人。宜其脉沉迟，而外证自喘也。肺胀当有喘，无如其喘虚胀亦虚。虚胀者乃虚邪假定之部分，留水气于未尽者也。曰为气水，不曰为正水者，正水是天水之好名词。仲师不欲中风邪之计，故易其名曰气水耳。曰发其汗即已，正水石水皆可发汗，不能强发少阴汗者，宁发太阴汗。既发手太阴汗，足太阴亦有其汗在也。曰脉沉者宜麻黄附子汤，浮者宜杏子汤，则双方绾照矣。方旨详注于后。

麻黄附子汤方

麻黄三两　**附子**一枚（炮）　**甘草**二两

上三味，以水七升，先煮麻黄，去上沫，内诸药，煮取二升半，温服八分，日三服。

杏子汤方

杏仁　麻黄　甘草

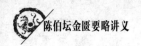

麻黄附子甘草汤已见《伤寒·少阴篇》矣。彼方麻黄只二两，曰微发汗；本方麻黄多一两，曰发其汗。彼证无脉沉，本证脉沉似与麻黄附子细辛汤有出入。本条命方但提麻附者，见得甘草非用以缓解少阴汗，乃假道中央土微取太阴汗。同是少阴不得有汗，惟太阴在少阴之前，间接发微汗者以此，直接发其汗者亦以此也。微汗非从少阴而来，其汗非必与微汗分道而出，但不涉与水共并者为其汗，固非太阴所能私，亦不得目为少阴之自汗。盖魄汗无非心液之羡余。善用之则为肾部之保障，地气上者属于肾。雨气所为通于肾也。而命方则甘草若无与焉者，不过与细辛示区别，正长沙操纵甘辛二药处，且为脉沉立方，与少阴之无里证不同论也。何以不但行甘麻耶？此又明示里水与石水不同论。特操纵一味附子于甘麻汤内。彼方四两麻黄，且防其不汗，可知有附在，更难重覆取汗矣，因中央土为里水所持故也。就如越婢汤之六两麻，何尝为发汗而设乎。本方则麻黄减之又减，显与上条不同其手眼，而三两麻与二两之比较，又与微发汗不同手眼也。曰浮者宜杏子汤，胡不曰宜越婢汤耶？夫时而脉沉，时而脉浮者越婢汤证也。脉沉易越婢，脉浮亦易越婢，愈以见发汗非越婢之长。甘麻汤从越婢方中抽出，麻黄附子汤从甘麻方中抽出，杏子汤则杏与附相参错，匪特未尝改易甘麻也。甘麻汤又翻作两汤用，可想见其并未脱离麻甘，猥以杏子一味承其乏也。足少阴证具则宜附，石水二字在言外。手太阴证具则宜杏，正水二字在言外。表其异不必示其同，暗指正水石水未为秘，则甘麻二字，更可于言外得之也。不曰麻杏汤，可见与无词之笙诗同调矣。殆亦知者不待告之意义欤。注家疑即麻杏甘石汤，殊非发汗所应尔。若名麻杏甘草汤又何如？《伤寒》曰脉浮病在表，可发汗，宜麻黄汤。注家又疑为麻黄汤之省文，岂非令无方之方反晦乎！

厥而皮水者，蒲灰散主之。

上文一路无厥字，肾水则曰其足逆冷，其手未尝逆冷也。下文黄汗曰两胫自冷，非手足冷也。气分曰寒气不足，即手足逆冷，显非寒气有余之厥。若厥而皮水，大都指皮水厥寒者近是。何以不书皮水厥寒耶？乃曰厥而皮水，岂非见厥自见厥，而皮水如故耶！皮水胡以厥？阴阳气不相顺接便为厥，皮受气于阳，手足为诸阳之本，假令阳气无恙在，何至于厥！上言皮水胕肿不言厥，皮水肢肿不言厥，独身肿而冷，状如周痹，肿冷则似有可厥可不厥之端倪，驯至阳退阴进者意中事。皮者肺之合，得毋肺水厥之耶？肺水无厥证也。抑正水厥之耶？厥亦正水无分子，无端致厥，盖必皮水与肺水易位矣。肺部高居阳位者也，为阳中之太阴，皮水之阳逆于肺，斯肺水之阴合于皮。宜乎肺家反受气于阳，肺水遂立变为正水。是便宜于肺水者，未始非关于皮水之反动力。于是皮水中有正水一分子，正水中有皮水一分子，不相属而相属。庸或因风气为转移，见厥则正水皮水又减轻其半。此亦厥有厥之便宜。仲师非以见厥为悲观也。第觉皮水若言之而不能尽，特举皮水之对观以尽其余。正水即皮水之半相也。正水更知之而不能言，特举正水之对观，以举其义。皮水即正水之半相也。脱令不厥，又非本条消息矣。本证皮水正水均须治，分治不如合治也。合治又不如不治水之治水。中工勿因治术穷，转疑师法有未备也。曰蒲灰散主之，彼非小便不利也。滑石白鱼散、茯苓戎盐汤具在，胡随手拈一方以塞责耶？他如瓜蒌瞿麦丸，分明为有水而设，何为弃之不用耶？彼方有其人若渴四字，与本证无涉。且服丸以小便利，腹中温为知。温中二字亦无取，菖蒲以节胜也，助肺行治节，能打通节节中层累曲折之水，听决渎之令而行，赖有滑石为后盾，当然水从小便去。飞之成灰者，灰其散则药力无处不到也，岂煅灰乎。汤见上，注从省。

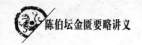

问曰：黄汗之为病，身体肿，发热汗出而渴，状如风水，汗沾衣，色正黄如柏汁，脉自沉，何从得之？师曰：以汗出入水中浴，水从汗孔入得之，宜芪芍桂酒汤主之。

本条何以不问血汗耶？身黄得诸湿，脾色本为黄，汗黄得诸血，血液变为黄。师言如水伤心，则黄汗历节从其类。风血相搏，则饮酒汗出当风从其类。汗色都由经络不通使之然。血结水亦结也。彼黄汗而间出血汗者，非百中无一也。无如血汗不得出，但逼出其黄汗。问者口中说黄汗，心中欲穷血分之变也。上言血结胞门，非即妇人水与血俱结于血室之谓乎。上言男子则小便不利，妇人则经水不通，乃无血之报信也。谓黄汗即血分之报信可矣。问黄汗之为病，不啻载无形之血汗而出。书身体肿，水汗仍未出，留水气于汗孔之中，故一面身汗一面肿。书发热，师言假令发热，便为历节。下条又曰假令发热，此属历节。本证何以发热又不名历节耶？篇首黄汗曰身发热，未尝曰阳浮者热自发，身字已贯通到本条矣，仍作身发热读可也。曰汗出而渴，风水其人不渴，才汗出即愈耳，黄汗与风水不同论也。曰状如风水，岂非如与风水相反哉！此殆黄汗有黄汗之风水，血分而有水分者存。其汗孔中不只郁水兼郁风，风水为酝酿血病之媒。师谓久不愈，必致痈脓者，殆由于此。曰汗沾衣，明乎其汗色历久未过去也。曰色正黄如柏汁，何以水气不为之涤耶？曰脉自沉，气化为经血所壅闭，则全躯无活动，岂浴水能去其垢乎！曰何从得之，问词殆谓不能归咎于水分也。师曰以汗出入水中浴，与汗出当风异而同。曰水从汗孔入，遂与血相得，反与汗相失。血得水以生其汗，水得血以染成黄，水黄与湿黄异名而同类也。由黄而黑又变相矣。彼终身而酿成黑癣者，所在多有，血分更为黑色所掩也。曰宜芪芍桂酒汤主之，黄汗固宜，血分亦宜，写血分入黄汗之中，立一矢贯双之治法。下条桂枝加黄芪汤句上无宜字，可悟黄汗之主方自有在矣。方旨详注于后。

黄芪芍桂苦酒汤方

黄芪五两　**芍药**　**桂枝**各三两

上三味，以苦酒一升，水七升，相和，煮取三升，温服一升，当心烦，服至六七日乃解。若心烦不止者，以苦酒阻故也。

本方何以不适用于历节耶？彼证痛在节，三百六十五节，不啻为风气所必历，故曰诸肢节疼痛，身体未尝痛也，身体尪羸而已。身体亦未尝肿也，独足肿大而已。本证则痛在三百六十五络，而波及其身之皮。下条曰如有物在皮中状，曰身疼重。本条曰身体肿，篇首且曰四肢头面肿，显与历节有异同。师言假令发热此属历节者，教人体认太阳之身，是否发热耳。粗看之黄汗历节皆云发热也。本证连下条身字凡六见，以身上之经脉常不可见，常见于皮部者皆络脉故也。络脉之别者为孙络，此其所以有三百余络之多也。络脉不能经大节之间，必别由绝道而行。历节痛而络脉能免于痛者此也。络痛亦与诸节无涉者亦以此也。何以本证曰肿不曰痛，下条曰重曰痛曰疼，不曰肿耶？本条血分方与风水相容与。水在皮中，风走皮外，发热汗出，则趋势在肿，骨节疼痛犹其后。下条频频汗出，反阻碍荣气之行。曰久久身甲错，曰久久身瞤瞤，分明见证在皮部，外骨节疼痛已过去。风水固假相，历节亦假相也。至此而后补行芪芍桂三味，则苦酒更阻矣。然则本方治肿不治痛耶？非也，本方以治血痹为先着，同是变通黄芪桂枝五物汤，而以苦酒一升易姜枣，则厚集其苦酸之味于血分，黄汗亦兼受其赐。《经》谓酸生筋，筋生肝，肝生心，苦亦生心也，苦酒便打入心血上作用。方下云温服一升，当心烦，诸血皆属于心，汗为心液，液故为血，心烦亦有汗而解之见端，黄汗自复还其色相。曰服至六七日乃解者，三百六十五络方行尽也。曰若心烦不止，行焉而未尽者庸有之。申言之曰，以苦酒阻血液，血液阻黄汗故也。过此则宁舍血分不治治黄汗，未为晚也。

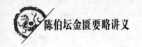

黄汗之病，两胫自冷；假令发热，此属历节。食已汗出，又身常暮盗汗出者，此劳气也。若汗出已反发热者，久久其身必甲错；发热不止者，必生恶疮。若身重，汗出已辄轻者，久久必身瞤，瞤即胸中痛，又从腰以上必汗出，下无汗，腰髋弛痛，如有物在皮中状，剧者不能食，身疼重，烦躁，小便不利，此为黄汗，桂枝加黄芪汤主之。

书黄汗之病，不曰黄汗之为病，阙为字岂非令人易忽耶！上条黄汗为血分所持，其汗少，故黄色微。为病云者，匪特醒中工之眼，见得黄汗俨为血分写照置也。本条血分为黄汗所持，其汗多，故黄色显。之病云者，毋庸醒中工之眼，见得血分病无非黄汗所致也。曰两胫自冷，寒水未过去，得诸浴水何待言。曰假令发热，风血相搏当然有发热，风从地水中生也。状如风水一语，就从发热上看出。分别在太阳发热属历节，单独太阳之身发热属黄汗。黄汗仅言身发热者，伤无阳也。曰食已汗出，汗生于谷也。设非食已，庸或谷色令其黄，反是则黄为水色。举食已以验汗，先补明黄汗之来源，尚未证实其夺汗无血也。曰又身常暮盗汗出。此岂同伤寒微盗汗出而反恶寒者，为表未解哉，乃黄汗常为其身上所不容，血分又为黄汗所不容。于是夺汗兼夺血，非入暮即盗汗出而何！曰此劳气也。曰若汗出已，汗胡以已？无血又取偿于汗，始则血供汗，继而汗续血，未已亦已矣。曰反发热者，血汗两相夺，则两相反。不曰反恶寒者，明乎其非表证仍在，与已未发热之太阳病，不相侔而适相反也。曰久久其身必甲错，汗痕浮于血，积血遂印为干痂，大小疏密不一名甲错，师谓肌若鱼鳞者近是。曰发热不止者，热度愈引而愈长。曰必生恶疮，上言黄汗久不愈，必致痈肿者非欤。曰若身重，是血分日以少，水分日以多之明征。有水脉沉，曰身体肿重。风水脉浮，曰身重。历节则无论脉浮脉沉，脚肿足肿无重字。此历节所以与黄汗有异同也。曰汗出已，辄轻者，历节又无论自汗黄汗，无出已二字，无辄轻二字。本证显属太阳争回其汗以自固，辄轻其身而自若，未始非太阳卫外之势力使之然，无如黄汗非太阳之身所自有。曰久久必身瞤瞤，觉毛窍之萧疏，瞤瞤然肌肉上若被细雨微风所经过，安得不激刺其胸乎！曰即胸中痛，最空旷者胸部也。诸阳得以受气，胸次才无窒碍也。上文病者苦水，亦曰胸中痛，大都因阳气闭塞，故痛苦上焉已。曰又从腰以上汗出，水分横断腰间可知，然地气上则胸中开，还算得汗之便宜，无如其下无汗，腰以下又成立血痹矣。曰腰髋弛痛，贴尻骨之皮肉谓之髋，在太冲之下，血分流溢于此。弛痛者何？皮与肉相牵扯，一处痛翻为两处痛也。曰如有物在皮中状，血汗交迫，酿成瘀热，其汗益黄。不发身黄者，瘀热在皮非在里耳。曰剧者不能食，仿佛产妇郁冒不能食，下无汗则谷气壅于中，非中寒也，即师言上焦有寒，其口多涎之不能食也。曰身疼重，何以不独重而且疼耶？水血混淆，水中有血则身疼，血中有水则身重。书烦躁，非关疼重也。必周身汗出，阴阳乃复，方无烦躁。下无汗则阴阳犹隔绝也，宜其烦躁，虽然，血与汗之比较，无血甚于无汗。其汗半为血所夺，腰下无汗其明征；其血全为汗所夺，小便不利其明征。师言若小便自利，及汗出者自当愈。得小便利犹其后，如欲易黄汗为遍身漐漐，微似有汗，就令桂枝汤，服至二三剂，仍有汗不出之虞。法惟桂枝加黄芪汤主之，非取汗于血也。不取汗于血，乃取汗于汗，顾全血分，须更新黄汗也。方旨详注于后。

桂枝加黄芪汤方

桂枝　芍药各三两　**甘草　黄芪**各二两　**生姜**三两　**大枣**十二枚

上六味，以水八升，煮取三升，温服一升，须臾饮热稀粥一升余，以助药力，温服取微汗，若不汗，更服。

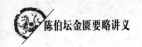

本方亦如服桂枝汤法将息乎，出黄汗已不止一次矣。又曰覆取微似汗，何得有如许之汗耶？纵牺牲其汗而不顾，宁不虑其如水流漓耶！黄汗实则未尝得微汗，如法将息，始克尽桂枝之长也。胡不单行桂枝汤耶？同是发热汗出，桂枝证之热非反发热，桂枝证之汗非为黄汗，桂枝之药力，同是收之而后放，不能收回不经见之热，不经见之汗也。加黄芪非匡桂枝之不逮也。加倍写桂枝，芪以效其灵。《本草经》称黄芪之久败疮脓，为去腐圣药。黄汗实与血汗相掩映。桂枝行使黄芪收回血汗之黄，令着先为功于血分，桂枝之能事犹未毕也。然则本方仿行黄芪桂枝五物汤耶？彼方为外证身体不仁，如风痹状而设。桂枝已易方矣。方下不曰服已须臾云云，兼易法矣。且倍用生姜无甘草，但节取桂枝以解外，不必取汗以开太阳，无啜粥温覆之必要也。本方岂半用桂枝为已足哉！仲师特操纵甘草，为主外主内立方针。假令五物汤有甘草在，黄芪将舍外而走内，则诸药尽骑墙。假令本方无甘草，黄芪将舍内而走外，诸药又骑墙。惟甘芪合作，网尽腐血之黄汗，入于中土而俱化，化生精即气生形，何败血黄汗之有，服已须臾，即其候也。匪惟将息桂枝，更将息甘芪也，与黄芪芍药桂枝苦酒汤调用可乎？汗与血相因，上条血分先形，后得黄汗，证据在身体肿而发热。本条黄汗先得，酿成血分，证据在两胫冷而未发热。前方以血易汗，血行而肿自消。本方以汗易血，汗出而痛亦除。二方无所谓牺牲其有限之血，及有限之汗也。特一则主肿，一则主痛，二方不能越俎也。

师曰：寸口脉迟而涩，迟则为寒，涩为血不足。趺阳脉微而迟，微则为气，迟则为寒。寒气不足，则手足逆冷；手足逆冷，则营卫不利；营卫不利则腹满胁鸣相逐；气转膀胱，营卫俱劳；阳气不通即身冷，阴气不通即骨疼；阳前通则恶寒，阴前通则痹不仁；阴阳相得，其气乃行，大气一转，其气乃散；实则失气，虚则遗溺，名曰气分。

五水病种种与脉气为难。上两条名血分师则曰寸口，曰趺阳，曰少阴，声声关心三部脉，明乎脉气犹存在也。脉者血之府，写水分入血分，形诸脉者其常。本条写水分入气分，不提少阴脉，是以知病之在脉矣。脉合阴阳，阴阳气不相顺接便为厥。上言厥而皮水个厥字，已为本条手足逆冷伏案。黄汗不言厥者，血分病仍未短阴阳之气也。少阴不至者厥，厥训短，宜乎本证仲师但举寸口趺阳而言，而不及两尺者，两尺无脉气故耳。书寸口脉迟而涩，曰迟则为寒，涩为血不足。仲师可谓不嫌辞费矣，血不足非血分病乎哉。假令血有余，何至脉不足。写血即写脉，不足二字，乃涩脉之注脚也。曰趺阳脉微而迟，曰微则为气，气微又血不足之注脚。而气重于血，脉资生于胃之谷气故也。曰迟则为寒，又辞费矣。《素问》谓寒胜血，申言所以血不足之原因，殆寒气有余矣乎。曰寒气不足，少阴肾其令寒，其类水，其应冬，其病厥。寒气太过反不厥，衍流之纪其病胀，涸流之纪其病痿厥，大都少阴之厥，关于寒气不及使之然，冬气当至而不至者是。曰即手足逆冷，师仍恐人泥看其为阳退阴进也。曰手足逆冷则营卫不利，营气行脉中，卫气行脉外。营卫因脉气之流利为流利，故以营气卫气得名。师又恐人泥看其脉迟为血少，孰意其非关于尺中之迟，乃寒迟之迟。伤寒营气不足四字，亦非与血不足异而同也。曰营卫不利则腹满胁鸣，形容营卫带寒气以入腹，腹气尤不利，于是乎满，寒气反为腹气所不容，则移寒于胁，胁气欲转不转，与寒气相推拒。寒鸣便是水鸣，久之气与气相逐，寒气又为胁所不容。寒转水自转，水无有不下也。膀胱为水府，注水之州都者也。无如气化不能出，止以营卫代行其气化，则膀胱又不利。营卫利在行，膀胱利在出。膀胱欲出，营卫以行力梗其出。营卫欲行，膀胱以出力梗其行，合膀胱营卫为一气。必气与气相左，俱劳二字尽之矣，徒令阴阳断绝交通而已。六气有六气之阴阳，六经之阴阳属伤寒。五行有五行之阴阳，五行之阴阳属

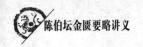

《金匮》。举阴阳气以例营卫，营卫之利不利不可见。欲知阳气之通不通，莫阳于走一身之表之巨阳。欲知阴气之通不通，莫阴于存骨髓之气之肾阴。身冷则阳气不能卫外而为固不待言，骨疼则阴气不能存精而起亟不待言，即阳通如故矣。假令阳通为之前，无阴气为之后，是续阳经者，必阴经之血为之，营卫行阴则恶寒，阴经无热脉故也。阴通又如故矣。假令阴通为之前，无阳气为之后，是续阴经者，必阳经之血为之，营卫行阳则痹不仁，阳经无动脉故也。反是则阴阳相得不相失。其气遂为其脉所自有。脉行气乃行，曰大气一转，经一番转运，胸中之大气，才有呼吸之足言。曰其气乃散，其阳经未复回原状者，其气乃散布其阳以主外。其阴经未复回原状者，其气乃散布其阴以主内，于是阳道得以实。曰实者失气，一鼓寒气出后阴，与气利相若，阴道得以虚。曰虚者遗溺，一溜寒水出前阴，与失溲相若，名曰气分，病形犹未了了也。长沙不立方，又当会通言外之旨也。

气分，心下坚，大如盘，边如旋杯，水饮所作，桂枝去芍药加麻辛附子汤主之。

书气分，另立一证耶，抑跟上写气分耶？跟上写其气乃散个散字，散而复聚，聚在心下，却坚在心下。寒能坚物，气分无非由寒水所构成，心下已为水分之旋涡，气分又为水气所持，故坚而且大。曰坚大如盘，盘训曲，水曲如钩流谓之盘。圆折不定亦曰盘，勿误认伤寒大陷胸汤证，按之心之石鞕，将如磐石之固也。彼证心下痛；本证只有坚大无痛字也。申言之曰边如旋盘，盘亦作旋，旋涡亦回环翕聚之称。举边以例中者，非止曲绘其圆也，曲绘其边阴边阳如太极，仿佛端的在其中者然。比较腹大如箕，腹大如瓮者，无此浑成矣。何以盘有盘之范围，边有边之范围耶？气分互于中，水分绕其旁，其气尚留而未散者，以大气未为其气之续，加以水分之交缠，可知鼓胀病与其聚也，毋宁散，与其成立水鼓也，毋宁成立气鼓。本证仲师握一散字为题珠，以阴阳二气为主体，作其气已散论也可，作其气未散论也亦可。总以桂甘姜枣麻辛附子汤贯彻其阴阳，便是更新气分，教中工视无形于有形之中。认定盘中之物，是否有生气者存，则为上工所心许矣。方旨详注于后。

桂枝去芍药加麻黄细辛附子汤方

桂枝　**生姜**各三两　**细辛**　**甘草**　**麻黄**各二两　**附子**一枚（炮）　**大枣**十二枚

上七味，以水七升，煮麻黄，去上沫，内诸药，煮取二升，分温三服，当汗出，如虫行皮中，即愈。

本方行桂枝去芍药汤者一，行桂枝去芍药方中加附子汤者二，行麻黄附子细辛汤者三，行麻黄附子甘草汤者四。桂枝方面，打通太阳及少阴；附子方面，打通少阴及太阳，务令阴阳气相顺接为手眼，一若置心下坚大而不顾也。既曰如盘，又曰如旋盘，两如字非真形也，乃两影子也。下条亦曰如盘云云，可悟长沙之取譬矣。何以盘字若言之凿凿耶？亘古常新莫如盘，盘铭浴德制于汤，述异又称盘古氏乃夫妇阴阳之始，天地万物之祖，是舍盘字几无阴阳合撰之可拟。仲师触类而比例及之，明乎日日更新视乎盘也，浅言之即如有物在皮中之通称耳。方内无一味可以打消其心下之盘者。何以四方中但针对胸满二字恶寒二字，余证又不之顾耶？上条长沙说到阳气不通，阴气不通二语，已四顾前路，特书太阳病，又曰属少阴矣。太阳少阴非气分话头哉！气分之变化何限，如盘二字，不过谓其为盛水器之一。盘方则水方，盘圆则水圆。器重在盘，非器重在水也。形容少数之水，流落在边际，便非汪洋之比。医者动以本方治水气之膨胀，方下明曰分温二服，当汗出如虫行皮中。盖指边皮之水，立化为汗，护送太阳以出外耳，非用以打消肿大之水也。修圆谬加知母易名为消水圣愈汤，殆从桂枝芍药知母汤套出，岂可以历节方药，混入五水方中乎！又复侈陈其效果，何幸功乃尔乎！

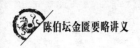

心下坚，大如盘，边如旋盘，水饮所作，枳术汤主之。

首句何以不书气分耶，得毋心下纯是水分耶？上条水气环绕气分，则气分一太极，水分无殊气分之外圈。本条气分环绕水气，又水气一太极，气分正如水气之外圈。同是假定之病形，玩如盘二字，刻画不可谓不珍也。同是交通边阴边阳，上条聚者散之，令阴阳气散半分于太阳，散半分于少阴。本条散者聚之，令中央土聚太阳之阳气者半，聚少阴之阴气者半也。然则本证仍须更新气分耶？非也，本证水分重于气分。曰水饮所作，言水不言气，则气分犹其后。独是上文水饮二字不多见，一则病下利后渴饮水，一则病者苦水条下咽燥欲饮水。又曰医以为留饮而大下之，已斥明误认留饮之非，见得水自水而饮自饮矣。他如渴字亦寥寥，皮水其腹如鼓曰不渴，风水曰其人不渴，即渴亦四饮之陪客，不过五水门带写渴饮二字焉已。四饮中心下有支饮者多矣，何尝旋盘证具乎！仲师口中举饮字结水字，意中实借支饮为如盘之反比例。支饮其形直，旋盘其形圆。五水病当然支饮不成立，若绕折直形为圆形，则与如盘浑相若。所作云者，说明支饮之变相，仿佛介于五水四饮之间也。举凡主治支饮诸方不中与，转移大气可乎，非崇土不能制水也。前方不中与之，地气上则天气为之应，不患无凭乎大气以举之也。况胸中之积气，能直接中气乎。立五水方外之方，并立四饮法外之法，非骑墙也。仲师互文见义，脱离一水一饮以立证，此等所作，讵独为中工所未见及，几令后之读者，欲掩卷而未惶。此五水四饮所为若离合，而治法到底有异同也。枳术汤主之句，方旨详注于后。

枳术汤方

枳实七枚　**白术**二两

上二味，以水五升，煮取三升，分温三服，腹中软即当散也。

本方何以不命曰术枳汤耶？看似宜以白术为居首，枳实为后盾也。以厚集其心下之下之气分，枳则逆取其心下之水分，令水由地中行，才与气分无抵触也。枳实只有下趋无逆上，不能反攻坚大之邪也。《本草经》称其除寒热结，解结邪则有余，小承气汤取其与有微和胃气之力。若用以破坚积，则非其所长矣。胡为以枳跨术耶？水分之实，与实邪煅炼燥屎不同论，顺取心下之盘，枳实自能胜任。枳术等分果何若？二味平行，则枳术无轩轾。白术不能为枳实之助力者，反为枳实之阻力。惟责重在枳，枳实虽欲让功于术而不得，然后可以各尽二药之长。何以上文诸方，分明为水分而设，只有加术无加枳耶？五水四饮所以相悬绝，五水无谷气在，四饮有谷气在，游溢精气者饮也。留饮曰心下续坚满，坚满即为内实之注脚。仲师拆散大承气汤以立方，枳朴硝黄皆入选，支配在治饮方中不为虐。本方固非饮家所必需，亦非前方有剩义也。特盘与盘相若，仿佛一证翻为两。岂知形同证不同，假令两证作一证治，误以桂甘姜枣麻辛附子汤治水饮，必与心下格格不相入。前方固属枉行，苟以本方治气分，则戕气分。缘上条之盘，气分为中坚；本条之盘，水分为中坚。上条气聚欲其散，散出盘边之外，散药患其少；本条气散欲其聚，聚在盘边之下，聚药不求多也。方下云三服腹当软，腹气兼被其软化，则心下之坚无存在。曰即当散也，非所论于其气乃散也。气散正以生形，水散自尔为精也。

【附方】

《外台》防己黄芪汤：治风水，脉浮为在表，其人或头汗出，表无他病，病者但下重，从腰以上为和，腰以下当肿及阴，难以屈伸。

《外台》又续貂矣，孙奇辈借光王氏，附骥于此，不免有互相辉映之见存，然太不择矣。曰防己黄芪汤治风水，居然与仲景所见略同也。曰脉浮为在表，表字便与风水条下有出入。师言外证骨节疼痛，连带皮水正水石水，皆举外证以示人，始终未尝言及个表字也。里水二字则两见，从中有水气四字生出，乃仲师补明风水不尽脉浮，不尽属外证，见得浮沉靡定，形中形外者，因风水之荡漾使之然也。胡为但牵引伤寒脉浮病在表一语，忘却师言浮为在外乎？可知唐宋诸子，已将外字表字囫囵读过矣。曰其人或头汗出，其人云云，可以滥称哉！乃仲圣句中有眼也。胡为信口说出其人二字乎？头汗出又另有兼证在，风水病未之见也。曰表无他病，彼非指实表证与外证有异同，不过王氏用惯外字作表字，表字作外字焉已。师明言风水身体反重而酸，何得谓无他病耶？彼究以何者为他病耶？曰病者当下重，伤寒下重二字凡三见，《太阳篇》与柴胡汤曰后必下重，《少阴篇》四逆散证条下，曰泄利下重，《厥阴篇》白头翁汤证条下，曰热利下重，都指魄门重隧而言，身重岂下重乎哉！曰从腰以上为和，身重汗出恶风，非写腰以下之病形也。腰以上何得为和？黄汗则从腰以上出，下无汗，尚且非上和下不和也。况风水病一身悉肿，分明一身不和乎，特与黄汗不同论者，黄汗亦身重，且身疼重，又不只身常暮盗汗出，得汗较为易，则如服桂枝法将息，啜粥温覆无余事。本证风上而水下，或水冰腰下者亦其常，坐被缠腰，行法外之法，补将息所未备耳。曰腰以下当肿及阴，心水者才身重阴肿，在本证匪特画蛇添足也。五水与五脏水，彼仍未分晓也。曰难以屈伸，历节条下不可屈伸四字又三见，忽而写历节入风水，此等拟不于伦之学说，孙奇辈且被其蒙蔽，宜乎卒病论之亡，亡于中工矣。

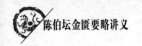

汉张仲景卒病论卷四
读过金匮卷十九

黄疸病脉证并治第十五

寸口脉浮而缓，浮则为风，缓则为痹。痹非中风，四肢苦烦，脾色必黄，瘀热以行。

本条何以不冠师曰病黄疸耶？下条开始说谷疸，女劳居第二，酒疸又其次，酒疸凡六见，谷疸只三见而已。女劳虽两条，却与男子黄合写，以其同是小便自利也。迟迟而后点出病黄疸三字者，黄疸亦五条，而诸黄黄家都缩入黄疸上说，故连类而及之也。谷疸条下有黄字，女劳疸酒疸黑疸与黄疸相掩映。字典疸字训黄病者三，训劳病者五，宜乎篇末男子黄条下，曰当与虚劳小建中汤，可悟带女劳疸入虚劳者，所在多有。差幸经过黑疸时期，不至腹如水状主不治者，由其劳火未尽，留此生以受小建中之赐耳，难保其过此无复以女劳终也。师谓色黑为劳，劳复又且黄且黑矣，何以本条先提出个疸字耶？为下文黄家所得，从湿得之二语而发。湿家病何尝非身色如熏黄，又曰面黄而喘，顾同是湿也。湿痹之候，痹着黄亦着。本证则黄行痹亦行，行痹又类风状也，风为百病之始，先寒而至者风，与湿相得者寒，有湿在不得谓风寒无分子也。下条曰风寒相搏可见矣。书寸口脉浮而缓，写风脉带写湿脉。曰浮则为风，缓则为痹，不曰缓则为湿，明乎其着痹之湿，脉当缓行也。曰痹非中风，风痹非行痹乎哉？其病形又分明得诸湿，虽行亦不免濡滞矣。曰四肢苦烦，不曰骨节疼烦，亦无风湿相搏之端倪，盖必寒湿相益，酿成热色之黄，热病皆伤寒之类者此也。然则湿热同行矣乎？似也。毕竟寒湿一方面，瘀热一方面，脾色便是湿色，加湿色于脾色之上，故曰必黄，不曰必行，只可谓之瘀热以行，脾色仍如故也。瘀热行未毕，黄色必无了了之时。苟非黄从小便去，瘀热则无论徐行疾行无去路，瘀热亦如故也。法当假道小便以去黄，黄去而后瘀热可以告肃清也。

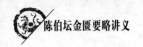

趺阳脉紧而数，数则为热，热则消谷，紧则为寒，食即为满。尺脉浮为伤肾，趺阳脉紧为伤脾。风寒相搏，食谷即眩，谷气不消，胃中苦浊，浊气下流，小便不通，阴被其寒，热流膀胱，身体尽黄，名曰谷疸。

本条明是说起谷疸成立之所以然，而热则消谷，与谷气不消二语似相矛盾。何以谷则消而谷气独不消耶？夫消谷则善饥，与无气等，何者是余剩之气耶？其消化未尽者，度亦灰烬之遗耳，不消卒归于消也，何至半消半不消耶！吾又疑浊气下流一语，未免厚诬谷气也，浊气非谷气之推陈致新哉。《素问》谓食气入胃，浊气归心，淫精于脉，谷气之消化如是其神，故运输几无从思议，不过受谷者浊，故以浊气二字，换言谷气二字。问诸食谷者亦自被其化而不觉也，奈何突有谷疸之怪象以骇人乎？未辨其证，当平其脉，脉资始于肾间动气，资生于胃之谷气，脉神便是谷神，自有趺阳少阴脉为报信。中工能从脉气上讨消息否乎？书趺阳脉紧而数，曰数则为热，《阳明篇》脉数不解句下，合热二字已明言也。曰热则消谷，省善饥二字，明乎脉气端赖谷气为供养，不能取偿于饥也。曰紧则为寒，有消谷之热在，仍有与谷不相入之寒在。曰食即为满，因寒生满，已消之谷虽能容，未消之谷不能容矣。书尺脉浮为伤肾，肾者胃之关也，纳五谷之精而藏之者也，脉浮则藏之处已告罄矣。由其脉不沉，寒不生水，从何生肾？师言脾能伤肾者，湿淫太过之谓也。曰趺阳脉紧为伤脾，脾胃皆仓廪之官也，脾不温则食入亦伤脾之候。下文师谓脾伤则不磨，彼证因脉涩，其应在吐食。本证因脉紧，则宿谷不化又其应。师故曰脉紧而涩，其病难治。凡病所以难治之原因，都由风寒湿三气杂至为主动。曰风寒相搏，风胜则增热，寒胜则增寒，而风又胜湿，寒复胜热，每食遂被其纷扰。曰食谷即眩，还有精阳气上注于目乎？曰谷气不消，假令谷气熟腐而后消，则浊气为可贵。假令并未熟腐之谷气而不留，则浊气亦同归于尽。正惟多此浊不成浊之气也，迥非胃家所乐受。曰胃中苦浊，即苦眩之所迫而形，宜其浊气无归心之希望，只有下流而已。何以不为热气生清，而为寒气生浊耶？气清则小便亦清矣。曰小便不通，浊气不能出下窍可想，何以中央土又不能举地下之浊阴奉上耶？曰阴被其寒，反无裨于远浊，瘀热又从而梗阻之。曰热流膀胱，膀胱者胞之室，瘀热即身黄之内应，特其血非结故曰流，上言瘀热以行，即其候也。一旦流通膀胱，岂非瘀热可以去黄哉？独惜身体尽黄，黄成又无小便自利之足言，名曰谷疸。咎不在瘀而在谷，故不立瘀疸之病名也。

额上黑，微汗出，手足中热，薄暮即发，膀胱急，小便自利，名曰女劳疸；腹如水状不治。

书额上黑，不曰额上黄，下条女劳疸亦曰额上黑，又曰身尽黄，可见女劳色本黄，仲师置之入黄家，便非身黄者其偶，不过现黄之处则隐其黑，现黑之处则隐其黄，不同酒疸之黑在面部，未尝掩尽其黄，师谓虽黑微黄，故知之者，知其黑点与女劳有分寸也。夫黑为水色，膀胱为水腑，膀胱足太阳之脉上额交巅，额黑显非太阳为政，乃水色为政，黑色不受制于脾色之黄，膀胱之势力，直高出于中央土之上，此岂州都之官，能倒行而上逆哉！地气上者属于肾，肾亦水脏也，以膀胱为外腑，仲师特假膀胱之部分，为肾脏写照也。书微汗出，汗出为阳微，微汗又反证明手太阳之末路，以足太阳不能维系手太阳故也。书手足中热，便宜其手足逆冷矣乎？彼误治三阳合病，额上生汗则逆冷也，本证非一线之阳犹存在耶？无如其手足中热，手足为诸阳之本也，逆冷亦阳气之退入。若热在阳中，恐坎中真阳，将与手足长辞也。盖其水盛行，则其火益孤，手之中心劳宫热，足之中心涌泉热，必非可以久持也。曰薄暮即发，维时正夕阳西下之时，可悟其一掌之热，容易过去矣。下条写女劳病，亦形容其日所晡发热，而非限于手足，彼证仍非指明阳气所在地也。曰膀胱急，下条亦曰膀胱急，总觉女劳疸偏与膀胱为难。曰小便自利，彼证曰大便必黑，五水门两见小便自利为病水，何尝以大便黑为病水乎？又非病水不病黄也，不能发黄才不黄，女劳有何能力不发黄乎？以彼小便之利，非关通调水道而来，乃由房劳之欲火，烹炼久之，遂不受气化之约束，不当利而自利者，皆排泄真阴之便溺，不至水阴竭乏者几希矣。小便何以有如许之多耶？此又泾渭不分使之然，非淘汰净尽之小便也，皆由其混入浊流者半，混入热血者半，虽利仍作不利论，膀胱急其明征也。得小便胡以急？急在少数之水，为欲火所留难故也。曰名曰女劳疸，设或留此身以为男子之黄，未始不克苟延残喘也。男子黄亦小便自利，却与水病异而同。曰若腹如水状，是火气不知其何往，变成一个水男子焉已。断曰不治，见黄见黑庸可治，见黑不见黄不可治。吾初疑仲师用情为太恝，下条又立难治之证，并立难治之方，不忍对于一息尚存而袖手，可知上工亦有治已病之时。孰意其以虚劳之未病为后顾，觉有硝石矾石散方在，可为小建中汤之先河矣。

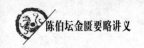

心中懊憹而热，不能食，时欲吐，名曰酒疸。

下文师立茵陈蒿汤主谷疸，何以大黄不见酒洗耶？酒者熟谷之液也，且为百药长，师曰三服小便当利，又曰黄从小便去，利小便以酒气为最捷。《灵枢》谓谷未熟而小便先下，又谓其气悍以清，以清酒导其谷之浊者，何待一宿腹减耶！就令加白酒一升煮而后内二味，不是过也。不观胸痹条下瓜蒌薤白白酒汤，酒七升同煮三味，瓜蒌薤白半夏汤，白酒一斗同煎四味乎？其余水酒合煮，与乎酒服丸散者亦不少。设有人以酒煮药，未必被长沙特斥也，乃曰心中懊侬而热，酒后之状态则如此，谷疸无此酒态也。下文酒疸又曰心中懊侬，或热痛，栀子大黄汤亦无加酒之例也，且酒疸凡六见，谷疸止两见，可知食谷有限量，饮酒无限量，无怪乎嗜酒者宁豪饮以代谷，酒客病反无谷疸之虞。书不能食，又无从归咎于谷矣。曰时欲吐，不饮而时有欲吐之情，其惯于吐可知，下条亦曰欲吐者吐之愈，又何所顾忌于吐乎。彼证曰心中热而不曰懊侬，懊侬有悔意，其人辄入醉乡而无悔，宜其酒疸成立而不自知也久矣。设酒客与酒客遇，必相顾而失色，如或举鸩毒为劝诫，彼将曰：斗酒未有如下酒物之甚，认定谷饪之邪从口入，转以食伤脾胃为辞，其意几欲废食而不废酒也。曰名曰酒疸，酒疸一若听其人之自择，毕竟以酒为浆之人，流弊必多于谷疸。酒疸关于饕餮者之所为，谷疸非尽关于饕餮之所致也。

阳明病，脉迟，食难用饱，饱则发烦，头眩，小便必难，此欲作谷疸。虽下之，腹满如故，所以然者，脉迟故也。

书阳明病，与五水之太阳病同书法。彼证掩太阳之本色系乎肿，太阳之死死于水。本证掩阳明之本色系乎黄，阳明之死死于土矣。阳明居中土，中土一落是黄泉，见水状则阳明又死于水矣，因黄土埋藏阳明于黑水之中，就令依稀之脾色未过去。目黑固可虑，目赤尤可虑，目者心之使，黑水神光属肾，赤黑皆水火两离之候，非必如女劳疸之额上黑也，故阳明病反以一身及面目悉黄为乐观，庶与太阳病面目及身黄，同一色相也。本条亦见于《伤寒》，彼证举以例胃家之未实，恐人遽以大承气汤误攻其发黄，明乎发黄无胃实，胃实无发黄，惟脉迟又似与攻里无抵触，苟泥看其脉象，而不顾及其食谷，究未得其真相。曰食难用饱，饱则发烦，是谷气犹阻于膈上，胃中安得有精华？且头眩，头者精明之府也，精气不上注于目而为精，是阳气不出于目，焉能会于头？可知发烦即热则消谷之现象，头眩即谷气不消之现象。假令大便反易，纵饱食亦泻而不存。曰小便必难，又失传化之效用，其为浊气下流，小便不通无疑义，曰此欲作谷疸，比较上条之成立谷疸略为迟，而本证之谷荒尤过之。彼证食即为满，胃口苦浊即苦满矣。曰虽下之，腹满如故，何以上条之满，又不被下耶。得毋本证之满较甚耶？彼证满在胃，其满有遁形；本证满在腹，其满无遁形，顾同是满也。师谓病者腹满，按之不痛者为虚，痛者为实，亦同是不痛也，无非胃家实之陪客，若滥予大承气汤，则其弊将不止此，讵腹满如故已乎。曰所以然者，其可以议下之所以然，与腹满不减浑相若，其不能议下之所以然，与脾色必黄又相若。曰脉迟故也，脉迟正胃家实之报信，亦谷疸病之报信，盖必酝酿久之。实邪煅炼其燥屎，而后里实而外不实之证成，其故一。亦酝酿久之，热邪流散其浊气，而后表实而里不实之证成，其故二也。

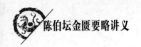

夫病酒黄疸，必小便不利，其候心中热，足下热，是其证也。

酒非能发黄也，沾染谷气而后黄。《灵枢》谓酒后谷而入，先谷而液出，非谓食谷先于饮酒也，谓谷气没收其酒以入胃，而后酒气挟谷气以旁流也。缘酒气清而谷气浊，黄受气于浊，浊无路去，而清气已过去故也。书夫病酒黄疸，夫字教人当从谷疸上看出，同是黄疸，酒黄匪特与谷疸无甚异，与诸黄疸亦无甚异也。以其面不黑，不得谓虽黑微黄，就令大便正黑，亦与女劳大便必黑无甚异。曰必小便不利，亦小便不利皆发黄耳，不过与小便自利之女劳疸，及男子黄有异同，况六条酒疸病，除却微黄二字不多见，酒黄疸三字仅两见，可知酒黄必依稀难辨矣，黑黄又非酒疸所同具也，独异于女劳之额上黑而已，小便不利更人所易忽也。书其候曰心中热，下文隔一条亦曰心中热，上文则曰心中懊侬而热，阙懊侬二字者，明乎心热非因懊侬而生，乃主血所生病。酒疸烹炼其心血，此后食气入胃，其归心之浊气，写因热血为转移，逐假托谷疸之病为酒疸，彼心目中只知有谷疸病者，未必见之谓之酒疸也，异在足下热，谷气为酒气所辟易，由心下而及足，《伤寒》谓谷气下流故足心热。是足热非谷为之，乃酒为之，酒气差强于谷气，所以小便不利，转令谷气不能发黄，酒气反能代之而发黄。曰是其证也，非谷证谛，是酒证谛，谷疸是假相，酒疸仍是半真半假也，其候才是真相，其候乃酒气为政，不同谷气为政，有形之候是，则无形之证亦是也。

酒黄疸者，或无热，靖言了了，腹满欲吐，鼻燥；其脉浮者先吐之，沉弦者先下之。

书酒黄疸者，黄字宜删矣。上条既曰酒黄疸，得毋酒疸有黄有不黄耶？非也，谷疸明明身体尽黄，而欲作谷疸条下无黄字，女劳明明身尽黄，而名曰女劳疸条下无黄字。凡书疸病，就令乍看之未有如橘子色之黄，仔细辨之，必有微黄在。疸者黄病也，读疸字作黄字可矣，何必写酒疸入黄疸耶！仲师非为黄疸书，为酒黄书也，缘酒黄犹带谷黄之色，上条谷气形下不形上，酒气幻为谷色之黄，一面心热，一面足热其明征。本条谷气在里不在表，酒色掩尽谷气之黄，一面无热，一面腹满其明征也。太阴主腹，太阴当发身黄者也，然必发热方是发黄之见端，下言肚热里热，于是一身尽发热而黄，可例看也。书或无热，非谓或热或不热也，谓热无定在，与心中足下有间也。书靖言了了，言者心之声，匪特心中不懊侬也，不露生浊之寒，藏却生清之热，靖之为言清也，了之为言快也，其言清且快。《灵枢》谓酒气悍以清者非软。书腹满，上言欲作谷疸曰腹满，假令其人非善饮，则谷疸无遁形，无如酒气进而谷气退，致令太阴不特不能发黄，并不能发烦，皆由酒液先谷而出，不为气化潜移，故小便清利无消息。阻前部兼阻后部，安望其一宿腹减乎！虽或久久发黄，酒疸速成于谷疸多矣。书欲吐，非吐酒不吐谷也，不能食才吐酒以让食耳，彼殆欲吐谷以拒酒者乎。书鼻燥，肺开窍于鼻，酒气由肺部以达皮毛，则鼻为报息，不为其热为其燥者。酒疸无发热，发黄当如发热看，惟与谷疸有异同，谷疸热流膀胱为内应，而后布满身体尽黄，未审其在体之黄脉有无变见耳。曰其脉浮者先吐之，沉弦者先下之，两先字非治未病乎哉！酒黄疸是已病者也，下文栀子大黄汤分明为酒疸而设，文义看似先治谷疸，未治酒疸也，然除却栀子大黄四味，尚有何方能吐下兼施乎？窃以为当以栀子香豉行吐法，以大黄枳实行下法，吐谷先而酒疸有分子，下谷先而酒疸有分子，分一方为两方，合两证为一证可也。不然，若俟谷疸成立，吐之则发烦有加，下之又腹满如故矣，一证因循，而两证皆失，不亦瞠乎？

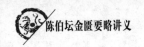

酒疸，心中热，欲呕者，吐之愈。

书酒疸，不曰酒黄疸，明乎脱离谷疸以立证也。书心中热，谷疸只有心胸不安，无心中热，因食即浊气归心而未去。浊为阴，受谷者浊，浊阴受谷而亲上者，以心所乐受者寒，所不乐受者热，故虽寒热证具，亦阴被其寒而不觉，有热则流入膀胱而已，未闻客热能直入心中也。上言其候心中热者，乃恰可谷气之候流于下，则酒气之候形于上，乘虚而入于心中，是假定心部为临时之热耳，前此未尝热，无欲吐状可见也。本证则纯然与谷疸无涉矣，何以酒疸病除却上条无热靖言了了，其余皆与心中为难耶？诸血皆属于心，非酒与心战，乃血与酒战，将有其血玄黄之象。血先受气，于是乎黄，所谓瘀热在里，身必发黄者如斯也。书欲吐者，上条欲吐从腹满中出，谷气不消因而满；本证欲吐从心热中出，酒气不和因而热。不曰时欲吐，食时不欲吐，不能食时迫得吐，时而因食拒酒，时而因酒拒食，时酒食都为心中所不容，宜其懊憹甚至心中热。本证食不食无阻力，但心恶热而不恶酒，不获已欲吐弃其酒者，亟欲吐弃其热是真情。曰吐之愈，上条谷疸未成，曰先吐之，无愈字，酒疸将成仍未成。曰吐之愈，补末句一吐字便打消其酒疸，可知仲圣方自泛应而不穷。上言先吐先下两先字，已令下文栀子大黄汤跃然纸上，一任中工于四味药中，四而二之，翻作两方用，以治未来之谷疸，却对于现在之酒疸若离合，诚以栀子大黄汤本无所谓之吐下，即吐亦无碍于下，即下亦无碍于吐，此独一无二之方，为酒疸可吐可下而设，非为酒疸一吐一下而设。抽出栀豉以吐热，当为仲师所许可，《伤寒》服栀豉汤以得吐为度，乃更新太少之热之神剂。心为阳中之太阳，两太阳同称故也，独是吐谷疸也可，吐酒疸也亦可，若以大黄枳实下酒疸，则不无考虑矣。下条曰酒疸之下，久久为黑疸，是又割裂栀子大黄汤之弊，缘酒疸虽已病仍有未病者存，宜乎仲师勒住中工之手以示禁，见得能有操纵栀黄之定识，而后对于未病有分寸也。

酒疸下之，久久为黑疸，目青面黑，心中如啖蒜齑状，大便正黑，皮肤爪之不仁，其脉浮弱，虽黑微黄，故知之。

书酒疸，曰下之，未有如吐之愈之便宜矣，彼非欲下者，必无物可下，与有物欲吐不同论，又不曰酒黄疸，谷气固薄弱，脾色尤薄弱也，无论若何下剂，皆不利于脾色之黄，若但以大黄枳实为尝试，则更峻矣。盖中土一陷，谷与酒不相得，则酒与水转相投，久久遂沾染水色为黑疸，还得以黄疸目之乎？不曰酒黑疸者，明乎其本色自酒黄疸来也。书目青，诸脉皆属于目，目青则黄脉已去，青脉乘之，肝胜脾矣，宜其目不黄者肝为之，肝在窍为目也。书面黑，已非面目悉黄之比，特面者心之华也，目者心之使也，南方赤色入通于心，其充在血脉，胡为面目无夏色耶？无火安能生土耶？青邻于黯，黑而不华，黑水神光又失原相矣，是亦水克火之端倪。书心中如啖蒜齑状，师言心中寒者，其人苦病心，如啖蒜状，形容其心火被阴寒之刺激，犀利如麻辣也，即心中不热之互词。本条加一齑字者，写下酒物变为醯醢中之齑，可想见其酒气不堪入鼻矣。曰大便正黑，不曰大便必黑，女劳之便黑是水色黑，非粪黑也。本证便黑是化物之传变，本自色正黄，认定其正黑即正黄之变相可也。曰皮肤爪之不仁，彼外证身体不仁，仍是血证谛，非水证谛，血痹条下可例看矣。首条师又曰痹非中风，末句曰瘀热以行，焉有酒疸病而血分无变迁之理！本证尤为吃亏者，由于误下致变，亦不能以温药了之也。然则栀子大黄独可行耶？酒疸病寒伤血之时少，血化热之时多，寒热有分寸，故可除热与不可除热有分寸也，当持其脉以为衡。书其脉浮弱，阳浮而阴弱者，乃《太阳篇》立证立方之头一次脉案也，上文明写阳明病曰脉迟，本条暗写太阳病曰其脉浮弱，太阳生则阳明生，条内得女劳主不治者一而已。曰虽黑微黄，岂徒不能掩尽微黄哉？师言脾色必黄，太阳开即所以开太阴。曰故知之，非谓望而知其为酒疸也。以一刻之眼光，能决定其寒化热化于未然，《经》谓之知阳者知阴，知阴者知阳也，末句为不明其故而漫予下药者告也。

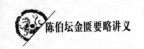

师曰：病黄疸，发热烦喘，胸满口燥者，以病发时火劫其汗，两热所得。然黄家所得，从湿得之。一身尽发热而黄，肚热，热在里，当下之。

本条仲师尚返顾阳明乎？阳明下法是针对胃家实，非针对胃家热也，发热字为实字之前一层写，黄字为实字之对面一层写，都与下法无涉。里实二字虽属胃实之代词，脱令表虚里实，仍不能一概作实论也，况本证分明有热字无实字耶。热字凡五见，在伤寒谓之热结在里，表里俱热，如其大渴证具，躁烦证亦具，当主白虎加人参汤何待言！乃末句曰当下之，当字不知仲师着眼在句中何字也。着眼在个火字耶？伤寒凡火劫证无下法，火字只可为诸热字之注脚。着眼在个黄字耶？发黄何得为里实！黄字亦火劫有分子，只可谓为当下之反证，不曰当下其黄，亦不曰当下其热可知矣。夫以现在之热，酿成未来之实者，阳明有热邪在则然，实其热方实其里者阳明病之常。本证一身尽发热而黄，是厚集其黄加热上，表实则有之。孰何证以征明其里实乎？仲师点出个湿字，为上下文所未言及。先点个汗字，下言当以汗解之，行桂枝加黄芪。又曰自汗出为表和里实，汗生于谷，谷生于精，存精于脾，脾类湿，胃实脾亦实者，以有湿在也。汗和而谷未和者，亦以有湿在也。无如本证之汗，乃火劫之遗，安得有表和之望耶！师若曰：本证之黄当别论。书病黄疸，不曰黄疸病，是之谓见病知源，其源是湿，其流是疸。发热烦渴，胸满口燥皆是流，汗出更流之又流矣。曰曰以病发时，火劫其汗，劫汗无非逐末之所为，特对于汗则追虚，对于湿则逐实，一汗一湿无所失。独表热里热则因火而盛，两热所得，亦火气有除而已，火气于是挟湿气而行，人人见之谓瘀热者，孰意其湿热以行乎？瘀热非不黄，然黄家所得，本非得自瘀热，乃从湿得之，瘀热不过助湿为虐耳。外浮者热，而内实者湿，宜其一身尽发热而黄，湿未去则黄未去，实表实里者黄为之，非热为之，师谓脾色必黄者此也。两热流散无窝矣乎？里热难收拾，表热无难收拾。书肚热，不曰腹热，肚者胃之称也，表热当然先受治于阳明，肚热即为里热之报信，非泛泛为腹热之报信也。书热在里，不曰实在里，久热当如实热看矣，虽不当下而下之，何患无物以任受下药乎。火气未灭将奈何？火劫无延长之理，火尽则遗烬无存在，一旦发热烦渴胸满口燥四证，消灭于无形，则汗从湿中出矣，汗出少者为自和，亟亟下之无当也，看似方为失望，下文大黄硝石汤，已在长沙袖中矣。

脉沉，渴欲饮水，小便不利者，皆发黄。腹满，舌痿黄，燥不得睡，属黄家。

上条脾胃合写，口燥写脾，肚热写胃，写胃入脾，写脾入胃，燥者热之变，热者湿之变也。何以不曰肚湿耶？太阴当发身黄，必流露其湿于太阳之表面，上言一身尽发热而黄者湿也，即脾色也，湿不行而藉瘀热以行之，脾统血，血里有瘀热，故曰热在里。移瘀热于肚里，毋庸明言湿在里也，《阳明篇》谓当于寒湿中求之，寒湿中便有瘀热在也，独是阳明病无论湿热寒热无下法，岂非当下之三字说出题外耶！下文有桂枝加黄芪汤在，胡不以汗解之耶？假令脉浮，何须议下，上条无脉浮二字，加以火劫其汗，就令发热亦顿失其浮脉，则脉沉可以想象而见。特伤寒脉浮而缓，太阴所以能发黄，太阴无沉脉反发黄之理，阳明亦无发黄而脉沉之例，宜乎上条脉沉二字阙不书，何以本条又特书脉沉耶？湿痹之候脉沉而细，痉病亦脉沉而细，《经》谓诸痉项强，皆属于湿，是湿用事，当然脉沉，异在痉病有面赤目赤无黄字，湿病有身黄面黄无赤字，痉病有小便反少无小便不利字，湿病有小便不利仍有小便自利字，痉病不言渴，湿病不渴，仍有渴欲得饮，而不能饮字，是黄疸显与痉病有异同，与湿病仍有异同。惟渴欲饮水，小便不利二语，在猪苓汤证条下凡两见，但彼证脉浮，本证脉沉，沉脉与浮脉无涉。五水门曰下利后渴饮水，小便不利，又曰咽燥欲饮水，小便不利，彼证纵有脉沉，而见证在水肿，本证无肿字，则脉沉当别论。曰皆发黄，可证明猪苓汤证之发热而不发黄者，以脉浮故。《阳明篇》曰沉为在里，胡不发黄耶？彼证脉沉而喘满，脉沉证不沉，喘满所以不发黄。何以少厥病脉沉又不发黄耶？此正脏寒之脉沉，与湿土示区别，然则渴而后发黄耶？上言烦渴则有矣，下言疸而渴亦有矣，欲饮水三字未之见，独谷疸曰小便不通，又曰小便必难，酒疸曰必小便不利，黄疸曰小便不利而赤，小便自利则女劳疸者一，男子黄者一，谓发黄多数小便不利则可，乃曰皆发黄。皆字不成通论矣。师非谓人人皆发黄，谓脾家得之则脾家黄，胃家得之则胃家黄，脾胃皆仓廪之官，中土不制水，则戊土己土皆动摇。例如己土并于胃，则阳明能发太阴之黄；戊土并于脾，则太阴能发阳明之黄，要皆阳明为导线，瘀热为之使。阳明者胃脉也，为十二经脉之长，胃热流入太阳经中，无殊太阴假太阳之部分发身黄，脉沉即为太阴写照矣。设或胃家立变为己土，则无所谓脉沉。书腹满，太阴主腹，写肚字入腹字，写胃家入脾家矣。书舌痿黄，太阴脾脉连舌本散舌下，脾色形诸舌，有瘀热为之梗，故曰痿黄，形容其湿痹之着也。曰躁不得睡，阴阳交迫，难堪在太阴，宜乎其躁，不得睡云者，亦非便宜于阳明，胃不和则卧不安也。曰属黄家，始则脾以胃为家，继则胃以脾为家，总不能越出黄家之门，此殆阴阳相移之湿热，湿不去则热不除，惟有诉诸大黄硝石汤而已。

黄疸之病，当以十八日为期，治之十日以上瘥，反剧为难治。

书黄疸之病，下文亦曰谷疸之病，两之字便见其病势之延长矣。彼证曰久久发黄，本证曰当以十八日为期，师谓阳病十八，阴病十八，五脏各有十八，微有十八病，十八日如此其相因，延至一百八日，将奈何？十八二字不过阴阳之偶数，四时五行其数九。阳年当运，则四时五行阳用事，是谓太过；阴年当运，则四时五行阴用事，是谓不及，合言之阳五行病也九，阴五行病也亦九，举二九以为例，阳运太过，其人之阳反不前，是谓独阳，能夏不能冬。阳太过谓之重阳，重阳必阴，则夏而冬。阴运不及，其人之阴亦不及，是谓孤阴，能冬不能夏。阴太过谓之重阴，重阴必阳，则冬而夏。十八日不啻两易其寒暑，或以阴法救阳，则阳生于阴，亦生于阳；或以阳法救阴，则阴长于阳，亦长于阴，当然两易其身黄。又举二五以为例，曰治之十日以上瘥，中工不能肩任者，上工能治之，何以五日未瘥耶？五日为一候，初候则阳病未脱化其阳，阴病未脱化其阴，十日则阳而阴，阴而阳矣。以上二字，岂非虚度十日耶？十日即十八日之缩数，十八日又即百八日之缩数，合盈朔虚之日统计之，百八日则四时之土王日，已超过四时矣，虽谓十八日以下瘥，亦无不可也。盖十日至十八日，已尽阴阳之变化，何不瘥之有！曰反剧者，必对于阴部阳部不明了，群医实无下手处，注家谬立阴黄疸阳黄疸之病名，动以茵陈四逆汤为尝试，反不足尽茵陈蒿汤之长，何其易视难治之证乎。

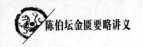

疸而渴者，其疸难治，疸而不渴者，其疸可治。发于阴部，其人必呕；阳部，其人振寒而发热也。

本条即上三条之注脚，亦即女劳疸酒黄疸之注脚。曰疸而渴者，女劳酒疸条下无渴字，看似彼证之便宜，然女劳黑疸起于额，酒黄黑疸起于面，黄疸其兼证耳。曰其疸难治，语气殆单指黄疸而言，故曰其疸，非所论于彼有彼之疸也。疸胡以渴？《太阴篇》内不言渴，且有不渴字样，足征其脏有寒在，寒湿相得，而后能久持。上言阴被其寒，则热流膀胱者，以寒胜热故；下言寒热不食，谷疸之寒，未可厚非也。曰疸而不渴者，其疸可治，可悟仲圣以治阴黄阳黄为手眼，所谓见于阴者以阳法救之，下文大黄硝石汤可例看也；见阳者以阴法救之，下文桂枝加黄芪汤可例看也。渴不渴之分寸，阴阳之分寸也，阳法阴法之分寸，动为阳，必纳阳气于阴部之中，令阴生于阳，是以阳救阴，法当下则下；静为阴，必纳阴于阳部之中，令阳生于阴，是以阴救阳，法当汗则汗。阴阳不可见，其发生各部之病源，当有其脉在，脉合阴阳，非五脏六微之部署所能尽。如其发于阴部也，脉沉者是；如其发于阳部也，脉浮者是。阴部则阳不前，再候而后可以行阳法；阳部则阴不前，再候而后可以行阴法。见于阴者后五日乃阳用事，见于阳者后五日乃阴用事，所以十日以上始言瘥也，何以必指定十八日为期耶？阳病之十八日，末五日脾用事，阴病之十八日，末五日亦脾用事，师谓四季脾王不受邪者，即指四时之末而言，然必与病时相应者。人身乃小天地，即小四时，五行亦因时为变化，阴阳便是变化之父母也。曰其人必呕，呕乃阴中之阳之报信，未可见阴而攻阳。曰其人振寒而发热也，寒热即阳中之阴之报信，未可见阳而攻阴，其人自有其人之变化，视在乎治之者以十日上为己任，难治二字，恕中工者以此，易治二字，责中工者亦以此也。

谷疸之为病，寒热不食，食即头眩，心胸不安，久久发黄为谷疸，茵陈蒿汤主之。

茵陈蒿汤何以迟迟而后出耶？岂非错过上两条之谷疸耶？彼两条，一则曰小便不通，一则曰小便必难，其端倪可从食谷上审出。本证前阴无信息，且曰不食，又曰食即头眩，食后不言满，食时不言饱，积谷有限可知。以何物酿成谷疸耶？假令伤寒七八日身黄如橘子色，加以小便不利，与茵陈蒿汤何待再计决。《阳明篇》内另有茵陈蒿汤证，不离小便不利四字，分明仲师有意说出题外，末二句后拍题。首句谷疸之病，与上黄疸之病同声口，两之字亦设难中工耳。书寒热，不曰风寒，从风寒相搏之后，审出其风则生微热，已括烦字在热字之中。书不食，从浊阴上审出，食入于阴，长气于阳者，浊阴为之。《经》谓受谷者浊，又曰阴为味，味生于阴也，不食殆不知食味使之然，非劣在谷也。何以又喜食耶？亦从食气上审出，食气宜作浊气看。谷有谷之浊，无浊阴以受之，则浊谷不效灵，不能上奉而归于心，势必上冲而犯于头。曰食即头眩，即食谷即眩之互词。头者精明之府也，精明不加多而反损，精而不明故曰眩。曰心胸不安，不至发烦者，幸非饱食，而心胸二部，为每食所必经，其不安也，隐以牺牲浊气为可惜，却欲排泄浊气而无从，是食入亦一苦事。写不安以形容其苦浊，无非写发黄于未黄之先。曰久久发黄，惟上工为能治未病，久久何至有发黄？若徐徐而俟之，或十日以上，共见其为谷疸，中工未始无建白之余地也。茵陈蒿汤主之，师不欲以限期而愈之证，付诸中工而反剧，大都预知施治之难而后获收功之易。末句殆磨炼中工也，所为盘马弯弓故不发者欤。方旨详注于后。

茵陈蒿汤方

茵陈蒿六两　**栀子**十四　**枚大黄**二两

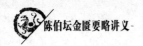

上三味，以水一升，先煮茵陈，减六升，内二味，煮取三升，去滓，分温三服。小便当利，屎如皂角汁状，色正赤，一宿腹减，黄从小便去也。

本方两见于伤寒，其一为阳明病热越仍发黄，其一为伤寒七八日身黄如橘子色，必伤寒而后有谷疸，乃胃家实之陪客，证据在寒热二字。不食二字，上言阴被其寒，热流膀胱，其消息总在胃中苦浊，浊气下流二语，故不曰久久发黄，明告中工以身体尽黄之显著，又特书名曰谷疸四字，令中工习闻谷疸之名，免失欲作谷疸之实。盖不独谷疸与黄疸异，谷疸与谷疸亦异，假令不问而下之，是犯伤寒之禁也，奚止腹满如故乎。伤寒凡发黄无下法，谷疸条下无当下二字，黄疸则两言当下之者，从湿得之之黄家，与伤寒得之之发黄，不能一例看也。寒之热，则热未实，湿之热则热易实，谷疸无里实，黄疸有里实故也。女劳酒疸只有腹满，仍满而不能实，二证纵无下禁，而酒疸则置硝黄于不用，女劳则取硝不取黄，且曰病随大小便去，明乎其与下药有异同也。何以本方又附大黄二两耶？小承气汤有大黄在，且有枳朴在，非必更衣也，取其微和胃气耳，非所论于大承气也，特仲师有勿令大泄下之训。《本草经》又称大黄荡涤肠胃，则或下或不下亦其常，方旨已为三味药筹之熟，不君大黄，故不先煮大黄，后纳二味，而大黄居其后，入腹则大黄为之前，栀子为之使，大黄非仅以攻下见长，自有推陈致新之潜力，通利水谷，调中化食，二语乃仲师取材于《本草经》也，然犹恐药力稍峻，合栀子之黄，以黄投黄，则纯为发黄作用，尾以经冬不凋之茵陈，率二药以入寒水之经，服后从无泄下之理。方下云分温三服，小便当利，大黄已让功于栀陈矣。曰尿如皂角汁状，形容赤米之深色者，泻黄谷之变也。曰色正赤，色莫正于脾色之黄，黄而加赤为正赤。曰一宿腹减，减满便减实，不明言其满，殆更不明言其实。曰黄从小便去，不曰黄从大便去，看似大黄不克有其功，吾谓仲圣操纵大黄，并操纵栀子，与下栀子大黄汤、大黄硝石汤异曲同工，三方兼有栀黄，五方从小便去，一方不从大小便去，一方从大便去，却与病从大小便去之硝石矾石散，又异曲同工也。

黄家日晡所发热，而反恶寒，此为女劳得之；膀胱急，少腹满，身尽黄，额上黑，足下热，因作黑疸，其腹胀如水状，大便必黑，时溏，此女劳之病，非水也。腹满者难治。硝石矾石散主之。

书黄家，明乎女劳亦黄家一分子也。书日晡所发热，夏时之日晡耶，冬时之日晡耶？曰而反恶寒，是犹衣夏葛而加以冬日之裘，何反常若是？师谓热在骨髓，寒在皮肤者非欤。曰此为女劳得之，非身大寒身大热之比。夫热为阳，阳者男子之称也；寒为阴，阴者女子之称也。下言妇人带下，时着男子，非止女身，本证分明时着女子，非止男身矣。此一形而兼具两形之状态，在女子则太阴无匹偶，无中生有之太阳乘其阴；在男子则太阳无匹偶，无中（生）有之太阴乘其阳。要皆脉神之假合，阴阳所以有不测之奇，虽不尽关于寒热，寒热亦阴阳之见端也，以其从下焦交迫而来，热由肾出，则膀胱惊寒，故曰膀胱急。寒水淫佚于两旁，故小腹不满少腹满。小腹之旁即少腹也，少腹不足言，可骇在太阳不克自有其一身。曰身尽黄，发身黄者太阴也，以太阴而布化于太阳，则太阳翻作太阴矣，岂非丧失太阳哉？曰额上黑，足太阳脉起于目内眦，上额交巅，胡为仅留一点之阳气于额上耶？无如其没收太阳之热色，呈现太阳之寒色。寒而曰黑，北方黑色，入通于肾也，其类水，女亦水性也，无非以女色暴诸人，宜乎其形上者寒，而形下者热。曰足下热，手足太阳又易位矣，足也易为手，故足热手不热；手也易为足，故手寒足不寒，寒色遂假手于太阳，布黑疸于黄疸之上，非因黄变黑也，乃因黑作黑也。太阴因太阳之身无阳在，则黄其身；太阳因太阴之腹无阴在，则黑其腹。曰其腹胀如水状，此又因中土不王，则肾水膨胀，致土不成土，如以水状易其土，其水非自无而之有也，乃欲自有而之无也。上者小便自利，腹如水状者不治，太息其肾水不能留无尽之藏也。曰大便必黑，亦非自利黑水也，泻其黑所以存其黄，而土气始复。曰时溏，黄黑相间之溏，未始非便宜其大便，申言之曰此女劳之病，非生有自来之本病，不同水状乃蛰藏之水，与生俱来，故虽腹胀不言肿。曰非水病也，非五水之水，浸淫身体之比也。曰腹满者难治，恐腹满由脏寒所致，治大便易，治小便难，女劳之去路在二便。可治不可治之关头在腹满，苟无不治之见存，焉知其难治之势迫。难治二字，非提撕中工退一步想也，乃令其逼紧一步想也。硝石矾石散主之句，详注方后。

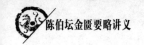

硝石矾石散方

硝石　矾石（烧）等分

上二味，为散，以大麦粥汁和服方寸匕，日三服。病随大小便去，小便正黄，大便正黑，是候也。

本证何以不行虚劳小建中耶？下言男子黄，分明从女劳得之矣。彼条有小便自利四字，上言腹如水状不治者，以其小便自利耳，如谓本条不适用，何以上条亦靳与耶？腹如水状言其满，正与男子黄示区别，如之何其可行小建中汤乎？然则以何药治女劳耶？方下曰病从大小便去，小便去其半，大便去其半，则病无所遗矣。茵陈蒿汤方下曰黄从小便去，与大便无涉也。曰小便正黄，大便正黑，黄有黄去路，黑有黑去路。何以谓之正耶？正以示其鹄，黄去不复黄，小便以黄为鹄；黑去不复黑，大便以黑为鹄，两正字犹云不加多亦不加少之词。从一又从止，一如其数而止也。叮咛之曰，是其候也，殆谓从默化潜移上讨消息，其候始著者欤。立法立方，真匪夷所思矣，而二石可以禳女劳，个中自神秘之学在。芒硝之墙壁为硝石，着于湿土，灵在见火即焰，与黑疸相若，一闪而焰自熄，显非劳火所能侵，熬黄又取其未脱离土气也，能载黑粪而出者，已消灭劳火于无形。矾石又何取？矾石最酸收，其效力则依人为变化，可以补不足，可以损有余，一面利小便，一面约小便。仲师用以代行妇人之经水，兼清白物之源，已属离奇之制作，尤妙在烧之成胚，转与人形相若，此虽涉于巫祝之所为，而溺情之魔障，写入衾影中有女流以为之伴，是鬼物无非劳病之伥，烧矾石即奇形之印象，合硝石之霜威，粉之为散，邪祟还能复活乎？大麦粥汁和服方寸匕，以助行其便溺，免令小便自利耳，且矾能却水，乃打消脚气之良药，用以针对水状，尤为周密。在服之者则莫名其妙，在中工惟有叹与药之难而已。

酒黄疸，心中懊侬或热痛，栀子大黄汤主之。

酒疸或无热才有下法耳，心中热则吐之愈，下之则久久为黑疸，目青面黑，其流弊也，且心中懊侬而热，不能食，时欲吐者有之，何尝欲下乎？本证无欲吐状，无不能食状，食之可矣，不吐之亦可矣，何在立方耶？曰或热痛，仲师注意在个痛字，盖必酒疸病以不痛为等闲。本证当如酒疸之最剧，独是枳实栀子豉汤在伤寒大病差后，若有宿食者加大黄如搏棋子大五六枚，彼方除大黄不计曰右三味，本方大黄合计曰右四味，命方固异，等分煮法亦不尽同，彼条有宿食尚且不言痛，痛则本无宿食可知，又置大黄于何用耶？彼方末句曰覆令微似汗，大黄乃下药，非汗药也，分明专责大黄以治宿食，本证又无取汗之必要也，况以清浆水七升空煮，取四升而后纳诸药，并未预为取汗地步乎。汗生于谷也，淘米水非取汗于谷哉，而本方不尔也。仲师往往证治若两歧，徒劳中工之梦想，上下文痛状不胜书，彼按之心下痛者为实，师曰当下之，则以大柴胡汤承其乏，胡计不出此耶？本证度亦痛在胃络耳，胃络上通于心也，就令得小柴胡汤亦令上焦得通，通则不痛矣，不治痛之治痛，不胜于搔痒不着之无聊治法耶？孰意其痛不在心下而在心中，则中工歉然矣。同是心中懊侬而热，或热痛云者，非谓或热或不热也，谓或痛或不痛，乃带热而痛，与或无热者不同论也。欲降下心中之痛，行顺取法，还而肃清心中之热，行逆取法，四味药有彻上彻下之回环力，若不唯唯而去者，非中工也，何以独君栀黄耶？热痛之中已成黄，是黄而热，黄而痛，虽懊侬而不迁怒于酒者，回想其不能食，时欲吐，已如前日事，是酒气已过不留，何所顾忌而不与栀黄乎？栀子大黄汤主之，方旨详注于后。

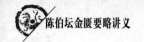

栀子大黄汤方

栀子十四枚　**大黄**一两　**枳实**五枚　**豉**一升

上四味，以水六升，煮取取二升，分温三服。

茵陈蒿汤非有栀子大黄哉？酒疸独不适用茵陈耶？如曰黄从小便去，前部反无路以去酒黄耶？如曰谷疸条下无痛字，未尝曰腹痛者去茵陈也，是痛不痛与茵陈无关系，何必有意奚落一味耶！假令去茵陈亦黄从小便去，则茵陈诚无足轻重，栀子大黄亦泛应而不穷。同是用栀黄，在茵陈汤内则利前部，在大黄硝石汤内则利后部，岂非与硝石矾石散异曲同工哉！不知茵陈蒿汤非先煮茵陈为后盾，栀黄必趋后不趋前，从何得小便？大黄硝石汤非后纳硝石为先导，栀黄又走中不走下，从何得大便乎？正惟本方不求病从大小便去，但求四味药宛转于沸腾之内，互相挽留，入腹若大黄枳实趋势在心之下，栀子香豉挽之令其上，栀子香豉趋势在心之上，大黄枳实挽之令其下，病在中者取之中，四味药遂顺逆行于方寸之地，三服则其病若失，何庸计及其小便之黄不黄、大便之黑不黑乎？以其除却懊侬热痛无余证，本方不能旁落中心之外也。假令施诸不能食，时欲吐，则重伤其中矣，施诸腹痛而呕者又或呕不止矣。诸黄痛在腹，酒疸痛在心，本方安能越俎以代柴胡汤乎？彼伤寒厥阴病心中疼热，非本证之陪客哉，厥阴撞心，从下而上，故疼而后热；酒疸入心，从上而下，故热而后痛，二证所以有异同，可悟劳复病特将枳实栀子豉汤裁之为二者，缘彼证与本证相去远甚也。

诸病黄家，但利其小便；假令脉浮，当以汗解之，宜桂枝加黄芪汤主之。

书诸病黄家，看似总括发黄种种也，得毋明承小便不利皆发黄一语耶？曰但利其小便，但字分明单指小便不利者而言，显与女劳疸男子黄之小便自利无涉矣，独酒疸条下曰必小便不利，彼条未尝立方也，其余或吐之，或下之，有治法矣，无治方也。上条栀子大黄汤则仅一见，何尝曰利其小便，抑不利其小便乎！上下文除却茵陈蒿汤有小便当利四字，猪膏发煎有病从小便出五字，硝石矾石散曰病随大小便去，却分两路去，非一路去其小便也。毋亦仲师因酒疸未授人以利小便之方针，任人择用茵陈蒿汤及猪膏发煎耶？非也，吐法下法且无专主，况寻常解酒之利水药乎！以小便了却黄家，无此便宜，连上文黄家字样凡四见，当下之三字有其一，黄家即黄疸之通称，故下文黄疸条下亦曰当下之。本条不曰但当利其小便，不当利者不在此例可知，惟其脉浮者，酒疸条下亦仅一见，故但曰其脉浮，是本证之脉，非紧跟酒疸而言，乃从黄家二字生出，酒疸条下，未有明言属黄家也。假令脉浮，亦不能沿酒疸以为例，彼条曰先吐之，以彼有欲吐二字，本证无有也，然则脉沉，故曰利其小便矣乎，上言脉沉，分明曰小便不利也，利小便而可以了却脉沉，亦无此便宜之黄家，不过脉沉皆发黄者其常，脉浮属黄家者其偶，假令二字，形容未见惯之词，明乎脉浮非易得也。盖沉为阴脉，须更新其阳，法当下；浮为阳脉，须更新其阴，法当汗故也。下药所以求助于阳者，阴生于阳，谓之以阳法救阴；汗药所以求助于阴者，阳长于阴，谓之以阴法救阳。太阳太阴乃阴阳两大部，身部即太阳之范围，腹部即太阴之范围，黄疸病则身之表，腹之里无两全矣，下法姑勿论，汗法则桂枝在所必行。曰当以汗解之，以汗解太阳者半，以汗解太阴者亦半，两解太阳太阴病者桂枝汤也，特有方无药，依然得半之功也，加黄芪以尽其法，则阳黄阴黄无所遗矣。宜桂枝加黄芪汤主之，方旨详注于后。

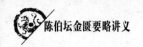

桂枝加黄芪汤方

桂枝　芍药各三两　**甘草　黄芪**各二两　**生姜**三两　**大枣**十二枚

上六味，以水八升，煮取三升，温服一升，须臾饮热稀粥一升余，以助药力，温服取微汗；若不汗，更服。

黄疸病本无所谓之阳黄阴黄，首条瘀热以行四字，仲师已一口道破其病因。《伤寒·阳明篇》两言瘀热在里，身必发黄，可引征也。喻嘉言创阴黄阳黄之说，误会发于阴部发于阳部二语，以为阳黄即黄而热，阴黄即黄而寒。沈目南则以气分血分释阴阳，无非参以忖度阴阳之臆说，不知黄疸初起，始有发于阳部发于阴部之足言，久之则阴阳皆受病，止有阴阳疑似以惑人。苟第从表面上观察，明知太阴当发身黄，无如太阴之气化无存性，太阳之面目已非，从何确定其发病之始，是阴主动，抑阳主动乎？脉合阴阳者也，篇首揭出寸口脉浮而缓，非先写太阴发黄之脉哉，亦本无所谓之脉沉，沉脉又为里实写照，沉为在里，里字可为阴部之注脚，太阴始终实其里，急当救里惟有下。转言之曰假令脉浮，喜其至今未脱离浮脉，浮为在表，表字可为阳部之注脚，太阳始终实其表，急当救表惟有汗，救里非限定行大黄硝石，黄疸非下利，反与四逆汤为误治。救表则限定行桂枝，表实因发黄，仅与桂枝汤为未足，惟加芪则黄芪翻作桂枝用。收回太阳之脾色，归还太阴，则太阴受其赐，桂枝又翻作黄芪用。提升太阴之土气，复活太阳，则太阳受其赐。师谓以阴法救之者，双缩太阴太阳之开力，实则表里两解也。阳法阴法云者，一法化为二法耳，何以不仿行黄芪桂枝五物汤耶？彼条外证身体不仁，当专责桂枝以解外，方中无甘草，避其入里也，本方有甘草，则先里而后表也。然则何时始得汗耶？如桂枝将息法以汗解，所谓解表宜桂枝汤，表解而后治其余，即表解乃可攻其痞之义。盖发黄无外证之可解，下言汗出表和，非汗解则表不和可知。上文脉沉条下曰皆发黄，凡发黄皆阴黄可知。阴病见阳脉者生，浮为阳脉，非阳黄之谓也，注家曾三复假令脉浮一语否乎？

诸黄，猪膏发煎主之。

书诸黄，非如上条诸病黄家之谓也，上条立桂枝加黄芪汤，为脉浮而设，是脉浮则举黄家皆中与矣，得毋本证亦脉浮耶？上言脉沉则曰属黄家，既非脉沉，又非脉浮，胡为亦属诸黄耶？何取乎多备一方，令与桂枝加黄芪汤相伯仲耶？条下匪特不言脉，并不言证，焉有种种发黄之脉证，而可以一诸字括之耶？猪膏发煎，显非诸黄之通方，下文亦书诸黄二字，腹痛而呕者，则有柴胡汤在。同是诸黄，已当别论，可悟诸字非公共话头。不曰身黄者，仲师特撇开身必发黄四字以立案矣。夫发黄者身，而由膀胱而毫毛，乃诸黄必经之路，人身一万三千五百毛窍，黄虽在隐约，而沾染未来之黄者多矣，数之不尽故曰诸，非必身黄与橘子色浑相若，觉毛窍之黄尤周密，无如其介于能发黄不能发黄之间，故约略言之曰诸黄。明乎其有诸内而不尽形诸外也，皆由合精之毛脉，无力以启闭其藩篱，故黄反入里。从表面观之，不过浅淡之黄，而看入一层，诸黄已为瘀热所反逼，且埋没其太阳，宜其不呈现太阳之浮脉，则汗解无消息，此等表实，与里实无异，岂桂枝加黄芪汤所能收拾乎！惟有乞灵于少阴肾而已。太阳之底面即少阴，本证牵合太少无底面故也，少阴肾又其华在发，发髲亦血之余也，以乱发融入血海之中，岂徒去瘀生新已哉！本证之机关在肾脏及膀胱，膀胱者胞之室，方下云病从小便出者，端赖肾间动气为转移，血室膀胱其应耳，得小便则黄自去，上言利其小便者，职此之由。然则置太阳于不顾耶？气化行则太阳无不活现之理，是亦不汗解之汗解，汗与溺无二致也。猪膏发煎主之句，详注方后。

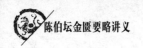

猪膏发煎方

猪膏半斤　**乱发**如鸡子大三枚

上二味，和膏中煎之，发消药成，分再服。病从小便出。

本方见下妇人胃气下泄，阴吹而正喧，师言谷气之实，非实胃家也，实肾关焉已。肾为胃之关也，《经》称其为藏之处者，水谷精微，输入肾脏而藏之者也。若谷气实则无精以生谷，不精之气，与肾关不相入，则塞矣。肾开窍于二阴也，后阴不消谷，故气从前阴泄，纵非发黄，亦黄肠受病，有发髲在，便从黑肠方面通消息，然必以猪膏和之者，膏乃三焦之腴质，外合腠理以泽毫毛，下输膀胱以调水道，膏腴实与有其功，妙合乱发以通会三焦之元真，能更化水精何待言。《本草经》称其自还神化者，以其中空而外软，虽乱用之而条绪犹存，与最精细之骨节浑相若，其无孔不入可想也。本方与彼方同一手眼，故以病从小便出为有效。《千金》述太医尉史治愈脱家脾黄病，得大便下黑粪以神验目之，射出题背内方矣，非取材于大黄硝石，与大便何涉乎？沈目南认为润燥之品，谓针对阴黄以立方，下文柴胡汤亦主诸黄，腹痛而呕，非痛连阴脏哉，又执何说以论柴胡乎？吾得而断之曰：黄疸多数太阴病，往往不利于太阳。阳也，而阴法莫能违焉，阴法无非透入一层作用，表面之黄皆活相，惟渴不渴即阴阳之报信，疸而渴者，恐阴既尽而阳亦尽，故曰难治；疸而不渴者，则阴未尽而阳更未尽，故曰易治。治法可以喻诸人者在此，而仲师手挥目送之视无形处，总以关顾中央土之本色，敝不敝为准绳，而后可以出其方以改换太阳之色相，此非尽人所能喻，宜乎条内以不治二字为起例，三见难治二字，止有一愈字，一瘥字，即当下之句下亦无则愈二字，意深切矣。

黄疸病，茵陈五苓散主之。

本证亦渴欲饮水，小便不利矣乎，皆发黄三字非独彼证始然也，特彼曰脉沉，若脉沉二字阙不书，徒执渴欲饮水二语为对证，当以猪苓汤证为最的，其条下所云，即皆发黄条内所云也。何尝发黄？五苓散证列入黄疸病，自本条始，然则本证脉浮耶？上言脉浮，小便不利，微热，消渴，曰宜利小便、发汗，则主五苓。黄疸病又无利小便兼行发汗之例也，上文假令脉浮句下，曰当以汗解之，已撇开利小便而言，汗解且有桂枝加黄芪汤在，何庸以五苓散越俎乎？服五苓本有汗出愈三字，然功在多饮暖水以助五苓，未尝曰汗解宜五苓也。饮水为其渴，不渴又有茯苓甘草汤在，得毋仲师藏个渴字，明乎五苓散为消渴而设耶？师已言疸而渴者为难治，不渴者易治矣，是渴不渴乃应显之要语，何可略之而言乎，可见本证实无饮水之必要。方下曰先食，而不曰先饮，撇开个饮字，注重个食字，正示人以特别用五苓，其另出手眼处，盖互勘个水字谷字讨真诠，遂一口道破其黄疸病。疸则犹是也，其疸从出之原，则被五苓散证以谷气为傀儡也，同是水逆，在伤寒则五苓本证无发黄，无水状而亦发黄者，黄而不黑，非水不胜谷也，乃谷不胜水，故不为水状为黄状，是以知病之在谷，谷气一发而无余，与谷疸病适得其反。彼证之黄，由膀胱发出毫毛，其表实；本证之黄，由三焦越出腠理，其里虚，无非中土不前，则稼穑就荒，觉决渎之令一逆行，不啻逼仓廪之官而出走，则不必爱惜其水也，当爱惜其谷也，法惟引水以导谷，得汗不得汗犹其后，小便之利不利犹其后，茵陈五苓散主之，收回谷色，还入中五之中，乃为得也。方旨详注于后。

茵陈五苓散方

茵陈蒿末十分　**五苓散**五分

上二物和，先食饮方寸匕，日三服。

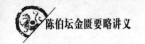

命方何以不曰五苓散加茵陈耶？明言曰加，类似舍茵陈则五苓无效也，且五苓无加味之例，有茵陈在，未免短驭五味药之长，《本草经》称茵陈主热结黄疸，治黄诚非五苓能胜任，似宜君茵陈。然一味茵陈十分末，五味五苓五分散，侧重茵陈何待言。方下曰右二味和，显见先分治而后合治矣，然犹恐药力分道而行也。曰先食，则诸药先受气于谷，是食气即载运黄疸之舟楫，茵陈是舟中之定盘针也，假令浊气下流，茵陈当然顺流而下，服茵陈蒿汤则黄从小便去，何尝有物为之梗乎！特三焦者水谷之道路，膈下为纳谷所必经，倘水道尚壅而不行，又患不止在谷，而且在水矣，有五苓散以代行其决渎，则州都之地不横流，庶几气化无恙在，五苓又何多让于茵陈乎？然究如法饮服方寸匕者，饮亦不能尽废也，饮入于胃，游溢精气，游溢久之，留为上输于脾之用，必俟脾气散精而后已。缘黄疸病其本相与地气固相失，与天气亦不相得，苟非上归于肺，便无升降之足言。脾与肺有关系，肺与皮尤关系，皮者肺之合也，更新皮毛者肺为之，以其能输精于皮毛故也；更新谷气者茵陈为之，固自非五苓为之，五苓一若不克与有其功者，以其对于黄疸病，殆间接而迢遥也，此岂奚落五苓哉！乃仲师操纵五苓，特令茵陈有见长之地，转以五苓为之范者，亦操纵茵陈也。长沙方不可以寻常测者此也。

黄疸腹满，小便不利而赤，自汗出，此为表和里实，当下之，宜大黄硝石汤。

书黄疸，不曰黄疸病，亦不曰病黄疸，其疸不过掩盖太阳之色相，未尝印入太阳之气化，则太阳不受病，能黄太阳之身者，非病太阳之署也，故阙病字。书腹满，下言腹满曰黄疸病，上言腹满曰属黄家，太阴之腹有疸在，凡发黄之里面类如斯，亦非必因腹满而反剧，特与女劳疸之腹胀如水状有异同。彼证腹满曰难治，难在禁制其阴水从小便去，与小便不利不同论。小便自利是女劳，大便必黑亦女劳，本证大小便既与女劳无涉，则赤便度亦黄疸之常。茵陈蒿汤证曰尿如皂角汁状，色正赤；硝石矾石散证曰小便正黄，犹谓其服药后小便才有变色也。下条曰小便色不变，分明黄疸病之尿色，先随面色为转移矣，焉有小便色白之黄疸病耶？伤寒不大便六七日，其小便清者，知不在里仍在表，殆指小便未变色而言，为当须发汗立治法。吾易其词曰：小便赤者，知不在表而在里，非即如仲师所云本先下之，而反汗之为逆乎？乃曰自汗出，自汗为太阳脉之保障也，未经发汗，而可以自汗出乎哉？阳密乃固之谓何耶？此正便宜于太阳，得黄疸证若与太阳无与，独本节惟然。太阳病假证亦假，自汗与病战，非太阳与病战也，然则自汗受病耶？亦非也，其汗不黄，黄在太阳署之表，汗孔闭则连带太阳之自汗，亦为表证所持。太阳无如之何也？幸在精胜而邪却，不须乞灵于桂枝加黄芪，其漐漐微汗处，转为气化出力，非汗出便抛弃太阳而不顾也。阳明富于汗，太阳汗亦取给于阳明，汗生于谷也，大都胃气和而谷始充，里和必先于表和。曰此为表和里实，是阳明之阖力，反与太阳之开力相左矣。曰当下之，留无尽藏之谷气以和胃，就以谷色易黄色。曰宜大黄硝石汤，服后里病从大便去者，意中事也。方旨详注于后。

大黄硝石汤方

大黄　黄柏　硝石各四两　**栀子**十五枚

上四味，以水六升，煮取二升，去滓，内硝，更煮取一升，顿服。

本方是否以大承气汤为张本耶？同是里实，彼方攻燥屎中之实邪，本方下瘀热中之实粪，不能差在毫厘也。如或手足濈然而汗出，师谓大便已硬，则主大承气，本证自汗出，正太阳借助于谷气之时，蒸动胃家为何若？苟以承气汤竭匮其生汗之原，是胃气谷气无两全矣。何以栀子大黄汤又与胃气无忤耶？彼方以热痛为心部之的，病在中者截取其两头，四味药不啻互相为顺逆，大黄枳实趋下一步，栀子香豉翻之令其上，栀子香豉趋上一步，大黄枳实抑之令其下也。本方无旁落矣乎？又非也，方旨妙在以旁敲侧击为准绳，着土旁生者硝石也，后内硝则环绕里面之旁，用以融化其实状，余药不过从瘀热下手耳。假令利用硝黄行下法，何庸减去枳实乎？栀子去香豉合黄蘗[①]作何若？此又取材于栀子蘗皮汤，无加香豉之必要也。彼方为身黄发热而设，恐过泄其黄，则稼穑将罄，故一面以黄去黄，一面以黄补黄，蘗以皮称者，为解表用，不提甘草者，为破格用也。本证明白表和矣，何取蘗皮耶？仲师又为自汗惜，以其与手足濈然之汗不同论，只可谓之牺牲不能发黄之汗，半和半未和，若无蘗皮以范围之，则汗出多者为太过，不如汗出少者为自和，表里皆授权于谷，则黄蘗大可用矣，一旦谷气还入胃中，将食入与汗源相终始。出为太阳之自汗则和其表，入为阳明之自汗又和其里，以得半之功而反倍，是下药正续自微汗于无形，师谓下之则和者此也。

黄疸病，小便色不变，欲自利，腹满而喘，不可除热，热除必哕。哕者，小半夏汤主之。

书黄疸病，又不能为太阴肺恕矣，以其未尝输精于皮毛，反输不精之谷色于皮毛，是之谓天气代行其地气，天不降而地不升，制造黄疸者，天气易为升也，黄色脱离脾脏者，地气易为降也。曰小便色不变，正如伤寒少阴病小便色白，乃土不制水使之然。凄沧之水如秋水，看似清肃之下行，实则中土无权以散精，致肺气越俎以掩饰其气化。尿色一如往日者，显见决渎之官，不能据实为黄疸病报信矣。上条小便不利而赤，溺与汗互为其盈虚，小便既变而为赤，宜其汗信不须温覆而得也。书欲自利，不曰欲小便不得，更无欲自汗之端倪，中土趋势于后部，又为天气所牵持。不曰利反快者，明乎其始终不得利也。曰腹满而喘，形

---

① 蘗：原误作“蘖”，据《证类本草》改。余同。

容其腹气散乱而不收故曰满，腹气欲亲上而无从，则满而加喘。同是腹满，上条不言喘者，明乎其非喘而汗出，仲师故以自汗二字欣言之。曰不可除热，师谓小便色白热已除矣，谁复悬忖其热度耶？黄疸病当然从瘀热生出，本证之黄疸病，又偏偏收藏其瘀热以惑人，小便无变色其明征也。然则喘浮其热耶？非也，肺者心之盖也，心又恶热者也，热色可移，瘀热不可移，热伤血脉，则脉伤心，心为百脉之长故也。热状可于脉色上求之，则除热度亦群医所见及，何至于哕耶？里实之满固腹满，里虚之满亦腹满也，彼虚而未冷者，瘀热未过去耳。虚热之对观，非虚冷乎，师以胃中虚冷四字释哕字，《阳明篇》因攻其热则哕者有矣，假令不除热当如何？因除热而哕者其常，不因除热而哕者其偶，设也如阳明中风，一身及面目悉黄，又时时哕，甚且腹满加哕者不治矣，独是胃中虚冷条下，不能食者，饮水则哕，无除热二字。太阳篇食谷者哕，厥阴篇哕而腹满，皆非除热所致，况黄疸病即瘀热病耶！借热字写黄字，无借哕字写谷字，上条谷气实则当损有余，本条谷气虚则宜补不足，师谓余脏准此者，准虚虚实实之精义以行治法也。小半夏汤主之，方旨详注于后。

小半夏汤方

半夏一升　**生姜**半斤

上二味，以水七升，煮取一升半，分温再服。

本方何以不仿行橘皮竹茹汤耶？彼证明是主哕逆也，如曰除热过甚，则有橘皮汤在，胡舍二方而不用，另立一全不对题之方耶？同是胃中虚冷，彼橘皮汤之哕，气归下面不复上也；橘皮竹茹汤之哕，气归上而不复下也，若以失谷论，则橘皮二汤又不对题矣。夫气出于喉，而应声在咽者，哕之状态类如斯。《灵枢》谓咽喉者水谷之道，喉咙者气之所以上下，二语可为哕字之注脚，谷气下则胃气上，胃气下则谷气上，上下不能相左也，左则反动为哕矣。《难经》谓三焦者水谷之道路，气之所终始，终而复始，而后升降之机捷，反是又相左矣。然则半夏亦循水谷之道路而行矣乎？《本草经》半夏以下气称也，下水气亦下谷气，心下膈正半夏见长之地，上焦其治在心下膈故也。上文心下有支饮曰小半夏汤主之，其药力岂徒至膈下而止哉，必令水气从下焦之孔道而出也。支饮者法当冒句下，曰复纳半夏以去其水，可见其去水于无形矣。下文又主诸呕吐证谷不得下，彼证膈上犹有谷，得下则行所无事，呕吐可以不了了之。本证则为谷不得上而设也，岂下谷之方可以反用耶？下者上之机，以谷引谷，非逆取不能使之上。下新谷而后合新谷旧谷为一团，斯谷气虚而实，实仓廪用以充荣血，《经》谓荣血之道，纳谷为实者，取其长气于阳，惟清阳为能实四肢也，实四肢即所以实脾者，与上条反比例。彼证里实则宜虚，不损其谷则实实；本证里虚则宜实，稍损其谷则虚虚也。脱令只以橘皮汤升提地气，不独适重其哕，必变为哕逆，橘皮竹茹汤不能承其乏也，岂非失谷之道乎！

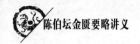

诸黄，腹痛而呕者，宜柴胡汤。

书诸黄，又阙疸字，疸者黄之形也，同是无形之黄，上条黄在毫毛一部分，本条黄在腠理一部分，比诸毫毛，又略深一层矣，于何见之？柴胡汤证条下可以证明之。伤寒太阳病面目及身黄则柴胡汤不中与；阳明病一身及面目悉黄，则柴胡汤尚可与，究非柴胡之的证也，柴胡汤果适宜于治黄哉？可知诸黄实非黄家之属，不过诸如此类之黄色，不属黄之属黄，依稀辨之，其诸异乎人所共见之黄，抑亦可与黄家为邻焉已。上文黄家一路无痛字，虽肚热不言痛，独酒疸一条曰或热痛，或字跟心中而言，谓或不只懊憹，且热痛证具，则与酒疸同而异。热痛亦非腹痛之比也。书腹痛而呕，上言发于阴部曰其人必呕，明乎其脾气为脾主动，胃气为被动，故使呕耳，非一面腹痛一面呕也。师谓热在中焦则为坚，又曰病在中焦实，当下之，中焦所以易坚易实者，其原因在中焦取汁化赤为血，热与血合则为瘀，中焦亦瘀热之旋涡也，其应在腠理，苟腠理开而太阳未开，瘀热又从何处发泄乎？宜其腠理之黄，为本证所独具。夫腠者三焦通会元真之处也，三焦失职，则五脏气皆郁而不宣，其腹痛也，亦脏腑相连使之然。其迫而为呕也，亦呕出中焦使之然。本非柴胡证，却与柴胡证同消息。曰宜柴胡汤，宜大柴胡耶，宜小柴胡耶，抑宜于大柴而小柴可以代，宜于小柴而大柴可以代耶？师未明言也。师言按之心下满痛者为实，曰当下之宜大柴胡汤，本证又但痛而不满也，未与小柴，无从证明其呕止与呕不止也，毕竟大柴转入内，小柴转出外，大柴稍逊矣，况本证以开太阳为急务乎。方注从省。

男子黄，小便自利，当与虚劳小建中汤。

书男子黄，句中有眼矣，男字对照个女字，何以不曰女子黄耶？男女皆有房劳一分子，男子黄得诸女，咎在女，女子黄得诸男，咎在男，要皆从纵欲而来，仲师故以一言双关之，单提男子黄三字，可以破闺房之案矣。虚劳门男子二字凡七见，女子二字，妇人二字，各一见，书法大都为妇女原情，非便宜于妇女也。得女劳病不啻男子之自供，女子亦无从掩饰也，缘本证语气，举黄以例劳，实则举女劳以例虚劳，女劳之黄，已为群医所公认，独虚劳门无黄字，仲师特补点个黄字入虚劳，并补点女劳二字入失精家之虚劳。曰小便自利，黄疸病中独女劳疸曰小便自利，其余小便不利皆发黄，在男子宁自认为小便不利之黄疸，方且讳言其小便自利之女子黄也，虚劳条下亦无小便自利四字，惟小便不利则两见，无怪乎清谷失精之男子，动以入房为偃息之乡矣。夫谷生于精，失精即失谷，有精彩之黄，与无精彩之黄，可以欺群医，不能罔上工也，不观五劳条下之肌肤甲错，两目黯黑乎？二语与黑疸相去几何乎？仲师合五劳六极七伤而约言之，中有房室伤三字也，小建中汤条下又明言里急，腹中痛，梦失精矣。问诸食不消化之男子，有腹中急痛否乎？其劳疸未呈者，尚在小便不利时期耳。假令卒然小便自利，将与腹如水状之膀胱急，同归于尽，未可知也。曰当与虚劳小建中汤，非借方治女劳也，小建中正为治女劳地步，故曰当与，当提前言治法。上工所为治未病，宁以硝石矾石散为后盾，若防女劳已成立，则视额上之黑不黑以为衡，此仲圣保障群伦之德意。有小建中汤在，就令虚劳初得病，亦受其赐，匪独大有造于男也，且大有造于女也。

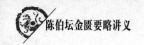

【附方】

瓜蒂汤方：治诸黄。

瓜蒂散牵涉诸黄，又未知创自何人之手矣。诸黄二字未分晓，误解诸字作黄字之通称，诸病黄家条下，明明有桂枝加黄芪汤在，何庸多生枝节，易汗剂行吐剂乎？诸黄条下又一主猪膏发煎，一宜柴胡汤耳，又何必多备一画蛇添足之方乎？《删繁方》曰：服讫出黄汁，瓜蒂散诚得快吐乃止，彼为胸有寒立方，非为胸有汁立方也，得毋所指是满胸黄汁耶？黄家未尝以黄汗闻也，岂瓜蒂散能制造汁色耶？又曰亦治脉浮欲吐者之法，酒黄疸非明言其脉浮者先吐之哉，再则曰欲吐者吐之愈，吐酒客又何难之有？仲师不立方，谓随手拈来之探吐品，可以代行，反起下文难治诸证也，胡竟以瓜蒂散为尝试耶？宁不知诸亡血虚家，不可与瓜蒂散哉？上文小半夏汤证，明曰热除必哕矣，哕者非虚家而何，在伤寒酒客病当行桂枝汤，且曰不可与，以得汤则吐之故而舍之，况瓜蒂散之涌吐乎？上文酒疸自有不吐不下之栀子大黄汤在，其余黄家当汗当下则有之，无当吐字样也，安能举有吐法无吐方之酒黄疸，以例诸黄乎？且瓜蒂散明与柴胡汤有抵触，彼证既曰诸黄腹痛而呕矣，何可以吐药加之厉乎？是乱黄疸之目也。

瓜蒂散方已见暍病门注从省。

《千金》**麻黄醇酒汤：治黄疸**。

《千金》又欲因难见巧矣，彼未了解难治二字，专从黄家所得，从湿得之二语着手眼，以为黄疸之源流无非湿，以三两麻黄治湿，以美酒五升代谷。酒为百药长，麻黄受气于酒，可以穷湿淫之所之，比较一味白术酒，功必倍之。命方当标题之曰：治湿黄，黄疸二字未免张大矣，要其化麻黄之剽悍为中和，颇得仲圣言外之旨，惜其方末云冬月用酒，春月用水二句，则涉于两端话头，皆由其未得长沙之许可，而自侪于中工之列，乃《千金》之朝代为之也。方注从省。

惊悸吐衄下血胸满瘀血病脉证治第十六

寸口脉动而弱，动即为惊，弱则为悸。

惊悸亦血证谛耶？上文师分四种证为四部病，曰皆从惊发得之，奔豚与火邪则从其类，师举桂枝加桂汤以实其言。奔豚端起于烧针，立证先见于伤寒，吐脓则血字亦从省，下文呕家有痈脓，曰不可治呕，脓字又从轻。肺痈条下曰当有脓血，吐之则死，是下文吐衄下血瘀血之属，当与肺痈之吐脓血异而同，惟惊咳二字不再见，比诸肺痈所谓其人则咳，咳而胸满若径庭，肺虽在变动为咳，却与火邪无关系也，可悟四部皆惊部，惊在火邪阶之厉。奔豚犹可以火力跟踪其火线，灸其核上各一壮，是又惊人之举，伤寒反为火字加倍写也，奔豚亦加倍写，其余清血唾血，血难复种种证，皆不在此例矣。下文仲师特立桂枝去芍药加蜀漆龙骨牡蛎汤对待火邪，匪特桂枝加桂汤不敢拦入，并伤寒医以火迫劫之，亡阳，必惊狂起卧不安数语不重提，单提火邪者三字，彼为亡阳立方，此为亡血立方故也。同是火邪，奔豚之火，作过去论，亡血之火，作未来看。同是惊而悸也，彼则悸在脐下，奔豚不作则且悸亦罢，此则悸在心下，血虽暂罢悸未罢，一旦虚劳成立，曰卒喘悸，曰喘渴，曰悸衄，其明征也。何以证实其被火耶？《经》谓在天为热，在地为火，在体为脉，在脏为心，地火藏于水，斯心火蛰于肾，是谓明夷，火固远人，人亦远火也，若灸之则因火为邪，误在医，不灸之亦火自为邪，患在脉，脉者血之府，火邪代行其脉路，是返始之脉，将视血如仇，缘百脉皆本原于天之热，在地之火，非与血俱来故也。百脉之根只是火，无根脱火，则火邪即脉邪，宜乎血有血一路，脉有脉一路，假令其血有热，犹谓热过于营所应尔。若其脉数而有热，是根本立变为枝叶，从何有水火互根之足言？师谓不得卧者死，明乎水火又分为两路也，何以无惊咳耶？咳逆上气而死，其为惊咳可知。写惊字入逆字，第觉咳逆，不自觉其惊咳者，火邪蔽之也。肺痈无咳逆，肺痿有咳逆者，肺痈之死，脓先死，吐血之死，脉先死，皆非死于咳，抑亦以咳为报信也。何以虚势（劳）门无咳字耶？带咳入虚劳则有之，劳而得咳，已咳不成声矣，师故写咳字入喘字，咳不咳犹其后，就令斤斤治咳亦无效，惟喘字则吐血时所无。虚劳生死之关头系乎喘，此殆当时不卒死之末路，大都未受桂枝去芍药加蜀漆牡蛎龙骨救逆汤之赐者也。有蜀漆在，而后可以损有余；有龙牡在，而后可以补不足。虚劳诸不足证具，下文吐血衄血心气不足证具，盖由于此，宜乎脉弦而大条下，不独与虚劳相并论，无非以妇人半产漏下，男子亡血失精为定案。本条虽以寸口脉动而弱一语贯通章，亦不过举二脉以为例耳，曰动曰弱，实散见于虚劳。缘火邪所过，在体之脉已化为墟。师谓男子平人脉大为劳，脉极虚亦为劳，二语且言之而未尽。本条曰动即为惊，弱则为悸，惊悸二字，从病人心脉上拈出，而长沙法眼，却在《伤寒·太阳篇》未露言诠。彼证心动悸则脉结代，师立炙甘草汤治已病，曰必难治，若非从事于伤寒，必错过其未病。本证脉动弱则心惊悸，师立救逆汤治未病，未尝曰难治，若非先见其卒病，亦非记忆在伤寒，其对于火邪者之病形，能预知其为吐血者之印象，则熟视无睹也多矣。

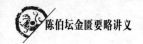

师曰：尺脉浮，目睛晕黄，衄未止。晕黄去，目睛慧了，知衄今止。

本条仲师先为少阳写照矣。少阳火本也，属肾者也，寅时起于坎，必带火气以游行，看似少阳容易因火而盛也。胡不名曰火邪耶？岂知相火君火若离合，火之数一而二者，却二而一，观其眸子，则知当其位则正，非其位则邪矣。《经》谓阳气出于目，未尝曰火气出于目也，少阳不出于目，厥阴行将出于目矣，是之谓少厥易位，制造成当不其位之阴阳，致火气虚悬于目上，目脉与火邪相熏灼，故睛晕黄，诸脉皆属于目故也，非其位之火有所遗，少阳失踪久矣，阳去入阴，非少阳之惯技哉。师谓其人烦躁者，少厥无中见之谓也，盖必无端而惊少阳，遂无端而惊厥阴。惊状形诸目者，肝开窍于目，其病发惊骇，少阳误治又悸而惊，惊散目脉，则阳经阴经之血无所御。衄血伤阳，下血伤阴，在意中也，匪独本节为然。谓本证为吐血之第一关头可也，以其寸关不浮，尺脉浮，尺外以候肾也，蛰封之地，而可以浮乎哉？曰衄未止，吐血之端倪，自衄始矣。设言之曰：晕黄去，差幸火气为罢极之本所转移，惊定则魂定，肝者魂之居也，魂知来者也。衄止矣乎？曰目睛慧了，嘉其灵且敏也，现在之报信则如是。曰知衄今止，今字有后顾矣。夫衄血发生于身之后，由督脉而入于鼻中，吐血发生于身之前，藉任脉而出于咽上，二者未始非分道而来。下文吐衄证具，则异源而同流，然吐血不止则缓衄，衄血知止则重其吐，似有微甚之殊，毕竟衄非乐观，吐血非尽为悲观也。

又曰：从春至夏衄者太阳，从秋至冬衄者阳明。

本条又先为其脉写照，举两部脉之最大者而言，一为太阳脉，一为阳明脉。太阳者十二经脉之头也，阳明者十二经脉之长也。《经》谓太阳脉至，洪大以长，阳明脉至，浮大而短，两阳皆富于血。故太阳司天，民病呕血血泄鼽衄者恒有之。手足阳明生病亦主衄衄，盖缘足阳明脉，起于鼻之交頞中，旁约太阳之脉，鼻贯即两阳之脉路，宜乎《太阳、阳明篇》内写衄字入伤寒，特阳明被火条下，有发黄字无衄字，太阳被火，但曰阳盛则欲衄而已，可知衄血与火线尚距离，其在四时见惯之衄，大都其血有热使之然，未必其脉有热使之然，不能作死不治论矣。又叮咛之曰：从春至夏衄者太阳，从秋至冬衄者阳明。玩从字至字，一人而春夏剧秋冬差者有之，一人而四时或衄或不衄者亦有之，要皆已止而未尽止之词，究与吐血不止无甚异。长此以往，安知其始终无吐衄兼见乎？举太阳阳明以为例，生杀之本始极微茫，非四时之脉，显予人以共见也。同是血气流溢也，失其常度则血为政，得其常度则脉为政。脉合阴阳，阳生阴长，太阳所以为其开，阳杀阴存，阳明所以为其阖，惟气化无恙在，始可同年而语，反是则一触即发者其血，病形一若从火坑中来，非借镜于别人，而可以得其神似也。心之合脉也，其荣色也，通于夏气，其应为太阳；肺之合皮也，其荣毛也，通于秋气，其应为阳明。苟太阳太过则夏气盛，阳明太过则秋气盛，春不如夏则少阳退化，冬不如秋则少阴退化矣。凡血证逆四时者何限，其间经过惊悸之事，往往挟环境以相乘，师为度日如年者长太息，岂真以牺牲衄血为幸事乎！

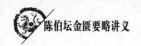

衄家不可汗，汗出必额上陷，脉紧急，直视不能眴，不得眠。

书衄家不可汗，缺发字，伤寒自有可发汗之麻桂证在，不容以不麻不桂之市药，代行麻桂。仲师特斥肆行发汗之非，非奚落麻桂也，本条不欲炫麻桂之长，以不可汗三字勒住中工之手，焉有太阳阳明病反与麻桂不相得哉？无如吐血将与衄血相迫而来，方且与泻心汤、黄土汤之不暇，何暇以汗药重伤阳气乎？曰汗出必额上陷，起于目内眦，上额交巅者，足太阳之脉也，手太阳支脉，又别颊上颇，抵鼻至目内眦者也。额陷则目脉不与太阳相终始，目者宗脉之所聚也，最切近太阳者，鼻之空頞中有阳明在，旁约太阳者也，两阳同其轨。阳明力挽太阳而不得，则脉紧，尾追太阳而无从，则脉急，愈紧愈急，岂君主之官所能耐，心火从兹发泄矣。目者心之使也，心欲视而目无以应，则直视，视线不曲则不横，能横览万物者，精与形固相引，赖有血神为往来，《经》谓目得血而能视者此也。衄家尚有何血以为之续乎？形容之曰：不能眴，左旋而右不转，非左蔽则右不明，宜其视物一若对镜而自顾其影也。设或得眠，犹希望其人卧则血归于肝，未始不足以更新其清血。肝在窍为目，为阳中之少阳，以生血气者，由其通于春气，火邪不能相夺也。若不得眠，失眠便失脉，脉无资始，元牝之门，阒寂久矣。下言不得卧者死，恐吐衄即在于目前，长沙预于本条示汗禁，为滥用汗药者告警于未然。下文更引亡血之误汗以尽其词，大抵血与汗互为其盈虚。其得病之轻也，轻于鸿毛；其得病之重也，重于泰山。操生杀之权者，不能置诸于不讲也。

病人面无色，无寒热。脉沉弦者，衄；浮弱，手按之绝者，下血；烦咳者，必吐血。

书病人，人病脉不病也。书面无色，师谓色白者亡血，无色不过减色焉已，血未尽亡也。书无寒热，阳胜则热，阴胜则寒，阴阳不偏胜，是以知病之不在脉，脉合阴阳也。何以又书脉沉弦耶？沉弦非病脉乎哉？假令下血脉沉弦，是散失脉中之血，脉病甚于血病。若衄而得沉弦脉，脉中尚有沉浸之血在，特弦则为减，减少虚浮之血耳，虽衄无伤也。假令一面衄，一面脉浮弱，浮为阳脉，弱为阴脉，阴阳俱浮又俱弱，再以手按之绝者，是衄血将与脉长辞，匪特如上言不能眴，不得眠已也。惟下血而有浮弱之脉气，争回余血于未尽，从无下血不止之理，勿谓绝脉便无足恃也。藕断者血，而丝连者脉，绝脉非无脉之比也。何以烦咳而脉又无所谓之沉，亦无所谓之浮耶？咳从脉中出，是咳与脉搏，咳浮则脉浮，咳沉则脉沉，虽沉弦而血不衄，虽浮弱而血不下，惟有不解而烦斯已耳。然则咳自咳而脉自脉耶？又非也，其呼气不入也，咳以代其吸，其吸而不出也，咳以代其呼，久之呼吸之咳习以为常，于息引胸中上气而咳，彼脉中非如饮家之有留饮在也。脉者血之府，火为脉之宗，脉与血相依，除却血液无余物，安得有如许之涎沫，以供咳乎！无非累热增烦之咳，病人第觉其苦在咳耳。其变动不居之脉，在所不计，中工亦知种种治咳药，多数与脉中不相投乎。若以脉平为可喜，必为如环无端之脉道所愚弄矣。缘未病之脉无端倪，惟卒病而后有卒脉，如欲及早图之，仲圣之法眼，难为继矣。曰必吐血，必之云者，可以决死生而处百病之谓也。《素问》五脏六腑皆有咳，而烦咳二字则略而弗详，异在有脉痹而无脉咳，在《内经》亦知之而不能言，吾亟欲敂长沙而问之。

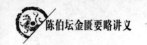

夫吐血，咳逆上气，其脉数而有热，不得卧者，死。

同是说吐血，夫字胡一口冲出耶？长沙意在笔先，非欲惊破病人也，殆欲唤醒中工也。书咳逆上气，肺痿下何尝无咳逆上气，且但坐不得眠，皂荚丸可以一味当之，胡计不出此耶？得毋作火逆上气看，止逆下气，则有麦门冬汤在也。胡又靳与之耶？本证无咽喉不利四字，火之气则上，火邪仍未上也，气有余即是火，无如没收其火而不见，故与咽喉无刺激，岂非火气亦未知从何道出耶？夫火之有定在者谓之热，热之无定在者谓之火，火与热同气者也。其血中之热则日见其少，其脉中之火则日见其多，可知别火而上者热，别热而不上者火。脉以火为根，火以热为脉，有水在则互根其火，自降低其热。宜乎其脉无火亦无热，有热当与有寒不相失，热与寒合化为脉之阳，斯阳经之血得以受热，寒与热合化为脉之阴，斯阴经之血得以受寒。若有热而无寒，已属独行之阳脉，且数而有热，非灰烬之脉而何！征诸不得卧，心无归宿，则脉不归根，是血未死而脉先死，其血中之热，不过自无而之有，其脉中之热，不能自有而之无故也。匪特吐血始然也，下厥上竭，即其候也。彼已死而身半以上犹热者，从下死到上，从内死到外者也。以肠澼血温身热，脉涩者七日死，被（彼）证乃血脉交注之候，出七日则脉气无机王神流之望，故主死。然肠澼往往死迟于吐血，《经》谓肠澼为痔，则蓄血之日长，下文黄土汤、赤豆当归散，未始不可以善其后，不同吐血证之猝不及防也。

夫酒客咳者，必致吐血，此因极饮过度所致也。

夫字又撇开上条矣，何以单提酒客耶？其面色难掩人也。何者是酒客之咳耶？肺在变动为咳，大都上焦有热为多数，师两言热在上焦者，因咳为肺痿，特肺痿条下有咳字，无吐血二字，不过口中反有浊唾涎而已，不能执酒客以例肺痿也。在倡为肺劳病者，往往归咎于酒气之猛烈，动以汽水冲入洋酒之中，以为可以缓酒性，免流弊也，不知水入于经，而血乃成，经血中有温酒在，且有冷水在，酒不逆而水逆，则诸血虽欲不逆而不得，吐酒必有血以随其后者此也。不咳彼亦视为吐酒之常，未尝爱惜其血也。若一面见咳，一面见血，鲜不认定为肺劳所致者，吾谓其形寒饮冷则伤肺，酒与水皆无取也。虽然，同是酒客，非尽因伤冷水使之然，亦罕见其脉数而有热，不得卧者死也，吾又不能不为酒客恕矣。中工亦知酒客之血，从何道出乎？彼非牺牲其脉中专精之营血也，嗜酒必胃气强，时时与剽悍之酒气相接触，不患其脉外散行之血，不足以供也。证据在咳而不逆，亦无上气之虞，显非呼吸动摇之比。其血实与其脉分道而行，其血自有其血之热，与其热无涉也，苟混视之，则为酒客所给也。若问其得卧不得卧，酒客之卧榻无所择，在黑甜乡里偶尔而咳者多矣。曰此因极饮过度所致，长沙殆欲下禁酒之令乎？条末不立方，特引为上条之陪客，解除医者之误会，苟未明吐血之所以死，则凡遇吐血者皆在可危之例，岂非咳者之大憾事乎？酒客特其浅焉者耳。

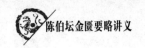

寸口脉弦而大，弦则为减，大则为芤，减则为寒，芤则为虚，寒虚相击，此名曰革，妇人则半产漏下、男子则亡血。

脉法首句无寸口二字，虚劳门亦阙之，《脉法》曰寒虚相搏，寒虚虚寒，注重个虚字，本条亦作如是观也。《脉法》虚劳句末有失精二字，本条则略失精而不言，明乎亡血未至失精田地，不能举亡血以例失精也。但言寸口不言关尺者，写其脉数而有热之前一层，盖炎天之火，自上而中而下，于是乎燎原，寸口受之，仍未及觉也。书脉弦而大，奚只寸口始然乎！由寸下至关，由关下至尺，下者上之机，倒卷脉路为火路，而后尽热而无寒。曰弦则为减，减者缺之称，如半月之弦，下盈而上缺，消灭者脉之头。曰大则为芤，芤者空之义，如寸葱之芤，外直而中空，消灭者脉之心也。曰减则为寒，寒谓其缩，寒水退气故脉减。芤则为虚，虚谓其牢，热火空明故脉虚。曰虚寒相搏，即弦大相搏之互词，搏训拍，以虚有其表之大脉，拍合按之不移之弦脉，凑成为板而不灵之脉皮肤，就令不卒死，已带亢龙之脉入虚劳。曰此名为革，革者皮之板也，寸口已无春夏气，关尺还有转移乎？在妇人谓之假生育，便无真收藏；在男子谓之假收藏，便无真生育。一则堕胎而产，半或陷经而漏下；一则与亡血之惨，相去若毫厘；一则与失精之寒，相延在旦夕。此殆与生俱来之弱质，并非得诸传染使之然，大都出自寡妇之遗体为居多，粤俗谓之风打零丁树，是好生之德之最不平等者也。何以不立方耶？方见下文妇人杂病，主旋覆花汤是也，上文肝着病主治亦从同。宜乎注家疑有错简，以本条脉证，与肝着无涉，便非旋覆花汤可竟行，不知着字革字意义异而同，秋未老而木已老，肝着可作肝革论，脉革亦老皮肤之称，夺秋气者也，与秋胃微毛适相反，仲师为着字革字立方，特引清高之天气以行营卫阴阳，三味药具有返老还童之妙用也。此通天手眼，非许中工以下能梦见也。下文于闲中点出，看似不便宜于妇人，实则普及于妇人男子也。

亡血不可发其表，汗出即寒栗而振。

书亡血、吐血不止一次矣，虚劳门多个家字，《伤寒·太阳篇》内亦云然。本条以“其表”二字易汗字，以“汗出”二字易“发汗”字。其表中当然有汗在，汗出当然因表药为转移。《本草经》称麻黄发表出汗，而桂枝不与焉。师谓病在表，可发汗宜麻黄汤，不曰发表宜麻黄汤者，恐人滥师神农，妄行表药也。用桂枝则曰汗解宜桂枝，对照麻黄之发汗也。曰不可发其表，不麻不桂之市药，奚止误在发汗乎！凡市药能推倒太阳之藩篱者，必不利于太阳，阳不密则汗不固，讵必发汗而后得汗哉。汗为血液，与血偕亡之汗，已虚耗于无形，汗家与亡血家为邻，《太阳篇》已连类及之。本条不目之为亡血家者，非喜其失血未久也，假令其脉数而有热，则殆矣。曰汗出即寒栗而振，又勿喜其寒能远热也，以其得汗则动太阳之经，并动阳明之经，寒栗是手足阳明之病形，振寒又太阳之病形，曲绘两阳之悸而惊，故曰栗，又曰振。倘惊悸未毕，而火邪乘之，致其脉数而有热者，意中事，即不然，虚劳书亡血者三，无吐血二字，可见亡血非关于吐血，吐血未至于亡血，无如虚劳成立，则无血可吐，纵有少许之血，未亡卒归于亡，亦非尽夺汗无血也。无汗可出，惟有喜盗汗而已，盗汗即盗血，爱惜其血，当爱惜其汗，本条语气，无非告警于未然。握寒栗而振四字为手眼，可悟其惊悸之状，已微露于亡血之时，远虚劳者以此，近虚劳者亦以此。下文有桂枝去芍药加蜀漆龙骨牡蛎汤在，中工宜及早图之也。虽然，亡血非表药所宜，浅识者亦能见及之，在伤寒则容易错过耳。若亡血与伤寒无关系，于绝不对题之表药，奚责乎？乃衄家既有汗禁，又复禁而至再。胡叮咛若是？不曰其汗曰其表，意不在表而在上浮之药，亡血甚于亡汗也，为下文当下之三字伏案。凡血证宜下不宜上，当以咳逆上气为后顾，举本条以为例，因长沙示禁，早有专条也。

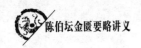

病人胸满，唇痿舌青，口燥，但欲漱水不欲咽，无寒热，脉微大来迟，腹不满，其人言我满，为有瘀血。病者如热状，烦满，口干燥而渴，其脉反无热，此为阴状，是瘀血也，当下之。

书病人，对照火邪以立证也。书胸满，《伤寒》所有被火条下无胸满。书唇痿，有唇而不用。书舌青，有舌而无色，二证更为被火所无。书口燥，被火止有咽燥无口燥，燥亦唾血而已，非吐血也。书但欲漱水不欲咽，在阳明口燥曰此必衄，亦非被火使之然。书无寒热，上文衄血亦曰病人面无色，无寒热，正与下血吐血示区别，即与火邪示区别也。书脉微大，微为阳脉，大为虚脉。曰来迟，脉迟为寒，有来无去，是寒来而热不往也。书腹不满，太阳被火明明曰腹满微喘，腹不满更无微喘之虞。夫非种种皆火邪之反观乎。假令中工曰当与温药，不能折服其人矣，其人言我满，又不能觉悟中工矣。师曰为有瘀血，方晓然于胸满唇痿舌青，是写气血一方面，非写寒热一方面。口燥漱水，可证明其血之不行；脉微大，来迟，可证明其血之不充，师谓见病知源者此也。胡为乎又来一病者耶？曰如有热状，非谓其似有似无也，有热状者其证，无热状者其脉，有与无反，则有热处亦如无，无热处却如有也。书烦满，腹满胸亦满可知，满而曰烦，烦字是状个热字。曰口干燥而渴，又状个热字，非状个火字也，所有被火条下无渴字故也。曰其脉反无热，固为其血有热之反证，尤为其脉数而有热之反证。言外谓其不至于不得卧者死，况无咳逆上气之状态。曰此为阴伏，吐血即阳越之候，无所谓之阴状。曰是瘀血也，当下之，反是则吐血，匪特柏叶汤非下品，泻心汤亦非下品也。得毋黄土汤、赤豆当归散，才是取下耶？彼二汤同是分三服，未尝曰服后得下也。果以何方行下法耶？不当下而下，借下字写上字，明乎血当在下，药当在上，针对上文咳逆上气个上字，见得方方当加乎血逆之上，药力未到，则血上，药力甫到，则血下，不下血之下血，就令血自下，方方亦与其功也。缘方方皆上取亦逆取，无非抑之使下故也，当下之三字句中有句也。

火邪者，桂枝去芍药加蜀漆牡蛎龙骨救逆汤主之。

书火邪者，不曰因火为邪者，显非医以火迫劫之。曰亡阳，曰必惊狂起卧不安可想。《经》谓非其位则邪，何以当其位之火，正也亦作邪论耶？上文奔豚四部病，已说入火邪矣，师曰皆从惊发得之，肝脏其病发惊骇也，岂因被火乎哉？肝为阳中之少阳，少阳中风则悸而惊，风与火相因，勿谓百不一遇之火邪者也，吐衄下血皆可以火邪目之，不过形上则吐衄，形下则下血焉已。虽然，火之数二也，少阳相火耳，君火独无恙耶？《经》谓心怵惕思虑则伤神，神伤则恐惧自失。奔豚条下，师又曰，皆从惊恐得之，盖惊恐是指君相二火而言，若火气予人以共见，在体之脉，变为在体之火则邪矣。心又其类火也，心亦邪耶。火出心中，心邪脉亦邪，所以不得卧者死。火在心下，火邪心不邪，所以无咳逆上气者生。认定其火邪之高下，以辨别其血与脉之分寸，纵非尽人以死灰之脉裹其血，而吐衄下血三者，总不免为火邪所殃及。盖形上者吐衄也，形下者下血也，吐血出于胸之前，前有心部于表在，通于夏气则火盛，吐血不止其明征。衄血出于背之后，后有肾治于里在。通于冬气则水自行，知衄今止其明征也。下血则火邪销杀矣乎，桂枝加桂汤似可承其乏也。彼非针处被寒，核起而赤，无核可灸，灸之是以烧针为未足也。本证方且避火邪之不暇，焉能兼顾奔豚乎！火邪与火邪有异同者此也，行桂枝甘草龙骨牡蛎汤又何如？彼证火逆而加以误下，误下加以烧针，四味药救太阳于两火间，使之冒火而出，其神效有不可思议者。本证固无行桂甘龙牡之必要，对于奔豚亦不中与也，就如救逆汤，看似与本证若离合，在伤寒则纯为火迫劫而设，治有形之火邪也。本证但浑言之曰火邪者，火邪无形，故以者字形容之，火邪在有形无形之间也。彼证以针对亡阳为方旨，写火邪之证者也，本条不写证，却有火邪之脉，若火其脉而不知，遑能救脉乎！法惟与数而有热之脉，争先一着，复回其脉之正，辟易其脉之邪，方与伤寒治法，同工而异曲也。桂枝去芍药加蜀漆牡蛎龙骨救逆汤主之，方旨详注于后。

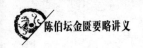

桂枝救逆汤方

桂枝三两（去皮） **甘草**二两（炙） **龙骨**四两 **牡蛎**五两（熬） **生姜**三两 **大枣**十二枚 **蜀漆**三两（洗去腥）

上为末，以水一斗二升，先煮蜀漆，减二升，内诸药，煮取三升，去滓，温服一升。

蜀漆以常山得名，常服与山居无异，取其隔别人间烟火，即延烧草萁可以避，不移时而火气自然消灭者，以山之毛有草在，草之根有泽在，山泽通气，故隆冬而草不凋也，泽在山中，可证明其火在水中。《经》谓阴精所奉其人寿者，得阴精为保障也。常山之苗名蜀漆，用苗不用根者，苗有胶质，能保守枝叶，如以漆涂器也。心脏坚固，而加之以漆，为最安心阳之圣药，辟易火邪，乃其余事。上文疟多寒者为牡疟，则君蜀漆为散，其原动力则安内也，其反动力则攘外也。诸药中有此霸才乎？避芍药而不用者，防其梗阻蜀漆之余勇耳。龙牡非反抗蜀漆耶？更新君火者龙骨也，更新相火者牡蛎也，三物乃鳞介中之最潜伏者，为天地之根，能收纳真火于元牝之门者也。让功蜀漆，亦其余事，桂姜草枣又何取？从肾间变化而脉道以成，是以脉救脉，有脉气而无火气。诸药纯为咳逆上气而设，或者疑得汤则吐，恐与其后吐脓血之桂枝证异而同，不知救逆二字可以释群疑，且蜀漆洗去腥，则动吐之臭味无存在，去腥即去吐也。又先煮蜀漆以随诸末之后，其从容不迫，而后温服一升，不亟亟与火焰争持者，欲病人受之而不觉也。假令与汤不与散，造次而顿服之，或常山之余力未过去，则吐逆矣，是与吐血有关系。爱人以德之仲师，忍令火邪者借蜀漆以自杀乎？

心下悸者，半夏麻黄丸主之。

本条火邪到心下而止，上焦所治之心下膈者是，上连心包络者膈也，心包主脉所生病，心部则主心所生病，心病合乎脉，脉病连于膈，相去不能以寸者，以有交通上下之血去，所谓血会膈俞者以此。膈俞之前即心窝，吐血从出之膜也，安有心下悸而心中无影响耶！师言弱则为悸，曰悸不曰惊者，是不动之悸，非因火而动可知，悸字为心弱写照，即为火弱写照，心脏其类火故也。火弱何以能上逆耶？始则因惊致动，师谓火邪从惊发得之者类如斯，若一发无余，宜乎其悸，火邪不至由心系窜入脉中者，乃心弱使之然。不复由心系还入坎中者，亦心下悸使之然。比较其脉数而有热，则仅差一线，能避免不得卧者，亦云幸矣，难保其将来不吐血也，有柏叶汤在，乃吐血不止之护符。无如其火邪为心下悸所掩，惟见祸未萌之上工，能以一眼看破之。藉非然者，岂独上条救逆汤为庸工所吐弃，本条更有精义入神之圣药，而能饷馈于人间者，吾恐万中无一遇也。缘长沙立证，心下悸三字见之熟，仿佛愈熟而愈生，渺不知其挟何形状而来，若告以半夏麻黄丸为主方，彼生平必未梦见矣。注家疑本方从治饮家套出，不知饮家条下无悸字，四饮中悸字仅四见，其一为水在肾，心下悸；其一为水停心下，甚者则悸；其一为膈间有水，眩悸者主小半夏加茯苓；其一为脐下有悸，吐涎沫而颠眩，主五苓散。假令止此二味药，拦入四饮证中，已嫌其赘，若打断上下文血脉以立方，显属多生支节，谁不以等闲目之乎？仲圣无此无聊之作也。方旨详注于后。

半夏麻黄丸方

半夏　麻黄等分

上二味，末之，炼蜜和丸小豆大，饮服三丸，日三服。

长沙方心下悸者加苓耳，无加夏也，小柴胡汤已为先例，真武汤证何尝非心下悸，亦有苓无夏也。桂枝甘草汤证同是心下悸，无夏又无麻也。小青龙汤证麻夏并用矣，又非心下悸也。心下悸与半夏麻黄固无涉，半夏麻黄对于心下悸亦无涉，何取乎多此泛套不切之方耶？不知心下悸者其证，所以心下悸者其病，仲师窥见其病源从惊恐得之，故本证之悸有异同，中部下部之悸更有异同。彼饮水多必心下悸，水无界线也，不必细核其下而中，抑中而下也。若因火致悸，则咫尺间如天壤矣，指明之曰心下悸，不曰心中悸，火邪亦肯让步乎？摄于天威未可知。然弱则为悸，非关于心脏坚固，邪弗能客也，毕竟火邪不为虐。设也火邪逆抢心中，致其脉数而有热者，脉死心亦死，火邪不逆抢心中，不至不得卧者，心生脉亦生也，度非多与之水，势难救火矣。凡方内有半夏者宜去之，师尝谓复纳半夏以去其水，未有曰纳半夏以去其火也，水去而火焰焉有不炽乎？熟意仲师反不行半夏以治水，偏行半夏以治火，更匪夷所思矣，《神农本草经》无此例载也。撰用圣经之谓何耶？仲师特为半夏求知己也。握下气二字为手眼，推广其义以治呕逆，复推广气字之义，下水气者一，下火气者一。诚以夏至以后半夏生，生于寒暑之初易者也，妙能缩短炎热之长，而得其半，故以半夏得名，治火尤良于治水也。何以又佐麻黄耶？麻黄入肺也，肺者心之盖，覆诸脏者也，得麻黄领天一之水，接济地二之火，俾水火一路下归于泉，是又一易其寒暑也。行泻心汤果何若？彼为吐衄立方，损热气之有余，即补心气之不足，施诸本证为虚虚，非所以治悸也。行越婢加半夏汤又何如？彼为肺胀立方，不能损上而益下，无形病当在无形解，绕出救逆汤之前一层以立方，救已然之火可共喻，救未然之火不可以共喻也。

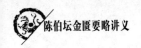

吐血不止者，柏叶汤主之。

吐血当然有火邪，大都从惊发得之。同是吐血，火邪移热于血，则热在其血，必吐血而后热可除。热虽甚不死者，乃热伤阳络所致，血热而其脉未尝热也。若脉气变火而热，则热在其脉，即不吐血而火有加。脉死而其血如故者，乃与因火为邪相类，脉热而其血非必热也。上两条为吐血以前立治法，上工所为治未病，本条为临时出治方，看似吐血尚能久持也。书不止者，吐血非仅见一次可知矣，岂非火邪太盛耶？柏叶汤有姜艾在，恐有燎原之虑也，《经》谓气温气热，治以温热，非反治乎哉！反治者从治，何以当行从治法耶？泻心汤未始不可以承其乏也，彼证心气不足，对泻热气有余，则且吐且衄，三味药损之即所以补之，为保障君火而设。本证火邪只有逆上而无亲上，必有相火肆行于其间，责在肝，肝为阳中之少阳，过于疏泄，少火将立变为雷火矣。柏叶汤能下火也，从治不失为逆治，能预防雷火之变。方中有艾把在，艾与火相得，灸百病不为邪，义取病得火而艾安也，浅言之用以止血，深言之则止火止血也。注家认为热伤阴分，宜以温散之品，宣发其热，妄加阳虚血走四字为注脚，告以热因热用之理化则茫然，皆由其畏姜艾而不敢用，往往亡人之血如反掌也。何以上言不得卧者死，未尝曰吐血不止耶？剧在咳逆上气，逆气高出于吐血之上，纵血止而气未止，不能乞灵于麦门冬汤也，故方能止逆，止火逆者也，能下气，下咽喉之气者也。死证之逆上，若去而不返，非尽于咽喉也。本证略咳逆上气而不言者，明乎其吐血有间也，既止而复吐，是血从火上，乃复燃之火使之然，不同血从脉出，则血与脉偕亡，无所谓止不止也，不止云者，可以令其止，尚有救亡之余地也。柏叶汤主之句，详注方后。

柏叶汤方

柏叶　干姜各三两　**艾**三把

上三味，以水五升，取马通汁一升，合煮取一升，分温再服。《千金》加阿胶三两，亦佳，类修园语，削之。

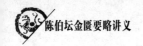

本方又如仲师所云见于阳者，以阴法救之矣。柏叶命方者何？柏为阴木，生而向西，西方属金其色白，故柏字从白，取象妇人有贞德也。柏叶其形侧，有扶倾之力，便有回天之功，天倾而侧柏不与之俱倾者此也，且叶能覆下，疏通其叶下之火，则血无所丽矣。何以行干姜三两耶？此正热因热用之原理，热火同气者也，苟非临以在天之热，从何归还在地之火乎？火者脉之根，脉根于火，而后有血脉无火脉，若火与血争热，势必火胜而血负，于是牺牲其血以让火，吐血无非火焰之所迫而形，直是以脉气为火烬矣。妙有艾把在，能使火气者也，凡受气于艾上之火，便间接人身之火，名曰灸草，取其避免火邪也，又名冰台，削冰为圆，举以向日，令酷日透过其冰，以艾承其影，得火遂自无而之有，是亦间接天地之火，艾用三把不为多也。取马通汁一升合煮作何用？马为火畜，以肝气胜，马有肝而无胆，不能生火，肝为阴木，其火在胆，马又胆木之精，能补肝阳之不足，肝为阳中之少阳者，赖有胆木在，是马与少火若离合，遂为地气之精。曰以游火见长，最行所无事莫如马，几见奔腾之马，因路遥而吐血者乎？马腹无雷火之窜可知。夫马者武兽也，善怒者也，假令武兽挟雷火而行，则物色中无良马矣。去其胆者，天之所以驯之也，马通殆无火矣乎？马通乃血汁之余，任人鞭策，而沿路下粪者，马独能之，其退后之火力，尤大于进前，具有引血归经之潜力，用能打消雷火于无形者，马通亦与有其功。徐氏谓本方加阿胶一挺合煮，固属亡羊补牢，无裨于脉。又曰无马通以童便代之，失题旨矣。

下血，先便后血，此远血也，黄土汤主之。

下血亦立方耶？上文师言此为阴伏，是瘀血，曰当下之，未立方也，至此才立方耶，乃曰黄土汤主之。下条又曰赤豆当归散主之，二方皆非下剂，得毋下尽其瘀而后止耶？抑诸药入腹，遂恝然血止耶？师未明言其后效也。在伤寒太阳病热结膀胱，曰血自下，下者愈，何尝责备桃核承气汤以下其血乎？名为火邪条下，则明曰到经不解，必清血矣，何以不曰当下之耶？抵当汤证曰下血乃愈，再则曰其人如狂血证谛，是以抵当汤为后盾，抵当丸且曰当下之，下之诚是也，异在协热利脉浮滑者曰必下血，抵当汤遂阙如。阳明因本有久瘀血，与有瘀血之故，行抵当汤者凡两见，可知非议下则已，假令下之，反令抵当汤不得与有其功，尚有何汤可以越俎乎？少阴病下利便脓血，桃花汤证又两见，彼方非下药之比也，然犹谓本条无下利字样，当然与少阴证无涉，而厥阴病又非徒因下利不止，而后必便脓血也。彼热不除条下，既曰其病当愈，又曰其后必便脓血；此热除条下，亦曰其病为愈，又曰其后必便血；今自愈条下，以有热故，曰必清脓血，血证谛如是其多见。何居乎若漠不关心，不立治法以善其后耶？看似下之者听，不下之者亦听，治法若两歧也，宜乎当下之三字无着落。何下法之难乎？夫亡血下之死，师为厥阴病立禁条下也，得毋对于本证宜瞻顾耶？非也，上文当下之三字，言犹在耳，不能自相矛盾也。乃曰先便后血，为远血，下药当由近及远耶，又何说以处下条之近血乎？师非谓远血毋庸爱惜也，爱惜生血之原，新血恐为旧血之续，立方特高出乎下血之上，行不下之下法也。彼既血自下矣，诸药须从中央下手以横断之，已下之血，不则使之翻为上也，未下之血，慎勿抑之使下，严定上下之界线，故曰下之，不曰上之也。黄土汤主之，可悟病在下者取之中矣。方旨详注于后。

黄土汤方 亦主吐血衄血

甘草　干地黄　白术　附子（炮）　**阿胶**　**黄芩**各三两　**灶中黄土**半斤

上七味，以水八升，煮取三升，分温二服。

本方非下品也，胡为作下法用耶？不独下血当下也，吐血衄血皆当下。上文柏叶汤，下文泻心汤，迥非引血上浮之药，就如救逆汤、半夏麻黄丸，虽与吐衄若离合，无非握一下字为手眼。衄家曰不可汗，亡血曰不可发其表，撇开汗字表字，嫌其违背当下之三字也，宁以亦主吐衄四字写入本方之注脚，明乎七味药未尝与血齐高也。仲师借点个下字，实暗藏个上字，谓诸药恰到血分者上头，药在上而血在下，下血而药不与之俱下者，非药力迟迟而后下也，止下目前已下之血，不下将来未下之血，才是当下者下之，不当下者不下之也。故首以黄土载诸药而行，而守之者附子，术草又从而统御之，令脾络之血，不溢一丝，更有黄芩地黄阿胶替代其静脉，脉静当然血亦静，血神有不受诸药之赐乎！上工所为关顾在未病，非徒了却下血已也，假令以抵当汤之属，下之果何若？无血而有瘀，下瘀即下血也。仲师对于抵当汤证，其难审慎，在有血无血之分者，必有血而后可以下瘀，非以血字释瘀字，盖以血字陪瘀字，以血抵当瘀，非以药抵当血也。远血近血之分，亦非但为便血寻其源也，举远血以为例，言外则曰近血亡其半，举近血以为例，言外亦曰远血亦亡其半。师言亡血下之死，遑敢以下药尝试乎？吐衄亦亡血之见端也，不当下之者其方，却当下之者其法，谓方方以本方为张本可也。

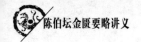

下血，先血后便，此近血也，赤小豆当归散主之。

同是下血，二证殆分道而来矣乎？看似远血不能使之近，近血不能使之远也。《伤寒》曰必清血，必便血，必下血者有矣，未尝必其先便后血，抑先血后便也。可悟远血近血无问题，长沙一概不立方可见矣。本条立证立方，则显分其界线，岂关于瘀血之来疾与来迟哉。形容瘀血为火邪所操纵，火邪退则便先于血，火邪进则血先于便，仲师则腰截其远血之方来，乘火邪之退以立方，腰截其近血之将尽，乘火邪之进以立方，是亦操纵火邪之捷法，独是有进无退者火气也，其内攻之力，必走极端，岂三服药能令其就范耶！此针灸之火邪当别论。仲师持揭火邪者三字，明乎非因火而动，另有其人，却与被火相仿佛，惊悸即其造因也。

在伤寒指定之火邪，极其弊亦血散脉中而止，或阳虚则欲衄而已，无吐血也。吐血则脉病火亦病，火与脉有两死无两生也。衄血下血则脉未死，留存一线之火可以生，脉之大原出于火，欲全其脉，勿伤其火，仲师救脉如救火，药力惟有与其血中之热相颉颃，非与其脉中之火相颉颃也。其火其脉，皆受长沙再生之赐者也，诚以血逆则一步浮高一步，治血逆宜一步逼紧一步，不除脉热除血热，保全现在之脉，而后可以补救未来之血也。黄土汤方下曰亦主吐衄者，中土为水谷之海，主生荣血，《经》谓主血所生病，从下逆取，是亦挽之即所以救之也。本证何以不主黄土汤耶？彼方略趋势在透入一层，与近血若离合，不能抑之以尽其瘀也，然则仿抵当汤法，以血去瘀可乎？恐新血为火邪所夺，不如以散代血，散中纯用血分药，服散即服血也，散行即血行也。赤豆当归散主之，方旨详注于后。

赤小豆当归散方

赤小豆三升（浸，令芽出，曝干）　**当归**十分（原方分量缺）

上二味，杵为散，浆水服方寸匕，日三服。

本方已见上狐惑证中矣，彼条有脓已成也四字，得毋近血当有脓耶？胡不曰便脓血耶？方旨非为脓成而设，有脓者听，无脓者亦听，均与二味药无抵触也。何以浸豆令芽出耶？脓从瘀中出，芽从豆中出，变化其豆以治脓，即变化其芽以生血，脓成亦食血之虫所吐弃耳，留存豆质者，欲更新其血也。本证可以不用浸出豆芽矣乎？师若曰否否，豆不出芽，不能破血热，血中有热在，犹乎豆中有芽在，浸入水豆中，于是乎出芽，用以讨取血中之热，热除则血与脉如初矣。豆质亦作专精之血论耶？有流动之当归在，当归代行其新血，则近血之源若潮生矣。不去豆质又何取？留赤豆以作当归之随从，令与瘀相得，瘀藉豆为传化，付诸糟粕之中损有余，其后下黑粪者常有之，当归自能以独力补不足，是更新其未下之血也。何以浑不理会火邪耳？血近火亦近，血行则火邪无所丽，脉气遂与火邪若离合，脉行而火不行，水火才有互根之余地也。水火位居下焦者也，以脉气为枝叶，苟有火而无水，是有阳脉无阴脉矣，幸在近血与远血相去若迢遥，黄土汤所以寒热并用者，特拍合水火以居中，假借阳明胃脉以静其血，是亦预治近血于未然，阳明为十二经脉之长故也。本方药力必及于太冲为尽头，太冲之地，名曰少阴，少阴脏即水火之乡也，火邪必自有而之无，初不料其退藏于密也，良由仲师神于导血，血导火邪，血脉交注而不越其轨，岂独经血不为下血之续，吐衄亦可以不了了之，虽谓本方亦主吐衄亦无不可也。

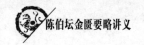

心气不足，吐血，衄血，泻心汤主之。

书心气不足，明明心气不敌之称也，何以上言不得卧之死证，又不曰心气不足耶，抑心气有余耶？心气有余何至死，吐血不止，亦与心气无涉耶，假令心气有余，柏叶汤仍非恰合矣。心其类火，火气非即心气之称耶，不曰火气不足，又不曰火气有余，吐血证大都与心气无甚关系者近是。若以有余为不足之注脚，则强解矣，文面分明坐实心气不足也，固非坐实火气不足，更非有余之反观也。盖非写心以见火，亦无从写火以见心，例如心气不足则如此，不同火气不足又如彼也。然则心气火气从对面写耶？果尔，则心气不足可共喻，火气有余止独喻，宜乎不针对心气以立方，但针对火气以立方也。何以命方曰泻心汤，不曰泻火汤耶？即非为泻火而设，我后人若误会泻心作泻火，则言诠尽失矣，就令行之而效，倘遇一吐血不止者，遑敢以柏叶汤为尝试乎？医者当知仲圣立方之严，严在不能混视个心字与火字，泻心不泻火则可，泻火不泻心仍不可也。心者神之变，非火之变也，以火易心，则心气有余，气有余便是火，不必实现其若何火焰也。不得于心，当求诸脉，上言其脉数而有热，何尝曰数而有火乎？心又恶热者也，未闻心恶火也，火可以印入心，热不能印入心也。所谓其脉数而有热者，明乎其心坎中变为在天之热，无复有在地之火，致在体之脉，变为在脏之心，则心脉无存在，其脉掩其心而已。火气亦存在，其热掩其火而已，无根之火变为热，后起之热，焉能下交于肾乎！其不得卧也必矣。然则本证无火亦无热耶？又非也，既明言心气不足矣，言外非热气有余而何？师又不言脉也，必非其脉数而有热之比，热气有余四字，不可以言语形容者，才是真形容，以其包裹有余之热于脉中，只可谓之其血有热，其脉未尝热，其心更未尝热也，惟从心气不足上想象得之焉已。何以行泻心耶？直接泻心，正间接泻血，法惟由心泻到血，不能由血泻到心，诸血皆属于心，若远离其心，从血分下手，药力徒与诸血相逐，令散血带热还入心宫，将以何药为后盾乎？伤寒五泻心汤者是聚余邪于方寸之地而歼之耳，何尝直讨心中乎？泻心汤主之句，详注方后。

泻心汤方

大黄二两　**黄连**　**黄芩**各一两

上三味，以水三升，煮取一升，顿服之。

《伤寒》五泻心汤都从心下着手，固不犯下之上，亦不犯下之下，更不犯心之中，五立泻心之制作无二致也。大黄黄连泻心汤，则明示去芩而不用，以黄芩有彻其热除其热之虞，其热在，斯其阳在，彼证其脉关上浮，是阳在关上，恐与其阳有抵触耳。本证则黄芩在所必用，以吐血衄血，病形在上不在下，黄芩非取与血热宣战也，欲掩过血热而落于心下，故一升药顿服之也。何以不曰泻热汤耶？热邪非一击所能尽，恐泻之而热有所存也。何以不曰泻气汤耶？心存血脉之气也，泻之以何药补不足乎？名泻血汤又何若？彼非吐心血衄心血也，吐血越过心之前，衄血越过心之后，于心血无加损，故不曰心血不足也，特心气不能抑之使下者，反为吐衄所牵动，于是心血不逆心气逆，短心气者血为之，一若心气莫如之何者然也，不足云者，乃不得舒长之状态。盖气逆心窍，心力又从而实逼之，觉热血之包围犹其后，其清道之不开，则无以自明，于无可形容之中，故以不足二字形容之。彼心下痞应行泻心者，心中逆亦宜泻心也，安得心气之有余耶？泻者下之意，上文当下之三字，是治血病之真诠，以有余之气，除有余之热，方各尽三味药之长也。不君黄芩君大黄黄连者，令二药领黄芩先落心下，而后让功于黄芩，仍不离原方之下取法，操纵黄芩于泻心汤内，故不命曰大黄黄连黄芩汤，亦不仍其旧曰大黄黄连泻心汤也。三黄之气味一过，其心自开，心气遂悠然以下降，此非以药泻心，还以有余之心气以泻心，盖必心气充而后能行使诸药以收余烬也，匪特本方为然，《伤寒》五泻心汤都以心气为应敌之帅也，比较柏叶汤多两层转折，岂徒以牺牲逆血为快乎！

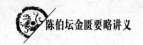

呕吐哕下利病脉证治第十七

夫呕家有痈脓，不可治呕，脓尽自愈。

书呕家有痈脓，不曰痈脓家有呕，《金匮》无痈脓家三字。肺痈证之吐如米粥，曰始萌可救，脓成则死，还有痈脓家之称哉？且曰吐脓，奔豚条下亦曰有吐脓，《伤寒》凡服桂枝汤吐者曰其后必吐脓血，非呕脓血也。吐脓且不立治法，呕脓更未经见矣。不特无吐脓也，亦无呕血也。上文吐血二字凡五见，何尝曰呕血乎？呕之云者，状似倾倒而出之词，不同吐血不止者止而复吐也，若以有字易呕字，是呕中显有痈脓在，谓为自无而之有不得，谓为自有而之无亦不得，总觉有脓者其偶，无脓者其常。宜乎立法曰不可治脓，毋宁治呕也，乃曰不可治呕，不曰不可治脓，明乎痈脓胶黏，蓄结是其固然，往往梗阻其呕，而不梗阻其吐。彼吐痈脓，而不及觉者有矣，未闻呕痈脓而不及觉也。痈者壅也，无形之痈，发生于有形之脓，《素问》名为胃脘痈，类聚于胃所致，似有似无之壅气也。其所以成立呕家者，习惯在无脓之可呕，因呕他物以代之。痈脓则长此与呕家相终始，间或迫而为吐，有脓却与无脓等，是呕家以呕痈脓为快事，治呕岂非便宜于胃脘痈乎？在伤寒厥阴病犹谓痈脓为邪祟之变，可以不了了之，在本证虽非与时出浊唾腥臭之肺痈相类，其不死于脓者，究非生于脓也，何所姑息而不治呕耶！曰脓尽自愈，是又便宜于呕家也，彼证脓无尽时，本证脓有尽时，呕非能治脓，却能尽脓，脓受治于呕也，脓尽呕亦尽，呕又受治于脓也，不治呕而呕尽，不治脓而脓尽，以脓治脓，无非以呕治呕，如防其无未来之呕，庸有未来之脓也。则以桔梗汤了却之，无治呕之必要，未必无治脓之必要，故治呕有禁，治脓无禁也。

先呕却渴者，此为欲解。**先渴却呕者，为水停心下，此属饮家**。**呕家本渴，今反不渴者，心下有支饮故也，此属支饮**。

本条以下无不可治呕四字，撇开上条，为治呕立案，此亦行文之反接法。先揭呕字渴字，呕与渴本相因，特治呕非徒以渴不渴定方针，须即渴以验水，有水无水是方针也。有水便有饮，以治饮之法治呕则可行；无水便无饮，以治饮之法治呕不可行。缘呕与水亦相因，上言呕家有痈脓其偶，呕家有水饮者其常，四饮中有卒呕吐字样，下文又有诸呕吐字样，岂非予人以混视乎？在四饮则言之而未尽，师复推类以尽其余，非引本条为下文作陪客也，医者须常悬饮家支饮于心目，而后可以言治呕也。其在先呕却渴者，此为欲解，无水故渴，得水故解，即少少与饮之，胃和则愈之义也，无须治渴，更无须治呕也。如其先渴却呕者，饮水不用水，即本渴而饮水若呕之病形，此柴胡汤且不中与，遑论其他乎！盖非邪在胸胁，为水停心下，非属伤寒。曰此属饮家，心下为饮家所私有，与心上无涉，故渴在心上。地气不能通于嗌，则口燥而渴，饮家不尽无渴也，无如其因渴致呕也。其次为呕家，乃支饮为家主，与不卒死之支饮家将毋同。支饮者法当冒，冒者必呕，非必先渴也，无如呕家本渴，渴与呕反，今反不渴，仍与渴反，不至愈渴愈呕者，还算呕家之便宜，究非长此不渴也，不渴因心下有支饮在，渴又为呕家所难免，是支饮又与呕家得其反。心下有支饮句，四饮条下亦云然，匪特饮水于心下无裨补，反为心下所厌恶。曰此属支饮，竖起其水于心之下，必波及于下之旁，心下几无孔之可入，不同水停心下者，还可以水上加水也。夫属支饮有小半夏汤在，属饮家有小半夏加茯苓汤在，与下文划清鸿沟者以此，就用小半夏汤以下谷，非本此方以下水也，小半夏加茯苓汤则阙如可见矣，虽谓本条即下文之反观可也。

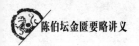

寸口脉微而数，微则无气，无气则营虚，营虚则血不足，血不足则胸中冷。

本条又说人胸中冷矣，与胃中虚冷相去几何耶？虚冷而得谷，谷气尚可久留，朝食暮吐者，谷热已过去，则冷用事，乌得不吐乎？设非胃反，则哕而已，伤寒阳明病，攻其热必哕，非以其人本虚，加以胃中虚冷乎。若胸中冷，则寒气更在上一层，冷者寒之积，故饮冷之伤甚于寒，冷状大都由引饮所致，宜乎本证成立饮家者半，成立呕家者亦半也。饮家曰其人本有支饮在胸中，支饮曰支饮者法当冒，冒者必呕，呕既难免，况但吐乎？曰二三度发者有之，讵必限在朝食暮吐，暮食朝吐乎。胸中冷胡以吐？胸中有大气在，仰给于胃者也，其求救于食，胸中尤急于胃中也，以胸中无热食，胃中非冷食，则食气入胃，正好由虚里而上输于胸，是积谷者胃，而积气者胸也，本无所谓冷，无如冷与热若水炭，拒而不纳则吐矣。夫胸者空旷之宇，无翳障者也，胸有热亦欲呕，伤寒腹中痛欲呕者，乃胸有热使然也。胸有寒亦当吐，伤寒气上冲咽喉者，乃胸有寒使然也。矧积冷与寒热之比较，其病所非旦夕间事乎，顾吐之则内烦者有之，温温欲吐者亦有之，何居乎其且冷且吐耶？此非病人能自道，即胃中虚冷，非出自病人之口也，仲师为之代白其病情，欲医者认定其病因，始有与药之余地也。例如下言食已即吐，可为胸中冷之陪客，要其吐食之所以然，非关食入令其热，亦非食入令其冷，其远因则关于上二焦之脉有异同，上焦之脉布胸中，寸口以候上焦，即以候营卫，《经》谓营出中焦，卫出上焦，营卫随行，故营与卫相亲切，致上二焦与胸次亦亲切，日往来于胸中者，以营卫之行为多数，胸中有营卫之温和为贯彻，何至于冷！师举寸口为前提，便教人着眼在胸中。曰脉微而数，何其与中风相类耶？曰微则无气，是卫气不堪问。曰无气则营虚，又营气不堪问。营虚则血不足，两虚字无非数脉之变。曰血不足则胸中冷，以冷营冷卫印入胸中，实无营卫之足言，数脉遂成为泡影，则胸中冷三字，已非群医所及料，因胸冷而吐食，更非群医所及料也。胸居膈上，胃居膈下，胃冷胸冷而膈不冷，写胃字胸字入膈字，其关键总由膈气虚也。

趺阳脉浮而涩，浮则为虚，涩则伤脾，脾伤则不磨，朝食暮吐，暮食朝吐，宿谷不化，名曰胃反。脉紧而涩，其病难治。

本条又在麻仁丸条下套出，彼为脾约立方，约非不磨也，磨焉不能尽脾力之长耳？同时趺阳脉浮而涩，彼证曰浮则胃气强，本证曰浮则为虚，虚浮之浮，非强有力之比。彼证曰涩则小便数，小便即津液之符，脾虚不能为胃行其津液，气化只出前部，津液不能还入胃中，致大小便失其常，是亦脾无运输之力。本证曰涩则伤脾，伤者毁壤之谓，曰脾伤则不磨，非脾不磨胃也，乃胃不受磨也，消化复消化谓之磨，脾液之涎，即磨成泌汁之资料。《素问》谓阳为气，阴为味者，阴得其味，而后阳得其气也。又曰脾胃者仓廪之官，五味出焉，胃受脾之赐者，脾以味授诸胃，脾受胃之赐者，胃以气还诸脾，磨字有化工在，非有人工在也，若以打磨之操作律化工，则凿矣。曰朝食暮吐，暮食朝吐，是朝暮两易其谷，当然无宿谷之遗矣，然一再吐而谷未罄者，庸或有宿谷在，特留此不化之谷以俟其吐，则不食亦吐矣。名曰胃反，不曰脾反者，胃与脾相左，是阳明反背在太阴之前，无复有合同而化之望。曰脉紧而涩，师谓脉紧如转索无常，为有宿食，脉未紧而脾且不磨，况紧而不移，宿食必愈久而愈固，还有转磨之余地乎？且涩与滑反，大承气汤不中与，即麻仁丸亦不能为脾气之助力也。曰其病难治，既穷于治胃，复穷于治脾，则不必责难中工也，徐以俟上工之神明施治而已。

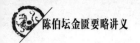

病人欲吐者，不可下之。

书病人欲吐者，不曰欲自利，利反快，夫谁下之耶？看似仲师说出题外，不知医者随手拈来，多是下药，在伤寒阳明病禁攻禁下最叮咛，而未尝立吐法，此外太阳瓜蒂散证曰当吐之，厥阴瓜蒂散证曰当须吐之而已。上文黄疸病行瓜蒂散，以吐法治诸黄，乃附方之谬，殊失方旨。吐字为下文伏案，而欲吐者则下文所无，见得非欲吐而吐，才是不文种种病人也。师言欲吐者吐之愈，另有酒黄疸之病人，本证无吐之二字，便将酒疸病撇开，可悟仲师非进中工言吐法，乃进中工以言治吐法。不禁吐而禁下者，下之适以重其吐，吐之更重其吐不待言，欲吐者句下，无当吐之三字可见矣，吾独疑太阳病柴胡证仍在条下，与小柴胡汤呕不止，师谓与大柴胡汤下之则愈，夫呕吐而下利，大柴胡可以兼顾也，下之既与呕吐无抵触，岂非与不可下之三字相矛盾耶？彼证又未有欲吐字样也，心下之急，急于止呕耳，喜呕当非大柴胡证之用情，与病人欲吐有分别，独少阴病心中温温欲吐，复不能吐，则与本证相仿佛，师谓此胸中实，不可下也，亦与本条同声口，异在师曰当吐之，假令胸中实而冷果何如？否则膈上虚且冷又何如？膈气虚则变为胃反，不吐之亦吐矣，师俄而曰：不可吐也，急温之。是彼证与本证同消息，禁下尤急于禁吐也，吐下二字在伤寒见之熟，惟上取与下取有分寸。阳明篇曰伤寒呕多，虽有阳明证，不可攻之，数语与本条词异而意同。下文食已即吐主大黄甘草汤，方下且无得下二字，况其他乎。本条文义，无非勒住群医之手，为爱惜诸呕吐证示准绳，须预知长沙立法无宽假也。

哕而腹满，视其前后，知何部不利，利之即愈。

本条分明为下字利字加注脚，恐群医误会个利字作下字也，前部后部皆可以言利，非前后皆可下也。不观《阳明篇》曰若下之则腹满，又曰虽下之，腹满如故乎？此语且载在上文黄疸条下也，且湿家下之，则有两死无一生。曰小便利者死，若下利不止者亦死，是一下字发生两个利字也。又曰湿痹之候，其人小便不利，大便反快，但当利其小便，不曰当下其大便，是利与下显分两路也，两节又复见上文湿家条下矣，可悟仲圣教人对于前后不利之证，当绝口不言下。《太阳篇》曰医反下之，利遂不止，《阳明篇》曰攻之利遂不止者死。明乎危莫危于攻下，利字特推言其流弊耳。盖攻下者之训，非利之训也。不然，《厥阴篇》师既曰厥应下之，篇末又何必曰利之则愈乎！且诸四逆厥不可下，乃仲圣为下药示惩也，谓上条不可下之四字，在《厥阴篇》早有专条可也，缘厥阴条下利字不胜数，若以下字代行个利字，恐厥阴病无一非与死为邻。读者须知本条与厥阴若离合也，独是伤寒六七日不利，非厥阴病乎哉！胡为便发热而利，亦主死耶？彼非不利利之也，苟以下药利之，更速其死何待言。下言五脏气绝于内者，利不禁，下甚者手足不仁，下利二字相连读，下文有下文之下利，非指下之利也。下文下利二字虽数见，又撇开本条以立证，就如哕而腹满四字，亦设言不呕不吐之词，非必实有其证也。《厥阴篇》因得哕三字仅一见，哕而腹满，尤厥阴病所无，有之亦衬起何部不利四字，病在上者取之下故也。曰视其前后，胡坐实前后部耶？反观小便曰前部，如其前部不利，就令小便利，不过前部不利之利，厥阴只有小便复利，非明言小便利也。

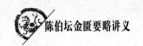

如其后部不利，就令大便利，不过后部不利之利，厥阴固无大便不利，亦无所谓大便利也。何部不利句，正唤醒中工之眼者，谓部部似乎利，须从反面处看出也。曰利之则愈，此又言外之言，当举霍乱下利清谷以为例，彼条有小便复利一语，四逆汤可为中工进一方也，四逆汤能止前后部之利，便能利前后部之不利，太阳服四逆汤后清便自调，未有调大便而小便不调之理。厥阴下利腹满，温里又宜四逆，里温则前后皆利不待言。不出方果何若？自有无方之方在。上条不可下之四字，言犹在耳，果熟筹于不可下不可吐之间，《少阴篇》预有明文，彼条曰急温之，宜四逆汤，仲师虽留未尽之词，大可于言外见得也。

呕而胸满者，茱萸汤主之。

本条又有柴胡证之影子也，胸胁苦满，心烦喜呕，不止但具一证矣，可行柴胡汤矣乎？下文呕而发热主小柴，又似与本条错出也，假令得柴胡汤而非呕不止，当然胸满证罢，在柴胡证或胸中烦而不呕者，大都先此则呕耳，未尝云呕而胸满也，不曰胸满而呕，明乎其非柴胡证之呕在言外。呕与哕之比较，上条由哕看入腹，则但哕而不呕；本条由呕看到胸，则但呕而不哕。要其腹里有腹里之层折，胸中有胸中之层折，恐中工尤未分晓也。上言胸满腹不满，其人言我满，是满状尚两歧，本证胸满腹不满，不啻表现其中之所有以示人矣，纵非以小柴胡汤敷衍之，夫谁议及行吴茱萸耶？盖胸者空旷之宇也，地气举浊阴以奉上，天气受浊阴而下降者以此，苟浊阴被寒，其气更浊，寒气生浊故也，于是天气不受寒而拒寒，肺恶寒也，宜乎地气只有升而无降，天气若无与焉。满胸是地气无天气，师谓阳中有阴，可下之者此也，即当下其寒之谓，乃降下之谓，非攻下之谓也。以其呕状由满状所迫而形，可以不了了之，作哕而胸满读亦可也，特非如伤寒太阳病之为胸有寒，当吐之，亦非如厥阴之邪结在胸中，当须吐之也。上条暗写不可下，本条暗写不可吐，正仲师立言之旨也，自此以下，皆撇开下之吐之四字以立方，对于呕而胸满若离合，惟间接地气降天气，间接寒气降浊气，妙能以浊治浊从治浊，以热治寒逆治寒，非有通天手眼如仲圣，谁敢以最浊最热之品，打入胸际作用乎？吴茱萸汤主之，与下呕而发热之柴胡证反比例，仲师即吴茱萸之知己也，何以阳明食谷欲呕条下，又得汤反剧耶？彼非反呕也，言欲呕之情形更剧，必属上焦而后可以接天气，吴茱萸之余力犹存在也，长沙不复以他药后盾可见矣。方旨详注于后。

茱萸汤方

吴茱萸一升　**人参**三两　**生姜**六两　**大枣**十二枚

上四味，以水五升，煮取三升，温服七合，日三服。

吴萸气味辛温，主温中下气，《本草经》似未曲绘其长，一经长沙选用，而其真始出。吴萸之特性热而浊，与寒浊不相得，却与浊阴则相投，故泻浊又能存浊也，握一浊字为题珠，可为吴萸立传矣。浊为寒，寒气固浊，不能令其形于阴也，并阴则混阴于寒，阴为浊，浊阴亦寒，不能令其并于寒也，并寒则混寒于阴。本证分明是呕寒，留呕不尽之寒，浊阴又从而薄之，于是乎胸满，皆因地气之上使之然，天气未完其交代，致浊阴无从还入五脏者，亦无从会归于六腑，此虚悬之浊气，交迫而成满，正好行辛温药，辛以补天气之不足，温以损地气之有余，此等气味，非必吴萸而后独擅其胜。若温中下气，而有反正相生之妙，则非吴萸莫属，下其本无之浊者，即上其固有之浊者，一味药翻作两味用，非徒以直接地气见长也。温中又两用，吴萸之热力可胜寒，温中自能温其上，吴萸之热气又生清，温中且能清其上，复回天气之清，收受地气之浊，浊阴用能归六腑者，有清阳为之引故也，是得吴萸则上部中部下部受其赐，其气味确与辛温诸药有异同，《经》举温中下气四字以例其余，实具有最奇之变化，神农诚不我欺也。方内且有人参姜枣，打入太空上作用，诸药若不自有其功，观诸阳明病之欲呕，则移之属上焦，而不呕也无声，少阴病之欲死，则与之出生天，而不死也无形，又岂主呕而发热之小柴胡能越俎，就如白通四逆亦各有专长，未易侵掠吴萸之功也，注家往往遇一证而三方调用，或加吴萸为赘瘤，是犹屈骐骥以就范，长沙方肯以附属品位置吴萸乎！

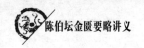

干呕，吐涎沫，头痛者，茱萸汤主之。

本条即《厥阴篇》所云厥应下之之义。下其厥，即提升其阳，阳上阴下，则无所谓厥，反是则阴阳气不相顺接，便为厥矣，本条亦与厥阴病若离合。干呕头痛，又与上条呕而胸满若离合，干呕非不呕也，有呕声，无呕物，不呕之呕也。何以吐涎沫耶？呕吐本相因也，特涎沫非从呕处出，师谓上焦有寒，其口多涎，口者脾之窍，涎为脾之液，显见寒在脾上，亟起地气，遂泛脾液而为涎，涎亦带寒，故沸而或沫，涎沫为口气所不容，一若争先而为吐，反便宜于干呕者，涎沫不啻替代其干呕中之物而出，特无如其泾渭不分何也？何以殃及其头耶？头有诸阳在，阴邪不敢明犯其头，厥阴条下仅一见者，足征厥阴中见少阳之势力，能带寒气以上头，故手足不厥头亦痛，在本证则与肝热病之头痛员员相仿佛，是亦阳升阴降之端倪。师若曰，治肝不如听肝之自治也。肝者罢极之本，一变动则为阳中之少阳，通于春气，《灵枢》谓春气在头者此也，况足厥阴肝脉，出额会督脉于巅，头痛亦肝病所难免乎？注家动以头痛如破四字形容厥阴，牵合内外皆热之疟疾为注脚，未免言之太甚，不知凡服吴萸汤后，无不更新其头脑，令人得一鼓清空之气为覆帱，可悟吴萸乃热气生清之良药。味辛即其代价，《经》谓辛以润之，能领取个辛字，而后能领取个温字，总觉吴萸之气味，最与精明之府相莫逆也，勿遇朝发夕死之真头痛证，厥论所谓头痛甚脑尽痛者，责备吴萸也。

呕而肠鸣，心下痞者，半夏泻心汤主之。

本条又便宜于其胸矣。呕而胸不满，非满胸是地气可知，地气既不上，何怪天气之不下乎？吴茱萸汤可以休矣。无如其肠鸣，得毋胃实肠虚耶，抑胃热肠寒耶？虚寒相搏，则肠鸣濯濯，非尽无理由也。《素问》谓水气客于大肠，疾行则鸣濯濯，声如囊裹浆水者非欤，特非关于疾行，水气犹未征实，且心下痞，《伤寒》生姜泻心汤证尤近似，被（彼）证胁下有水气，则腹中雷鸣下利，又不能肠鸣读作腹鸣也，彼方仍有异同，连带甘草泻心汤亦不中与之。然则胸不满而肠满耶？果尔，是天地不交通，有流散浊阴之关系，肠鸣当是浊阴为主动。缘地气梗阻于心下之下，天气虚悬于心上之上，则诸脏不为地气所潜移，浊阴与五脏则相失。诸腑不为天气所潜移，浊阴与六腑又相失。宜其旋涡在下不在上，若水走肠间者然，独是浊阴之走五脏而归六腑也，其消息微焉者也。浊阴本非能自鸣，五脏六腑之范围，亦非尽收入肠间也。何物鼓动其鸣耶？大块噫气，其名为风，浊阴带噫气以补肠内之空，故不为雷动之鸣，乃痞塞甚之反响，如幽谷中隐隐绕声而出焉已。如欲宁静其鸣，当开通其痞，三泻心汤中，必有一方能胜任愉快者。大黄黄连泻心、附子泻心，固非其选，生姜泻心多生姜一味则无取，甘草泻心少人参一味亦无取也。病在下者取之上，仲师通天手眼，其惟半夏泻心汤乎！

半夏泻心汤方

半夏半升（洗）　**黄芩**　**干姜**　**人参**　**甘草**各三两（炙）　**黄连**一两　**大枣**十二枚

上七味，以水一斗，煮取六升，去滓，再煮取三升，温服一升，日三服。

本方非甘草泻心汤乎哉？同是上七味，师主蚀于上部则声嗄，七味药内有人参在，伤寒甘草泻心去人参，则声言上六味而已，七味既可活用其一。彼方与本方又何择耶？伤寒以本方易柴胡，借柴胡汤为引子，见得须从心上之上，胸下之下着手，打入陷胸泻心二证之夹缝，比较柴胡汤略低一层作用，方合本方真诠也。本方又为四泻心汤之引子，仍与柴胡汤若离合，然去陷胸汤之旨略远矣。狐惑条下权用甘草泻心汤者，明乎操纵彼汤以立方，不同胃中虚，客气上逆之比，不忧人参附客不附主，有参胜于无参耳。假令本方用甘草四两，非不足以缓肠鸣，持恐地气与炙草相容与，则迟地气之升，隔天气之降者，未始非多一两草以致之。曷如仍存半夏泻心之名，以半夏居前列，人参甘草依然落半夏之后，诸药不离为长沙所支配，其轩轾能井然而不紊者，权轻重以定专司也。《本草经》称半夏长于下气者也，寸心通于夏，半夏不啻由心头入，以消息足太阴，缘太阴脾支脉，又上膈注心中，有半夏在，则心脾无隔阂，不患广明之下，不复见阳中之太阳也，故莫妙于得夏气之半，而神明自出，何痞塞之有乎！宜乎五泻心方中，以本方为称首，书法则于结胸条下作另提也。何以彼条但以心下满而不痛为的证，撇开余证不具论耶？读仲景书须会通言外之旨，本条首句，乃仲师形容其外见证则如是，其病所不在肠间也，认定心下痞三字为题珠，方晓然于仲师因病以立证，随举呕而肠鸣四字为告，欲人见证而知病也。

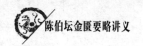

干呕而利者，黄芩加半夏生姜汤主之。

本证又不关于浊阴为寒气所持，而关于清阳为热气所持矣。夫阳者，天气也，主外；阴者，地气也，主内。而后阳道实而阴道虚，实阳道者阳，阳所以卫外而为固；虚阴道者阴，阴所为存精而起亟也。若阴阳易位，则更虚更实，浊阴遂带寒而上僭，寒不沉而反浮，因作呕，其呕虚，无物之呕，故但曰干。清阳遂协热而下趋，热不浮而反沉，因作利，其利实，有物之利，故但曰利。苟非升清而降浊，则长此阴乘阳，阳从阴矣。治之奈何？师谓阳中有阴，可下之，又曰热在里，当下之，无论为寒为热，止有唯一之下法也。下其寒耶，下其热耶，抑下寒不遗其热，下热不遗其寒耶？其上有浊阴在，必下之才阴还阴道，反是则阴不涵阳；其下有清阳在，不下之才阳还阳道，反是则阳不育阴矣。且寒气生浊，下之于浊阴无所加，热气生清，下之于清阳有所损，匪特不能重下其利也，当浮以取之。假借其利以复清阳，则非黄芩汤莫属，不善用之，则彻其热而已，除其热而已，善用之则一方可作两方用。同是彻热复除热，而清阳亦受其赐，以其提升热邪从下解于上，便提升清阳从内解出外故也，况加半夏生姜，一面降浊，一面升清，二味药又翻作加倍用乎。在厥阴则以彻除其热为不祥，在本证讵容易除中哉。药力乃代行气之所以上下，转移天气地气者也，上下文无一方可以承其乏。本方虽见于伤寒，却从伤寒治法之外翻新而出，以干呕二字易若呕者三字，足征长沙立证之大有分寸矣。方旨详注于后。

黄芩加半夏生姜汤方

黄芩　**生姜**各三两　**甘草**二两（炙）　**芍药**二两　**半夏**半升　**大枣**十二枚

上六味，以水一斗，煮取三升，去滓，温服一升，日再夜一服。

本方为太阳与少阳合病，自下利而设，语气责备太阳，带责少阳，故多一与字。不责阳明，且为阳明惜，故多一自字。见得病所在太少，阳明无辜自下利，由于太阳不能开，致阳明不能阖，又咎在少阳不能转。欲开太阳，当合阳明，自利转为不利，即效果也。假令少阳不能转将奈何？小柴胡汤不中与也，单独太阳柴胡证始可行使柴胡。若太少合病，则无行柴胡之例，恐药力转入不转出，反与阳明互相克贼，适重其利也，法惟变通柴胡汤，裁出四味，特君黄芩为一方，用以杀少阳之焰，免令与阳明争热也。两热不交迫，则三阳皆活动，而少阳之势力，不啻超过于两阳，阳枢以不转转之，操纵柴芩，本方遂为少阳病独一无二之方也。注家视本方若等闲，误认柴胡汤为主治少阳病之的剂，几何不掩尽柴芩二方之功乎！彼厥阴病反以黄芩汤获咎者，乃医者陷四味药于不义耳，毋庸诬及黄芩也。本证亦清阳下陷使之然。《经》谓清阳发腠理，是少阳为之始，清阳实四肢，是两阳继其后。本方加半夏生姜成六味，奚只清阳受赐为实多，兼为浊阴谋尤周且密也。方下曰温服一升，日再，夜一服，日服以升清，再服交通其阴，夜服以降浊，一服又交通其阳，服法与太少合病同将息。盖方旨同则万变而不离其宗，仲圣之言诠，诚奥窔矣哉。

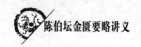

诸呕吐，谷不得下者，小半夏汤主之。

书诸呕吐，呕不尽继以吐，吐不尽继以呕，二证若相迫而来，不可以数计，故曰诸也。殆不能食矣乎？曰谷不得下，分明能食矣，可知胃气尚在。胡不进杯水以送下其谷耶？呕家本渴，师言渴者为欲解，与上文先呕却渴二语同一论调也。下文又曰呕吐而病在膈上，后思水者解，是呕吐皆以渴为愈兆，乃不曰今反不渴，亦不曰先渴却呕，是置渴不渴于不问，明是撇开饮家以立证，亦撇开支饮以立证矣。然则其属食家耶？能容食而后嗜食，消谷善饥则有之，何至谷不得下乎！得毋膈间有支食，与心下有支饮相对照耶？吾嫌其病名太怪也，支饮竖起其水如直竿，水质相连者也，犹可以想象得之。粒食亦相连乎哉？横有积或有之，零星如累黍亦有之，如谓其一如支饮之直竖也，是病形无独而有偶也。夫谁信其膈上有如许长度之谷乎！可悟本证乃支饮之正陪客，有本证觉支饮二字益明了，水谷皆有气者也，有气便为逆也，胃气无余，谷气转代行其胃气，不至结硬者，无余邪以为之梗耳，形容之曰谷不得下，除谷以外无他物。不下即反逆上之词，逆字非莫可名状也，支字如绘矣。支饮见得水气不平流，支食见得谷气不旁落，故饮而支，言之似穿凿，惟有水气以支之，则消息极寻常。食而支，言之亦虚无，有谷气以支之，则情形可想见，取义虽奇而实正，要非如至大至刚之气，充塞心胸也，其气细小而劲直，殆走透窍而上出，非乞灵于无孔不入之小半夏汤，未易势如破竹也。彼支饮条下，得小半夏汤已效如桴鼓矣，彼条非以去水为快也，从最小之孔道去水气，令积饮悠悠而去也。本证亦从最小之孔道纳谷气，令宿食亦悠悠而下也。看似长沙方但求得半之功，盖特为水谷之海，留无尽藏者也。小半夏汤主之句，方旨详注于后。

小半夏汤方

半夏一升　**生姜**半斤

上二味，以水七升，煮取一升半，分温再服。

本方何以不加苓耶？既借支饮条下之方以下谷，小半夏加茯苓汤，何尝非饮家药耶！仲师已明言此属饮家矣，则彼属支饮在言外，大抵水停心下则饮不支，心下支饮则水不停。支饮其形竖，仿佛直上下行者是，水停其势横，仿佛四面皆水者是，加茯苓则水从分道去。饮家之水，宜散不宜聚也，不加茯苓则水从一道去。支饮之水，宜聚不宜散也，岂非下谷难于下水耶！本证非富于谷，而谷气不消在其中。《本草经》称半夏能下气耳，无下谷二字，读谷不得下句，宜加一气字读，诚以半夏为诸气所禀承，小用则小效，谷气小于谷，犹乎水气小于水也。《经》称半夏亦主肠鸣，上言呕而肠鸣，从痞塞中隐隐作声，亦非水气濯濯之鸣，半夏泻心汤仍非大用半夏，彼以细入无间得名，此其所以谓之为得夏之半也。然则半夏之作用，与食谷无涉耶？又非也，长沙对于种种药，比较神农之物色必有加，例如呕者加半夏，仲师非以《本草经》为张本也，参透辛平之气味而推广之，半夏可与菽粟同试也，调和水谷，乃其余事。何以黄疸病热除必哕，亦主本方耶？哕与食谷有关系，伤寒食谷者哕句下，未立方也，师特曲尽半夏之长，写哕字入谷字，与本证异而同也。下文生姜半夏汤又何若？彼方小冷，分四服，曰呕止，停服后，又明乎治呕是其专长，愈以见半夏之泛应不穷也。

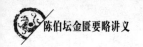

呕吐而病在膈上，后思水者，解，急与之。思水者，猪苓散主之。

本证又牺牲水谷以却邪，非病在呕吐也。曰病在膈上，呕吐从膈下逆上可知。何其绝不爱惜水谷耶？谷未尽而水先尽，不暇求救于谷矣，惟有引水自救而已，谷之得下不得下犹其后。从无水不得下者，胃中水竭，就令少少与饮之，亦有胃和则愈之望也。曰后思水者解，不患其饮水若呕，或水入则吐耶？本证前后无渴字，显非邪气令其渴，固不涉柴胡汤证之服汤已而渴，亦不涉五苓散证未服汤亦渴也。思水则用水，不曰渴欲饮水，不饮外求之水，方不为呕吐之续也，乃思有不假外求之水，其呼癸之病情，一若流露于不自觉也，殆思天一所生之水者欤。然则吐弃与水耶？非也，水气下则地气上，有坎泉为后盾，化作太空之霖雨，逆取膈上之邪如反掌。《经》谓地气上者属于肾，又曰雨气通于肾者此也。曰急与之，一杯水亦与有其功，借水神为肾阴之导线，在与之者亦无心而成化，一水字其理实双关也。盖阴者存精而起亟，亟之为言急也，看似急需其固有之水，从下以奉上，而后下归于泉。思水二字，具有云行雨施之妙想也，乃曰思水者，何其昧昧以用思耶？水无有不下，下隰细流，不能为膈上药，虽饮水数升无当也。幸非不解而烦，与烦渴大有别，假令徒留此后思水者解一语，委付中工，长此贪饮将奈何？在伤寒则曰渴者与五苓散，在上文则曰渴者与猪苓汤，岂非仲师特省却个渴字以穷中工耶！揭示之曰：猪苓散主之。比较五苓则阙二味留三味，猪苓则阙三味留二味，无非从二方脱出，非徒欲人记取猪苓散也，苟三方之用途未分晓，则辜负长沙立方之精义也。方旨详注于后。

猪苓散方

猪苓　茯苓　白术各等分

上三味，杵为散，饮服方寸匕，日三服。

本方从急字生出，胡不曰急与猪苓散耶？水若效灵，则与水可作与药观也，无如膈上其位高，呕继以吐，尚不足以却余邪，饮水焉能为后盾！曰后思水者解，不过为后来解病之报信，希望其妙想可以天开也。写水字入思字，因志而存变谓之思，明乎其意不在水而寄怀于水，不啻以水为药引也，故与药不急而与水反急。本方长沙已在引而不发之中矣，此与五苓散证异而同，同在彼证患水少，虽多饮暖水，对于水逆无抵触。与猪苓汤证同而异，异在彼证患水多，即不兼饮暖水，能令水道亦通调，二方皆与膈上无关系。同是水从膈下去，保障水腑有五苓散在，得桂枝泽泻以洋溢其气化，余药可以发汗，亦可以利小便也。保障水脏有猪苓汤在，得泽泻胶石以守护其蛰藏，余药可以利小便，且可复利其小便也，本方纯然起阴气者也。猪苓通肾气，茯苓降天气，白术升地气，一番转运，则水天如覆帱，膈上遂立变为化生之宇矣。本方加味泽泻果何若？是又以五苓猪苓二方为张本，泽泻行水面者也，压抑水气以下行，方内有泽泻在，水势有下趋而无上陵，与本方适得其反，本方急于图其膈上故也。若三方调用，五苓则过于波折，猪苓又涉于侵淫，然而缓矣，大抵止渴之品，不离乎以灌溉见长，必俟水乳交融而渴始止，本证岂渴引水浆之比哉！方下云饮服方寸匕，日三服不为多，是教人以饮水药也，吾知不移时而地气上，三味药且有连舌本散舌下之奇，令思水者得以偿其愿，彼思有限制之水，曷如其受赐于无限制之水乎。

呕而脉弱，小便复利，身有微热，见厥者，难治，四逆汤主之。

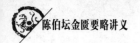

本证同是呕，又不独不思水，并不思谷矣。得毋水谷之海未罄耶？无如其脉弱，有续自便利之虞，师谓其人胃气弱则易动，动呕亦大不利于水谷也。何以不曰自利益甚耶？胃之为市则脾之为使，胃过动转脱离其脾，地气反寂然而不动，地不动则肾不上，寸口趺阳少阴，不觉其动而不休者，亦以脉弱故。曰小便复利，无大便利三字，后部复不利在言外，是利而复利，频频开前阴之窍，而后窍无分子，只可谓之水谷之道路犹未绝，三焦膀胱仍足恃。《经》谓三焦膀胱者腠理毫毛其应，宜乎太阳少阳两部无恙在，乃曰身有微热，即有热而不发。微字须看入一层，太阳之底面即少阴，必太阳中气之热，与少阴本气之热若离合，而后太阳之热为阳热，少阴之热为阴热。若太少之畔界不明了，是阴阳无中见，虚有太阳之一身而已。何居乎露热兼露厥耶？热厥并提，非太阳病所见惯也，阴阳气不相顺接便为厥，乃《厥阴篇》之明训也，就令手足不厥，亦作诸四逆厥论，见厥足征太阳之热是假相，少厥之热是真相，殆少阳移热于太阳者欤。少阳所以从腠理出毫毛者，乃厥而呕，非热而呕，呕浮厥阴，连带少阳，少阳遂僭居太阳之部署，厥阴亦僭居少阳之部署，呈露一隙之微热，热微而厥不微，分明厥于热，固非热少厥微，亦非前热者后必厥。厥非惑人，微热为见厥所掩，则惑人也。曰难治，岂独厥阴始然哉！万物始于一，而尽于三，少阳为一阳，厥阴为一阴，如欲其一生二而二生三也，惟整齐划一其中央土以及四旁，更新病人于中五立极之中，庶可以补东南之陷也。四逆汤主地陷东南者也，盖阴阳有定位，而后四体有方舆，师非穷于立治法也。见得四逆证不具，而越俎行四逆，苟未晓然于收拾残局之难，对于本证必熟视而无睹，故举难治二字为提撕，欲中工会通言外之旨也。方旨详注于后。

四逆汤方

附子一枚（生用）　**干姜**一两半　**甘草**二两（炙）

上三味，以水三升，煮取一升二合，去滓，分温再服。强人可大附子一枚，干姜三两。

长沙方所有四逆汤证无难治二字，胡施诸本证若无把握耶？本证非下利清谷，已不符四逆证者什之八，清谷即下陷其中土，土爰稼穑也，中土一陷，则脉无资生，于是阴阳无所丽，只剩在天之寒，与在天之热而已。《经》谓寒暑六入，万物生化者，寒暑从何道以入地？万物何所藉以生化乎？宜其划分寒热如半壁，热有热一边，是谓重热，寒有寒一边，是谓重寒，在阳明则曰表热里寒，在少厥则曰里寒外热，在霍乱则曰内寒外热，明乎寒热无定位也。重热云者，即热不成热之称，故曰重热则寒，重寒云者，即寒不成寒之称，故曰重寒则热。热为阳，阳不成阳，曰重阳必阴。寒为阴，阴又不成阴，曰重阴必阳。质言之，孤阴不生则如彼，无所谓之寒；独阳不长则如此，无所谓之热。要皆下利清谷使之然，令药力无从左右袒，不得不一空其寒热而更新之。有四逆汤在，而后一身之里有中土在，一身之表有四旁在，寒有寒之热，热有热之寒，合标本中见为一气，三味药之能事始毕也。虽然，本方既非为下利清谷而设，则呕而脉弱犹其后，惟参差不齐之热厥，似不足尽四逆汤之长。仲师非出本方之绪余，以敷衍诸证也，乃加倍行四逆，从治逆治相并行，对于微热行从治法，谓之反治，对于见厥行逆治法，谓之正治，正治反治仍非难，难在四逆汤遇着本证无知己。缘身有微热见厥一语，凡四逆证中所未言及，则三味汤为群医所吐弃者，乃四逆遇为之。难治二字，殆为本汤长太息也。方下云强人可大附子一枚，干姜三两，长沙又轻易言之矣，中工且观其后效可也。

呕而发热者，小柴胡汤主之。

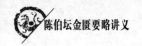

本条即上条之反陪客，上条难治在呕而有微热，本条易治在呕而发热。微字写入太阳之身之里面一层，发字写出太阳之身之表面一层。太阳中风则干呕，太阳伤寒则呕逆。中风则发热且恶风，伤寒则已未发热，必恶寒。若不独下恶风，且呕去其风，不独不恶寒，且呕去其寒，显非风寒使之呕，乃热化令其呕，宜其不呕风声寒声呕热声，是之谓呕热。愈发热则愈呕，非止呕便能除热，亦非除热便能止呕也。麻桂不中与之，桂枝以汗解解外，而发热受其赐；麻黄以发汗解表，而已未发热受其赐。本证不曰呕而脉浮，无取汗之必要也，惟柴胡汤可与麻桂相后先，小柴在所必用。在太阳病过经十余日，柴胡证仍在者，先与小柴胡汤呕不止，非以大柴胡汤为后盾哉！得毋本证亦大柴在所必用耶？非也，本证非本呕而发热，服汤先于呕，故由小柴转大柴。本证往来寒热已过去，寒罢则热将罢，特热不微，上条以微热为病进者，本条以微热为病退矣。柴胡证条下分明有身有微热四字，方下则去参加桂，温覆取微汗愈，是柴胡汤内还有桂枝证一分子，本证桂枝证外几无柴胡证一分子，不过发热亦但见柴胡证者一，见桂枝证者亦一焉已。不濁自然发热变微热，是柴桂二证更骑墙，以其非外有微热之比，加桂反不足尽小柴之长。伤寒呕而发热，曰柴胡证具者，非便宜于柴胡汤也，明乎小用小柴胡，可以收小效。长沙屡曰柴胡证仍在者，不欲失小柴之本真耳。可悟上条微热主四逆，大用大效不待言，伤寒无复与四逆汤之例，惟复与小柴汤则两见，大都却发热汗出而解矣乎？亦不尽然也，既非下之，亦非以他药下之，热不从下解，故从汗解耳。若呕上其热，胜于误下多矣，虽谓柴胡汤能转移其热以入呕中，呕尽则热尽，可也。方旨详注于后。

小柴胡汤方

柴胡半斤　**半夏**半斤　**黄芩**　**人参**　**甘草**　**生姜**各三两　**大枣**

十二枚

上七味，以水一斗二升，煮取六升，去滓，再煎取三升，温服一升，日三服。

本方在太阳篇则见之熟，胡厥阴条下仅一见耶？无怪乎注家误会厥阴病与少阳无涉，动以柴胡证脱离厥阴病为藉口，坐实柴胡证是少阳病，不知少阳中风未有与柴胡汤字样，伤寒属少阳亦未有与柴胡汤字样，独本太阳病不解，转入少阳，才与柴胡汤借少阳之部分以解太阳病耳，并非少阳因病得柴胡证也。太阳柴胡证五字，在《阳明篇》内已揭明矣，柴胡证罢始可以言少阳病，柴胡证不罢依然是太阳病。伤寒呕而发热，柴胡证具二语，非另立一条也，与结胸痞证相并提，一则曰柴胡证仍在，再则曰柴胡汤不中与之，操纵大陷胸汤证半夏泻心汤证于太阳病中，实操纵柴胡汤于陷胸痞病中也，何尝有一语提及少厥乎？显见柴胡证不能求诸太阳病形之外，然必藉少阳以为之转者，少阳不受邪，而后圆转柴胡而自若。本证不独《少阳篇》未之见，厥阴见之则自太阳始，补缀柴胡，无非补缀《太阳篇》之柴胡证也。柴胡汤非适用于少厥病，缘厥阴病便是中见少阳病，师以本方殿《厥阴篇》末者，用以结束厥阴与少阳。呕而发热，又呕家所希罕，是亦行文之结上起下语。下文种种下利证，大率与呕家为邻，而发热二字不绝书，见得下利而俨有柴胡证在则生，无柴胡证在则死也。下言虽发热不死五字，柴胡汤之影子，已在不言中者也。

胃反呕吐者，大半夏汤主之。

书胃反，胃有上脘中脘下脘在，从下脘一路反到上脘耶，抑上脘有上脘之反，中脘有中脘之反，下脘有下脘之反耶？其反同，而三脘反其一，则不同。上言胃气无余，朝食暮吐，变为胃反。曰寒在于上，反上脘者也，脾伤则不磨，暮吐朝亦吐，宿谷不化名胃反，反中脘者也。本证殆反下脘者欤。上文二证皆因吐致变，在胃反之前，则吐为剧。本证先胃反而后呕吐，非明言其朝食与暮食也。得食固反，不食亦反可知。或呕或吐，或呕时而不吐，或吐时而不呕，时而不呕不吐亦有之，病形似乎小，其影响所及则大矣。夫肾者胃之关也，关之为言塞也，扃也，能收纳水谷之精而藏之，苟阳明不治，肾独能治于里乎？《经》谓二阳为卫，二阴为雌，阳明少阴皆有守土之责也。何以肾不反而胃独反耶？不知胃之上脘其形覆，胃之中脘其形仰，胃之下脘其形垂，具有反正相生之妙用，不能一律疑其反也。且得三焦为代理，三焦者水谷之道路，气之所终始。《经》谓上焦出胃上口，中焦并胃中，下焦别回肠，其主纳主化主出，赖有邻近为胃家出力，用能久持而不敝，虽胃中一小部分反其常，决渎之官犹足恃也。《经》谓决渎壅塞，阴阳和得，半夏汤非久已饷馈人间哉！然以胃反之故，致息息相通之大部分为之梗，在病人或不及觉，未免短肾脾之气矣。肾上连肺者也，地气上者属于肾也，三焦即少阳之游部，少阳又属肾也，凡此皆与胃家有关系，要以胃反二字为题珠，如欲复回其原状，仍须从胃气无余上着想。治之奈何？下脘治，则上脘中脘因而治，小用半夏汤无当也，本证与谷不得下不同论，亦非呕谷吐谷也，大半夏汤主之，明乎气之所以上下，而后知长沙之通天手眼。方旨详注于后。

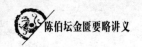

大半夏汤方

半夏二升（洗完用）　**人参**三两　**白蜜**一升

上三味，以水一斗二升，和蜜扬之二百四十遍，煮取二升半，温服一升，余分再服。

本方以水一斗二升句中漏长流二字，殆方论流传之阙，应照补之。长流水即劳水之称，言其昼夜无停息也，《灵枢》半夏汤则以千里外之水见其长，阴经阳经之行度，大概如斯也。夫水入于经，而血乃成，所谓六经为川者，凡血脉交注之处，可取譬流水之尽头，盖有决读，当然无壅塞也。《灵枢》截取八升水作甘澜，澜成则旋涡中一太极，且扬之万遍，曰取其清五升煮之，源洁者流自清也，流与源合，又完成一太极。本方则扬之二百四十遍，水为领气之神，领二十四气为一气，是谓太极本无极，其滴滴归源处则澜之又澜，曰水上有珠子五六千颗相逐，不过形容其数不尽之回澜耳。一斗二升水，比八升有过之无不及，安得无珠子之富乎？长沙悉本此旨以立方，茯苓桂枝甘草大枣已先见于伤寒，上文奔豚条下亦再见，彼方有甘草在，无殊半夏汤有秫在。本方则水和一升蜜，不离乎以稼穑作甘之精义为制作，故美其名曰甘澜，针对胃反尤真切，对于胃之下脘更穷神。水望低流者也，珠颗当以下脘为注水之气，妙在扬之令其上，是倒卷珠澜也，回头便与中脘上脘相容与。白蜜颐和其中脘，人参安顿其上脘，匪惟直接地气与天气也。参蜜二味，与半夏不相失，参蜜逆而往，半夏顺而还，往还是又三味一太极，煮药时，已融合于水蜜之中矣，此其所以谓之大也。《千金》注治胃反不受食，食入而吐，是复衍上文个食字。《外台》注治呕而心下痞，亦复衍上文半夏泻心汤，二说皆画蛇添足，修园阿好孙王，加泛应曲当四字作无聊之注脚，复斥俗医注半夏治痰，吾谓修园往往说出题外。

食已即吐者，大黄甘草汤主之。

本证又反上脘矣乎？假令上脘不反，何至食已即吐耶？上言朝食暮吐，才变胃反耳，皆由胃气无余，上与中反，寒在于上，其明征也。若食而曰已，已者止也，仅到上脘之词，乃止而即吐，上脘且未受气也，中脘更非所论矣。既非朝食暮吐，亦非暮食朝吐，咎不在脾伤则不磨，中脘未变上脘变，还有遁情哉，无如责之胃上口，其上口之冥顽不灵如故也。以其胃不反，不反则不侧，不反甚于反也。中工亦知食气有直落反落之分乎？时而反接食入也，则直落上脘者也，时而直接食入也，则反落上脘者也，此非关于胃脘之技能，而关于气之上下不相左。天气下时，则反接而直落，正以顺天气之降，地气上时，则直接而反落，正以顺地气之升也。食入与胃气无抵触，胃家遂日习以为常，故同是胃反也，反而不失其为正。反也可，不反亦无不可，以其有反正相生之妙，令人受之而自觉也。若当反而不反，不当反而反，皆作反常论也。本证乃不反之反，与上种种胃反证有异同，不明言其当反而不反者，恐人混视其吐，必混视其反也，以彼胃脘之阳，无神机以应物，食已如未食，即吐如未吐，直是一块呆板之软肉焉已，其不至如心下痞硬者，赖有中气为涵濡，故吐食尚觉其从容，且即吐又无宿谷不化之虑，故吐后便行所无事。本非自若而反自若，其膈间未尝受谷不得下之苦也，小半夏汤不中与之，吴茱萸汤更嫌越俎矣，注家见方内有大黄在，以两热相冲为注脚。除热何须用大黄，大黄长于凿空者也，化板为活，运实于虚，大黄才肯肩此重任也。大黄甘草汤主之。方旨详注于后。

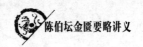

大黄甘草汤方

大黄四两　**甘草**一两

上二味，以水三升，煮取一升，分温再服。

大黄必立于不败之地而后可行，《伤寒》大黄黄连泻心汤，上文泻心汤，彼已卓著成效矣，苟非命中，则宁缺毋滥，大黄非轻易许人任意去取也，是药以黄良得名，其为有利无钝可见矣。大抵大黄多数适用于逆治，而不适用于从治。上文胁下偏痛条下曰此寒也，以温药下之，立大黄附子汤，行使温药，反用大黄仅一见而已。此外凡不凿则不开者，有大黄在，方无斧凿痕。阳明少阴三急下证，又著成效矣。其余桂枝加大黄，枳实栀子豉汤加大黄，苓甘五味姜辛半夏杏仁汤加黄，他如有大黄而不曰加大黄者，无一方非大黄之知己，况命方以四两大黄冠首乎，生用二两（伯坛改甘草为二两）甘草作何若？得毋甘以缓大黄之力耶？假令甘草炙用，奚只掣肘大黄，炙草留中者也，倘或领大黄以落中脘，是速中脘之变也。无宿谷之可吐，非干吐，则吐涎沫，反动无余之胃气，不绝水谷不止，改用吴萸汤无当也，吴茱萸证能食谷，《阳明篇》已明言其食谷欲呕矣，盖受谷者浊，浊阴不上，枉行吴萸以降浊，安得有属上焦之望乎？然则甘草用以抬高大黄耶？似也，制方之妙不只此，盖上脘一开，大黄之能事已毕，甘草遂从胃络上到咽喉，缘咽喉之谷荒已久，连稼穑之本味亦未尝，得甘草以代行其稼穑，是引食无过于甘也。脾脏其味甘也，《经》谓地气通于咽者，足太阴脉属脾络胃，上膈挟咽，连舌本，散舌下，喉舌之官，既有甘味为涵濡，则食已正回甘之候，何至于吐乎！反观之必胃反而后吐，复反观之必胃不反才即吐也，上脘反折以传其物，中脘反折以受其物，乃食气之上下使之然。水谷之道所以拗而曲，凡机关之处无不顺逆行，举牛鱼以为例，鱼之食水也，吞而吐，牛之食草也，吐而吞，明乎此，斯晓然于胃家应物之灵也。

胃反，吐而渴欲饮水者，茯苓泽泻汤主之。

书胃反，言饮不言食，拒食未尝拒饮也。吐食则诚胃反矣，能饮亦胃反耶？彼非半反不反也，夫使本渴而饮水若呕，是与食谷者哕同论，犹谓其一概谢绝水谷也。若有胃以受水，反无胃以用水，试思其饮入之水，消归何地乎？分明水谷之海，变为有水无谷矣，异在其水不反，则水逆证不成立，看似胃家犹有制水之权，孰意水气不能转移其胃者，胃气亦不能转移其水，胃梗水亦梗，水穷胃亦穷，此岂胃自有蛰藏之所哉？胃脘不过一柔软之骨脂耳，饮入非无游溢精气之余地也，何以引饮而胃又无反抗力耶？正惟其渴饮又停饮，反其胃者吐，不能正其胃者饮也，反而不正，是始终有逆而无顺。反固逆，不反亦逆，反状翻作两层看，不类常人之吐，是不当反而反，不类常人之饮，是当反而不反。宜其吐后饮后无下文，亦长此吐不反，饮亦不反而已，当责诸胃反复不反，《经》谓物存则不动，故不可反侧者非欤。上条不明言其胃不反者，以胃反中藏却不反之病形，必反观之，始知其与吐食反也。本条明言其胃反者，以不反中仍露胃反之病形，复反观之始见其与吐食不反之反也。上条立大黄甘草汤，则反回上脘之不反矣。本条胡不仿调胃承气汤法？酒浸大黄，炙用甘草，酒蜜与中脘相投也。大黄甘草汤一方翻作两方用可乎？本证之中脘有异同，非板而不灵之中脘，乃废而不用之中脘也，且饮水多则胃膜之柔弱可想见，遑能任受大黄乎？茯苓泽泻汤主之，上条急于进食，本条急于逐饮，二方不能移易也。方旨详注于后。

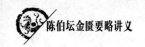

茯苓泽泻汤方

茯苓半斤　**泽泻**四两　**甘草**　**桂枝**各二两　**白术**三两　**生姜**四两

上六味，以水一斗，煮取三升，内泽泻，再煮取二升半，温服八合，日三服。

本方非脱胎五苓散乎？取其利小便发汗者近是，何以省却利小便发汗五字耶？五苓长于治消渴，本证无消渴之足言也。比较猪苓汤又何若？猪苓五苓均有小便不利字样，而猪苓在所必用，以其能因势利导也。师谓不可与猪苓汤复利其小便，猪为水畜，属肾，以象得名，师借《阳明篇》点猪苓二字者以此，无怪乎本方去猪苓，免令诸药轻弃其中，反为导饮之先河也。命曰茯苓泽泻汤者何？泽泻与上脘分清其界线，高出水面，压低浮面之水者泽泻也。上条猪苓散去泽泻者，以其病在膈上，有泽泻以为之梗，则地气不能上膈矣，地气上者属于肾，彼方是引肾阴以上行，泽泻反与苓术有抵触也。本方何以后纳泽泻耶？后纳先行，茯苓犹尾泽泻之后也，而功居泽泻之前。泽泻形圆，令泽泻丸转而下降者，茯苓之力最多也。上文心下有支饮，泽泻汤何以有术无苓耶？打消支饮，泽泻一味为已足，况有制水之白术为后盾乎。本方白术与诸药同行，充其量亦令饮邪从小便去耳，方内有苓桂术甘汤在故也。何以甘草脚下无炙字耶？此又令水气欲下而反上，总不欲出中脘之范围，生用甘草，为群医意料所不及。夹入生姜又何取？师不云乎热药服之当遂渴哉？《本草经》称生姜气味辛微温耳，与干姜之辛温生不同论，生姜且治胁下有水气，生姜泻心汤可例看矣，是药功在去臭气，通神明，用以荡涤其中脘，亦足匡大黄甘草之不逮也。

吐后，渴欲得水而贪饮者，文蛤汤主之。兼主微风，脉紧，头痛。

书吐后渴欲得水，不曰吐而渴欲饮水，上条吐有吐之出，饮有饮之入，明乎饮入本非与胃反有抵触也。本证曰欲得水，得水可以偿吐后之失，欲字殆仓廪之官之用情，不患水谷之海，无容水之余地。何以不曰欲得谷耶，胡不为饥者之甘食，徒为渴者之甘饮耶？吾知其中脘仍半反半不反，不能返而求诸食，仅能返而求诸饮，得饮亦聊以解渴耳，不能解饥也，无游溢精气之足言，可想见下脘之气仍未长，上脘中脘不具，脱令下脘当反而不反，则饮入将反折而流归别处矣。师谓饮水流行，归于四肢，当汗出而不汗出，汗生于谷也。饮胜其汗，非溢饮乎哉！特非身体疼重，汗孔仍非被饮邪所反压，而溢饮已露其端倪。若因而贪饮者，《阳明篇》无贪饮二字，胃家自有上中下脘为限制，苟贪得无厌，成何胃脘之称乎！上文渴欲饮水不止者，文蛤散已负完全之责任，况贪饮更无底止乎！夫水无有不下，必以州都之地为尽头，特未经中五之变化，手足太阳不为之过付，水道亦无从行使其决渎之职权，气化当然无洋溢，势必没收其水于腠理毫毛之间，师立大小青龙以治溢饮者，职此之由。曰文蛤汤主之，果然脱胎大青龙乎？末谓兼主微风，脉紧，头痛，大青龙汤证明言太阳中风脉浮紧，数语与《伤寒》若离合，文蛤似毋庸让功于青龙，诸药反为文蛤所利用，愈以见长沙立方之周而密也。方旨详注于后。

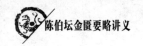

文蛤汤方

麻黄三两　**杏仁**五十枚　**大枣**十二枚　**甘草**三两　**石膏**　**文蛤**各五两　**生姜**三两

上七味，以水六升，煮取二升，温服一升，汗出即愈。

本方非徒取其止渴也，若但为渴饮而设，文蛤散已独擅其胜矣，何庸散易为汤乎！汤之为言荡也，荡滌其水，令溢饮不成立，非提前行大青龙汤不可，上工治未病者此也。然贪饮则水已逾量，从无满而不溢之理，便与主溢饮之大青龙汤证异而同。方下云汗出即愈，不曰汗多以温粉扑之者，见得本证非当发其汗之比，有汗亦水与汗偕出焉已，作不发汗论可也。何以不曰大青龙加文蛤汤耶？文蛤向无发汗明文，而分水之灵捷于犀，以其能吸水亦能嘘水。其吸也，留饮气于未去，用以救济已然之渴；其嘘也，泻饮气而不存，用以止截未然之渴。诚以海蛤乃有情之介质，具有散水为精之妙蕴，其受大水之变化为足贵也。雉入大水为蜃，雀入大水为蛤，蛤虽亚于蜃，而文蛤以花蛤得名，亦称灵蛤，仙药有白水灵蛤者是，就令有至小之文蛤在，下患其无水精四布也，特水多于精，则与汗共并者水，不能与汗共并者精，致毛脉合水多而合精少者，都由吐后贪饮以致之。欲非泄其水，不得不牺牲其汗，然必起用大青龙汤而后能肩此重任者，水质重于汗质，汗液必为水气所持故也。宁不顾虑其汗出多而渴耶？此又文蛤可作两面观，《伤寒》意欲饮水反不渴者服文蛤散，上文渴欲饮水不止者亦主文蛤散，是渴不渴皆可以效灵，不同猪苓汤徒为渴饮所利用也，且文蛤长于开合者也，能令合者反为开，开者反为合，胃反固宜，胃不反亦宜，总觉海蛤对于胃之下脘尤活动。本方纯为下脘不反而设，末云兼主微风三句，写大青龙汤之活相，入文蛤汤中，明乎诸药从伤寒太阳中风脉浮紧脱胎而来，不欲失神龙之真耳，且风与水亦相得，就如欲作风水，可推类以尽其余者也。

干呕，吐逆，吐涎沫，半夏干姜散主之。

本条非即上言干呕吐涎沫哉，彼证跟胃反而言。胃反以下，有干呕二字，无吐逆二字，吐逆云者，言其与无物之干呕异而同，当然与呕吐证具同而异，呕将尽故见其干，吐将尽故觉其逆，不曰呕吐不止，其明征也。吐涎沫又有异同，彼证脾液由胃之上口出上焦，涎沫代行其干呕。本证涎沫从上焦出，吐逆引动其涎沫，不离乎师谓上焦有寒，其口多涎二语，可悟本证又跟寒在于上而言。撇开胃反，殆曲绘上焦之反者欤，上焦其治在心下膈，水谷之道路由于斯，每食则新陈交代于无形，但能纳谷而进诸胃，上焦之能事毕矣，就令呕吐亦胃家宿谷之唾余，故以干呕吐逆四字形容之。诚膈下之为地无多，比诸胃家积谷之富不同论，看似干呕吐逆无两伤也，不知上焦反则水谷之来源，不断而自绝，上焦出胃上口故也，与胃气有连带之关系者上二焦也。《难经》谓三焦为气之所终始，即与胃气相终始之词，故虽胃脘不变上焦变，胃气无余何待言，上焦反亦胃反之对观，亦即胃脘不反之反观焉已，胃家不能晏焉无事也。假令头痛证具，犹谓厥阴之邪，上犯精明之府，与阳明之精力相争持，吴茱萸汤可以一矢双贯之。本证非厥阴病使然也，惟有脱离吴茱萸汤以立方。独能下气之半夏，可以减低上焦之寒，温中之干姜，而后可以没收涎沫以归入中土，中土治则三焦无不治，上焦受中焦之气而主纳，下焦被中焦之化而主出，又何反常之有乎！半夏干姜散主之，方旨详注于后。

半夏干姜散方

半夏　干姜等分

上二味，杵为散，取方寸匕，浆水一升半，煮取七合，顿

服之。

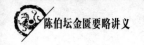

本方看似为上文胃反补方也。上言变为胃反，名曰胃反两条未立方，独胃反条下，始行大半夏汤耳。本条以干姜易参蜜，非本方温力尤大乎，无怪乎徐忠可谓明是胃家寒重，以致吐逆不已矣，强加寒重二字，硬加不已二字，徐氏以为不如是则说不去也。何以方下以浆水一升半煮散，独不避其寒重而减之耶？且七合汤顿服方寸匕药，师直以散为浆矣，用以饷馈吐涎沫之人，不得谓便宜于寒重者也。上文干呕吐涎沫之吴茱萸汤证，何尝仰给于浆水乎？可悟其且呕且吐之干而且逆，仲师又着眼膈气虚三字，非着眼寒在于上四字矣。同是为吐涎沫立方，同是脾液之涎，为上焦之寒所利用，将有脾伤则不磨之虑，所不能放过者，胃上膈下焉已。在群医或熟视而无睹，长沙已一眼看破其水谷之道路不如经，是又当援胃反以为例，胃反尚有吐食为凭证，心下膈反则无吐食之足言，膈下本无反动力，其反也，必有出胃上口之上焦为之梗，不能明言其主动在上焦者，亦非上焦反抗水谷之来源也。不纳便是反，转以膈气为被动，与客气动膈将毋同，不能压抑上焦也，抑之过甚，则封其纳矣。然则半夏用以去水耶？非属饮家，无水可去，半夏本有涎者也，洗去其涎，便与涎沫若离合，俗医以祛除痰涎之品目之，未知其奥矣，师取其下涎沫之气，以干姜为接受，妙得浆水载之而行，则谷生于精何为若？其为散不为汤者，明乎脾气散精从此始也。

病人胸中似喘不喘，似呕不呕，似哕不哕，彻心中愦愦然无奈者，生姜半夏汤主之。

书病人胸中，不曰病人膈上，分明膈上病影响胸中矣。上文猪苓散证条下，非明言病在膈上哉，何以与胸中无涉耶？彼证吐呕而膈未尝反，故曰后思水者解，不曰不思谷者为未解，明乎呕吐在前，而饮食在后，匪特膈气如故也，胸中无恙更可想矣。本证不明言膈上反者，仲师几不欲举反状以示人，恐人对于反不反之内容未分晓也。例如上条似乎膈下反，其实上焦反，却与胃反相去无几何，而胃反明言三证具，胃不反亦三证具，不反证则不悉具之具。一如具在胃反证中，是胃反仍足以惑人，非反观之而不见，犹乎上条膈上不反膈下反，膈下却难证实。以上焦其治在心下膈，反状俨如两方面，不如避上焦之反而不言也。本证膈下不反膈上反，师又宁避之而不言，膈上与胸中相去不能以守，而气之所以上下则划然，不写膈上为主动，偏写入胸中之被动如原动，盖以空旷无物之地，而为膈上之主动力所反扑，不知者必疑胸中之大气，不能上输喉咙而司呼吸，亦似也。而曰喘曰呕曰哕，不尽关于胸中之障碍物使然也，况喘呕哕三证不成立，却有三证之影子，似有而似无，一入胸中遂化为乌有，岂非赖有胸次之实力，以高压之乎！毕竟似喘似呕似哕之余证犹未去，其在胸中不得逞者，彻到心中，则难堪矣。夫非已不如是而仍有似如是之印象又环生乎？胸不示怯，而心则示怯，形容之曰愦愦无奈者，心力亦穷矣哉，非如上条有涎沫以侵犯心中也，乃无形之刺激，反肆于有形，半夏干姜散不中与之。生姜半夏汤主之句，方旨详注于后。

生姜半夏汤方

半夏半升　**生姜汁**一升

上二味，以水三升，煮半夏，取二升，内生姜汁，煮取一升半，小冷，分四服，日三夜一服。止，停后服。

本方合前方，即妊娠呕吐不止之人参干姜半夏丸分作各半用。彼方多人参一味，补天气以接地气，大都为预治太阴当养不养而设，苟非妊娠，亦无用人参之必要也。师立呕吐不止四字，其病形不自膈下始，亦不自膈上止可知，宜其合半夏干姜生姜半夏二方糊为丸，作胎元之保障，故以人参统诸药也。本证膈上反，特留此不喘不呕不哕之影子，与心中为难，不同过而不留之

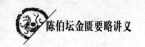

呕吐不止也，半升半夏，及生姜汁一升，是何方旨耶？得毋欲打消其似喘似呕似哕之病形如泡影，令点滴归入膈下耶？果尔，则膈下之涎沫又再见矣，岂非惹出半夏干姜汤证乎？恐饮服人参干姜半夏丸无当也，法惟先煮半夏取二升，后纳生姜汁，煮取一升半，汁化为水，不患其与心中不相入矣。独是心恶热也，恶热非拒生姜汁乎哉？生姜又通神明者也，热服究不足以安神明。曰小冷，小冷二字又为长沙方下所无，殆欲留药力于未去也。曰分四服，徐徐沁入坎中，日三夜一，则点点汁与滴漏无殊，仅到膈上而止，故曰呕止。曰停后服，多此后服，便流落膈下矣。然则半夏亦止而不行耶？非也，半夏非流通物质之品，其下气之力余于汤，非徒以袪涎沫见长，凡半夏之所过如冬日，人人受其赐而不觉，此其所以以半夏得名也。

干呕、哕，若手足厥者，橘皮汤主之。

书干呕哕，看似二证无甚异也，不过干呕是有物而不呕，哕则无物之可呕焉已。乃因干呕而致哕，病形仍趋势在呕也，殆呕尽变哕者欤，至此已了却上文诸呕吐证矣。与食谷欲呕，食谷者哕不同论，亦非关于胃中虚冷，误攻其热令其哕，更非哕而腹满，与腹满加哕之满而哕，乃气之上下失其常，遂状出其呕声与哕声，而发声之气，非出于咽，则出于喉，除却咽喉无动机矣。喉主天气，上气之所以下；咽主地气，下气之所以上也。下气反则咽不利而喉不谐，上气反则喉不利而咽不附，才有呕声哕声之反响耳。曰若手足厥者，何居乎以最寻常之虚呕虚哕，而以手足厥为报信哉？阴阳气不相顺接便为厥，厥者短也，《经》谓长则气治，短则气病，阳气短固厥，阴气短亦厥。阴者地气也，主内，厥状不形诸手足也，下条所以不见厥。阳者天气也，主外，厥状必形诸手足也。本条所以但见厥。其分寸则下膈者阳，上膈者阴。假令阳不前，是上与下反；阴不前，是下与上反。其反状可想象而见者，总在下膈上膈若两岐，致膈气之虚如断梗，阴阳相遇如不相遇，厥字即反字之题珠也。短呕短哕，何尝非厥气使之然乎！长此以往，水谷之来源将绝矣。上文主谷不得下有小半夏在，热除必哕有小半夏在，与上条生姜半夏汤之比较，毋亦二者可以用其一矣乎？半夏能下气，非能上气。橘皮能长气，故能上气，且橘络象膈膜，通表里即通上下也。《本草经》称其去臭通神者以此，用以佐水谷，又功在半夏上矣。橘皮汤主之句，方旨详注于后。

橘皮汤方

橘皮四两　**生姜**半斤

上二味，以水七升，煮取三升，温服一升，下咽即愈。

《本草经》称橘皮亦下气也，于半夏何多让乎？上文立半夏之功亦伟矣，何以无一方以橘皮易半夏耶？半夏之下气，为长沙所用惯，未尝反用之令其上也。假令半夏可下亦可上，人将以盛夏目之，半夏之名何自立乎？惟橘皮之效用，可以加倍写，本方用四两，下方用二斤者，非因其平平无奇也，橘皮舒膈气者也，皮络一天然之膈膜，能载地气之上，而覆取天气之下，其气味与水谷之精华最相得也。《经》称其利水谷，水谷未有损上而益下，损下而益上者，特神农言之而未尽，乃橘皮之时代为之，久之遂为长沙所物色，橘皮者其名，柑皮者其实也。粤人谓之陈皮，皮愈陈而宗眼愈透彻，举凡推陈致新之妙品，无或过之也。本方用以升地气之上，反令其降天气也，是正用橘皮。下方用以降天气之下，反令其升地气也，是反用橘皮。长沙方往往从面着手，必互勘之始得其真谛也。橘产于粤，粤人不知其有反正相生之妙，可悟此物此志，其价值非可以一偶限之矣，独惜凡物之旧而邻于敝者，粤俗动曰此等陈皮不适用，何其拟不于伦乎？方末曰，下咽即愈，句中有眼矣，咽喉者水谷之道也，喉咙者气之所以上下也。举咽以见喉，明乎出神入化之方，实降格以饷馈人间者也。

哕逆者，橘皮竹茹汤主之。

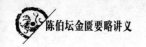

书哕逆，何以上条又哕而不逆耶？哕有哕之逆，逆有逆之反，反来覆去，无非哕与哕相引也。上条哕逆有间者，有干呕以为之引，下气亦略为哕气所转移，虽哕不为逆，以彼之所以哕，似欲引地气之上者然，特乾不旋则坤不转，乃天气之不顺，地气又从而逆之，干呕固无如之何，哕亦无如之何也。本证匪惟地气之不顺，哕气尤不顺，下气欲上，一哕便反逆其上，则下气穷。上气欲下，一哕又反逆其下，则上气穷，毕竟地气不能引天气之下者，天从无气引地气之上。盖其中有膈气在，天居膈上，则反背其地，地居膈下，则反背其天，是地道卑而天道远，一丝不续则霄壤判，与暗无天日何异乎？易以天地否名之者，从此类推也。其有哕逆之流露者，乃谷气通于脾，从幽隐之窍道鼓动而出，未有如大块噫气之作则万窍怒号也。何以不见厥耶？厥气没收在膈下，有哕逆为报信，则厥逆不外呈，假令厥气上逆，寒气积于胸中不而泻，又奚上哕乎？上条手足厥，又何尝真厥逆乎！两举哕状撇清上文之呕吐，非便宜于其哕也，便宜在不呕不吐也。上言胃中虚冷无哕字，可见本证非呕家之末路矣。治之奈何？橘皮汤尚且不理会其厥，况无厥状之足言乎？橘皮竹茹汤主之，方旨详注于后。

橘皮竹茹汤方

橘皮二升　**竹茹**二升　**大枣**三十枚　**生姜**半斤　**甘草**五两　**人参**一两

上六味，以水一斗，煮取三升，温服一升，日三服。

本方似有橘皮汤在也，半斤生姜则从同，四两橘皮加多几倍用，然二斤药与诸药一衡其轩轾，吾究疑宋版绎录方论之讹，不能习非成是也。如其二字即一字之讹，则一斤橘皮为已足，即令之十两者是。如其斤字即升字之讹，则二升与十两亦相符。秦汉斤两，以方寸十两为一斤也。佐以竹茹又何取？直竿之皮青为竹茹，师以丝丝入扣之配制，行使二皮，可谓通天手眼，重以炙草姜枣厚培其土气，人参则纳诸药于上天无声无臭之中。自尔引地气之上于无形，惟对于哕逆，似浑不加意，得毋不治哕之治哕耶？似也，本方之真诠，别有在也。中工亦知大气不积于胸之流弊乎？积气在胸，则上下往来无障碍，无所谓之厥。《素问》谓厥乃成积者，殆除却胸部而言，其他上下不通之处，大都积气为之续，积处便是厥处也。《经》谓之因处为名，其处介于上部下部之间，本无部分之足言，不得不假定其附近之部分以名之。例如膈间横有积，不必指定其积气所在地也，谓膈间有厥气在可矣。亦不必形容其厥也，压抑地气不能升，此其所以积在下而哕在上也。得橘皮以划除其积气，除阳有不相顺接乎。师言上下左右中央四旁皆有积，曰各以其部处之，即此义也。有能为橘皮一味加注脚，曰此物可以治积，且可以治厥，尤可以治哕，则长沙方不必悬诸国门矣。

夫六腑气绝于外者，手足寒，上气，脚缩；五脏气绝于内者，利不禁，下甚者，手足不仁。

本条头一个夫字作另提，与前路呕吐哕三证若离合，假令夫字可删去，则《霍乱篇》之呕吐而利，《伤寒·太阳篇》之呕吐而下利两个而字亦可删去矣。彼大柴胡证之下利，一下一利分两层，因下致利者是，不同霍乱则下为利所掩，一若第觉其利，不觉其下者是。师谓本是霍乱，今是伤寒，二语已明言其得病甚迷离，要其头绪不分明处，以乱故。玩下文一再曰今自愈，今字凡三见，乃不可多得之愈兆，殆照应今是伤寒一语而言，《伤寒·厥阴篇》亦引今自愈为乐观可知矣。师又曰：本呕下利者不可治。明乎霍乱之本相，容易欺人也。在本证仍在者，间或为搔不着痒之收涩药物所愚，遂错过四五日之时期而自若，师故曰却四

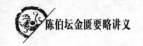

五日至阴经上转入阴，以必利二字断言之，无怪乎死不治证在目前，然犹以不可治也四字未毕其词者，以有属阳明之希望在，一日属阳明，则一日当愈，最长期亦尽十三日愈为止，非所论于伤寒未罢，转属阳明也。若转入少阴，吐利固立死，即但利亦死，未有如少阴病手足不逆冷，不死于反发热之便宜。转入厥阴，发热下利，厥逆固主死，发热下利至甚，厥不止者亦死，又无晬时厥还，手足温者生之便宜矣。厥阴发热下利必自止，发热而利必自止者，缘厥阴以厥利为本，难得在发热，故不能食者其常，能食者其反。霍乱则以能食为希罕，能食过之，更写足属阳明之食量，诚以霍乱死机之伏，在呕吐而利个而字。下文种种下利缺而字者，见得呕吐利三证，非混为一证也，长沙之法眼在乎斯。百病独霍乱无腑气脏气之足言，至阴经上则脏气死，属阳明差幸腑气生焉已。本条特书曰：夫六腑气绝于外，不曰腑气绝于内，故呕吐哕三字不重提，划分前后为两路，前路吃亏在六腑，后路吃亏在五脏，此其所以与呕吐而利若径庭。独是霍乱条下脉微欲绝则两见，与下文脉绝异而同，可悟得霍乱而死者，中五先死脉未死，以行五苓理中为先着。霍之为言猝也，卒死而一线之生脉犹存在，还算霍乱之便宜，彼证其脉微涩，脉微欲绝，有伤寒而后有是脉。脉平更属四时之常脉，下文三部脉平，可行大承气汤者，平脉以胃气为本也。师主四逆辈以善其后，了却霍乱危机矣。假令只有霍乱无伤寒，则其脉不可问，彼一旦霍乱而立死者，所在多有，皆在晚近饮冷之风行，卒死霍乱如反掌。此第俗尚，多未受伤寒诸方之赐，又岂长沙所逆料乎！本证乃曰手足寒，又曰上气，曰脚缩，不得谓全无霍乱之影子也。以彼非手足厥寒，直是手足乱寒，阴阳气不相顺接便为厥，阴阳气不分内外是为乱。阴短于阳者也，阳并于阴，则阴缩阳亦缩，脚缩可证明其阳气之不伸，且上气证具，是谓下厥，非阳气下降，阴气独升而何！此殆呕吐哕后之病形，其未经乱呕乱吐者，特幸而免耳，亦可引为霍乱未成之陪客。曰五脏气绝于内，五脏无精气之存，六腑亦无阳气之固，阳无阴不附也。曰利不禁，舍阳气焉能禁阴利！厥阴病谓发热而利必自止者，阳胜则热故也。曰下甚者，厥阴又曰发热下利至甚，厥不止者死，阴胜于阳故主死，治五脏者所为半生半死也。曰手足不仁，与手足不温相去止一线，又便宜其手足，阳气退处于无权，留此不仁之外证，尽于四末而仅及其端，究非阴阳离决之时，比较手足厥冷之霍乱证，并四肢亦不能自顾者，有分寸也。本条虽属起下语，而生死之根由，与呕吐哕亦有连带之关系，长沙愈说愈紧，乃爱人之德意，欲普及于无穷。师若曰，子当辨记，勿谓不然，如知辨记之难也，举仲圣一言一字书诸绅，庶几可以无大过也。

下利，脉沉弦者，下重；脉大者，为未止，脉微弱数者，为欲自止，虽发热不死。

本条已载在《伤寒·厥阴篇》矣。胡不曰虽下利不死，而曰虽发热不死耶？设易其词曰发热者生，犹与发热下利必自止一言相吻合也，就曰热虽甚不死，亦即《经》谓热病皆伤寒之类之互词也。如谓不死于发热，是坐实其发热亦有死矣。《厥阴篇》发热下利之死死于厥，发热而利之死死于汗，未尝言及但发热而死也。发热不死何消说耶！吾未问发热何以不死，吾亟欲问发热何以死？长沙必有词以诏我也。《厥阴篇》条下曰灸厥阴，厥不还者死，不曰热不还者死。厥者热之对，少阳厥阴若遥遥而相望也，厥阴为一阴，少阳为一阳，必一阴复还其本位，而后有一阳始生之余地也。师谓先厥后发热，又曰前热者后必厥，热厥既不能偏废，厥不还便是热不还，但求热与厥应，就令其后发热无伤也。厥不还三字只见于厥阴者，厥阴从厥利说入，本篇跟上两个绝字说入，厥阴为绝阳，亦为绝阴，故与本条互发。书下利，跟上利不禁而言。曰脉沉弦者，沉为脏气，弦为腑气，弦在沉下，是阳被阴压，匪特厥阴然也。弦为少阳脉，沉弦则一阳坠于下，梗阻其魄门，顿失轻清上浮之能力，故曰下重。下文热利下重之白头翁汤证，即其例也，与少阴之泄利下重异而同，少阳属肾故也。曰脉大者为未止，加以阳明之大脉，压低其沉，则重益甚，与利必自止有间矣。曰脉微弱数者为欲自止，微弱乃无阳之脉，何以欲自止耶？假令数脉不呈现于微弱之中，则少阳不知何往矣，安知大脉非一阳之虚脱乎！形容少阳欲起之状，变弦为数，一阳初升，得微弱脉以软化其沉，少阳非以热争可知，于是乎发热，阳浮者热自发。殆脉浮矣乎？非也，下言下利寸脉反浮数，便非徐徐由下而上之数脉。尺中自涩，仍有圊脓血之虞，不言阳浮者，浮阳自在微弱脉中也。特下重已久，发热不能作热越论，仍作微热论可矣，不死矣。然则厥阴独忌发热耶？无厥状为之先，则发热为绝阳。无厥状为之后，则发热为绝阴。厥阴临绝地者也，发热当从厥中求。师谓厥深者热亦深，厥微者热亦微，不特厥阴之热不宜露，本证之热亦不宜露也。苟其热暴于外，与厥阳独行何异乎？故虽自内而外之热不尽生，自下而上之热则不死，弦脉在下尤不死，师谓脉弦者生，指下焦之阳犹在也。又曰脉暴出者死，微续者生，指微阳生于下也，末句为弦脉喜，为下重慰也。

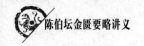

下利，手足厥冷，无脉者，灸之不温。若脉不还，反微喘者，死。少阴负趺阳者，为顺也。

本条又与《厥阴篇》内同句调。曰下利手足厥冷，在厥阴为厥利，非发热而利，发热下利之比，然迟迟而不发热者，以无脉故。脉本始于在天之热，在地之火所赋成，宜乎脉热，自资始于肾间动气，资生于胃之谷气，于是不觉其热，第觉其温。师谓手足温者生，少阴病亦曰手足温者可治，手足为诸阳之本，手足温即阳气温，温阳即温脉，脉合阴阳也。奈何灸之不温？灸者火邪也，非谷气也，无脉以接受其火，则少阳遁矣。火邪主热不主温，假令其脉数而有热，则吐血可以死；又或血温身热者，肠澼可以死。温热无非脉与血之变迁，是不温犹胜于随灸随温也，盖必脉还而后温在脉而非温在血，即不发热亦作微热论也。若脉不还，火邪将追虚不已，转而逐实者势所必至，遂实以虚治。火热入胃则遗热于谷，腹满微喘在意中，若腹不满而微喘者，是由腹而胸，殃及宗气之喘，盛喘固死，微喘亦死。宗气本胸中之大气也，上输喉咙而司呼吸，呼吸为定脉之符，无脉以应其呼吸，宗气之泄何待言！微喘亦作盛喘论矣。微喘何以死？彼非死于喘也，报信其无宗气之可喘也。设也脉还，殆不死矣乎？未也，脉还而顺，是绝处逢生之脉，主真不死，反是为逆还，胃气焉能持久。《经》谓人无胃气曰逆，逆者死，讵必死在旦夕乎，长沙至此始特授中工以平脉之诀。曰少阴负趺阳者为顺也，趺阳得其胜，故少阴得其负，负字即趺阳胜少阴之互词，分言则脉级若两层，仿佛少阴背负趺阳上下行，合言之非显分阴阳为两级，盖有制化之义存。趺阳土也，少阴水也，戊土合癸水，戊癸合化便成火，何庸假借在火邪乎？脉情顺斯生理顺，二阴为雌者也，少阴脉暴出，非真脏脉见而何！何以阳明少阴合病，又曰其脉不负者顺耶？师言负，失亦训败，趺阳患在失，毋宁失败在少阴与少阳。不曰脉不负，曰其脉不负，其字显指阳明脉而言，彼曰互相克贼名为负，木火克金土，得逞则贼胜而主负，岂非以不得逞为乐观乎！少阳属肾也，一阳二阴，当居二阳之下也，两节皆词异而义同者也。

下利，有微热而渴，脉弱者，今自愈。

本条亦与厥阴互发，得毋同是厥阴下利耶？亦不尽然也，凡利以有微热而渴为好现象，下文脉数而渴者，亦曰今自愈，厥阴病渴欲饮水者，少少与之愈，愈不愈系乎渴不渴，无论下利不下利，有热与无热，饮水自能占勿药。宜乎《厥阴篇》首以消渴为前提，渴饮实便宜于厥阴也。注家误会头一条为厥阴之通病，岂知消渴云者，先指手厥阴心包络以丁火受邪，火动则风动，风主消，故曰消渴。《经》谓是动则病心中热，心中疼热证亦具者，纪其始也，其后消渴二字不再见，只见渴字者仅三条。今昔之殊，总以渴不渴为报信。玩今自愈三字，乃不可多得之词，师若为愈病之期留纪念也。本条亦引厥阴为例者，肝为罢极之本，阴极成阳，虽极未罢，罢则厥不止者死，是厥阴证罢死。汗出不止者死，是少阳证罢死。就令不卒死，身有微热见厥者难治，以其无引饮之兴味，则枉行四逆汤也。缘厥阴条下有厥字无渴字，有渴字无厥字，下言其人身有微热，又曰病人必微厥，就令下虚仍不渴可知也。本证然则热与厥相后先耶。师谓厥微者热亦微，得毋尚有微厥之影子耶？非也，热微非厥微之变相，乃照应其厥之对面观也。前此之厥既自有而之无，后此之热便自无而之有。曰有微热，无微厥在言外，纵有过去之厥，亦作罢论，且水为领气之神，得水则洋溢微阳如浴日，少阳遂带水津而出，一渴字不啻为救阴救阳之良药也。书脉弱者，上言身有微热见厥条下，非同是脉弱乎哉？彼证呕而脉弱曰难治，本证下利脉弱则不须治。正气固弱，病势尤弱，而后利用渴饮以和之。《经》谓水入于经，而血乃行，血行脉自行，毋庸以四逆汤尾其后也。假令脉洪大，安知非大烦渴不解乎！脉弱而能有喜出望外之渴，在下利者当视之若甘霖也。曰今自愈，今字又打破其后壁，盖云自今以往，再无前热后厥之虞，末三字正长沙之温语也。得厥阴病固作如是观，即非得厥阴病亦作如是观也。

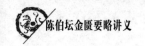

下利，脉数，有微热，汗出，今自愈；设脉紧为未解。

同是下利，异在脉数，数则为热，即下发热，亦作微热看，且省却两层顾虑，不虑发热下利厥不止者死，不虑发热而利汗出不止者死。言虽发热不死者，将于发热尚有微词，惟热五日，厥终不过五日，故知自愈。或热少厥微，曰其病为愈，或厥少热多，曰其病当愈，凡此皆非指下利而言，若下利又当别论矣。厥利无热利之苦，容易错过是厥利，热利有下重，厥利无下重故也。本证行所无事在脉数有微热，不曰脉有热微数者，与其脉数而有热不同论也。书汗出，微热得有形之汗为报信，热微汗亦微可概见。曰今自愈，殆邪从汗解矣乎？非也，自愈云者，愈于无形者也。同是自愈，上条有微热而渴，下条脉数而渴，都愈于渴，非愈于汗也。独下利脉反弦，发热身汗者愈，彼证阙自字，且紧跟有热二字，才是热从汗解也。何以末二句厥阴条下又从省耶？厥阴不从标本从中见，毕竟发热身汗为少阳之末路，厥阴之所忌也，厥阴病无外解之必要，解于中者也。本条看似解于外，无非解于内，不呈内阴之脉则解矣。曰设复紧为未解，腑气仍为脏气所持，就令入腑犹未脱离其内气，是只有藕断无丝连，一丝不续则霄壤判，又岂汗出便能复脉乎！诚以趺阳复活，则更新少阴无难事。例如少阴自下利，脉暴微，脉紧反去者，为欲解。趺阳能带领少阴脉从容而至手太阴，亦有必自愈之望，不过不如今日解则今日愈之快捷焉已。

下利，脉数而渴者，今自愈；设不差，必圊脓血，以有热故也。下利脉反弦，发热身汗者，自愈。

书下利，本非热利下重也，彼证曰欲饮水，无渴字，显非藉渴饮以畅遂其阳气之枝叶，殆藉饮水以灌溉其阳气之根本。有热二字，指下焦有热而言，未尝明言其渴不止，亦非坐实其欲饮水，足征其形下有热，形上无热矣。上条有微热而渴，何尝曰有热而渴乎！师谓厥应下之者，必一阴在下，而后一阳升于上，脱令少阳为热所稽留，纵非下重，亦与下重同消息，还有不药而愈之便宜乎！下文只载热利下重一证，不两举白头翁汤证者，避本条有热二字，恐人滥予白头翁汤则过也。欲饮水之白头翁汤证，下文已从省，末二语便说明其所以不立方之原因，《厥阴篇》亦不立方者，脓血二字在厥阴为见惯，匪特无用白头翁汤之必要也，所有脓血证，大都听其脓尽则热尽也。何以既曰今自愈，又曰设不差耶？脉数而渴者，少阳活现之脉证也，今字是喜得一阳大有造于一阴。本证亦与入腑即愈一语同声口。不差云者，明乎少阳厥阴均不受邪，独络脉有遗邪，是谓极热伤络，亦即三日脉之而脉数，其热不罢者之互词。师谓热气有余，必发痈脓者，同一例看。《厥阴篇》脓血之多，殆由于此，勿误认少阳火热所酿成也。本证与《厥阴篇》异而同者，下利以一阳初复为可贵，弦脉即其候，肝为阳中之少阳，通于春气，《经》谓春胃微弦，弦脉正四时之头脉，脉数而渴，又可为弦脉之头。曰数不曰弦者，形容其弦脉之将至，故曰今自愈。设言其不差者，阻力在脉耳。曰必圊脓血，然则亦利不禁矣乎？非也。病愈后非下利便脓血之比，且《伤寒》、《金匮》无圊下利三字，圊之为言清也，清净脓血，无下利夹杂于其间，脓血便是遗邪之去路矣，与下利无涉，下利乃前日事，非自今以后之事也。毕其词曰下利脉反弦，发热身汗者愈，腑气脏气悬绝已久，得弦脉以绾合其中断，愈字固出意外，反字亦出意外也，特发热身汗，在厥阴未克引为乐观者，恐昧昧者视身汗若等闲，坐令绝汗出而不经意也。

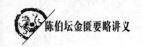

下利气者，当利其小便。

书下利，曰气者，殆即下文诃黎散证之气利矣乎？非也。下利为一证，觉下利已罢，继以下气，与下文以气为利却不同。得毋物质不下，但下气耶？又非也。物质之气为谷气，谷未熟腐而气先下，是瘕泄之气，与清谷无异，若糟粕既成，不久大便，先转矢气者亦其常，又非从下利时得之也，凡下利无转矢气者也。夫气者血之对，然则撇清脓血而言耶，下利便脓血，桃花汤证始然耳，其余《伤寒》《金匮》种种下利不胜书，焉能以一气字括之乎？阳明病所以竞竞与承气汤者，正气邪气大有别，未定成硬之大便，非正气邪气混为一哉！苟误认硬者为质，溏者为气，则时时鹜溏者反自觉其从容，岂非执气者二字，庸工得藉口以坐误乎！师谓阴阳相得，其气乃行，大气一转，其气乃散，申言之曰，实则失气。明乎失气由于实，却与转矢气之胃家实有分寸，失气之实，实在气，非实在质，则霍乱条下至四五日属阳明，可以了解矣。彼证曰欲似大便而反失气，仍不利，是下利已过去之词，其失气也，勿误认矢气为大便硬之报信，乃因欲似大便而下气，无泻而不存之物质，故以气者二字形容之也。比较腑气绝于外之上气，适得其反，彼言上气则脚缩，此言下气则脚伸，亦不至于手足寒。曰当利其小便，后部不利为假相，前部不利是真相，盖失气不过利后之余证，度亦浊阴归六腑而未和，其放声自无而之有者，一转气又自有而之无，非比平人之常气可想见。下文下利三部脉平，未有泄漏何等之气，则四立大承气汤皆中与，此其所以与本证有异同，何以下文诃黎勒散证又封固其后部耶？彼证一面下气，一面下利，故曰气利，诃黎勒取其止利而上气，彼证是本证之反观，本证又彼证之反观，亦即种种大承气之反观也。

下利，寸脉反浮数，尺中自涩者，必圊脓血。

书下利，其有热与否，未明了也，以其非脉数而渴，无微热状，无汗出状，虽有热而不显，独是写脓血入下利之中，未有今自愈字样，是下利未毕又脓血，与下利便脓血之桃花汤证何异耶？寸脉姑勿论，若尺中自涩，大非少阴下利所宜。尺中即尺里之称也，《经》谓尺里以候腹，尺外以候肾，里外仅差一线耳，不离乎滑则从，涩则逆，滑则生，涩则死，分明涩与滑反，亦与浮数脉若径庭。脉法谓脉滑而数必屎脓，《伤寒·阳明篇》有宿食之大承气汤证，亦曰脉滑而数，反是恐桃花汤证不能与涩脉争衡也。虽然，圊脓血与便脓血仍有别，脓血与下利相因，谓之便，脓血不为下利所持，谓之圊。且尺外未尝涩，尺之两旁未尝涩，曰尺中自涩，其涩亦仅矣。盖缘趺阳中断，则胃脉不如经，《阳明篇》阳气怫郁不得越，乃汗出不彻之原因，彼证所以有涩脉，非关下利也。少阴下利脉微涩，又无脓血也，是尺寸显分若两人，缺点在趺阳无数脉。曰寸脉反浮数，惜趺阳无分子，反为寸脉所独具，脉浮数者法当汗出而愈也，况阳明本富于汗乎，无如浮数脉反不在关而在寸，涩脉又为当汗不汗之明征，盖必没收其汗液于尺脉之中，无殊酿成脓血于下利之中，正与阳明病脉数之解而下不止，必陷热而便脓血者异而同也。夫右外以候胃，内以候脾，气血之大原出于胃，而统血者脾，宜乎无涩脉，乃关中不涩尺中涩，是又太阴脾脉不如经，以无阳明为中见，则流散之血无所御，转以腹里为旋涡，故虽尺里主腹，太阴亦主腹，比较统血之脾有间矣，却非太阴圊脓血也。《太阳篇》内无脓血二字，阳明条下有下血久瘀血便脓血字样，要皆偶然之事，不过阳明病之余波耳，惟厥阴病则风与血相逐，有脓血亦不久留，诚以木主疏泄，肝为阳中之少阳，通于春气，故有少阳在，不患厥阴无更始也。长沙不立治脓血之方者，乃本圣人不治已病之遗意也。

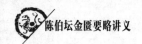

下利清谷，不可攻其表，汗出必胀满。

书下利清谷，伤寒太阳阳明少阴厥阴不能免。曰不可攻其表，语气似仍不满意于桂枝汤也，因伤寒脉浮自汗出条下，桂枝汤曾以误攻其表获咎故也。何以下言下利后腹胀满，师立温里救表二法，桂枝汤又大有建白耶？同是胀满，提前用桂枝，不能卸过于汗出，随后用桂枝，又不能居功于汗出，桂枝汤方下有汗出，有若不汗，若汗不出也，况下文明明下利后腹胀满，与汗出何涉耶？阳明病攻之必胀满者有矣，下之则腹满，虽下之，腹满如故者又有矣，未闻胀满由汗药所致也。《太阳篇》汗禁凡五节，何尝举胀满以示惩耶？毋宁谓苟非身疼痛，清便自调者，勿以桂枝汤为尝试，则立法不至两歧也，何以彼证曰救表宜桂枝汤耶？仲圣不欲没桂枝之长，救表与救邪风同功用，若用以攻其表，非桂枝之知己也，仍未失桂枝之真者。解表亦有行桂枝之例，攻表何莫非出桂枝之绪余乎？夫表证仍在谓之表，若一身之表，剩有卫外之阳，无表证者，是谓其表，攻其表便是攻其阳，其不适用于下利清谷者。阳明病则曰表热里寒，热者阳之称，《素问》目之为重阳；寒者阴之称，《素问》目之为重阴。少厥则曰里寒外热，固无表证之足言，霍乱且曰内寒外热，并表证里证而胥无，阴阳亦虚悬而无薄，惟有与毛窍之汗相依而已。无如阳不密则汗不固，汗不自出，攻其阳更直接攻其汗。曰汗出必胀满，汗出则阳愈衰，胀满则阴愈盛，分明报信在汗出，而得汗反为桂枝汤任过者，以桂枝汤本为续得下利清谷不止之后盾，非取其惯于汗解而何？能汗解胀满之已病，未必不能汗解胀满之未病也。本证不出方，是置胀满于不顾，岂非尽删桂枝汤之后路，并四逆汤亦无取矣！吾尝谓表无所谓胀，太阳不当其位，太阴乘之，变为形有余则胀。里无所谓满，太阴不当其位，厥阴乘之，恰似肝承脾则腹满，是说非不足以穷中工也。吾三复下文先温其里后攻其表二语，默参其言外之旨，凡下利而至于表里混淆之候，行四逆不可无桂枝，行桂枝不可无四逆霍乱条下曰吐利止而身痛不休者，当消息和解其外，宜桂枝汤小和之，是桂枝行在四逆汤之前，先温后攻犹余事，桂枝攻表亦余事。读者疑为反以桂枝汤以攻其表一语，洗刷其误，不知仲师至此尚教人善用桂枝，在寝食不忘桂枝者，可以兴矣。

下利，脉沉而迟，其人面少赤，身有微热，下利清谷者，必郁冒汗出而解，病人必微热（《医统》本作厥）。所以然者，其面戴阳，下虚故也。

厥阴下利，脉沉弦，沉而不弦，便宜少阳矣，以其不为阴邪所压，故不下重也。书脉沉而迟，迟与沉相牵引，又吃亏在阳明，阳明下利清谷脉浮而迟，阳浮还算有表热，若沉为迟所持，则里寒已著，少厥下利清谷主里寒者此也。本证下利在厥阴，清谷则在阳明，谷色本黄也，色赤色黄，都是病色，乃变见阳明之面赤，不为二阳并病之正赤，易为少阳之少赤。少者微之称，赤

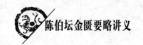

少故热微，宜其有微热，是少阳尚介在不浮不沉之间，与太阳阳明相参错，不假借太阳之身以发热，转以或隐或现之微热，掩蔽走一身之表之太阳，连带阳明之面，亦有热色一分子，两阳未免不值矣。脱令如下文所云身有微热见厥，则厥甚于热，又非厥阴得便宜矣。曰下利清谷者，一面下厥阴之利，以脉沉故；一面清阳明之谷，以脉迟故。特别在其面其身若两人，而表面与里面又两人，觉其人如已得大解脱也，则其人与病人异，其病如未得大解脱也，则病人与其人同，皆由其三阳二阳一阳不以次，则表不成表，因而三阴二阴一阴不以次，亦里不成里，表里划分如秦越，无怪乎病人微厥自微厥，其人微热自微热，证与病亦前后若两人。欲解其病，未解其证，则先温其里之术穷，若表解而后救里，下利清谷不止将奈何？行桂枝四逆一若有方而无法也，长沙特引而不发者，盖有所以然者在。曰必郁冒汗出而解，阳气怫郁在表谓之郁，孤阳上出谓之郁冒，郁冒汗出亦寻常。师谓冒家欲解，必大汗出，汗出则曰阴阳复，得汗出而后活动其主外之阳、主内之阴也，本非以柴胡汤取汗，小柴为大便反坚，呕不能食而设，用能为功于郁冒者，七味药最调和阴阳故也。柴胡条下身有微热者，亦有去参加桂之例，讵必泥守解表宜桂枝汤乎？且既汗出而解矣，何以仲师尚目之为病人耶？曰病人必微厥，厥与冒相因，师谓厥而必冒，则冒而必厥可知，是之谓半解半未解，其面色如平人，则病愈矣。病人总以热少厥微为乐观，易治于微热见厥多矣，其面戴阳曷以故？戴者假面具之称，张冠李戴无以异，一阳加于二阳之面上，故曰戴阳，仿佛少阳帽阳明，阳明戴少阳。假令太阳在表，阳明居中，少阳恰在两阳之隙，三阳不陵（凌）乱，无所谓戴阳。下利清谷证戴阳者其偶，不明言行四逆者，四逆汤本非为戴阳立方，其不欲滥用桂枝何待言，诚以少赤之印象即戴阳，非一人之面可作两面观也。《伤寒》、《金匮》，下利清谷不胜书，本证不过如昙花一现之虚机耳，注家误认本证为阴阳离决之时，何以戴阳两字，不戴入《少阴篇》手足厥逆，脉微欲厥条下乎？彼证明是其人面赤色也，岂非与面少赤相径庭乎？申言之曰下虚故也，即上文下重之对观，《厥阴篇》本条棣在脉沉弦之下。写少阳自下而上升，则曰虽发热不死，本证写少阳在上不得下，虽见厥亦非难治可想见。盖少阳属肾，阳在坎中曰坎中满，坎中无阳，即下焦之阳虚，然虚也，满也，少阳可以一气贯彻之，阳气复下，则下不虚，阳气复上，亦非虚虚也。

下利后，脉绝，手足厥冷，晬时脉还，手足温者生，脉不还者死。

书下利后，下断矣乎？曰后不曰断，其或续得下利不止，未可知也。书脉绝，脉微欲绝矣乎？无微脉之足言，是谓真绝。书手足厥冷，与汗出厥冷，四肢拘急仍有别。本证与霍乱相似，而甚于霍乱者也。何以不行通脉四逆加胆汁汤耶？得毋死生之大，不能预决耶？曰晬时脉还，脉还只有晬时之希望，胡不先行灸法耶？灸之必温，随温随死。上言灸之不温者犹有待，待其温还斯脉还耳。缘在体之脉，乃在天之火为之，非火邪为之也。若脉绝而因火而盛，与死灰复燃何异？顾同是温也，火气温其温暴，脉道温则其温不暴，必徐徐而后温者。手与足两而化，斯血与脉一而神也，盖营卫环绕一周，昼夜有五十度之积，觉手足之受气，尤先于脉，血神自行使其谷气之温以温脉，温力于是乎悠长也。曰手足温者生，不曰脉自温者生，灸之适以速其死，可于言外见之也。曰脉不还以死，毋亦袖手以俟其还耶？脉还则让功于脉，脉不还又委咎于脉，何其出此全不负责之言耶？生死之关头既在脉，是手足之温仍假相矣，何必引无重要之手足为陪客耶？此皆长沙之半面语。举手足之生者而言，则死于手足不温无消说。举脉之死者而言，则生于脉还无消说。无非教人不得于脉，当求诸手足，总以晬时得良好之报息为乐观。长沙始终若无与焉者，岂置死生于不问哉？晬时既决定其有一丝不续之端倪，不可谓见几之不早，苟以无效之药为敷衍，仲师岂肯与庸工争得失乎？所不能恝置者，如少阴下利行白通加胆汁汤。曰服汤脉暴出者死，微续者生，生死非意料所能及，长沙何尝不与汤药分谤乎？若少阴病恶寒身踡而利，手足逆冷者不治。少阴病下利止而头眩，时时自冒者死。厥阴病发热下利，厥不止者死。发热而利，汗出不止者死，四者皆无施治之余地也。长沙何尝立方乎！

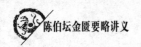

下利后，腹胀满，身体疼痛者，先温其里，乃攻其表。温里宜四逆汤，攻表宜桂枝汤。

本条立桂枝四逆二方，立温里攻表二法，与《伤寒·太阳篇》急当救里，急当救表同手眼，本条亦载在厥阴条下矣。《厥阴篇》阙后字者，见得温里不宜缓，注重在四逆，放轻在桂枝。缘厥阴无表证，不同四逆证则见之熟。上言不可攻表，汗出必胀满者，宁留桂枝为异日用，故不曰不可以桂枝汤攻其表云尔。本条大书曰下利后，欲为下利善其后，当追问其未下利之前，有无表里证具，主治才有方针也。例如内焉者腹也，腹内一层里，亦有一层表，奈何其表之里则满，里之表则胀，是脏与腑不相接，所谓脏气绝于内者非欤。又如外焉者身也，身外一层表，亦有一层里，奈何其表之表则身疼，表之里则体痛，是腑与脏不相亲，所谓腑气绝于外者又非欤。治里勿忘其里之表，治表勿忘其表之里，有能以温里药打通其表，以攻表药打通其里，不必斤斤于温药为之前，攻药为之后也，觉温药未过去，无殊受攻药之赐，温也而攻法亦寓焉。攻药未过去，无殊受温药之赐，攻也而温法亦寓焉。不曰后攻其表者，明乎攻与温并行，桂枝可无多让也。曰温里宜四逆汤，攻表宜桂枝汤，两宜字桂枝四逆皆与有其功，而不自有其功，二方能表里兼赅故也。夫主表者太阳也，为开者也；主里者太阴也，亦为开者也。太阴不开则阴道闭，其大无外之太阴，转觉胀满而易盈；太阳不开则阳道闭，其大无外之太阳，转觉疼痛而负重。假令温里而遗其表，不能假太阳之开力开太阴，胀满如故将奈何？师谓手足温者生，非指从太阳温入太阴乎！攻表而遗其里，不能假太阴之开力开太阳，疼痛如故又奈何？师谓阴阳自和者愈，非指从太阴攻出太阳乎！妙在四逆宜里亦宜表，《太阳篇》发汗加烧针，曰主四逆汤者可例看也。桂枝宜表亦宜里，太阳病脉浮可发汗，曰宜桂枝汤者可例看也。本证二方分用却合用，四逆汤加倍写，桂枝汤亦加倍写也。有表证则攻表，无表证则攻其表者桂枝汤也。有里证则救里，无里证则救其里者四逆汤也。举一二节以为例，可证明二方之泛应不穷矣。独是呕而脉弱条下，有微热见厥者可以难四逆，不如审慎而行之为得。伤寒脉浮条下，自汗出心烦者，可以误桂枝，不如宁缺毋①滥之为得。方方皆为长沙所操纵，非中工以下可得而闻，惟有守其法而师其意，则过人远矣。

四逆汤方（汤见上方注从省）

桂枝汤方

桂枝（去皮）　**芍药**　**生姜**各三两　**甘草**二两（炙）　**大枣**十二枚

上五味，㕮咀，以水七升，微火煮取三升，去滓，适寒温服一升，服已须臾，啜稀粥一升，以助药力，温覆令一时许，遍身絷絷微似有汗者，益佳，不可令如水淋漓。若一服汗出病差，停后服。

桂枝证至此条作大结束，仍前用攻其表三字，争回桂枝之功德，大有造于太阳，兼加攻表二字，非为桂枝解嘲也，恐人以为桂枝对于表证未尽适宜，将歧视桂枝也，且桂枝素以解外见长。可发汗则云病在表，师又谓表解乃可攻其痞，末句曰解表宜桂枝汤，是解表解外，均无从见桂枝之真也，况攻表耶。如谓解字可

① 毋：原作“勿”，据文义改。

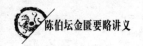

作攻字读，则如水流漓之汗，毋庸过事爱惜矣。乃本条方下，复载桂枝汤将息法者，什有其七八，可悟本证必无得之便厥，咽中干，烦躁吐逆之虞，在误以桂枝汤获咎者，当出其意料之外，抑亦非长沙方之知己矣。何以下文妇人胎前又推桂枝汤为方首，不复详叙桂枝汤将息法耶？彼条有彼条之作用，非重提桂枝也，乃另出手眼行桂枝，与伤寒证无涉，但举桂枝之绪余，为妊娠之保障，其位置则俨为桂枝汤之第二，特与伤寒首方相辉映也。详注妊娠门，兹从略。

下利，三部脉皆平，按之心下坚者，急下之，宜大承气汤。

书下利，平人下利矣乎，盖必一眼看见其为平人，而后可以诊平人之脉。《素问·平人气象论》谓不病曰平人，非指人病脉不病，脉病人不病也。人平故脉平，《素问》谓平人之常气禀于胃，胃者平人之常气也，人无胃气则逆，逆则死，盖指未持脉时，先将平人之气象，印入三部脉中，则见脉如见其人。古今平脉之权舆，都在于是，本证非徒写病脉也，写病人而有任受大承气汤之潜势力，三部脉可为得承气汤证者之代价也。下言妇人得平脉，名妊娠，平脉即无病之见端。上文温疟曰其脉如平，明乎其非热之脉，反是则卫气过于走泄，恐与白虎加桂汤有抵触也。支饮条下亦曰其脉平，明乎其水伤心之脉，反是则不卒死之支饮为日长，恐十枣汤不能为后盾也。若三部脉皆平，又立所有承气汤证之脉案矣，伤寒阳明三急下证言证不言脉，少阴三急下证亦言证不言脉，岂不复计其脉之平不平哉？假令顿失胃气之常脉，敢以大承气汤为尝试乎？何以下文三证，同是宜承气，言脉迟而滑者一，言脉反滑者又一耶？《经》谓脉弱以滑，是有胃气，命曰易治。又曰实而滑则生，实而逆则死，苟非以胃气为本，何资生之足言乎？独是师谓脉迟为寒也，胡为迟而滑耶？阳明病脉迟条下，是酝酿硬便，为邪气反缓之迟脉。曰大承气汤主之，非为其大便已硬而何？以迟脉滑脉替代其平脉，下二条亦作平脉看可也。曰按之心下坚，有水曰坚筑，有饮曰痞坚，曰续坚满，有形之坚也，毋庸按之心下而始觉也，形容其实而且坚，显与满痛有异同，亦与大柴胡汤证有异同。满痛之实，痛处还有知觉，下之毋庸急也，不满不痛之实而坚，坚处无知觉矣，下之不容不急也。曰宜大承气汤，凡行大承气汤都是走窄路，观诸胃家实只是胃中有燥屎五六枚，夫非最坚之处为正鹄，稍不命中，便旁落乎。

下利，脉迟而滑者，实也，利未欲止，急下之，宜大承气汤。

读至此始悟长沙所有应行急下法，悉从无太阳柴胡证一语定方针。盖邪气因人，与正气相搏者柴胡证也。邪正混淆，《阳明篇》最难体会，往往藏却似有似无之柴胡证，为行大承气汤之阻力。仲师故以操纵柴胡汤之手腕，操纵承气汤，特于三急下之前一条，揭明无太阳柴胡证六字，见得邪气反缓则缓攻，退一步想曰未定成硬，又曰屎定硬乃可攻，反起下文三个急字，为进一步想也，无间可乘。在正邪既分争之后，无柴胡证以为之梗，则攻之宁为缓也，有间可乘。在正邪未分争之前，亦无柴胡证以为之梗，则攻之宁为急也，阳明少阴同一例，本证亦一同例，连上个急字，即三急下之注脚，诚以下利苟非三部脉皆平，大承气汤概不中与。例如《阳明篇》内师谓脉弦者生，涩者死，弦脉即平脉之一，《经》谓春胃微弦曰平是也。脉迟而滑，亦作平脉看耶？阳明脉迟即大便已硬之见端，与脉滑而疾不同论，滑固实，迟亦实也，独脉迟条下，有短气二字，正气短未免便宜于邪气耳。《经》谓实而滑则生，师又谓滑则为气，有胃气以资生其脉，可以补迟脉之不足。不曰沉而迟，亦不曰沉而滑，是脉有脉之受气，实有实之受邪，不离乎沉则为实，迟滑脉未尝沉，与实状相掩映而已。何以不曰心下实耶？师谓病在中焦实，当下之，假令上无透窍，则痛而闭者主厚朴三物汤，按之心下满痛者宜大柴胡汤矣，岂大承气能越俎乎？何以不闭不满，下之如是其急耶？《经》谓实者气入，虚者气出，邪所从实处入，正气从虚处出，有呼吸当然有收放，虚实所以两得其平。假令呼吸动摇，喘而胸满者有之，否则出入废而升降息，则下之又无及矣。曰利未欲止，是实者有余，急下之才不犯虚虚实实之戒也。曰宜大承气汤，便一举而两得，观此可以知长沙之网开一面矣。

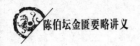

下利，脉反滑者，当有所去，下乃愈，宜大承气汤。

同是下利，何以上条不曰脉迟而反滑耶？得毋上条脉滑脉之正，本条脉滑脉之反耶？上文血结胞门条下，少阴脉沉而滑，师谓沉则为在里，滑则为实，是滑字当然训实字，上条亦明指之曰实，实字指滑兼指迟。阳明脉迟曰可攻里也，特彼证实在里而非实在脉，不过即脉象以证明其有实状者存耳，本证一若指定其脉实。伤寒厥阴下利日十余行，脉反实者死，反滑与反实同称也，何难与死为邻耶？虽然，谓反实者死，则有明文，若谓反滑者死，又说不去矣。阳明病人烦热条下，又曰脉实者宜下之，与大承气汤也，何以一死一反不死耶？厥阴无下法，脉实则余处不实不待言，当实不实，不当而实而实，故曰反实，阳明脉实则余处实不待言，仓廪以充实为本故也。本证不曰脉实，与阳明之脉若两歧，不曰脉反实，与厥阴之脉又两歧，不知滑与滑之字义亦两歧也。师谓滑则为气，又曰滑则为实，滑字含有两义，宜乎《经》谓实而滑则生，滑脉无所谓之死，用能资生于胃之谷气者，必有平人之常气在，而后脉象上有生机在。滑字直可作平字读也，更无所谓反，反滑云者，师避反实而不言，避气字亦不言，明乎脉气本是滑，加以谷气为邪祟所不容，反与脉道相依，合之变为实气相搏之滑状，骎骎乎有血气入脏之忧也。比较厥阴之死脉有异同，厥阴脉实无去路，邪去则脉去，以彼频频下利，则脉实为假相故也。本证则丛邪之所不在脉，而脉道却与余邪若离合，不必从脉道去余邪也。曰当有所去，下药必直达其病所，且有脉气为后盾。曰下乃愈，以实逐实，即以滑去滑，且以下止利也。曰宜大承气汤，导引其脉以上下行，则复滑如初矣。

下利已差，至其年月日时复发者，以病不尽故也，当下之，宜大承气汤。

病差后发生他病者，所在多有，《阴阳易篇》内载大病差后者三，伤寒差已后者一，伤寒解后者一，病人脉已解者一，皆可以病不尽目之。回思初得病时，几忘乎相去几何日矣。枳实栀子豉汤证之劳复者是，彼方亦有加大黄之例，取其能荡涤肠胃，推陈致新也。本证分明下利已差矣，非过去之病乎哉！乃曰至其年月日时复发者，不病未病病已病，是后此之病状，一若跟前路之宿疾而来，何不愆期至是？谓为病不尽，诚哉其不尽也，胡为暗藏此垂尽之沉疴，久而不发，复发矣，又屈指计之，始恍然一如前日事耶！得毋如热论所云食肉则复，多食则遗耶？彼病热少愈而不知禁则然耳，非病已差也。世称女劳复为犯房室所致，安有限于时日之女劳乎？然则属休息利耶？止而复发者类是，抑属奇恒利耶？久久下脓血者亦类是也，此皆物质不尽之旧污，不能作病不尽之注脚。下利云者，言其证也，所以发生痢疾之原因，自有病源在，师谓见病知源，见证非所以知源也。曰病不尽不曰证不尽，则证罢病未罢何待言。盖泻而不存者物质也，存而不泻者精气也，物质趋于下，则传道在大肠，化物所以有尽时，精气并于脾，则稽留在仓廪，伏气所以无尽时也。何以必应时而作耶？万物皆有盈虚消长之理存，其感而遂通之故。土气应乃作，土居中则病舍于中，中土以信应物者，天气始于甲，地气始于子，干支所以自符合者，以有中五之数为准的。《经》谓欲知其始，先建其母，母者土之称也。曰当下之，奉中央之令而行，可以制止四时之疾厄，病气从此伏，病机从此转，非必依期得病也。四季脾王之时，即病期之无定而有定矣，师举年月日时以为例者，纪其候焉已。曰宜大承气汤，岂徒肃清下利已哉，四味药能潜移生化之宇也。

大承气汤方（见上注从省）

下利，谵语者，有燥屎也，小承气汤主之。

下燥屎非大承气汤莫属，此语几成铁板注脚矣。胡本条反出人意表耶？岂非上文四出大承气汤为虚发耶？毋宁谓大承气非专为燥屎而设，其功尤伟也，上四条无有燥屎三字，亦无恐有燥屎四字，玩第四条曰至其年月日时复发，显无留存燥屎之明征，其余可以例看矣。匪只此也，上文宿食条内，见宿食者六，行大承气汤者三，何尝有燥屎字样乎？阳明写燥屎入本有宿食之中者仅一条，不过燥屎乃宿食之变本所酿成耳，大承气仍可以一方作两方用也。本证谵语证具，燥屎证亦具，何以大承气汤独靳而不与耶？下后宜大承气汤者有之，大下后宜大承气汤者有之，自利宜大承气汤者亦有之，未有下利而以大承气汤承其乏也，何劳小承气汤越俎耶！下利谵语与小承气无涉，有燥屡之谵语与小承气更无涉，文面看似以小承气代行大承气也，得毋先欲微和胃气耶？度亦为大承气退一步立法耳，何以曰小承气汤主之？主字居然不让功于大承气耶。假令直视谵语，则下利者死矣。遑问其燥屎之有无乎！实指之曰有燥屎，明明下利不能去燥矣，与大承气遑暇再计决乎！不知经下其屎之未燥者，未燥之屎不能自无而之有，未下其屎之已燥者，已燥之屎不能自有而之无，辨别在非微利而溏，可知平人之常气犹存在，毕竟谷气盛则与燥屎相容与，其不转矢气又可知。设以大承气汤行攻下法，仍有初硬后溏之虑，惟参以小承气小用则小效，俟胃气和则诸恙从无形解，非爱惜燥屎也，乃爱惜胃气也。在厥阴固无行大承气之例，在本证亦当为小承气立功也，反接上文无燥屎而用大承气，本证有燥屎反行小承气，皆前此所未言及。长沙立方固不可思议，立法尤不可思议也。

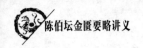

小承气汤方

大黄四两　**枳实**大者三枚（炙）　**厚朴**二两（炙）

上三味，以水四升，煮取一升二合，去滓，分温二服，得利则止。

本方不见用久矣，在阳明则权用小承气者五，大都以微和胃气，及报信矢气为方旨。服汤之初曰当更衣，尽饮之曰若更衣，更衣非言其下也，乃言其不下也。条下曰勿令大泄下，不过为腹大满不通证进一解，提撕服汤时须顾虑其下耳，此后凡服小承气汤无下字。本方曰得利则止，不曰得下则止，下者下燥屎也。利者不必有燥屎与利俱下也，大承气方下曰得下余勿服，下硬便与下燥屎同论也。不大便五六日，上至十余日条下，无燥屎硬便为中梗，因但发热谵语主大承气，则曰若一服利，止后服，无实可下，故曰利。上文四大承气汤证，有坚字实字，当有所去之去字，病不尽之尽字，当然以下为快，不以利为快矣。然则本汤可以不攻下其燥屎耶？假令其屎质非攻不下，必有不大便之端倪，自利庸有之，从无下利而燥屎无少减也，止可谓之下而利者半，下而不利者亦半，是燥屎不利下，与经水不利下异而同。本方不仿行承气汤之大而下者，仿行承气汤之小而利者，已如量矣。然则仲师操纵大小承气汤以立方耶？固也，师尤操纵大黄枳朴三味，另立汤名，令病人服之，受小承气之赐而不及觉也。上文厚朴三物汤主痛而闭者也，方内非厚朴八两大黄四两枳实五枚哉！等分与本方有出入，而煮法与大承气汤同，亦曰以利为度，明乎其非下品也。又厚朴大黄汤，主支饮胸满也，方下不言利，明乎其更非利品也，变通厚朴用一尺，黄六枳四则等分异，而煮法又从同，取其推倒支饮之脚，趁势降低支饮之头，则能事已毕。本方亦不克有其功，却不能掩尽三味药者，见得本方之变化无纪极，小承气之为义实大也。

下利，便脓血者，桃花汤主之。

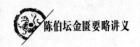

本条已见《少阴篇》矣，彼证下利属脏气寒，便脓血属经气热，故一面下利，一面便脓血，合两路为一路。吾既认定其余邪连脏者半，连经者亦半矣，不至与通脉四逆汤证相混淆者，彼条便脓血证不具，本条下利清谷证不具而已。吾三复仲师所云食伤脾胃，遂发生极寒伤经，极热伤络两病形，归咎于檠饪之邪，从口入，都以宿食为前提，推而至于便脓血者，亦意中事。宜乎本条略少阴病而不言，凡下利而得便脓血者何限？正与《内经》阴络伤则便血一语将毋同，然必脓血混杂于下利之中者，其为络热经寒何疑义？桃花汤证实触目皆是也，惑人处在里寒外热，在不敢以四逆为尝试者，亦浅之乎未望入医门之内者也。诚以下利清谷证之热字寒字，乃假定之词，形容其三阳并于外，无中见之阴，是谓重阳，故以热字代阳字。形容其三阴并于里，无中见之阳，是谓重阴，故以寒字代阴字。要其中土一陷，则阴阳无定位，于是乎四逆证成立，吾谓四逆汤主地气陷东南者此也，比较本证则似是而非矣。何以论内便脓血三字见之熟，长沙俱不立方耶？脓血特伤寒余热之变耳，脓血尽则热尽，若由火邪得之，上言先便后血，先血后便，是与吐衄同论。长沙何尝以等闲目之乎！然则本证寒热分两道去耶？斜行者络也，走经外之外者也；直行者经也，走络内之内者也。经为络所阻，则热胜寒而寒不尽；络为经所阻，则寒乘热而热不尽。欲调和其经络，经寒可以治络热，络热可以治经寒，苟非仰给于稼穑之精为导引，寒热皆不受治于阳明。桃花汤主之，自有桃花流水之妙，其来源去路，莫罄形容矣。方旨详注于后。

桃花汤方

赤石脂一斤（一半剉，一半筛末）　**干姜**一两　**粳米**一升

上三味，以水七升，煮米令熟，去滓，温服七合，内赤石脂

末方寸匕，日三服；若一服愈，余勿服。

本汤在《少阴篇》连立三节，证异而方同者二，证同而治异者一。何下利便脓血之多耶？第二条又书腹痛而后书下利，多不止二字，而后书便脓血，显见下利其道近，便脓血其道远，盖必少阴之寒，侵入太阳之腹，一面下少阴之利，一面续自便太阴之利，故曰利不止也，脓血亦由少阴之阴血所侵入。《经》谓肾移寒于脾则痈肿，脓血亦痈肿之见端；肾移热于脾则肠澼，下利亦肠澼之近似。要其少阴在太阴之后，寒热相移之捷径也，且太阴之前，名曰阳明，阳明脉数不解，而下不止，非陷热便脓血哉。下不止与利不止相去几何乎？假令数脉一去，而利不止，本证可同一例看也。就如太阳病桂枝人参汤证亦有协热而利，利下不止之时，与本证又相去几何乎？可悟下利便脓血无定证，桃花汤更无定方矣。独是后纳赤石脂末方寸匕，胡与半斤全用之相去又太远耶？脓血乃绕折经外而来，故以脂末为先导，匪特纳脓血于下利之中，并纳络热于经寒之中，令经络合流，寒热斯从一道去也。方下云若一服愈，余勿服，可见其收效之速矣。师谓本证可刺者，欲针引脓血，从近道出，以匡桃花汤之不逮耳。然刺亦可有可无之作用，惟本证不独少阴病始然，连带太阴病亦然。长沙方面面圆，面面活也。玩仲师极寒伤经极热伤络二语，认为本题注脚，凡遇下利便脓血证，万不敢以因循坐误之，长沙其或许我也。

热利下重者，白头翁汤主之。

上条下利是寒利，便脓血不过兼带血热而已。本条特书热利，其为血热气亦热何待言，殆渴矣乎？上言有微热而渴，脉弱者今自愈，非必限定脉弱也，又曰脉数而渴者今自愈，亦非必限定脉数也，就令不差，证据已在圊脓血。曰以有热故，岂非渴饮为热利所应尔耶？厥阴篇同是主白头翁汤条下，明言以有热故，何以宁曰欲饮水，师又绝口不提个渴字乎？欲饮既不关于渴，宜乎白头翁加甘草阿胶汤，主产后下利虚极无渴字矣。本证未到自愈时期，庸或欲饮者其偶，安得有渴欲饮水之便宜乎！少阴泄利下重不言渴，同是下重，岂非泄利热利可混视耶？欲饮水证，与乎下利虚极证，又撇开下重不重提矣。独上文脉沉弦者曰下重，才说下重之所以然，是无论何种下利，若下重证具者，当悬一沉弦脉于心目，或其脉不能捉摸者，其沉弦之状态，未必熟视无睹也，师写脉与写证同手眼也。若必从渴不渴上较量，惟下利猪苓汤证有渴字，此外少阴自利而渴者仅一条，霍乱理中方下亦一见。彼条吐利证具，非但下利也，若利未愈而渴，则未之见矣。然则不能放过者，是泄利热利之分，教人从何辨认耶？泄利非真便脓血，下重则觉下利为脓血所持，分明不利于下，用力久之，止得泄利以偿其下，无如见屎不见脓，仿佛热气余于血，宜其下重如故也。热利当然有脓血，下重则觉脓血为下利所持，分明不下其利，用力久之，止得脓血以代其下，无如见脓不见屎，仿佛热血余于气，宜其下重亦如故也。四逆散治气不治血，本证治血兼治气，无非见得吃亏在少阳，重压少阳于地下，沉弦之现象如绘也。彼证必转阴枢而后少阳起，本证不必转阴枢而少阳亦起也。白头翁汤主之句，方旨详注于后。

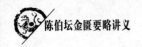

白头翁汤方

白头翁二两　**黄连**　**黄柏**　**秦皮**各三两

上四味，以水七升，煮取二升，去滓，温服一升；不愈，更服。

本方看似专为热利立方，非为下重立方也。厥阴另一条同是主白头翁汤，止有利字热字，无下重二字故也。彼证欲饮水是阳浮热亦浮，当然无下重，上言有微热而渴，脉数而渴，脉数有微热汗出，三条皆以今自愈一语欣慰之，乐观其热之不沉耳。又曰下利脉反弦，发热身汗者愈，弦而不沉故曰反，即虽发热不死之互词。阳浮者热自发，反笔为少阳写照，下重是写沉弦之少阳，反弦是写少阳之不下重也，发热已属少阳之至而太过，微热更为始生之阳写照也。何以《太阳篇》得病六七日，医二三下之条下，与柴胡汤，后必下重耶？彼证少阳桎梏于胁下，曰胁下满痛，则阳枢已废，焉能假少阳之力，行使柴胡乎！下重即少阳之末路，彼证之少阳尤痛苦也。何以凡下重必与少阳为难耶？应时而起者少阳也，代行君主之阳令以上升，下利则少阳已不起矣，加以被压，必非稚阳能抵御，遂失其轻清上浮之能力，于是乎下重。四逆辈证无下重者，阴利沉寒已极，类皆脉微，并少阳亦不知其何往，求一下重之情形而不得。阳利则阳浮为多数，无下重者其常，热无沉故也。可见本证之下重者其偶，从何有反弦脉之望耶？吾谓老秃翁犹矍铄，以白头翁得名者，老阳之称也，草根而木骨，花疏而茎直，临风反静者此翁也，大有扶植小阳之精力。佐以秦皮之软化，是能绕折入回肠，从魄门包裹少阳以立起，犹乎赤子之有襁褓，秦皮可谓能搏白头翁之欢矣。诚以秦皮浸水青蓝色，得风木之柔和，翻作罗带之婀袅。今连蘖亦变苦寒为清肃，自解温热于无形。吾知三升药服尽，则夜半少阳起矣，白头翁毋亦雍容以坐镇者欤。肠澼比本证果何若？沉痔属肠澼，彼证有痔在，下重是其习惯。本证则可一不可再也。肠澼不列下利之条者此也，白头翁、秦皮或可尝试，连、蘖则非适用于脓血及寒白沫矣。

下利后，更烦，按之心下濡者，为虚烦也，栀子豉汤主之。

《伤寒·太阳篇》立栀子豉汤证，开始曰虚烦，纪发汗吐下后种种病形也。第二条发汗若下之云云，易其词曰烦热，虚字已从省矣，至伤寒吐下后发汗，曰虚烦脉甚微，经过许多烦字不胜数。说到本证之虚烦几末矣，总结上文无数烦字耶，抑单结虚烦二字耶？既有栀子豉汤主虚烦，何以栀子汤证中亦曰心烦曰微烦？烦与烦无分别，是虚烦亦可混视矣，且伤寒五六日，大下之后，只有身热不去四字，无烦字。阳明病下之，止有其外有热四字，无烦字。大病差后，亦云劳复者耳，烦字未尝言及也，是栀子汤乃治虚烦之所以然。烦不烦毋庸执着也，其余论内烦字见之熟，一概与栀子豉汤无涉。可悟本条一则解释虚烦二字，一则见栀子汤之精妙，长言之而不能尽也。注家谓除却虚烦皆实烦，及误会主实烦非栀子汤莫属。谓虚烦云者，不过带写烦状之余证耳，不知《伤寒》《金匮》无实烦字样，读者执何说以处虚烦乎？吾得而断之曰：不堪邪扰之烦，其烦不虚，未经医治，则病势未衰，栀子汤不能承其乏也。若经汗吐下后，纵有依稀之邪，亦无留恋之余地，邪不扰人而人自扰，是凭空意造之烦，故曰虚烦。烦虚必心虚，心为君主之官，神明所从出，《经》谓主不明十二官危，反覆颠倒之状态如绘也。例如本证大下后，不至烦仍不解也，乃曰更烦，前此之烦加倍写，不能自道其后此之烦何自来。曰按之心下濡者，邪盛则心下变为硬，正衰则心下变为濡。心为阳中之太阳，其充在血脉，本无所谓濡，师尝以亡血二字释濡字，即血以验心，血神反以心阳为傀儡，势必心与心相猜忌，烦状遂自无而之有，曰为虚烦也。虚有其烦为幻相，实无用其烦，然亦匪易打消也，必在躬之清明未丧，而后可以觉悟其昏迷也，计惟从源头处下手眼，庶魔障尽除也。栀子豉汤主之句，方旨详注于后。

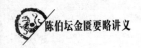

栀子豉汤方

栀子十四枚　**香豉**四合（绵裹）

上二味，以水四升，先煮栀子，得二升半，内豉，煮取一升半，去滓，分二服，温进一服，得吐则止。（张氏删去末八字非）

长沙所立栀子汤证无渴字，以发汗吐下后，均无热邪肆行于其间，条内所云烦热心烦微烦，无乎身热不去者，皆缩入虚烦上写，虚烦亦打入气化陵夷上写，明乎其留依稀之邪于未尽者，以虚故，与五苓散证虚故如此一语有异同。彼证以重发汗四字，说明其所以然，由于发汗后大汗出，未经吐下，故云有表里证，是不解而烦之所以然，亦即多数渴饮水之所以然。他如其人渴而口燥烦，曰本以下之，见得下之而本病犹存在，治不为逆，本证非其匹矣。吾究疑栀子汤非尽寒温以适也，假令久病阳根已拔，本方亦有穷时，师谓凡用栀子汤，病人旧微溏者，不可与服之，已明言也，除却肾寒家，凡病无恶于栀子也。栀子根于水，而寄生于水，桑葚即其伴也，桑有二瓣，葚若各得其半焉，桑而有实者为葚，葚而不实者为栀，葚之根则含泥，栀子根则含水，故栀子有火色，葚色略次之，火之数所以为二也。《周礼》夏取桑柘之火者，以桑中有栀在，一物而其水火之精者也，栀子形圆象心，心为阳中之太阳，与卫外之太阳不相失。本证写入方寸以内之环境，纵心阳无恙在，无如身表之太阳已退化，岂心阳所乐受！彼栀子厚朴汤证，师以卧起不安四字曲绘心烦者此也，正好引心阳以归舍，免令增烦无止境也。豉用绵裹者，恐香豆带遗热以入肾耳。方下云得吐则愈，则愈二字，正止后服之注脚，易新主以当阳，直以得吐为愈兆。无取后服者，恐激动其水阴，反失入化出神之妙用也。不吐将奈何？得吐固神速，不吐则除俟其愈病于无形，毋庸进后服以强其吐也。且方旨以更新太阳之标阳为手眼，行见手少阴之本热，分作太阳中气之热，无待外假也。本条亦见于厥阴者，六经以太阳为化始，无太阳安得有厥阴！阳明病亦有本方一分子也。

下利清谷，里寒外热，汗出而厥者，通脉四逆汤主之。

本证即上文其人面少赤，身有微热一条反比例。同是下利清谷，彼证匪特不行通脉四逆汤也，四逆辈亦宁缺毋滥也。以其得郁冒汗出而解，解字已了却下利清谷矣，尚目之为病人者，不了了在面少赤，身微热，必微厥而后解微热，前热者后必厥也。末二句申明其能占勿药之所以然，曰戴阳以下虚故，胜于中虚多矣。师谓病在中焦实，曰当下之则愈，虚者不治，中虚即中实之反观耳。表里内外，非中土之旁面哉？在阳明则曰表热里寒，霍乱则曰内寒外热，少厥曰里寒外热者，悲其中也。然寒热犹足以惑人，恐人认为介于两可之寒热，以为郁冒汗出而解，可坐待也，本证无此便宜矣。书汗出而厥，厥阴条下亦云然，少阴有脉微欲厥字样，霍乱有脉微欲绝字样，脉微已无袖手之余地，况汗出而厥个而字，汗与厥相悬绝之谓也。上言腑气绝于外，汗出其明征，行将与腑气长辞者热为之，脏气绝于内，见厥其明征。行将与脏气长辞者寒为之也。不然，郁冒之汗则见惯，冒家之厥亦寻常，苟对于里寒外热无领悟，指为冒家欲解使之然，无怪乎下利清谷症，往往与不治为邻矣。假令清谷而必有手足厥逆为报信，则人人见之谓之逆，仲师何须有急当救里之警告乎！清谷症见于阳明为第二，无如除却表热里寒无余证，寒热二字愈分明，阴阳二字愈蒙蔽，医者从何处定方针乎？夫病在右者取之左，病在左者取之右，病在中者旁取之，以取两旁为未足，则合四旁而中取之，四逆汤之名义所由立也。有中边俱到之通方而不用，岂非坐令四逆辈证，待毙而无告乎！方内干姜，两曰强人可三两，干姜二两曰强人可四两，酌用只在一味，明示三味药莫可移易也。加通脉二字尤活相，盖欲打通其脉路，两旁不致断绝其交通，少厥清谷之里寒外热者是。若阳明则表里一对子，霍乱则内外一对子，便无通脉之必要，独吐已下断，脉微欲绝者，又主通脉四逆加猪胆汁汤，以曲尽通脉之长，更见四逆汤非只为下利清谷而设，然徒执本条以例少阴病，则略矣。读仲景书，可不会而通之乎。方旨详注于后。

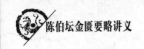

通脉四逆汤方

附子大者一枚（生用）　**干姜**三两（强人可四两）　**甘草**二两（炙）

上三味，以水三升，煮取一升二合，去滓，分温再服。

本方在《伤寒·厥阴篇》为重出，主少阴病则同而异，异在地气上者属于肾，清谷与肾有关系，肾为胃之关也，胃之有关，犹地之有轴也。《经》谓太阴之前，名曰阳明，太阴之后，名曰少阴，三者相接壤，不得相失也。宜乎地气不上则肾气无从上，不能自致于手太阴也必矣，遑有少阴负趺阳之望乎？彼证曰脉微欲厥，少阴不至者厥，厥在脉，而后形诸手足，又宜乎脉微。曰身反不恶寒者，由其划分里寒外热如半壁，故恶寒与身外无涉，惟手足厥逆，则外热有遁情，手足诸阳，变为其人头上诸阳所在地。曰面赤色，是又少阴之热本，脱离标阴使之然，其或兼具各证，不独三阴三阳无定位，就如少阴之本部，亦散乱而不收。凡此皆与本证有异同，然亦可与本证相比例，彼方自有加减法在，非本方能兼赅也。特面赤色与面少赤颇相类，戴阳又少阴病所无，足见长沙操纵九茎葱之神，已非群医所梦见。若利止脉不出加人参，曰其脉即出者愈，又非通脉二字能专美矣。有加减则本方可以竟全功，无加减而本方亦能著奇效。长沙方应有尽有，加味不为多，应无尽无，三味不为少也。吾尝忖度方意，谬加注脚，犹恐以易言见责也。然以一得之愚，得附于群注之后，此殆赖有岁月之宽假我者欤，抑或长沙不我弃，私窃喜矣。

下利，肺痛，紫参汤主之。

《伤寒》《金匮》无肺痛二字，《内》《难》肺痛二字亦阙如。肺在变动为咳也，咳亦不痛耶？师谓咳即胸中隐隐痛，肺痈条下则然，未有曰肺中隐隐痛也。虚劳黄芪建中汤方下云疗肺虚损不足，何尝有肺痛只字乎！书下利，无论寒利热利，与肺部无激刺也，上文下利二字见之熟，肺字并无提及者何耶？肺有二十四空在，三百六十五节出其中，治节行从无不通则痛之理，故虽肺与大肠相表里，而下利则腐秽必趋于魄门，与肺部相去如霄壤，膈间有清道为界线也。若因下利致痛，更绝无仅有矣，惟胸中痛三字，师则频频举以示人，胸部非为肺部写照也，胸痛在中之前，犹乎背痛在肺部之后，上言背痛彻心，心痛彻背者，心部又居其下者也，就如心痛连于肺，亦名肺心痛焉已，非指肺但痛也。师若曰，未下利固无肺痛一分子，已下利亦无肺痛一分子，无如本证与上条同消息。地气无从上，则天气无从下，致足太阴脾脉，与手太阴肺脉断绝其交通，无一丝之续则痛矣。盖从肺系横出腋下者手太阳脉也，无地气为涵濡，脉络必蹇而不行，于是肺部不痛而肺脉痛，故痛状在肺叶之边旁，不得不以肺痛二字形容之者，天不满西北，痛处未出肺家之范围，一若肺部间接其伤口，而痛状究未觉其纵横也。对写地不满东南，脾痛必形诸腹太阴腹痛则视为固常，以其能转五味而运糟粕，与传化之腑相毗连，不同肺家一满空之宇，非浊邪得以上干也。本证仿佛与白通证若离合，却不能以温热行之者，白通证无痛字，本证有痛字故也。且与少阴本方条下之加减法亦离合，彼证咽痛加桔梗，肺痛何独不可仿行桔梗之属乎？长沙连立两条以殿通脉四逆汤之末，谓为四逆汤方中之方也可，谓为四逆汤一方翻出三方也，亦无不可矣。紫参汤主之句，方旨详注于后。

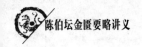

紫参汤方

紫参半斤　**甘草**三两

上二味，以水五升，先煮紫参，取二升，内甘草，煮取一升半，分温三服。

紫参即荠苨之别名，紫参读从同，参字久为谷尚所习惯，刘勰《新论》举以喻愚直之分，谓愚与直相像，若荠苨之乱人参，即指紫参而言，一名明党，一名甜桔梗，市上多以荠苨为通称。修园述桥亭方士，拈紫参一味作话头，谓南山有桔梗，根似人参而松，花开白而带紫，又名紫参等语，正与刘勰奚落荠苨之说恰相符，修园鄙之为江湖家数，未免以人废言矣。参有五，紫参、元参、沙参、丹参、苦参，止此五种，而紫参不与焉，以其与桔梗相若而味甘，遂讳言紫参，托名荠苨，于是物色紫参者百无一二，久之囿于不传而自晦，桔梗得为紫参之代价者，乃方士是二是一之骑墙话耳。《本草经》称桔梗主胸胁痛加刀刺，未有主肺痛字样。长沙借治肺痈未成脓，金疮排脓散排脓汤均有桔梗在，少阴咽痛亦行甘桔汤，可见桔梗纯是气分药，药气所过，痈脓必不久留，此其所以有抽刀之潜方，究不若紫参之甜静，令手太阴脉受之而不觉也，以其傍大气之呼吸而行，用能推广人参之绪余，以调和脉道。方中后纳生甘草三两，提升地气，又以甘味为先导，紫参用人参者欲专本方之功耳。《本草经》称人参主补五脏，气口独为五脏主也，人参大有造于气口何待言。假令以有人参为未足，佐以荠苨为之使，此物必公然窜入于肺，反为人参之阻力。紫参虽甜，还有多少犀利性，若与人参合并，只有相持无相让，观少阴利止脉不出去桔梗加人参可想矣。刘勰以夺朱乱雅目之者此也，惟君用紫参半斤，始足尽二味药之长，不同续脉出非人参莫属，本证续脉伤非紫参莫属，二药觉离之则两美，合之则两伤也。上文泽漆汤又当别论，彼方二药则相得，妙以东流水先煮泽漆，令诸药自西而东，俾手太阴肺脉得受东方生气之赐也，二参亦与有其功焉，长沙方讵可囫囵用之哉。

气利，诃梨勒散主之。

本证似与上文下利气者四字同意也，胡不曰当利其小便耶？此又中工未分晓，彼证固非气利，本证亦非利气也。谓二证皆有气而无血，犹乎五水病有气分血分之殊。宜乎以失气二字为注脚，毋亦彼证愈下利而气愈不足，则开通其水道，本证愈下气而利愈不禁，则防堵其中决，便打消失气矣乎？师明明曰实则失气矣，失气当然无下利。霍乱条下又曰欲似大便，而反失气仍不利，是下利显与失气无涉，与转矢气更无涉，矢气转则大承气汤可以行。若利未止而失气，是虚报其大便，即虚报其大气，气字究非从失气上讨消息也。然则利气气利不明了，彼条只立利小便之法，未立利小便之方也。本条则立方矣，非即如师言视其前后，知何部不利，利之则愈耶？果尔，则彼条宜在本条之后。太阳病主赤石脂禹余粮汤证又可为注脚，与复利不止者，当利其小便二句将毋同。本证又非利在下焦也，利在上焦之上，乃天气使之利，照应上条地气使之利，上气下气遥相对也。亦不能作利气看者，地气未有动摇，气者二字宜味，见得地气为病主，非被动也。假令得下利清谷之四逆汤证，则地气不可问矣。当利其小便五字亦宜味，欲保留其谷，宁牺牲其水，题珠全在个者字，虽下利未止庸何伤？本证亦天气为主动，似有白通汤证之端倪，却不能目之为天倾西北者，彼非少阴下利脉微之比，白通汤可以缓图，独是《经》谓病在上者取之下，病在下者取之上，除却四逆辈外，尚有何药，能上下兼顾耶？中边俱到则莫如行通脉四逆，若药力受气于中，而趋势不及于四旁，自能彻上彻下，治气不遗其利，治利不遗其气者，长沙又另出手眼矣。诃梨勒散主之，方旨详注于后。

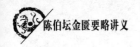

诃藜勒散方

诃藜勒十枚（煨）　**上一味，为散，粥饮和，顿服。**

诃藜勒《本草》释名是诃梨勒，一名诃子，梨藜异名而同类，梨音厘，黎从利从木，利字之平声。殆木主疏泄，致下利奔放如直竿，故取象于梨者欤。《厥阴篇》所为利疾不胜书也，梨亦主利，《别录》称梨性冷利，多食损人，谓之快果，快果二字，可为冷利写照也。诃子最反对下利，古方苛读诃，与可字有深意，以其形圆，可以止直利，其味涩，可以止快利。勒字亦有义，如勒马之勒，络马头而引之，谓之络马勒衔，力挽其头，令勿前进也，勒上即所以勒下，本方上取兼下取何待言。一味取十枚作何用？十居中，煨之亦欲其先受气于稼穑也，得十枚诃子以圆转木气，使之曲折向下，不致大泄而流，诃子故以梨勒得名，曲直者木之性，罢极者木之情也。何以不为汤而为散邪？服药一旦藉地气以上行，使勒住天气，一面散布药气如雨下，落中土之边际，从水道而下归于坎泉，绕出肾窍以禁制其下利，用能更新大便于无形，此又逆取下利法，由魄门止利其道近，魄门独为五脏使故也。且令本方气味，不复还入胃中，尤为法外法。观顿服不曰分温再服可见矣，又不限于分寸匕，不曰利止余勿服，是顿服无余药可知，妙有粥饮在，和服云者，令散粥交融如水乳，始则以粥饮为护送，令胃中受药散之赐而不觉，再则啜粥或不止一次，而服散仅一次，过去之药力不留中。粗看之一若本方为敷衍气利而设，吾谓功成而弗居之仲景，往往自韬其制作之精，致上池仙露，无从饷馈于人间，为可惜耳。

【附方】

《千金翼》小承气汤：治大便不通，哕数谵语。方见上注从省。

《外台》黄芩汤：治干呕下利。

《外台》黄芩汤方

黄芩　人参　干姜各三两　**桂枝**一两　**大枣**十二枚　**半夏**半升

上六味，以水七升，煮取三升，温分三服。

孙王二子，非隋唐朝代之著作上才哉，胡孙奇辈既轻信于前，修园辈复阿好于后，彼以得奉《千金翼》、《外台》为圭臬，则在昔薪传，至今未艾，孰意长沙瓣香，久矣渺乎！我观孙王立证立方，往往说出题外，微论其他，就如小承气汤曰治大便不通云云，显已与伤寒有出入。师谓腹大满不通者，可与小承气汤微和胃气耳，且曰勿令大泄下也。徒执大便不通证为小承气汤之注脚，匪独小承气条下无明文，大承气证亦未之见也。曰哕数，孙

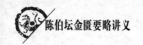

氏不见《阳明篇》师谓攻之必胀满不能食，欲饮水者，与水则哕乎？其后乃可以小承气汤和之，非为哕和之也。凡哕证无直接行大小承气之例，况哕数乎！又况攻其热必哕，申言之曰：胃中虚冷故，焉有实热之哕状乎！曰谵语，实则谵语，虚则郑声，郑声谵语一而二，亦二而一，毋亦孙氏未分晓乎？假令下利谵语有燥屎，有字非悬忖得之也。若认本证无下利，硬断谵语为有燥屎之端倪，阳明篇胃中有燥屎而谵语证具者一，其余有燥屎而谵语不具者四，孙氏明指无燥屎之谵语而言，是置燥屎之有无于不问，但以小承气汤治谵语，又为阳明病所无，亦不能援厥阴下利谵语行小承气以为例也。下利还有大便不通乎？《太阳篇》少与调胃承气汤，微溏，则止其谵语，乃胃气不和之谵语，非大便不通之谵语也，彼证倘滥以小承气为尝试，又误却调胃承气汤证矣。孙氏对于仲景原书实茫然，而好参以己见，误会著书以多文为富，方合儒医本色，即此寥寥数语，瑜瑕互掩已如此，其不得为长沙隔世后之高弟子也，亦宜。

本条王焘又有破绽矣，其立黄芩汤证则易上文一个字，删一字，立黄芩汤则不止改易一二字。师竖干呕而利者五字，王氏独删去个者字犹其后，题珠则尽在个而字，亦被《外台》削去，王氏可谓抹杀长沙一字师矣。黄芩汤本非为下利立方也，乃为自下利立方，呕者才主黄芩加半夏生姜汤耳。《外台》岂真能疏解下利与自下利之分乎？太阳与少阳合病见证则如彼，不关合病见证则如此，合病必太阳不能开，致令阳明不能阖，热邪遂利用少阳之游火，殃及阳明，自下利云者，阳明迫得牺牲其水谷，自行下利，明乎水谷之海，并未受邪也，正好行黄芩汤腰击少阳之热邪，是一举而三善备。呕者加半夏生姜，又一方翻作两方用矣，上文不书太少合病者，因少阳不与太阳合病。太阳若无如之何？少阳转为热邪之傀儡，转出反与太阳为难，非外解太阳也，留太阳之病则干呕，转入复与阳明为难，非内解明也。留阳明之邪则下利，转出转入，一若为余邪左右袒，师于句中落个而字，微示其不满意于少阳，以彼有庇纵热邪之消息，未尝外主腠理也。治法不外打击少阳方面之余邪，当以黄芩加半夏生姜汤为中与，假令少阳非与热邪相合作，是少阳不受邪，若滥予黄芩汤，又以彻其热除其热获咎矣。王氏乃浑言之曰干呕下利，干呕则太阳有分子，下利一证无主名，彼少阴病下利，厥逆无脉句下，何尝无干呕二字乎？倘将白通加猪胆汁汤责难王氏，岂非与黄芩加味汤莫衷一是乎？王氏殆以长沙方论为未足，特进一解以尽其余，自信不为圣道所囿也，无如其参以骑墙之见，奚落黄芩汤。去芍药则以真武方下若离合，不知若下利则真武有去芍药加干姜之例，自下利未尝去芍也。去草又以大柴胡方下若离合，彼方去草却非去芍也，无芍草则黄芩汤去其半矣，命方何挂漏乎？如谓有姜夏在，为干呕而设，半夏干姜散诚治干呕，却非但主干呕也。小半夏汤明主诸呕吐矣，生姜半夏汤亦治似呕非呕，何尝缺生姜乎？加人参是夹入干姜人参半夏丸，彼方主妊娠呕吐不止也，与干呕何涉乎！此等杂乱无章之市药，窃为王氏不取也，不合汤例，方注从省。

汉张仲景卒病论卷五
读过金匮卷十九

疮痈肠痈浸淫病脉证并治第十八

诸浮数脉，应当发热，而反洒淅恶寒，若有痛处，当发其痈。师曰：诸痈肿，欲知有脓无脓，以手掩肿上，热者为有脓，不热者为无脓。

本条是倒装文体，教人先从痈处着眼，而后指示其脉证。曰诸浮数脉，诸字已看破一般之痈脓家矣，苟对于辨证上茫无端倪，彼《伤寒·太阳篇》明曰脉浮数者，法当汗出而愈也。若下之则汗穷，又曰不可发汗，当自汗出乃解，末句且曰便自汗出愈，岂非令人坐以待汗哉！当汗不汗将奈何？曰应当发热，太阳病又两见却发热汗出而解，既非直接得汗，则间接发热，或迟迟汗出者亦有之，毋庸从法外推测也，乃曰而反洒淅恶寒。发热恶寒在伤寒则见之熟，何得为反耶？如谓汗出当恶风，太阳中风曷尝非啬啬恶寒、淅淅恶风，而发热证具，汗出证亦具，反字似无间可落也。何以不曰啬啬恶寒耶？洒淅二字属毛窍最浅一层之感觉，写恶风可也，乃与恶寒相若。觉洒淅非形容风之动，一若形容寒之静，动静悬殊，此其所以谓之反也。曰若有痛处，《脉法》则曰痛处，亦曰洒淅恶寒。末句言内热蓄积而有痈脓，则无痛处不具论。有字处字正与人以共见，若字又难捉摸也。可悟阳浮不发热，脉数无汗信。反字是假相亦真相，盖必毛脉为痈处所持，势必没收其汗液，为腐脓之血汁。其痈未发，故肿处尚有疑团，曰当发其痈，不曰当发其汗。得毋汗药有两害无一利耶？发汗则亡血，不发汗又成脓，不顾全其痈，徒发其汗固不得，不假借其汗，以发其痈亦不得，如何能确定方针耶？上文有桂枝加黄芪汤在，彼方为黄汗而设，而主治痈疮在其中。曰久久其身必甲错，发热不止者，必生恶疮。又曰久不愈，必致痈脓。是桂枝加芪，用以提前打消痈处，正合初时手续，急进下文排脓散排脓汤无当也。虽然，不有长沙之法眼，则有脓无脓未可知，将与药无分寸矣，岂非为痈处所给耶？师曰：诸痈肿欲知有脓无脓，最捷诀莫如凭诸手，以手掩肿上，则痈无遁形。热者为有脓，是谓已病，法当排脓；不热者为无脓，是谓未病，法当发汗。然则亦发热不止耶？不尽然也。反发热者黄汗所应尔，反恶寒者疮痈所应尔也。

肠痈之为病，其身甲错，腹皮急，按之濡，如肿状，腹无积聚，身无热，脉数，此为肠内有痈脓，薏苡附子败酱散主之。

书肠痈之为病，非独具只眼不见也。《素问·病能论》曰：人病胃脘痈，则诊在人迎。人迎者胃脉也，其脉沉细者是。本条则脉数，师谓肠内有痈脓，殆热不聚于胃，由下脘直过小肠，痈处当以小肠为接近。小肠为受盛之官，化物所从出，若存不泻，则酿成痈肿，非必大如覆杯也，壅塞便为痈，痈之为言壅也。修园强分本证为小肠痈，下条为大肠痈。仲师明曰肠内痈，下节为肠外痈何待言。形容之曰“其身甲错”，上言久久其身必甲错，主生恶疮。甲错即肠痈之影子，有诸内者形诸外，身外无疮也，下言脉数无疮，肌若鱼鳞，疮不在肌肤，而掩之者鱼鳞。曰腹皮急，皮无皱纹，欲求宽舒而不得，亦呈现正气即急之端倪。其急也，毋亦有先解表而后解里之用情，病人并不自知也。无如按之濡，固非在表，仍非在里，却在里之内。曰如肿状，按处如肿，别处无肿也，既濡又如肿，或疑其有积聚者有之。曰腹无积聚，上文积聚诸证，无肿字亦无濡字，不过积则终不移，聚则辗转痛移焉已。且诸积大法，脉来细而附骨，本证无是脉也。曰身无热，自想又表证里证所常有，无热则手足官骸如虚器，上言应当发热者，乃想当然之词，未说明有热无热之所以然也。况脉数，师明言数则为热矣，果设收其热于何地乎？曰此为肠内有痈脓，与下条时时有热适相反。语语皆曲绘肠内之病形，对照下条肠外痈，如竿之与影。设长沙不立方，谁能以梦想不到之神剂，打入侊侗①中作用乎？薏苡附子败酱散主之句，方旨详注于后。

薏苡附子败酱散方

薏苡仁十分　**附子**二分　**败酱**五分

上三味，杵为末，取方寸匕，以水二升，煎减半，顿服，小便当下。

败酱粤俗名瓜子菜，与马矢苋相类，叶如瓜子，背红者佳，多生土墙，及屋瓦上。闽人误以蒲公英代之，未免失实。以败酱得名者，称其能溃疮痒如腐酱也。薏苡居前又何取？此物长软于化结气，用以护送五谷，尤为甘淡，合败酱则消化力更速，能匡化物之不逮。若佐以辛温有大毒之附子，似为疮家所忌，不知《本草经》称附子为金疮主要药，有破癥坚积聚血瘕之长。肠内所以生疮者，大都其瘕不泻，血结回肠，大小肠皆左回十六曲，肠痈多数偏于右者，受盛之处，与传道之捷不同论，盖变化出自尔得屎而解。修园疑下节属左方大肠之恙，非真消息也。《经》谓肠澼为痔，痔疮在直肠之尽，突出魄门，肛门即其户也，间有生于广肠末节，多一息肉如小核，乃化物梗阻阑门使之然，结为瘕聚未成之血衃，非痈脓之候也，檕气之无定在者是。是亦一种包裹肠垢之薄壳，按之亦濡，不难打销，毋庸从事刀割也。借用本方可乎？薏苡败酱二味宜作羹服，膳毕食胶饴少许，设不差，借服赤小豆当归散为后盾，令血液从容下归于魄门，便是推陈致

① 侊侗：同“笼统”。

新之捷径矣。一得之愚，亟欲敏长沙而质正之。

肠痈者，少腹肿痞，按之即痛如淋，小便自调，时时发热，自汗出，复恶寒。其脉迟紧者，脓未成，可下之，当有血。脉洪数者，脓已成，不可下也。大黄牡丹汤主之。

本条分明指肠外痈而言，肿在右，不离乎小肠之曲突处即痈处也。与大肠分际何涉乎？书肿痈，何以上条曰诸痈肿耶？见痈当见肿，明乎痈处必以肿为服信也，肠内痈则情状尤茫昧，只得以肿状形容之，曰如肿状，如者近似之词，非肿处即是痈，痈处只是肿也，不过举肿比例痈焉已。本证则未见其痈，先见其肿，望而知其肿处有痈在，故曰肿痈者，言其一肿一痈可以合看也。乃少腹肿痞，肿字又分看，言其痈为痞掩，少腹似有遁情也。曰按之即痛如淋，痞证但满而不痛，结胸证才按之痛耳，况如淋之痛，小腹弦急，痛引脐中者非淋病哉，谓淋痛如痈即可，不能忍痛须臾，则疑及痈脓矣。如淋二字，相去尚远也，彼证粟状从溺管出，本证则小便自调，显与五淋分道而行，且与肠内划清其界浅。上条顿服散曰小便当利，本证非前部不利也，肠内无恙在，何须复利其小便乎？曰时时发热，又非身无热之比。曰自汗出，假令热从外解，则发热汗出而解矣，何至时时发热乎！曰复恶寒，不曰复发热，亦不曰时时恶寒，觉寒热又分两路，自汗出亦另为一路，要皆由肿痈之所迫而形，然则发汗利小便，殆不可尝试矣乎。既小便自调，无所用薏苡附子败酱散也。自汗出亦非痈在皮毛也，惟有得釜底抽薪之法，假道直肠，肃清腐秽，未必不能去其太甚也。曰其脉迟紧者，按脉无殊以手掩肿上，迟为寒，紧亦寒，无热者为无脓可想见。曰脓未成，可下之，就以大承气之属，涤瑕荡秽，未始不可以助行其变化，非下其寒也，下谷气之实，令疮痈之背底无凭藉，则减轻其肿也。脉洪数者，洪数是热脉，即热者为有脓。曰脓已成，又宜针对脓血以处方，非举凡下药可竟行，不可下也，下之则肿痈因而陷，又咎在大承气汤矣，宜变通大承气汤，引导脓血由肠外绕宗眼而出，虽下取不同不为逆，顾同是泻而不存也，制方则大有分寸矣。大黄牡丹汤主之，方旨详注于后。

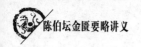

大黄牡丹汤方

大黄四两　**牡丹**一两　**桃仁**五十个　**瓜子**半升　**芒硝**三合

上五味，以水六升，煮取一升，去滓，内芒硝，再煮沸，顿服之，有脓当下；如无脓，当下血。

首立大黄四两，末附芒硝三合，二物是大承气汤内最以攻下见长也，岂非与不可下句相反拗耶？得毋减去枳朴，硝黄自有反正相生之妙耶？不知二物匪特不可下则不下，乃不走肠内走肠外，卒能同归于下者，此下法有不同道路之奇，以本方为特创也。盖有牡丹在，以皮胜，其中侊侗，如套物之圈，用以环绕肠外，自无癥不除。《本草经》称其主瘀血留舍肠胃，疗痈疮，是针对肠外痈为最的，其功应不在大黄下，丹皮能带领大黄落边际故也。师以大黄牡丹汤命方者，黄良下瘀血，当然坐实个下字，反应不可下三字，与脓未成脓已成二语亦相反，无非反说两脓字，微示其有意操纵大黄也。桃仁独非主瘀血耶？桃苦味在仁，而甘平在汁，《经》谓火生苦，苦生心，心生血，诸血皆属于心，桃仁能去瘀生新者，殆由于此。以彼三月春和而始华，华色与鲜血无异，其核犹带血色者，生气常在其明征也。何以冬瓜仁又无色耶？瓜仁主脓非主血，冬瓜之瓤若肠外衣，往往瓜瓤已窳，而瓜仁如旧者，又生气不在瓤而在仁，无殊冬瓜之叶，生入冬瓜之腹，故仁也而以瓜瓣得名，其能肃清痈脓大可见。后纳芒硝者何？取其融入煎沸之中，先软化其肿，斯与药力无刺激，痈疮将受其赐而不知。俟顿服之后，一若掷硝黄于虚器之中，无燥屎硬便为之应，得下始见其有脓。有脓当下一语，不啻代病人自慰之词。曰如无脓，非谓未经下脓也，谓下脓尽则自有而之无。

曰当下血，两当字，先脓后血，差胜于先血后脓，脓来迟恐脓反入里，血来迟不患血反入里也。

问曰：寸口脉浮微而涩，法当亡血，若汗出。设不汗者云何？答曰：若身有疮，被刀斧所伤，亡血故也。

本条又反前案矣。问词疑当发其痈一语或无效也，以彼浮数脉不具，非法当汗出而愈，如之何能令其汗足以供其痈之用耶？曰寸口脉浮微而涩，伤寒二阳并病，汗出不彻，明是因脉涩故，《经》又谓脉涩曰痹，痹则无血以充脉，汗液将何自而来？无汗因夺血，无血因夺汗，二者必有其一也，若夺血兼夺汗，岂非痈肿之一憾事耶。曰法当亡血，《脉法》谓病人脉微而涩者，医大发其汗，又数大下之，其人亡血，大汗大下复亡血亦其常，特《脉法》彼条无寸口脉浮四字，若浮在寸口，是卫外之阳尤吃亏。《脉法》又谓寸口脉微者卫气衰，涩者营气不足，是诸血与身表之太阳无分子，徒责其汗下所致，医者庸或未肯任咎也。曰若汗出，汗源非出自太阳，乃取给于阳明水谷之海也，续自汗出亦意中事。设不汗出者云何？不曰汗不出，显与大青龙汤证不汗出之烦躁状异而同。不字匪特封闭其汗孔，并隔断其汗信，一若懔于刀斧之威，不许其汗出者然。云何二字，太息其脉浮阳不浮，无发热汗出而解之望，只得委咎其自上独与人殊斯已矣。假令此身无疮痒关系，必汗罄血亦罄，安用此藩篱已溃之残躯乎？若身有疮，被刀斧所伤，仲景将掉头不顾矣乎？师又长于续绝伤也，还算有疮者之便宜，刀斧难凶，转得以微罪免，此岂寻常疮科可同日而语乎。曰亡血故也，故字又勒住凡医之手，警告其毋为刀斧之续，就如仿行大黄牡丹汤，有脓当下脓，法固穷，无脓当下血，法亦穷。诸痈肿以刀斧所伤为最毒，立方避亡血难，避伤痕尤不易也，且看长沙之另出手眼乎。

病金疮，王不留行散主之。

王不留行散方

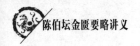

王不留行十分（八月八日采） **蒴藋细叶**十分（七月七日采） **桑东南根白皮**十分（三月三日采） **甘草**十八分 **川椒**三分（除目及闭口，去汗） **黄芩**二分 **干姜**二分 **厚朴**二分**芍药**二分

上九味，桑根皮以上三味烧灰存性，勿令灰过；各别杵筛，合治之为散，服方寸匕。小疮即粉之，大疮但服之，产后亦可服。如风寒，桑根勿采之。前三物皆阴干百日。

方首三物，烧灰存性，各别杵筛，合治九味，风干百日，储备为散，取其干消痈脓也。只服方寸匕便了耶？非也。小疮即粉之者，如下用黄连粉法，零星小疮则小治。大疮但服之者，但守服久之不为多也，推之产后亦可服，本方之专纯可想矣。风寒胡独禁采桑耶？桑者箕星之精也，箕好风，恐桑根护邪，仲圣爱人之德，亦微矣哉。何以采药必限期耶？八月八是重八日，即重九三类推，七七三三又重日，乃三虫脱化之期，是日不出而求食，古医采药恒诹吉者，避免虫口之遗毒也。此正长沙立方之严处。王不留行散命方者何？顾名思义，散积血当以王不留行为功首，预为未来之结痂也。缘被伤之初，疮未成则其血散而不聚，疮成又聚而不散，其皮肉之腐不待言，见骨则深而恶矣。骨者髓之府也，身之强者也。妙有蒴藋细叶在，不亚于王不留行也，此物以接骨草得名，每枝五叶，子初生青如绿豆颗，朵如盏面大，生一二百子，朵中有刺，与藜藋相类，与荠藋亦类。采叶不采朵，取其藏锋也。何以不采桑叶采桑根耶？桑根有白皮在，防其根起之处，为毒水所流注，无殊浸淫疮之流入，桑白用以彻其底也。东南根又何义？西北嫌其收藏，东南有春夏气也。三物先灰之而后散者，灰飞其毒，不欲破裂其伤口，则无虞疽蚀也。其次以甘草为主要药，重用十八分不为过，《本草经》称其长肌肉，且主金疮肿，解毒犹其余事。何以参以黄芩耶？黄芩亦主恶疮疽蚀，以其疏理纵横，可反佐甘草。蜀椒非气味辛温耶？不恶黄芩又何说？伤口被害，乃意中事，且寒能坚物，有芩在则寒益甚，是得蜀椒始克尽黄芩之长。厚朴大约无足轻重乎？《本草经》称其主死肌，去三虫。假令其肌已死，虽有生肌之甘草，亦无速效也，况余药乎？独厚朴，可以承其乏。且败疮有虫，比较瘕病之短虫在腹者，更难收拾，以其恃痈脓为生长之乡，必蜗聚成族。厚朴能去虫族者，可以旦夕间了之也。虽然，凡虫属得温则生，得寒则死，若以有蜀椒为未足，参以最温中之干姜，岂非中三虫之计耶！血腥之虫，只知蚀血，干姜究非厚朴之阻力，且藏芍药于筛散之中，芍药亦有除血痹破坚积之长，便无孳生短虫之余地。仲师本非为三虫立方，而败疮却与腐虫若离合。方下云产后亦可服，有虫无虫独不可服乎。

排脓散方

枳实十六枚　**芍药**六分　**桔梗**二分

上三味，杵为散，取鸡子黄一枚，以药散与鸡黄相等，揉和令相得，饮和服之，日一服。

肠外痈则曰脓已成不可下，行大黄牡丹汤又曰有脓当下，无脓下血，看似不可下三字说不去也。本条不下脓而立排脓散者一，下条立排脓汤者又一，却非明言不可下也。彼证何以不排脓，本证何以又不行大黄牡丹汤耶？即不然，金疮亡血仍有脓，得毋排脓可为王不留行散之后盾耶？师又未明言排脓散亦主之也，亦无脓已成三字，是无论有脓无脓，排脓必破裂其伤口，匪特与刀斧分其谤，反令王不留行散生阻力。吾疑排脓个排字，较犀利也。然则本方将备而不用耶？上言以手掩肿上，热者为有脓，长沙尚未立方也，补上立排脓散。散固中与，汤亦中与，何以又引而不发耶？排脓不足以赅痈肿，其痈之已发未发有分寸，假令痈未发而遽尔排脓，不如未排脓之为得。何以不立方以发其痈耶？行桂枝加黄芪汤固佳，即不与药，有脓便是痈发之端倪，非必乞灵于药也。排脓散证，与排脓汤证，又从何取法耶？散者散也，汤者荡也，用散为其脓之稠，用汤固其脓之稀。散字汤字无非逼取个排字，言外当无余义，似不必求诸甚解也。一则枳实用十六枚，一则桔梗用三两，药味重量，可谓加倍写矣。孰意长沙命意，又别有在乎？二方比较，便见真诠。方旨再详于下。

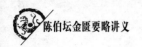

排脓汤方

甘草二两　**桔梗**三两　**生姜**一两　**大枣**十枚

上四味，以水三升，煮取一升，温服五合，日再服。

桔梗亦排脓耶？《本草经》称其主胸胁痛如刀刺，谓其能止斧之痛则可，究非被刀斧所伤也，不过形容其剧痛耳。妇人产后腹痛，师主芍药枳实散有明文，方下云大麦粥下之，兼为烦满不得卧立方，非腹痛之专方也。又曰并主痈脓，宜乎前方以枳芍居首，桔梗为之辅也。本方亦有轩轾耶？桔梗甘草治肺痈，久久吐脓如米粥，方下又曰分温再服，则吐脓血，桔梗汤早著成效矣，何以本证不曰吐脓耶？肺痈之脓从口出，其道近，疮口在疮非在口，其道远，当然无吐脓。何以师谓始萌可救，脓成即死耶？死脓不能吐，所吐者未死之脓耳。然则单独排脓，则无太过不及矣乎，过去之血便是脓，未来之脓即是血，欲划除其脓，必连累其血。排非排泄之谓也，排训解，亦训安，排解血与脓，何至脓夺血；安排脓与血，何致血成脓！胡鸡子黄又宜于散不宜于汤耶？鸡蛋象脓不象血，生而与白莹相若，几见蛋内有血染乎？似宜仿苦酒汤去黄用白也。得毋与少阴病相类，心烦不得卧，则黄胜耶？抑如百合病在吐之后，黄亦胜耶？非也，鸡子黄居中，不走边旁，且药散不取其浮，故与鸡子黄相等，揉和令相得者，药散藉鸡黄为响导，可悟排脓二字，非从内打出外矣。排脓汤果何作用耶？始萌之脓，容易合化，非得汤则吐何待言。有姜枣之温和，以顾全其血，有脓亦非流散无穷之比，排脓云者，不能左右袒也。方下不曰有脓当下脓，亦不曰无脓当下血，可知二方非以洗伐为快矣。

浸淫疮，从口流向四肢者，可治；从四肢流来入口者，不可治。

浸淫疮，黄连粉主之。

本条已见上文矣。师谓非为一病，百病皆然，盖指脉脱皆然，非谓浸淫疮皆然也。脉脱不可见，浸淫疮则可见。微师言，百世后不知浸淫疮可治不可治之关头，根本在脉脱，浸淫疮不过脉脱之枝叶焉已。脉者血之府也，脉脱则诸血无所薄，势必不循轨道而行，蓄结痈脓意中事。何以名浸淫疮耶？写水字入血字之中，水入于经，而血乃成。浸淫云者，血水同流，不分泾渭，血不成血，水亦不成水也。水到血到皆为疮，疮无定位，故曰浸淫。与金疮若离合，彼证是亡血，本证是脉脱。安知非同是刀斧所伤，断绝其脉乎？仲师教人须当识此勿令误。即因此识彼之词，对观之自有天然之陪客也。何以可治不可治若天渊耶？东流西流，为水是视，毕竟从口起流向四肢，其流顺；从四肢流来入口，其流逆。都以可治为多数，何以起止不离个口字耶？脾开窍于口，万物之母之外观也。脉资生于胃之谷气者，端赖脾家之磨力，以玉成其精气。假令磨力无恙在，胃脉必愈引而愈长。从口起流向四肢者，中央土犹灌于四旁，生活必形诸口，而及于四肢，故曰可治。反是则脉愈缩而愈短，乃卒厥之脉，厥者短也，其疮以入口为尽头，其脉以入腹为末路，是之谓五脏气绝于内。唇口已无食谷之技能，治五脏者半生半死，诊在唇四白，便无遁形。若仓廪之官，闭而不纳，其转磨之力，尚堪问乎？是亦不可治以终而已。曰黄连粉主之，何以不为散与汤耶？遍体浸淫，非汤散能收拾。黄连非气味苦寒耶？透入心脏在乎连，心存血脉之气也，舍此不用，血气入脏将奈何？粉到之处，截留其疮毋使深入。粉之欲其均耳，专全一味者，独力为功愈速也。修园因方未见，疑有遗漏，曰甚者内服之，失浸淫之义矣。

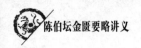

趺蹶手指臂肿转筋阴狐疝蛔虫病脉证治第十九

师曰：病趺蹶，其人但能前，不能却，刺腨入二寸，此太阳经伤也。

师曰病趺蹶，失足为趺，失脚为蹶，续脚者足，却足者脚。脚不能前，有足为之前，足前脚亦前，故足训续。足不能后，有脚为之后，脚后足亦后，故脚训却。举趺蹶以为例，犯之者或视为偶然，加一病字，则久矣不良于行，与残疾无以异。曰其人但能前，必初得病时趺轻而蹶重，以两足两脚，直折而趋于前，一顿一挫，坐而不能遽起者毋乃类是。《说文》释脚字，坐时却在后，故从肉又从却。曰不能却，非必两脚能后也。掎足者脚也，但牵一脚可以持其足，凡步趋牵右脚则左脚持其后，牵左脚则右脚持其后者，乃牵挽之机势使之然，莫之为而为者也。曰刺腨入二寸，脚肚之最隆处谓之腨，有太阴脾之大肉存焉也，亦名腓腨。腓者肥之称，肥而有分肉在，故谓之腓。太阳脉经过之部分，则伏行于其间。取入二寸许者，与伤寒行桂枝汤，先刺风池风府之法异而同，曰此太阳经伤也，未尝伤太阳，则脉气无恙在，特经气已失其常度，便阻碍太阳之往还，一针则阴经无鼎折之虞，自日行二十五度无差错，何至足太阳之脉不如经乎？以桂枝汤善其后可乎？长则气治，短则气病，假令短气在手太阳，桂枝汤可为阳经之续，若短气在足太阳，则桂枝人参新加汤又胜任愉快也。不患其肿痛耶，发其痈有桂枝加黄芪汤在，此皆仲师所未言，而言外教人于未尽，所谓神而明之。存乎其人，长沙之属望于后人者，至深且切。诚以腓腨一部，《内经》指为五脏疽，主不治之一。疽在脾，肉先死也，若刺入二寸，针口即制造疽疮之媒。疽深而恶也，不同痈浅而大，刺入岂非比刀斧尤烈哉！此正长沙之远虑，治已病兼顾其未病。《医经》谓阳滞于阴则生痈，阴滞于阳则生疽，师能以一矢双贯之，令病者受其赐而莫名其妙，非具有阴阳不测之神技乎！

病人常以手指臂肿动，此人身体瞤瞤者，藜芦甘草汤主之。

本条何以首称病人，又曰此人耶？一人而作两人看，枝叶病者一，根本未尝病者一也。曰常以手指臂肿动，病状曰习以为常，非偶然抱恙可想，又非原因复杂也。不因一病生他病，常以手部指部臂部之病形若终身，而两足五指两髀不与焉。曰此人身体瞤瞤者，瞤瞤动之微者也，非肿动处之瞤瞤，与黄汗病久久必身瞤瞤相仿佛，彼证腰髋弛痛，如有物在皮中状，故再则曰身疼重，本证无有也。既非疼痛，则此人不寒。痹论谓痛者寒气多也，有寒故痛也。得毋如皮水病水气也，皮肤中，四肢聂聂动者欤。彼证又四肢肿，非手肿足不肿也。师有防己茯苓汤在，升地气以降天气。聂聂遂为药力所提摄，中工毋亦以防己茯苓汤敷衍病人矣乎？曰藜芦甘草汤主之，藜芦名葱葵，能通达故曰葱，莼亦葵属，名水葵；芹亦葵属，名楚葵。三者既以葵称，同是阳草一分子，菜品亦药品也，当以葱葵为上，水葵楚葵略次之。然不得其上而求其次，或莼或芹亦可以承其乏，三种气味无轩轾故也。我粤止有水芹菜，却与藜芦等，以彼标高逾尺，中空无节，岂徒为百菜之王，仅备四时之馔已哉。《诗》言七月烹葵者，固关于风尚，除民病者亦以此也。良由其根气能达到手指之末节，从下直贯而上，恢复手指臂之自由而不觉。且得甘草为后盾，当然领地气以上行。《本草经》称甘草坚筋骨而长肌肉，则更新病人如反掌。二味实超出汗吐下三法之外以立方。注家只以方未见三字湮没之，孰意长沙妙谛，即在目前乎。不载等分者，明乎其可作菜羹服，便无限制耳。尤氏认为快吐膈上风痰而设，以涌剂目之，有方而不见方，无怪修园亦引为同调也。方旨从省。

转筋之为病，其人臂脚直，脉上下行，微弦。转筋入腹者，

鸡屎白散主之。

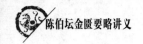

书转筋之为病，何来不经见之病名耶？《素问》谓其次治筋脉，果治筋不遗其脉，治脉不遗其筋。虽筋与脉若离合，自有同条共贯之神机在也。所谓食气入胃，散精于肝，淫精于筋。又曰浊气归心，淫精于脉。食气不啻奉君主之命而行，入胃遂悉循其轨道。脉固为功于筋，筋亦为功于脉也。夫阴器者宗筋之所聚，目者宗脉之所聚，耳亦宗脉之所聚也，相去奚止尺寸耶。胡为筋摇则脉动，尤捷于影响耶？厥阴脉至，循阴股以入毛中，过阴器而抵小腹，肝之合筋者系乎此，是肝脉入腹，一日何止一次，焉有身形上之筋，脱离躯壳而转入于腹耶？《经》谓脉弗荣则筋急，急则引舌与卵而俱缩者有之，何居乎其人臂脚直，骨直其筋耶？抑筋直其骨耶？屈而不能伸者病在筋，伸而不能屈者病在骨也。若牵持其骨，竟放弃其筋而不为之挽，木曰曲直之谓何耶？筋本急而反缓，其无抵抗力何待言。何以脉不数急耶？曰脉上下行，脉气又为脚臂所牵持，不为其曲为其直。诸暴强直，皆属于风也。脉弦矣乎。曰微弦，弦则为减，微则为风，微弦即风木之报信，不能为诸筋之保障又何待言。盖风伤筋而不伤脉，脉反便宜于筋，则筋与脉相失而不相得也，亦意中事，奇在仲师一眼看其转筋入腹也，岂非风不转入，而避风之筋独转入乎哉？束骨者筋也，骨不能入腹，筋亦无从入腹也。得毋大筋小筋皆缩短耶？果尔。必舌反长，阴器亦弛张而后可。舍此不能证明其内筋外筋之互为消长也。吾无以名之，名之曰急反入里，则如见其人之腹矣。《伤寒》《金匮》急状不胜书，例如心下急、腹中急痛、少腹弦急、小腹弦急，与乎虚劳种种里急证，无非筋觉之用情。写筋字无宁写急字，其他脚挛急、腹皮急、两胫拘急、四肢拘急，是亦举外以形内。写急字毋宁反写个缓字，急莫急于风伤筋，一入腹不觉其风，亦顿忘其急。无形之病，实生于有形，惟视无形之仲圣，能透入一层讨消息。曰鸡屎白散主之，孰意其散就从鸡腹中来乎？方旨详注于后。

鸡屎白散方

鸡屎白

上一味，为散，取方寸匕，以水六合，和，温服。

鸡屎白亦柔以养筋耶？鸡喜栖者也，暮则不食，从申至寅以受阴气，寅卯则鼓翼而鸣，代少阳以报信。鸡之魄乃风为之，东方木其畜鸡者此也。于卦为巽，在时为酉，酉者肺金之称。鸡鸣有金声响彻四境者，雄鸡以卵鸣，阉之则声收矣。鸡卵与鸡蛋同称，粤俗呼之为鸡腰，以其湾长腰相若也，生于翼下，内连胸膈，代肺行政者也。羽虫无肺，惟酉生肖鸡者，仿佛鸡声从肺金产出，则金不克木，鸡所为寡于畏也。鸡屎白又西方之精也，可以补酉金之缺，乃闭精之变，鸡无前阴故也。非得东方风木之气以疏泄之，则后阴之精亦开矣。《素问》作鸡屎醴以治鼓胀，鸡巢凹如仰釜，即鼓胀之对观，巢内铺满鸡屎，即鸡不暮食之遗。鼓胀病由于旦食不能暮食，鸡矢即旦食之变化也。长沙撰用《素问》，取白屎以软化其风木，得屎而解于无形，不以酒醴相飨者，本证毋庸补充谷气也。只温服方寸匕者，将以缓其急也。不然，庸工遇此，正旁皇失措之时，四逆辈将加倍行之矣。岂知肝者罢极之本，一旦受柔和之赐，其人之状态必复其常。幸在得微弦脉，《经》谓春胃微弦曰平，弦多胃少曰肝病。师尝谓脉微缓者为欲愈，又曰脉弦者生，其人非肝病之最剧者，不目之为病人可知矣。且肝为阳中之少阳，通于春气，日日夜半有少阳起，四时皆有春者也，何必为其人悲末路乎。

阴狐疝气者，偏有小大，时时上下，蜘蛛散主之。

书阴狐疝气者，胡多一气字耶？气疝亦七疝之一，穷气疝之变曰疝气，凡不可捉摸者，皆以类相从。惟狐疝之气尤茫昧，其变幻大都群医猜不着。盖有孔道为之容，蛰虫之穴孔在其中。师谓蚀于喉为蜮，蚀于阴为狐，形容其非予人以共见也。坚人之信在个蚀字，非在蜮字狐字也。短狐谓之蜮，借蜮字写惑字，借狐字写疑字，诚以可疑可惑之虫，莫可名状，故以蜮字名其虫。虫固活相，为蜮为狐尤活相也。类皆无形之气，造成有形之动物。庸可以不了了之，所难摆脱者，蚀上蚀下，俨有蠕蠕者肆行于其间耳。《素问》岐伯谓心脉急病名心疝，少腹当有形，有形都从疑惑上忖度而来，理想遂成为事实。下至最幽隐之处，亦为阴狐生长之乡，是包孕虫族者心气为之。设非孳生怪物，何至心脉急乎？方书谓三阳急为瘕，三阴急为疝。瘕亦短虫病也，况狐与蜮具有循情乎？写心疝入狐疝之中，狐字实代写虫蚀之疑点。曰偏有小大，偏左则右小而左大，偏右则左小而右大，非大小悬殊也。举小以形其大，非极大可知。修园谓睾丸肿大，言之过甚矣。武断前阴有狐臭之气，更说出题外。其拟不于伦乎？曰时时上下，一若蚀于下部为未定，意欲蚀上而频频下坠，此其所谓之阴也。是又涌疝之情状，令人不得前后溲，殆牡狐之恶作剧者欤。与牡疝同消息，上下云者，曲绘其以睾丸如傀儡也。作愚弄前阴论可矣。独是阴囊之下无透窍，狐疝从入之途，非深长无去路哉？以防己黄芪汤包围之可乎？彼方服后如虫行皮中，腰以下如冰，冰能怖狐者也，又适足以壅闭其出路，阴狐之伏处如故也。听之何如？本证亦无速死之虞，然抱恙而若将终身，日久变为癞疝者意中事。蜘蛛散主之，以虫治虫，狐无所逃矣，方旨详注于后。

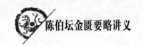

蜘蛛散方

蜘蛛十四枚（熬煎）　**桂枝**半两

上二味，为散，取八分一匕，饮和服，日再服。蜜丸亦可。

工于趋避者狐也，彼亦自投罗网耶？蜘蛛虽巧于网虫，恐阴囊内之狐，未易中其计也。蜘蛛设一面之网以招虫，俟虫触其网而后诛之，蜘蛛若行所无事也。字说称其有知诛之灵者此也，齐人呼之为网公，在地中布网者名土蜘蛛，作网络幕草上者名草蜘蛛。圣人师蜘蛛以立网罟者，让能于蜘蛛者也。如之何能网入前阴偏反之处，令阴狐伏诛乎？吾谓狐疝可以穷蜘蛛，而不能穷仲景。其制方之妙，不取其网取其丝，春月游丝长数丈，右绕左回而中不断者，虽至小之动物有经纶，足征鸿钧之钜力无所遗。蜘蛛自有法天道之自然在，故其放丝之悠长，收丝之速率，虽猛兽无此潜气也。何以主散不主汤耶？则过而不留，散则无孔不入。有桂枝在，则藉膀胱之气化为向导，蜘蛛无异识途之马矣。熬煎蜘蛛又何取？干汁煎谓之熬，熬字煎字四点火在下不在旁，与炒字有分寸也。炒之则灰其丝矣，为散亦保全其丝耶？无杵筛二字，未尝混乱其药也。曰取八分一匕，余药即在散之底，不如浮以取之，假手蜘蛛之丝为羁绊，则狐无漏网矣。蜘蛛还有吐丝之余地耶？长沙方能活人者也，蜘蛛复活系乎丝，不观蚕丝久之而不蔽乎？且蜘蛛生而最黠者也，其伺物远胜于狐，况有通神之桂枝为护助，当然有不可思议之奇。试以手捉蜘蛛于游丝之下，手未到而蜘蛛已收丝而上，可悟感觉之微，物性之过人尤敏捷也。何以曰蜜丸亦可耶？丸不及散，丸亦许可者，明乎作汤则不可也。

问曰：病腹痛有虫，其脉何以别之？师曰：腹中痛，其脉当沉若弦，反洪大，故有蛔虫。

人腹中长虫曰蛔虫，其余短虫小虫不胜数，蛔虫只一二条而已。《厥阴篇》蛔厥条下无痛字，篇首曰食则吐蛔，心中疼热焉已，疼轻于痛也。下文同是蛔厥证具，亦无所谓痛。《太阳篇》病人有寒复发汗，明是胃中冷，曰必吐蛔。何尝且冷且痛乎？下条蛔虫病则吐涎，曰心痛，非腹中痛也。本条曰有虫，又曰有蛔虫，两有字断非无而为有矣。毋亦表明其设为问答，非凭空臆说耶？然执一腹中痛者谓其虫痛所应尔。发作有时之心痛则然，焉能举心以例腹乎？师谓心痛彻背，背痛彻心，既曰譬如虫注矣。

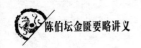

本证则仲师向未言及也。如谓脉上有异点，伤寒蛔厥证首言脉微而厥，未兼见何等脉象也。上条蜘蛛散证非以虫治虫哉？狐蜮正虫属中之最狡者。师尝以一蚀字道破其为虫，亦未有何等脉象也。问词举其脉与脉之比较，曰其脉何以别之，识其脉而后不为虫脉所绐也。大率脉紧弦矣乎？紧弦乃腹痛脉，与有虫无涉。胡不曰脉沉弦耶？沉弦又下利下重脉，与有虫更无涉。胡不曰脉沉弦耶？沉弦又下利下重脉，与有虫更无涉。师曰其脉当沉，其脉报信其让步于虫，故不当沉亦当沉。曰若弦，带说弦脉之影子，觉与腹中痛若离合，若字仍属活看也。曰反洪大，显系阳气有余之脉象，不当洪大反洪大，其脉无此便宜矣。盖必洪大为假相，气伤痛亦无洪大脉之足言。《经》谓邪伤肝，其甘虫，风邪化身为食虫，食伤脾胃，得稼穑之味以果其腹，故甘不在脾而在虫。宜乎仓廪之官不洪大，而虫脉反洪大，致其脉无从资生于胃之谷气，反觉洪大与沉弦若离合，连带其固有之脉亦半真半假，此其所以辨别之难也。其病固虫病，其人亦虫人矣哉，不然，何至有虫而腹中痛证独具乎！

蛔虫之为病，令人吐涎，心痛发作有时，毒药不止，甘草粉蜜汤主之。

书蛔虫之为病，分明不直蛔虫之所为，无如其一若为所欲为也者。曰令人吐诞，得毋虫有涎在，令人替代其吐腥耶？抑虫无涎在，而腥臭逼人，吐涎即吐腥耶？特久而不闻其臭，又习惯有虫如无虫，其人遂为蛔虫所蔑视，无怪乎其与人斗智，则虫胜而人负，无形之吃亏，已不能问罪于虫。吐涎则更大牺牲矣，脾液化为诞者也。虫诞果若是乎哉，毋亦谷气几为蛔虫所食尽，而波及于中央土存而不泻之汁味，所为食人于阴，长气于阳者，端赖脾液以磨之。五味出其中者功在涎，若吐之而不自爱惜，仓廪之官还有味哉？吐诞正湿土不前之报信也。书心痛，心者脾之母，脾即心之子，心舍气于脾，脾受气于心，二脏有血统关系者也。

脾不痛而心痛者，休戚印入心宫故也。就令虫不注心，蚕食将无所遗，上文心痛彻背背痛彻心证具在，师已明言譬如虫注矣。心脏何乐与虫为邻乎？曰发作有时，心存血脉之气也，心气循环往复应乎时，十二时中，巳时脏腑气流注于脾，午时脏腑气流注于心，气当至而不至，则感触而为痛，是痛在时，非真痛在心也。《经》谓一息不运则针机穷，一丝不续则霄壤判。脏腑气绝则百病丛生耳。师又谓阴阳不相顺接便为厥，蛔厥即其候也。若泥看作毒虫之为虐，动以锡粉雷丸等毒品，冀以杀尽三虫。师又一口道破之曰毒药不止者，蛔虫已饱受人身之谷养，大可与锡粉雷丸相战胜，毒药焉能入蛔虫之腹乎？不被其吐弃不止矣。毒药无非欲损有余，却不能补不足，曷如以还充实其仓廪，蛔虫以不了了之之为得乎？甘草粉蜜汤主之句，方旨详注于后。

甘草粉蜜汤方

甘草二两　**粉**一两　**蜜**四两

上三味，以水三升，先煮甘草，取二升，去滓，内粉、蜜，搅令和，煎如薄粥，温服一升，差即止。

《少阴篇》猪肤汤内非有白粉五合乎哉？五合即今之二两五，六十铢者是。本方则白粉一两，二十四铢者是。比较则减半有多矣。等分虽有轩轾，而熬煎之法异而同，彼方熬香和令相得，米粉始有香，铅白粉非香品也。本方煎如薄粥，米粉方成粥，铅白粉不成粥也，玩香字粥字，分明取材于家常可作饼食之白米粉，实无疑义。孰意修园辈竟以铅粉雷丸之属释之乎？彼以为即为杀虫立方，或单行毒药，恐蛔虫恶药味而不尝，计惟以甘蜜饵之，以听其自杀。不知多出其法而虫不止，则毒药穷，不止云者，非徒无益之谓也。如以毒药为杀三虫之利器，猪肤汤证之蛔虫又安在耶？不杀虫则杀人矣，岂非二方同一罪状耶？夫大毒治病，十去其六，无毒治病，十去其九。《经》谓谷肉果菜食养尽之者，毒药大都不得已而行。若动以铅白粉为尝试，猪肤汤证更无辜矣。长沙特于本证立禁条者，非但撇开毒药以释群疑也。见得伤寒金匮诸方，纵有毒药参其间，一经圣手之制裁，方方皆纯也粹以精，无殊以最甘最平之菽粟类相馈飧。然只此搔不着痒之寻常药，中工又嫌太不负责矣。毋亦一任蛔虫之自生自灭耶？谷气通于脾者也，若空谷有风在，则随处皆化虫之所，犹乎太阴司天，蛰虫早附，如鼠穴，如蚁孔，患不专在虫也，患在无谷气以实其中，予蛔虫以可乘之隙也。妙有甘草厚培其中土，地气上则天光临，当然烛尽蛔虫之窟。然上入膈之路存在者，食入必被其截获，最宜以粉蜜涂黏之，非诱蛔也。煎如薄粥，用以和胃也。蛔闻食无由出，遑敢与胃气争食乎？曰温服一升，差即止者，余一升粥，蛔虫无分子矣，毒药不止，而谷气可以止之，不必问驱蛔虫于何地也。倮虫亦化物之变相，必随传道之官为转移，久之当藉变化之神机，从谷道以出。彼下蛔虫若行所无事者，可例看也，皆受稼穑之赐而不及觉者也。

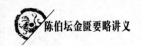

蛔厥者，当吐蛔，令病者静而复时烦，此为脏寒，蛔上入膈，故烦，须臾复止，得食而呕，又烦者，蛔闻食臭出，其人当自吐蛔。

蛔厥者，乌梅丸主之。

上文说入消渴门，则复述厥阴之为病，除却气上撞心，撞字易冲字，食则吐蛔，删去个蛔字，其全不易一字，明乎彼证是说消渴，非说吐蛔也。何以本条不只删去伤寒脉微而厥六字，突然说起蛔厥者三字耶？本条撇开脏厥以立证，轻带非为蛔厥四字，彼证蛔厥是假相，吐虫更无消说矣。以其人燥无暂安时，早与蛔虫无关系，有蛔不能替其死，无蛔不能替其生。师谓唇口青身冷为入脏死，既至七八日肤冷证具，能免卒厥死乎？本证先坐实蛔厥，曰其人当吐蛔，不曰当自吐蛔，其人自主之权亦失。差幸与脏厥若离合者，仅有微甚之分耳。曰令病者静而复时烦，以烦字易燥字，以静字代安字，比较其人又相去远甚矣。曰此为脏寒，脏寒则厥寒，为有寒邪而厥亦其常，不同脏厥则其人并不自知，一若置死生于度外也。特其人为寒气所持，虽欲不吐蛔而不得，是寒为政，故阙自字。抑亦还算便宜于其人，故但曰当吐蛔而已。何以脏厥则燥，蛔厥则烦耶？蛔如有知，奚止惹起一时之烦，蛔上入膈，不啻以一烦字为报信。心下膈乃上焦所治地也，膈上去心宫不能以寸，君主不堪其扰故烦。烦状是揭发蛔虫之伎俩，指出其掩入水谷道路之旁，其志将以求食也。何以须臾复止耶？须臾正蛔虫之机会，蛔方瞒过其人以劫食，窥伺胃家纳谷而后已，转令病者得有静时之休息。末始非蛔虫之赐也，不然，假令类状如故，病者还有暇时食谷哉？孰意得食适中蛔虫之计，被其截获过半未可知。得食亦蛔虫之唾余，是亦虽欲不呕食而不得，蛔虫诚失望矣哉。愈呕而蛔愈扰，烦止所以又烦。写入蛔虫亦有无暂安时之状态，由于蛔闻食臭出，即出不能复入，而蛔术以穷，要皆蛔虫之自取，不足惜也。夫使呕食非吐蛔，蛔虫尚可苟延时日也。无如呕食与呕虫无异，腥臭犹在，因呕遂上逼而为吐，其人当毫不费力而自吐蛔，蛔与其人若无恩怨也，谓蛔虫自杀可矣。蛔因夺食而生，卒因夺食而亡，从可知杀三虫之毒药无价值，不如宁缺毋滥之为得也。曰蛔厥者乌梅丸主之，不曰甘草粉蜜汤主之，上条蛔病非蛔厥，吐涎非吐蛔，甘草粉蜜便化蛔虫为乌有。本证蛔去而厥未尽去也，有厥便有蛔者，脏寒即蛔虫生长之乡，玩蛔厥者两个者字，仿佛其人惯于豢虫也者，设或不立方以善其后，安知终其身无脏厥发生乎？乌梅丸固为蛔厥而设，吾尤谓十味药纵不能治脏厥之已病，却能治脏厥之未病。厥阴篇末句云亦主久利方，足征长沙方法外有法矣。《医宗金鉴》谓此为脏寒个此字，当是个非字，岂非割断上文乎！方旨详注于后。

乌梅丸方

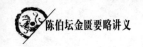

乌梅三百个 **细辛**六两 **干姜**十两 **黄连**一斤 **当归**四两 **川椒**四两（去汗） **附子**（炮） **桂枝** **人参** **黄柏**各六两

上十味，异捣筛，合治之，以苦酒渍乌梅一宿，去核，蒸之五升米下，饭熟捣成泥，和药令相得，内臼中，与蜜杵二千下，丸如梧子大，先食饮服十丸，日三服，稍加至二十丸。禁生冷滑臭等食。

本方得毋非主脏厥耶？脏厥难保其不死，倘入脏无可挽，则本方以无效被谤矣，岂非凡遇蛔厥者，令人生怖耶？长沙写生妙手处，同是写蛔厥入其人身上，其一为其人当吐蛔，其一为其人当自吐蛔，认其人不得，则认定其人之自身。脏寒即脏厥之未病，蛔厥即脏寒之未病。不曰此为脏烦者，烦状在膈不在脏，寒字尚为三个烦所掩，不同脏厥为燥状所掩。无所谓之手足厥寒也，亦未必一定吐蛔也。盖脏厥则蛔无生气，无闻食臭之灵明，无上入膈之敏捷，或与肤冷同归于尽未可知。是吐蛔还算其人尚有多少反动力，宜以本方服在未吐蛔之前，更见神效。若俟吐蛔后而图补救，未免失诸因循矣，不吐蛔亦有后患。脱令蛔厥至七八日不止，一生二而二生三，何难聚成虫族乎？久郁风木之邪，徒酝酿为仓廪之蠹，师特打破蛔虫后壁，庶无脏厥之虞。三百个乌梅，所全实大也。十味药制配之精详，实更新脏阴如反掌，已在厥阴方下逐层疏解矣。厥阴食则吐蛔，行本方果何若？彼证非蛔厥，不过初得时之病形。吐虫或能占勿药，然小用则小效，方下亦去饮服十丸始耳，对于久利尚可行，况同是吐蛔哉！

妇人妊娠病脉证并治第二十

师曰：妇人得平脉，阴脉小弱，其人渴，不能食，无寒热，

名妊娠，桂枝汤主之。于法六十日当有此证，设有医治逆者，却一月加吐下者，则绝之。

立妇人妊娠病共十一条，立方治者十。何以主桂枝汤为首方耶？桂枝亦伤寒方之第一也。师谓于法六十日，当有此证。犹乎伤寒一日太阳受之，中风则桂枝在所必行，于是乎有桂枝将息法，本条未有如法将息字样，是桂枝又另立法门，分别在无寒热，彼有寒热之桂枝汤证，不在此例矣。末又云却一月加吐下者则绝之，伤寒吐下后无单行桂枝之例也。果以何药绝之耶？绝字乃不祥话头，得毋欲牺牲其胎耶？修园以禁绝医药为解释，本徐氏之说，大书在则绝之之下，彼以为虽仲景复生，不易其言矣。下文呕吐不止，且主干姜人参半夏丸，况治逆而且吐且下哉。得毋因师言妇人得平脉，希望其勿药有喜耶，桂枝汤何必滥予尝试也。曰阴脉小弱，写一点胎元入阴脉之中，小弱即未来幼稚之代词。曰其人渴，以有天一所生之水为未足，而取偿于渴。曰不能食，女子胞属奇恒之府，满而不能实，《经》谓荣气之道，纳谷为实，食入则实与满不相投，不如不食反觉其从容也。何以胃气无恙在耶？赖有少火为供养，气食少火，少火生气者也，能食反为壮火所食，壮火散气故也。曰无寒热，因寒热废饮食者多矣，若能饮而不能食，更不关寒热用事之明征。曰名妊娠，其人尚有遁情哉。桂枝汤主之，体天地好生之德以立方，仲圣诚万民之父母乎？桂枝乃太阳太阴之通方，妊娠得之，无殊组织一小天地，笼罩胎元于母腹之中，开太阴亦开太阳，缘孕妇则子脏常闭，胎气遂寄托于脾，脾土为万物之母也，子与母有合而无离，久之不能出子户，反无从受气于太阴，下言妇人伤胎，怀身七月，太阴当养不养者，职此之由，法当在六十日行桂枝汤。设言有医治逆，未至六十日，却一月伤胎而加吐下者，母气固伤，子气愈伤，明示之曰则绝之，速与桂枝汤隔绝其子母，母有母天地，不能假诸子；子有子天地，不能假诸母。所以绝而不至于断者，有通神之桂枝在，其息息相通之故，实不可思议，在妊娠者亦忘其力，两不相夺，则无两伤，非得桂枝汤之赐而何！

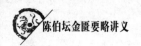

妇人宿有癥病，经断未及三月，而得漏下不止，胎动在脐上者，为癥痼害。妊娠六月动者，前三月经水利时，胎也。下血者，后断三月，衃也。所以血不止者，其癥不去故也，当下其癥，桂枝茯苓丸主之。

本条最难索解是先说个胎字，后说个衃字。妇孕一月谓之衃，犹乎造器先造坏，未成物之始也，从月从不者，指其未成肉之模形。亦从血，言其未来之肉生于血也。亦从不者，不久便肉余于血矣。妇孕三月谓之胎，凡孕妇未生皆曰胎，故生产以前曰胎前。书妇人宿有癥病，宿有积血结胞门，非结在子户也。胞系在身之左，子宫在身之右，月信所以时下者，有任脉能左右其经血，受孕而经断者，任脉断之也，非关癥痼断之也。若经断未及三月，而得漏下不止，是痼血不受任脉所节制，而与一月之衃相容与，宜乎经血未尽，而胎元先脱，遂藉任脉以上冲，故衃不动而胎动，衃为胎之本始，胎为衃之枝叶故也。不动在脐下而动在脐上者，此为癥痼害妊娠也。妊之为言任也，娠之为言震也，受孕而身动之词，可借受宠若惊四字形容之。如其六月动者，相去又三月矣，前三月经水利时，为未来之胎先去其污，乃不期然而然，不啻因害而得利，利血非漏胎。曰胎也，其胎显活动在脐上，与堕下无涉也，所以成立其胎者，显有除旧更新之血神在也。曰下血者，不复曰漏下者，明乎下血与漏血有异同。缘后断三月所积之新血，仍无辟易癥痼之潜力，痼血始终恃有衃血为护符故也。衃质亦经过造胎之遗形，六月后应无存在，若下血不止，而衃也如故，其所以血不止者，必妊娠尚为癥痼所持，不能不为孕妇预防其流弊。血衃未去犹其后，若其癥不去，卒为妊娠之阻力故也。曰当下其癥，下之则此后无宿病，岂但顾全其目前已哉，此又为万世妇人宿有癥病之通方也。桂枝茯苓丸主之，方旨详注于后。

桂枝茯苓丸方

桂枝　茯苓　牡丹（去心）　**桃仁**（去皮尖，熬）　**芍药**各等分

上五味，末之，炼蜜和丸，如兔屎大，每日食前服一丸。不知，加至三丸。

本方何以不曰桂枝桃仁丸耶？人所共知桃仁主瘀血也，下文产后下瘀血丸，桃仁二十个，则名下瘀血汤，彼方曰新血下如豚肝，却非下久瘀血也。明明腹中有瘀血着脐下矣，胡为以新血代旧血耶？且因枳实芍药散不愈，才觉其中有瘀血耳，何所见之晚耶？盖必产后去瘀已多，新血又为瘀血之续，如豚肝之新血，非即未来之瘀血哉。得毋癥痼即瘀积之代词耶？乃曰其癥不去，未尝曰其瘀未去也，除却下文产妇有瘀血着脐下，及妇人年五十所，曾经半产，瘀血在少腹不去，则仲师有明言，其余瘀字未之见也，且有瘀容易成干血，妇人经水闭，变下白物者是，从可知孕妇实无下瘀之足言。下文胶艾汤证得胞阻，亦曰妊娠下血焉已，血犹水也，亦犹火也，《易·说卦传》曰坎为血，坎中有水火之互在，天一之水受气于父，地二之水受血于母，母腹当然富于血，血者秽也，言其汪秽之血，如水之多也。癥之为言结也，结成之泡谓之癥。《史记·扁鹊传》视病尽见五脏癥结，非指与生俱来之气血结成癥也。叔和《脉经》谓左脉横，癥在左，右脉横，癥在右，不过举横有积为癥字注脚，未尝拔入血分说。若妇人宿有癥病，是害血之癥，当然结于胞门，左为胞门故也。癥结血亦结，此其所以害血不已，而害及妊娠，前三月经水利时，只可谓之杀血，非杀瘀也。其癥果从何道去耶？方下云不知，后部去固不知，前部去亦不知，可见其癥必下去于无形。以桂枝茯苓丸命方者，二味皆非驱除癥结之药，师亦不欲没丹皮桃仁芍药之长，《本草经》称丹皮除癥坚，桃仁主癥瘕，芍药止疝瘕，丹

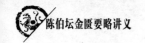

皮桃仁注脚有瘀血二字，芍药有除血痹三字，不离乎疗血分者近是，看似宁牺牲其血而不计也。夫水入于经，而血乃成，经血之原出于水，得本方化痼血而为水，其癥当随水道以漂流。服至三丸，其癥遂变为泡影，其血遂收为护胎用。仲景功成而弗居，千载下谁敢自信为本方之知己乎。

妇人怀娠六七月，脉弦发热，其胎愈胀，腹痛恶寒者，少腹如扇，所以然者，子脏开故也，当以附子汤温其脏。

书妇人怀妊六七月，正太阴当养之时，太阴为开者也，得毋太阴即子脏耶？子以脾为脏，根蒂托始于中土，存精气而不泻，即其处也。有仓廪之官守其乡，从无洞开中土之理，惟有太阴以代为之开，斯地气上而天气下，于是满腹无非气交之范围，《易》言地天泰者以此。下言怀身腹满者，乃太阴满之，非脾土满之也，故不能食，早已胃脉之不如经；又其人渴，脾不为胃行其津液者亦寻常，维时子气母气尚默为过付故也。书脉弦，脉弦是阳气始生之脉象，如半月之弦，胡为未及临盆，而生阳之气先见耶。书发热，阳浮者热自发，显属阳根不秘之暴热。曰其胎愈胀，胎气尚未合脏也，望而知其去产期尚远矣。书腹痛，久郁之热，刺激其腹则痛，非产信也。书恶寒，非伤寒亦恶寒，寒状当起于少腹，以初时无寒热，是反妊娠之常，吾惜其向未受桂枝汤之赐也。书少腹如扇，形容少腹扇动其寒热，是有寒热之所以然，何以不扇其胎而扇其腹？又有所以然者在，明告之曰，子脏开故也，与地辟于丑异而同，反令太阴半开半掩在两旁，如两扇之门，一启一闭若相左，即是太阴当养不养之端，如欲反开其子脏，当开复太阴，开太阴而不得，则开复太阳，补行桂枝汤可乎？桂枝乃隔子母之神剂也，得桂枝岂非重开其子脏乎？法惟从少阴方面收缩子脏，而后开太阴，太阴之后，名曰少阴也。附子汤是绕背后而行，温少阴以升太阳，自能温太阳以升太阴，背后乃少阴太阳之畔界，亦太阳太阴一表一里之对待流行者也。温其脏云者，温其母即温其子，地气上则太阴开，是又为母腹复回其小天地。附子桂枝不同其方而合其德，注家因方未见，不敢参其说，原汤具在，还有第二条之附子汤哉！注从省。

师曰：妇人有漏下者，有半产后因续下血都不绝者，有妊娠下血者，假令妊娠腹中痛，为胞阻，胶艾汤主之。

本条胞阻二字又难解，胎阻胞耶，抑胞阻胎耶？未孕则月信以时下，冲不阻任，任不阻冲也。冲任脉皆起于胞中，上循背里，为经络之海，经络之血以月信得名者，同符天地之纪故也。冲脉亦为五脏六腑之海，《经》谓五脏六腑皆禀焉，明乎冲脉收存脏腑羡余之血，纳入胞中则化为气，冲脉更以冲气得名。故冲脉又从气街起，气与血异名而同类，血海气海，非风马牛不相及也。《经》谓冲脉并少阴经侠脐上行，至胸而散，散布气海之中以从其类，迨少阴之脉一下行，冲气遂还入血海中，充阴血之原，以供脏气腑气之用，于是脏腑气又终而始，所谓太冲之地，名曰少阴者，其间气血之更化，不可以常理测，而无丝毫阻碍则一也。良由女子胞存而不泻，满而不能实，倘有积瘀，新血遂为胞中所淘汰，观诸男子得肠澼下浓血，非痔疮害之，乃瘀血害之也。本条师曰妇人有漏下者，即上言下血不止之互词；有半产后因续下血，都不绝者，即下言曾经半产，瘀血在少腹不去之互词；有妊娠下血者，即癥痼害妊娠之互词。曰假令妊娠，腹中痛，上条腹痛非腹中痛，本证腹痛非少腹痛，痛同而痛苦之处所不同，殆由背后之血室，移其痛于腹部，乃胞痛之信息，非胎痛之信息。曰为胞阻，瘀血抗阻新血，新旧交恶，令冲气不克维持，反实逼其胎，不胀亦不动，分明阻力在后不在前，故不曰胎阻曰胞阻也。何以上言其癥不去，又无腹痛耶？愈以见癥结非瘀结，且前三月经水利时个利字，与经水不利下不同论，辨别在本证无利字，彼证无阻字也。胶艾汤主之，方旨详注于后。

胶艾汤方

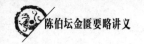

干地黄六两　**芎䓖**　**阿胶**　**甘草**各二两　**艾叶**　**当归**各三两　**芍药**四两

上七味，以水五升，清酒三升，合煮取三升，去滓，内胶，令消尽，温服一升，日三服。不差，更作。

本方何以不施诸吐血不止耶？柏叶汤有艾在，《千金》有加阿胶三两之说，同是引血归经之意耳，得毋特与下血示区别耶？黄土汤亦有甘草地黄阿胶，方脚云亦主吐衄也，师明言病人面无色，无寒热，以衄血下血吐血相并提，妊娠非无寒热乎哉，立证纵有异同，立方似不必严限也。况四物汤为群医所推许，视为妇科之通方，本条先向孕妇示准绳，无怪乎胶艾六合汤流行于市面，不过多味甘草，便与六合汤有圣凡之别。匪特此也，就如桂枝茯苓丸，亦不能与本方相调用，彼方治癥非治胞，本方治胞非治癥也。然则上文所有吐衄下血证，一概与胞中无涉耶？非也。妊娠当别论，师谓假令妊娠，句中有眼矣，妊娠之血，冲脉用事，收存经血入胞中，化为柔软之冲气，与诸气相得不相失，日循行胸腹之间，令孕妇不自知其冲脉之何往，由经断至临盆，月信自然受范也，何阻碍之有！不同上言亡血，是其脉用事，脉者血之府，其血与其脉不相失，虽亡血而其人亦长存。脉合阴阳，立方当从阴阳动静上着手眼，非徒太冲之地着手眼也。何以柏叶汤用艾三把耶？比诸本方三两艾，有过之无不及也。艾一名冰台，一名灸草，古医用以灸百病。本诸《博物志》削冰令圆，举以向日，以艾承其影则得火，师取天然之火，以更新其脉，火气必透过其冰者，坎中之阳为真阳，为既济之水火写照也，是生而得天火独厚者，惟艾为然，作汤也，而灸法在其中。师爱惜其脉为何若？缘彼证其脉数而有热，不得卧者死故也。何独本方宜合四物汤耶？地芍与静脉无抵触，芎归与动脉有抵触，芎归是血分气药嫌其提升血逆也。本证动脉静脉无短长，得胶艾为向导，当然领诸血入胞中，不名艾胶汤者，胶潜于艾，后纳则胶为首途，且有三升酒为七味长，甘草又一路缓其痛，尚有何物生阻力乎。曰不差更作，犹防三服未竟全功也，是亦教人服汤当紧持到底也夫。

妇人怀孕，腹中㽲痛，当归芍药散主之。

本条㽲痛二字更茫无端倪，以腹中有孕在，痛之枢纽系乎胎，缩小胎形在中心点，状如枢纽，故曰㽲也。㽲音绞，绞训爻，爻者交也，两爻交结之互形，痛处肉起者是。不能借镜上两条，胎胀之腹痛，胞阻之腹中痛，囫囵目之也。凡怀孕之始，怀天一之水者半，怀地二之火者亦半。一为父，受气于父其孕水，二为母，受血于母其孕火。造胎未完之时，正水火互根之候，本不至于痛也，及坎肾器成，则坎卦为血，明乎坎水藏于母，妊娠遂包含火用事，火在下而为血，水在上而为气。观诸生有自来之赤子，其面最富于血者，良由其结体之先是倒形，对照其母之倒影，故面色居然母气血之印象也。然必藉母气之升降为升降者，母之天气降，胎首西向即其候，随形之血亦西流；母之地气升，胎首东向即其候，随形之水亦东流。水血既分为两路，从无㽲痛之理，若水余于血则两相阻，左纽右缋失其常，师以一㽲字形容之者，言其水与血滚作一团也。何以下血耶？水结血亦结，宜其不下血，下文生后水与血俱结在血室，尚无血下，况结在腹中乎！彼证立大黄甘遂汤，责重在去水一边。曰顿服其血当下，生后容易积瘀，不能不牺牲新血故也。本证当留其血为有用，水亦当留也，固不排其血，略杀其水足矣。假令竖体之胎果何若？是火上水下为未济，彼孕妇吐血，其经逆行，即反常之妊娠病，极其弊则临产得子悬证，其胎侠冲气而直上，反害其母者有之。可悟物物一太极，太极之大者，有天经地纬之缠度在，其交气也逆，故其垂象也倒。若收入母腹之中，却退藏于密，㽲痛无非聚痛在太极圈之端的焉耳。仲圣从无形之璇玑上着眼孔，本《内经》常取病在中之法以立方，非明犯其胎也。当归芍药散主之，方旨详注于后。

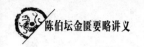

当归芍药散方

当归三两　**芎䓖**半斤　**芍药**一斤　**茯苓**　**白术**各四两　**泽泻**半斤

上六味，杵为散，取方寸匕，酒和，日三服。

方中六味药，前三味主血分者半，后三味主水分者半，合治却分治。散也而以酒和之，曰日二服，初服趋势在散血，二服趋势在散水，此分风擘流之手腕也。独是《本草经》称久药除血痹，破坚积，破除是其专长也。犯中否耶？况一斤之多，比诸药等分大有轩轾耶？上文自篇首立桂枝汤，至上条胶艾汤，方方有芍药，下文当归散，芍药亦一斤，假令芍药与妊娠有抵触，虽轻用之仍防其获咎也。修园因太阴病续自便利减芍药大黄，遂同一例看，诬芍药攻下之力，不亚于大黄，又何说以处桂枝茯苓丸证胶艾汤证之下血，芍药得与芍其功乎？命方胡不曰芍药当归散耶？当归主妇人漏下绝子，芎归主妇人血闭无子，二药正孕妇之护身符，故方名则君归而佐芍，方次则先归而及芎，芍药不能功居芎归之前者，非奚落芍药也。芎归遇血便交融如水乳，就支配芍药，三物未必不相投，特信用太过，芍药究不如芎归之温和，在狐疑其生阻力者，不免吹求及之。《本草经》称芍药，又独有止痛二字也。长沙之器重芍药，桂枝汤用以契合太阴也，宜其一路行芍药，一眼注射下言太阴当养不养六字，虽谓芍药即胎元之翼卵可也。无如芍药与水气无关系，倘芍药为水气所持，妊娠之桎梏如故也。更有何药拥护其胎耶？茯苓降天气，白术升地气，令胎神从容活动于气交之中者，母腹中还有小天地代行造化主故也。且有能行水上之泽泻，令水去而波不兴，是芎归芍又不能专美矣，亦非血与水一律告肃清也。血有血太极，水有水太极，觉水与血若循环，将左回而右转，不明言下血下水者，实顾全其水与血，异明方无乾产之虞，而立方之真谛，在孕妇亦习焉而相忘，愈以见长沙之大德，永不绝于人间矣。

妊娠，呕吐不止，干姜人参半夏丸主之。

本条注家都以恶阻二字为注脚，吾非谓其说出题外也，特恶有恶之原因，问其胎何以恶？注家未尝写出其作恶何若也；阻有阻之实情，问其恶何以阻，注家未尝写出其所阻何在也。是恶阻二字还要加注脚，无宁直指之曰呕吐不止，反予人以共见，不胜于孕妇腹中，若藏一个闷葫芦耶。顾同是呕吐也，亦受孕报信之常，群医可以不负责也？若呕吐不止，中工遑袖手乎！抑依然以恶阻二字解释孕妇乎？勿恃有干姜人参半夏丸在，藉此讨便宜也。然使人人粗知长沙方能放诸皆准，就令不明其所以然，亦足为长沙之代价也。吾窃取仲圣无言之旨，为呕吐不止四字赞一词，显绘出长沙句中之眼，握顺逆二字，可以点妊娠之睛矣。逆生乃胎元之顺，顺生是胎逆使之然，观产时必先首出产门，倒出也，俗称之为顺产。若身先出则分明直出也，俗称之为逆产。岂真关于产妇反侧之神通哉，乃出其生有自来之倒体以示人，证明其造物生成之无所憾，是盖其倒生也。与冲气得其反，故月信如相失，于胃气受其正，故食物仍相得也。要其所以背冲气而就胃气者，避免经血之漏下，而后阳明长之，太阴养之，阳精居中土，阴精存地下故也。苟以冲气为傀儡，视胃气若寇仇，与忤逆胃气何以异，非恶阻而何！恶阻因非孕妇所乐闻，亦非其母有恶性遗传也。语无泛说之仲景，岂肯入妊娠之罪乎，而长沙之福音，亦不至以恶声诬孕妇也。治之奈何？逆者顺之，于法为逆治，却亦从治也。以彼胎形本是逆，对观之必子与母逆，而后可以遂其生，出世后又人与天地逆，戴九履一，左三右七，竖立于气交之中，而后有三才，易之为数逆数也，《洛书》所以逆河图也。干姜人参半夏丸主之，对于其母为逆取，对于其子亦逆取也。夫何恶之有！方旨详注于后。

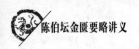

干姜人参半夏丸方

干姜　人参各一两　**半夏**二两

上三味，末之，以生姜汁糊为丸，如梧子大，饮服十丸，日三服。

本方何以不见上呕吐哕条下耶？余证不具论，例如胃反呕吐之大半夏汤证，诸呕吐之小半夏汤证，与夫干呕吐逆、吐涎沫之半夏干姜散证，似可引为本题之注脚也。吾谓胃反二字还算对题，尚未对尽全题也，半夏一味更不对题矣，凡呕吐都是正用半夏以止吐止呕，《本草经》称半夏能下气故也。本方反用半夏以下气，止呕止吐犹其后也，缘妊娠以半夏为禁药，群医不敢中孕妇之所忌者，认为下气则犯胎也，宜乎半夏久为社会所吐弃，皆由人第知呕吐为胃反，而不知其因胎反之故，反其胃，焉能以敷衍胃反之药，敷衍胎反乎！夫胎向上而抑之使下，势必反者反之，才不反也。仍是正用半夏，若反之太过，或下之又下，更无从反上矣，如之何能令其不逆上者半，不堕下者半，适肖其固不反上，亦不反下之垂象乎？可悟本证除却半夏无两全，虽谓为半冬半夏无不可也，一经仲景之操纵，半夏之名义益显矣，诚以胎气上逆，正如夏热之炎，孕妇往往恶热而饮水若呕者，阳盛于外，则伏阴在里，重热则寒者以此，火水未济者亦以此，不离乎胎气反侧无常者近是，是亦竖起其胎之渐也，能免将来不乞灵半夏乎！本方作汤果何若？因胃反呕吐则宜汤，因胎反呕吐则宜丸，就如似呕不呕，似哕不哕之生姜半夏汤，显非为呕吐而设，生姜且用汁矣，亦主汤不主丸，丸者缓也，转圆之中，不取其急取其缓，然犹恐半夏之温降，得半而中止，致令竖起之胎易为横，纵有干姜人参而无所用，是反穷三味药也，惟加以滴滴归源之姜汁，糊为丸梧子大，言其小也，比诸胎形，奚止细十倍，饮服十丸，日三服，未为多也，不持为半夏加倍写，为干姜人参亦加倍写也，又何疑于半夏之犯胎乎！

妊娠，小便难，饮食如故，当归贝母苦参丸主之。

本证之胎其形低，一落而着于下怀，仿佛堕胎如指顾间事，异在饮食如故犹自若，与下文妇人杂病饮食如故之肾气丸证将毋同。彼证报信在不得溺，其胞转；本证报信在小便难，其胎不转也。彼证由于肾气过于上，胞系为被动，不当转而转，从肾左转过右，则反折其胞门。本证由于地道过于卑，胎卵为被动，当转而不转，从腰上转落下，则阻滞其子户。胞转与膀胱有关系，膀胱者胞之室，胎不转亦与膀胱有关系，膀胱即尿之脬也，胞门子户鼓动膀胱之气化，而后有便溺，反是虽饮食如故无当也。盖必胞血陷斯胎气因而陷，转圆之力在冲任，非单独肾气丸能兼顾也。胞在左而不通气于右，冲脉引之而不上，是胞与胎相失。胎在右而不通气于左，任脉曳之而不起，又胎与胞相失。成何活泼泼地之母腹乎。其饮食如故也，勿徒羡其胃气无恙在也。冲任为经络之海，与水谷之海互为其盈虚，写坤元入饮食之中，足征水谷之羡余，尚资生其脉气，饮食非细故也。妊娠能与父天地母仍相得，则大有余望也，胎受气于父，其亲上也，法天象之垂形。胎受血于母，其亲下也，本地德为厚载。故母腹一方圆之宇，胎元恰在气血之环中者也。天气右而左，胎趋左以受气，地气左而右，胎趋右以受血。要皆藉膀胱之气化为转移，冲任二脉亦与有其功，小便利则神机已转矣。饮食不过日用故常之事，非所论于初时不能食焉已。治之奈何？行当归散果何若？彼方寓安胎于养血之中，为易产而设；本证产期未至，当归散嫌其催生也。与白术散又何如？彼方完全以胎元付诸太阴，圈开牡蛎界线，本证未能受范也。如欲其子与母若离合，法惟提举其胎于太虚寥郭之中，自有与生俱来之宝贵，与胎元相终始，非母腹所能私也。长沙则安放其胎斯已矣。当归贝母苦参丸主之，岂干姜人参半夏丸可以滥予乎！方旨详注于后。

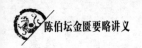

当归贝母苦参丸方

当归　贝母　苦参各四两

上三味，末之，炼蜜丸如小豆大，饮服三丸，加至十丸。

本方何以君当归耶？《本草经》称其主漏中绝子，漏中二字，已被神农洞见矣。上言漏下不止，指血不止耳，又曰妇人有漏下者，亦指漏血而言，防其不利于胎，由血漏也。下言妇人陷经曰漏下黑，赤血易为黑，都从下部审出，非漏中也，漏中是下部不见血，中部之血，漏归何地耶？乃曰绝子，首条师则绝之三字，乃长沙之福音也。绝者隔绝之谓，不绝令其绝，正长沙善处妊娠之骨肉，绝之即所以续之，另组一小天地以安放其胎元，才作惊人之语，反言桂枝汤不自有其德也。若子不绝母绝之，是不留余地以处子，漏中兼漏子也，当归则提举其胎以居中，复引经血为翼卵。凡妇人物色当归为幸事也。佐以贝母果何取？贝以背应物，古者货贝行于市，可爱在背文。贝母名者，寓言其生而有背负其母之灵，可悟一名一物之微，具有负阴抱阳之义蕴在其中也，且生之来，谓之精，贝母之顶若珠圆，适肖含生之阴精垂其象，《诗》谓言采其蝱，蝱音莔，贝母是也。其子团聚于根下，其曰女子善怀，亦各有行，贝母与同根有关系，故贝母之安胎以义名。可以又用苦参矣乎？《本草经》称苦参主溺有余沥，贝母主烦热淋沥，浅言之则二药主治异而同，大都为小便难而设。不知苦参汤师尝用以熏洗下部，为蚀于阴立方，以其本原于地下之火，火生苦，出于地面则为阳，味苦而克与人参为伍者，是亦变化人类之父母也，其功岂在当归贝母下乎！勿疑苦参入腹，如下文《千金》三物黄芩汤多吐下虫也，其说若验，是孙氏不善用苦参之过，特饰词惑众耳，彼岂苦参之知己乎！

妊娠，有水气，身重，小便不利，洒淅恶寒，起即头眩，葵子茯苓散主之。

书妊娠有水气，非众目共见其有水也，惟独具只眼之仲圣能看破耳。书身重，重而不肿，仍与五水无涉，下言从腰以下重如有水状，曰怀身七月，状水诚有也，特非五水之水故曰如，本证显有水气在，与下文水状不同论。彼证是原有之护胎水；本证是本无之水也。彼证曰不得小便，小便亦其所自有，无如欲小便不得何；本证曰小便不利，虽得小便而不尽小便之长，仍与未尝小便等，小便不利还算在水气所见惯，合观身重，亦有风水一分子。若洒淅恶寒，上文瘗肿条下仅一见，五水门未之见也。《脉法》谓阴气上入阳中，则洒淅恶寒，阴者水也，太阳阳也，外主毫毛，形容其毫毛之煽动自内出，一若水气挟风气而来，故曰洒又曰淅也，是水从下而上，与支饮同一例看矣。支其水并支其胎，水气胎气合并如直竿，则冒眩不能免，师谓心下有支饮，其人苦冒眩是也。曰起则头眩，无冒字，郁冒又属产后之问题是妊娠有妊娠之头，产妇有产妇之头，产妇喜头汗，本证无大汗出，眩而不冒者，明乎其非郁冒使之然也。行当归芍药散可乎？彼方有泽泻在，且有茯苓在，不患其水之不去矣，其余芎归芍三味，非孕妇之通方耶？彼方为血与水互结于腹中，针对㽲痛与药也。本证无㽲痛二字，去水则三两茯苓足矣，勿令其水直笔落也。直落则水气去而不留，胎气不能留而不去，是不犯胎之犯胎也，如之何能顾全双方之妙药，令水气曲折而趋下，胎气则蜷伏于当中乎！葵子茯苓散主之句，方旨详注于后。

葵子茯苓散方

葵子一斤　**茯苓**三两

上二味，杵为散，饮服方寸匕，日三服，小便利则愈。

葵子隆冬不萎，皮如水色，类万物之合藏，沸去其皮，则赤如鲜血，两角张而凹，如剥菱角肉，师取以象湾抱之胎形，可谓曲绘苞符之秘。一升葵子，蕃衍极矣。盖怀胎十月者，天干之纪也，天十日而尽于癸，葵从癸，葵与天癸相终始。葵又与揆通，妇人月信与天干其揆一，盖受孕后当然经水断。历十月则天癸复续无愆期，妇人当以螽斯颂天葵也。修园疑其滑胎，无非对于方下小便利则愈五字，而加以微词。不知利小便是茯苓之注脚，非葵子之注脚也，利水而不伤胎者，赖有天葵子在。顺流而下者水也，脱令胎巢随水道以漂流。立何法以止截之乎？仲师于是授中工以曲从之诀，非屈曲其水，便屈曲其胎也。胎有胎太极，水有水太极，水之竖体为假相，胎之竖体为真相。胎垂象而曲抱，水自欲去而悠悠，不知者以为葵子听命于茯苓，实则茯苓听命于葵子，不命曰茯苓葵子汤可见矣。葵子与贝母有高下之殊，贝母之子生于根下类如芋，设或以手援之，无殊绕母之膝，冬葵之子生于枝上强于萼。设或以手护之，无殊恋母之乳也，此皆仲师透过一层以安胎，苟非从人道上着手眼，安能有此妙想天开之方乎！

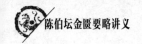

妇人妊娠，宜常服当归散主之。

书妇人妊娠，何以不立证耶？无病故无证，何以又立方耶？撇开上文所有证治不具论，一若本条另立无证之方也。无怪乎注家宁持勿药有喜之旨，误解首条则绝之三字，视为禁绝医药之代词。凡遇怀妊六七月，都可以不了了之，不知前路条条有证具，无一是备而不用之方也。毋宁谓本条无与药之必要，犹有说也。孰意仲圣对于无病之孕妇，更不忍坐视乎。后人不明方旨，抹煞长沙之大有造于妊娠者多矣。吾尝窃取仲圣之意以说明之曰：此为脱胎，无其证而有除旧更新之端倪，脱者离也，跟上则绝之一言进一解，胎受血于母，怀妊积血已久，当脱离不足惜之胎垢，胎元复以新血还诸母，母血不患其不足，胎血不至于有余，斯母安子亦安也。于何见之？方下云妊娠常服即易产，于言外见之，且曰胎无疾苦，产后百病悉主之，更说不尽其后效矣，字字为胎产谋幸福，特于闲中写出，又似仲师有意为五味药讨便宜，实则能为天下父母之仲圣，故能尽人之性也。何以曰宜常服耶？得毋孕妇一月后，宜守服五味散，到底无已时耶。常字非指长期之谓也，乃短期之谓。与平常人异曰异常，与平常人无异曰如常。孕妇如常之日少，果能行所无事以任胎，不为新旧血所壅遏，腹痛证固不具，疠痛证亦不具，饮食起居，习为故常，非幸有服药之时机哉。假令子气与母气相夺，是血与热争，谈何容易得平人之血，如首夏之清和乎。彼半产妇人，多数害于血，非热助母为疟，则热助子为虚。下言曾经半产，瘀血在少腹不去者，殆怀妊时未经脱胎，以致热则遗于母，毒则遗于子，未易一旦解除也。驯至妇人年五十所，犹有后患者，职此之由。必也子仰给于母，而血不靳与；母取偿于子，而不靳与。血脉交注者常也，反此者病。服药而不反其常，庶足以补救天地生人之憾也。曰宜常服当归散主之，非常之效果在将来，未审中工能从未病之孕妇着想否耳。方旨详注于后。

当归散方

当归　黄芩　芍药　芎䓖各一斤　**白术**半斤

上五味，杵为散，酒饮服方寸匕，日再服，妊娠常服即易产，胎无疾苦。产后百病悉主之。

《素问·奇病论》曰：人有重身，重身即妊娠之代名。孕妇少谈其事，吾谓胎元所以有二身者，犹太极之身两仪，其一生而着实者，存于母之腹，其一生而虚悬者，薄于母之身。《经》曰：两精相搏，谓之神。有仪可象者以此，重身居然一而二，又曰两神相搏，合而成形，两仪生四象者以此。重身又居然二而一也，术家谓孕妇另有胎神在，非尽无因也，谓之玄生神，诚以苞符之秘，往往无其事而有其理，不离乎一生二而二生三者近是。有周一母而孳生四乳，可悟阴阳不测之母腹矣。仲圣寸心通造化者也，洞见其成胎伊始，得水上火下为覆载。提举其胎者水之气，流动其胎者血之神。水气受诸父，血神受诸母。其水毋庸还诸父，无从酬报于父也；其血必须还诸母，用以酬报于母也。留水气以送胎，易产亦水气得与有其功？留血神以奉母，产后得以减其病也。上文胶艾汤内有芎归芍，当归芍药散内且有芎归芍术也。较诸本方同不同耶？上两方治已病，本方治未病，故方下注脚为特详。上两方顾全胎之身，本方兼顾胎之神。同是安胎，师谓胎无疾苦者，以胎神未伤故，其神得以完固者，以有最优美之血神为保障故也。独是芎归芍术，则早著成效矣。黄芩向未见用也，不患黄芩与诸药不相得耶？正惟脱胎不可无黄芩，五味药非亟以求知己也。令孕妇先受诸药之赐而不觉者，此其所以谓之以平常药，馈饷平常人，其神效则如操左券。师宁自阿其所好者，仁者之言其利溥，况仲圣具有救人之苦心哉。

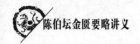

妊娠养胎，白术散主之。

养胎亦有方耶？大都如上言饮食如故，资养料不为少矣。中土为万物之母也，得毋仲师尚嫌其失养耶？妊娠师明曰不能食，奚止吃亏在胎，其母吃亏尤甚也。岂非桂枝汤可以代斗米耶？又非也。师未有重提如桂枝汤法将息七字，是啜热稀粥一升余亦无取，且曰则绝之，绝胎即绝粒也。于法六十日行桂枝，分明非为养胎而设，特交通太阳太阴，则非桂莫属。护胎当以太阳为之前，养胎才以太阴为之后也。然则不须谷养耶？有生气之少火在，《经》谓气食少火，故气有余即是火，是气是火即是食，与人间火食不同论，乃关于先天作用，不能食抑亦无须食，此其所以名妊娠也。母体亦本原于坤道，其生生不已者，无非阴用事。母亦名太阴也，太阴又主腹，胎在腹中，成男即阴中之阳，成女即阴中之阴，阴阳便是变化之父母，母腹亦返本于河图，一若以先天养先天而自若，彼仓廪之官庸或缺于供者，乃后天之事。其母无所用其诛求也。下条言太阴当养不养，不曰脾脏当养不养，言外见得脾土可以不负责者然，脾湿土也，倘寒湿相益，匪特不长胎，且伤胎也。下言妇人伤胎，从腰以下重如有水状，显系土不制水之明征，安用此不成化生之器乎！胎者稚阳之称也，根生于一阴者也，一阴生则三阴因而王，四时皆可用者太阴也。师认定非藉广生之阴气，不足以涵阳，特立白术散散脾精而布诸腹，令胎元与中土若离合。明乎胎形尚未戴天而履地，本非假定脾土为寄托也。惟功在太阴者，归者太阴，太阴亦不自有其功也。养胎如春阴之养花，法惟移其花以接受雨露之恩而已，方旨详注于后。

白术散方

白术　芎䓖　蜀椒三分（去汗）　**牡蛎**

上四味，杵为散，酒服一钱匕，日三服，夜一服。但苦痛，加芍药；心下毒痛，倍加芎䓖；心烦吐痛，不能食饮，加细辛一两，半夏大者二十枚。服之后，更以醋浆水服之。若呕，以醋浆水服之；复不解者，小麦汁服之。已后渴者，大麦粥服之。病虽愈，服之勿置。

白术非脾家正药哉，胎元非脾家之养子哉！老子谓无名天地之始，有名万物之母，脾有名者也，母亦有名者也，只可谓之有资生一分子，而资始若无与焉。胎无名者也，乃倥侗之称，未有男胎女胎之定名，第以胎元二字浑言之，却与乾元坤元同其称。元字即天地纪元所自始也，无何而父天母地之名，遂成为公共话。于是玄之又玄之人道益微矣。难测在众妙之门，仿佛移入母腹之中，未有元坤乾元为接受故也。求一可为母腹写照者，惟细入无间之阴阳，语小便是大哉乾元至哉坤元之缩影。缘阴阳有动静，动静二字，即腹里之题珠也。太阴主腹者也，受气于阴者当奉太阴为长养。若以脾土承其乏，脾喜燥而恶湿，寒湿相得，脾亦莫如之何。《本草经》称白术主风寒湿痹，君术一味，已为脾

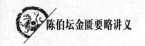

家去其太甚。脾又统血也，又主信也，统血即统胎，或依依不舍，亦脾家之用情。有芎䓖在，补充其血以易其胎，是亦交换条件所应尔也。假令其胎为寒气所稽留，乃有重迁之虑，不可无温中逐寒之蜀椒，领谷气与寒气相交换，《别录》取其主寒湿痹者，以其能轻身也，去汗特避其微腻耳。牡蛎果何取？牡蛎界水滨而生，圈土气入太阴之范围，令胎气离中土之湿，转而受太阴之上之湿，直接中见阳明之上之燥，非有默化潜移之仲圣，焉能健运母腹若无事乎！徐注牡蛎用一分，三分不为过也。酒服一钱匕，即今之二钱，日三夜一服，亦服八钱耳，尚有余药也。曰但苦痛加芍药，无服之后三字，是未服散之前，已露寒状矣。痛者寒气多也，寒伤血，则痛在血，故加止痛除血痹之芍药亦三分。曰心下毒痛，倍加芎䓖毒亦寒也，心下即脾之部分，毒痛恐遗害于胎，有辛温无毒之芎䓖兼主寒痹，故加倍用之成六分。曰心烦吐痛，不能食饮，痛连于胃矣。胃络上通于心也，痛而至于不能食饮，是脾胃悉成为虚器，土气不行已久。常有孕妇不更衣数十日无所苦以，肠胃若废于无用，类皆升降失职使之然。师重加细辛一两，用以升地气，半夏大者二十枚，用以降天气，至此始以天地还诸其母者，句句都是治已病，却亦治未病。末云病虽愈，服之勿置，可见胎前产后长期服，余证不必悉具。加味不加味仍活法也。彼产妇往往终其身而头痛目眩者，吾尝谓其寒气独留于子户，挟任脉而上于头，补行本方多次，而效亦微，曷如提前行白术散，忍痛须臾，便了却异时之痛苦乎。曰服之后，无论日夜，总以服之为主。曰更以醋浆水服之，得毋与服散同功效耶？肝本欺侮其所胜，故以醋浆水转化其肝也。曰若呕，以醋浆水服之，是酒服易为醋服矣。复不解者，又，肝又迁怒于胃，责其无水谷以养脏气也。曰小麦汁服之易为麦服矣，责为肝谷，得食则肝必罢矣乎。曰已后渴者，以食麦为未足，转而思水，大麦粥服之，汁易为粥，则饮食如故矣。曰病虽愈服之勿置，无他病，便无种种痛证，亦无加味之必要也。当归散能赅括百病，本汤奚止为流散无穷之痛状立方乎。

妇人伤胎，怀身腹满，不得小便，从腰以下重，如有水气状，怀身七月，太阴当养不养，此心气实，当刺泻劳宫及关元，小便微利则愈。

书妇人伤胎，妇人亦肯任过耶？讳疾忌医，只知勿药有喜者妇人之常情，驯至胎有恙而不自觉，故曰妇人伤胎，不能委咎别人也。曰怀身腹满，不曰腹中满，腹之中央即是脾，脾为五脏之一，存精气而不泻，故满而不能实。若满而且实，是实其腹者脾，满其散者太阴也，太阴主腹者也。太阴属气化之范围，本无所谓实，亦无所谓满，得小便其不加虚也如故，不得小便其不加满也亦如故，从容不迫，乃太阴完成之一太极也。若小便有遁情，腰以下将变为水。曰从腰以下重如有水状，当利小便矣乎。夫使有水是真相，则腰以下肿矣，乃曰重不曰肿。又曰如，就令利之，而小便依然不得也。曷云其有水状耶？彼非如上文葵子茯苓散证，明曰妊娠有水气也，良根由妇孕一月，以一水一火为本，其受气于父也，有天一之水在。其受血于母也，有地二之火在，胎成而水与血又为胎元之枝叶，却与枝叶若离合，水有水归宿，血有血归宿也，要其多此一块肉，而不讶其重者，自有轻清之阳为保障也。诚以怀身七月，身内物已付之太虚寥郭之中，托庇于手足太阴为翼卵，太阴生之，当然太阴养之，母体本属太阴故也。乃曰太阴当养不养，安有母而不养子者，岂非厚诬太阴哉。曰此心气实，心气无恙则如彼，心气有恙如此。此之谓脾实心亦实，且与阳明之胃家异而同。《经》谓二阳之病发心脾，曲在妇人之脾太越俎，脾家认之如己子者，太阴不得不弃之不以为子矣。所不便宜于脾者，不实易为脾家实，若腐秽当去者然，亦不便宜于母胎者，实伤脾，所以脾伤胎，不能责诸太阴也。胎之根荄在水火，心肾才是胎元之父母。心气实当然肾气虚，肾为水脏，胎水发源于肾，伤水即伤胎之源，当留其水为送胎用也。无如脾家统血不统水，水去而血独留，诸血皆属于心，但曰腰下如有水状，不曰如有血分状者，凡孕妇土气与水气不相得，牺牲其水而不自知者类如斯。曰当泻劳宫及关元，劳宫心之穴，关元肾之穴，心可泻而肾不可泻，实则泻之，虚则补之，续回水火之互根，令胎水下归于坎泉，以小便微利为效果，胎无疾苦犹其后，果水吸互动而生阳，水火互静而生阴，阴阳复则愈矣。吾为不谙刺法者进一解，补行白术散则已迟，八味肾气丸庶可借用也。

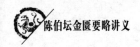

妇人产后病脉证治第二十一

问曰：新产妇人有三病，一者病痉，二者病郁冒，三者大便难，何谓也？师曰：新产血虚，多汗出，喜中风，故令病痉；亡血复汗，寒多，故令郁冒；亡津液，胃燥，故大便难。

妊娠条下师曰绝则之，既首推桂枝矣。新产妇人还绝之否乎？孕妇患在种种有合而无离，立方以绝字为线索。产妇患在种种有离而无合，立方以续字为线索。绝之续之，无非活动其神机。桂枝汤一中与一不中与也。下文产后七八日曰无太阳证，已撇开桂枝汤不重提。两见大承气汤证，亦明示产后与胎产治法有异同。师又谓产后风续续，数十日不解，续之又续，风邪焉能续太阳。再则曰虽久，阳旦证续在者，可与阳旦汤，不得已变通行桂枝耳。三续字非点产妇之睛而何！问曰新产妇人有三病，即三种断绝病之词也。一者病痉，是项背与胸绝；一者病郁冒，是头汗与血绝；一者病大便难，是化物与肠胃绝。要皆阴阳不续之原因，最可悯者手足太阳如断藕。下条首方又器重柴胡，用以匡桂枝之不逮。柴胡以下，方方不离个续字诀，立证则遥应上文子脏开个开字，生出个阖字。缘产门开后，阖力尤倍于开力，其阖之无可阖者，惟大汗为然。大抵妇人在草蓐，必发露阳气，魄汗遂奉一鼓之阳气以出，故产妇以头汗为最多，多汗不嫌其太过者，无汗则并一万三千五百之毛窍，无一隙之开矣，故曰产妇喜汗，不喜全体封闭也。曰血虚，多汗出，在平时则夺血兼夺汗矣。毕竟汗与血分两路，血罢而继以汗者为多数。曰喜中风，既喜汗出，又喜中风，总以汗孔之空窍为未足，转乐受其无益卫生之风邪，风者拦截阴阳之贼也。曰故令病痉，不断折阴阳之道路不止矣。曰亡血，复汗，血汗相间，剧则龙战于野，其血玄黄者非汁。差幸寒多于热，假令发热而汗出不解，热为阳也。孤阳垂尽未可知，下条血虚下厥，且无发热，正火郁不发之端倪。曰故令郁冒，冒家欲解，必大汗出，可知非汗不能续血，非血不能续汗者，郁冒则然，汗为血液故也。曰亡津液，大肠主津，小肠主液，端赖脾能为胃行其津液，而后受盛之官，化物有液在，传道之官，变化有津在，糟粕而后得泌汁而利于行也。曰胃燥，必靳泌汁而不予，故大便难。举三病以为例，其余一丝不续则霄壤判，奚止与大便有关系乎！

产妇郁冒，其脉微弱，呕不能食，大便反坚，但头汗出。所以然者，血虚而厥，厥而必冒。冒家欲解，必大汗出。以血虚下厥，孤阳上出，故头汗出。所以产妇喜汗出者，亡阴血虚，阳气独盛，故当汗出，阴阳乃复。大便坚，呕不能食，小柴胡汤主之。

书产妇郁冒，所郁者何因？所冒者何物耶？曰其脉微弱，点其脉，即点阴阳，微弱是无阳脉，谓之绝其阳。曰呕不能食，食入于阴，斯长气于阳，无阴以为味，是又绝其阴。曰大便反坚，下焦无软化，则上二焦不联属。三焦者水谷之道路，气之所终始也，亦少阳火气之游部也，毋乃火郁不发在于是耶。曰但头汗出，头圆象天也，汗出必三阳有一失，奚止阴阳不联续，天气地气又相失可知。夫既多汗出矣，复汗矣，又头汗出，何以不得续自微汗耶？环顾产妇，则恍然悟矣。盖有所以然者在，产时地气

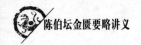

用事，地气开则泻而不存。产后必天气用事，天气阖又存而不泻，天气者手太阴肺之称也，为开者也。肺气反开而为阖，皮毛遂反阖而为开，是皮毛汗出之所以然。曰血虚而厥，脉者血之府，无血以续血，当然无脉以续脉，阴阳气不相顺接便为厥，非必逆冷形诸手足也。曰厥而必冒，写厥字入冒字，冒以蒙其厥，是阳气者塞闭，地气者冒明之厥，非寒厥热厥之比，上言寒多不曰热少可见也，即伤寒厥阴病郁冒汗出而解，病人必微厥者非欤。曰冒家欲解，必大汗出，血虚安得有如许之汗耶！伤寒服桂枝汤，则曰不可令如水流漓也，大汗出后，则大烦渴不解矣，胡冒家独以大汗为乐观耶？此又营卫阴阳皆皆阖实，营卫者精气也，与魄汗同其源，血者神气也，与营卫同其类。肺之脏真高于肺，以行营卫阴阳也。肺气一阖，经气脉气必并趋于一途，转实填其血路，大汗殆从实处出，非从虚处出也。不顾虑其汗多亡阳耶？阳明富于汗，阳明之阖不待言，少阳必三阳合病，合目才得汗，独太阳外主毫毛，汗出与太阳有关系，特太阳已轻弃其身而他顾，以血虚下厥，令足太阳无立足之地，于是归并手太阳，则其势益孤。因手足太阳有合而无离，便与阳明少阳有离而无合，故曰孤阳。孤阳带冒气而上出，以覆帱其头，又非孤阳外越之候也。头者精明之府，一旦转移其冒气，三阳自隐隐若离合，故以头汗为报信，与但头汗出不同论。此本条止有亡阴字样，无亡阳二字之所以然。然则实际上确已亡阴耶，又有所以然者在。以产妇不以亡阴为可悲，反以汗出为可喜，亡汗庸可续，亡阴不可续也。胡为一若愈汗出而阴愈无恙耶？彼非生产血亡，继以亡阴也，不过亡阴于血虚之中，非亡阴在亡阳之顷，阳存则阴亦存也，乃曰阳气独盛。胡与微弱脉相反耶？彼非阳脉独盛，亦非阳气独浮也。殆血虚之对观，阳并于经血则不盛，是不当汗出之所以然。阳并于卫气则盛，是当汗出之所以然。营卫既不蹇于行，自尔行阳复行阴，周而复始，营卫复斯阴阳复。苟非汗出，复阴阳亦非易事，乃复云者，岂占勿药乎哉！曰大便坚，呕不能食，仍有所遗也，胡再三叮咛至是？为小柴胡汤证另立法，在伤寒则柴胡证不必悉具，则本条亦但见一证便是。不是伤寒病，便是柴胡证。小柴胡汤主之，何以不用诸妊娠耶？治胎产惟有绝字诀，是首立桂枝之所以然。治产后惟有续字诀，是首立柴胡之所以然。二汤恰相对照，方注从省。

小柴胡汤方 （见呕吐）

病解能食，七八日更发热者，此为胃实，大承气汤主之。

书病解，诸恙悉除矣乎？解松者什之九，还有一丝不续则霄壤判。产后开手足太阴独迟者，以阳明本阖，反应产门之开，其阖自倍。太阴为阖力所持，欲复开手太阴而不得，故须太阳少阴有转机，乃太少相中见使之然。少阳厥阴有转机，亦少厥相中见使之然。无如阳明太阴则中断，阳明者胃脉也，为十二经脉之长，胃家气多血亦多，有转移经脉之大权，孰意其反置水谷之海而不用，致大便益坚乎，此亦关于妊娠太阴当养不养之原因。太阴从本也，从湿者也，湿气即养胎之资料，阳明从中见，亦从湿也。若脾家代为之养，与太阴一而二也。脾又喜燥而恶湿，其中见阳明之燥，亦并于脾，宜其只以燥养胎，未尝以湿养胎，迨产后而燥气未过去者，职此之由。惜当时未受桂枝汤之赐，通信在太阴与太阳，有太阳为之表，自有太阴为之里。阴阳相互用，何至产后尚有流弊乎！若长此仓廪之官燥用事，病解仍是假相也。曰能食，能食即胃燥之端倪，勿谓柴胡汤主不能食也，就令能食过之，坚予小柴胡汤有七八日之久，亦无取大承气汤为后盾也。曰更发热者，又显非受柴胡汤之赐矣。柴胡汤非寒热有分哉，不更寒宜更热，与寒多二字相去远甚也。是谓寒热不相续，则虚实亦相去，热字从燥字生出，属浮虚一边说。实字从食字生出，属满实一边说，曰此为胃实，与阳明胃家有异同。阳明有但发热之大承气汤证，无更发热之大承气汤证也。阳明没收余热以入里，为实者气入。产后反逼浮热以向外，为虚者气出。以至虚之人得实病，惟产妇则然，总觉一虚一实若断为两人。其出胃气以求食也，虽虚而不馁，其入食气以填胃也，虽实而能容。曰宜大承气汤主之，用以杀食气，亦不戕胃气，四味药且兼有续绝伤之长，故以承气命方。入腹则食气承胃气，实者化为虚。地气承天气，虚者变为实。非匡小柴胡之不逮也。有柴胡而不用，宁乞灵于大承气，未免失诸因循也。胡不以大柴胡汤下之耶？彼非柴胡病证未罢也，病解行大承气，无所谓下之则愈也。犹乎病未解行小柴胡亦无所谓得屎而解，可悟产后多数无形之证，立方亦解于无形，主治固出人意外，后效亦非予人以共见也。

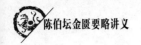

大承气汤方：见痉，方注从省。

产后腹中疠痛，当归生姜羊肉汤主之；并治腹中寒疝，虚劳不足。

本证又开放血海，缩短冲任矣。冲任二脉起于胞中也，何以《经》又谓冲脉起于气街，任脉起于中极耶？二脉为经络之海，起而复起，正见其脉道之悠长，侠脐上行者冲，循腹里行者任。二脉会于咽喉，冲则尽于唇，任则尽于目，于是悠悠而下，常冲任之离合若循环，无何产门一开而旋阖。凡被动者如行末路矣。带脉有无关系耶？带者腰之束也，界腹中之上下者也，下上其带者冲任也。带以上与热带相仿佛。带以下与寒带相仿佛。一旦为亡血牵累，带必沉，名曰带下。形容带脉低落，而不能高举也。是又亡血故没收冲任于寒带之中，不象如热无热者，转象如寒无寒，寒疝遂乘机而起。盖冲脉病急，任脉病疝，方书谓三阴急为疝者以此。下文妇人杂病中，师言此皆带下，绕脐寒疝证亦具，是冲任带脉，适为疝气之厉阶也。凡此都以类相从之奇经八脉病，寒疝二字不过举一以例其余，假令真寒疝，在上文当归生姜羊肉汤，有加生姜一斤之例。本证但借观绕脐痛，作疠痛二字之注脚可矣。同是绕痛也，不绕脐而绕其腹之中心点，显见冲任互结，将流散之血，滚作一小团，题珠全个血字。师借用当归生姜羊肉以补虚，非为寒疝处方何待言，方下不备述若何加味可知矣。当归佐生姜，欲助行血分之气耳。且有羊在，羊为心畜，诸血皆属于心，方旨已从生血之原下手矣。诚以羊性最善，善字从羊，羊乐合群，群字亦从羊，群则不相失，善则不相斗，得良好之血以洗新其产后，则续血且和血，孙真人谓羊肉止痛利产妇，可称卓见。条末师谓并治腹中寒疝，虚劳不足二语，寒疝是任脉之注脚。《经》云女子带下，即男子七疝之互词。虚劳不足是冲脉病之注脚，《经》云逆气里急，即虚劳诸不足之互词。绕脐寒疝属妇人病，少腹里急属带下病，合言之无非冲任病之余证读仲景书当会通言外之旨者此也。

当归生姜羊肉汤方：见寒疝，注从省。

产后腹痛，烦满不得卧，枳实芍药散主之。

书产后腹痛，胡偏与太阴为难耶？太阴主腹也，何以上条胃实之大承气汤证，又无腹痛耶？彼证由于太阴不养胎而养血，血神得阴气为涵濡，便与腹气不相矣。胃虽实而不腹痛，血神犹活动在腹也。本证由于脾不统血而统胎，血神无阴气为涵濡，便与腹气不相得，胃虽不实而腹亦痛者，血神非活动在腹也。然则肝又不藏血耶？厥阴又为阖，非阖不能制止其漏血，厥阴病往往其后下血为多数，其所以能留无尽之藏者，肝存筋膜之气，与血脉互为其消长。《经》谓散精于肝，淫精于筋，血神精气，异名而同类，藏精与藏血，二者合而化，是以一而神，孰意产妇尤吃亏在肝乎？肝脉不如经，与经断等。不持留此如豚肝之新血于腹部也，即专精之血，亦无大含细入之灵，是又与肝气绝于内等。诚以厥阴过于阖，则一阴如断梗，连筋膜之地无透窍，独少阳尚隐约封闭在厥阴之隙而已。书烦满，郁则烦，实则满。看似关于将军之官之谋虑，欲操纵血神也。将以新产之血还诸脾，脾不受而归诸腹，一若宁令太阴忍痛须臾也者，太阴果有何术以转移之乎？曰不得卧，勿谓为胃不和则卧不安，漫予小承气汤微和胃气也。《经》谓人卧则血归于肝，不得卧是绝新血之归路也。胡不仍前行小柴胡汤助转少阳耶？少阳转则厥阴当然转，厥阴中见少阳，少阳从本，厥阴不从标本而从中，不患新血无先导也。矧足少阳脉络肝属胆，乃中正之官所在地，欲取决于胆，能勿问津于柴胡乎？师又取材于大柴，变通枳芍二味杵为散，散开厥阴，并散开阳明，才不为双方阖力所持也。枳实芍药散主之，方旨详注于后。

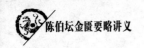

枳实芍药散方

枳实（烧令黑，勿太过）　**芍药**等分

上二味，杵为散，服方寸匕，日三服，并主痈脓，以麦粥下之。

大柴胡汤何以枳实无制法耶？枳实不能代柴胡，柴胡可以用枳实。本方另用枳实又君枳实，何独器重一物若是？在无聊之解释者，第知本方为血分而设，烧黑首味，大都取其与瘀血相投。又曰勿太过，欲留新血于未尽耳。一味立二法，度亦注家所见略同。方下又有并主痈脓四字，更征实其血热所致，故以大麦粥和之。此等注脚，非不自完其说也，却非题无剩义也。《本草经》枳实条下无血字，称其利五脏，益气焉已，非益血也。无论微烧不烧，都与血分无涉。惟芍药同是益气，又主腹痛，除血痹，破坚积是其兼长，治气治血，芍药一味为已足。不曰芍药枳实散，不无轩轾矣。胡不二味合烧耶？不烧芍药，让枳实为先导也。《经》谓实者气入，师正利用枳实以实气入厥阴之门。曰勿太过，即以嫩少略烧之词，缘厥阴愈阖则少阳无从出，得枳实深入其重地，引出少阳，而后可以开放厥阴也。无枳实则芍药不能闯进矣。何以烧令黑耶？枳实先受气于少火，为厥阴求中见。曰勿太过者，冀其与少厥不相失也。以大麦粥下之果何取？麦者肝之谷，故以肝谷为馈赆，先令将军之官，从容以接受。是枳实不啻长沙之命使，芍药遂领新产之血，鱼贯而入者，产妇犹未及觉也。何以又并主痈脓耶？此亦肝不藏血之变迁，厥阴病热气有余曰必发痈脓，自内而外谓之发，无非木郁不达，火郁不发使之然。枳实又当仿大小承气汤法，宜炙不宜烧，药力从中州起行而及于皮肤，不治肝之治肝，则放诸皆准矣。产妇乳疮亦痈脓之属，总以大麦粥为最的。末句何以落在痈脓之后耶？此倒装文体，先点痈脓，见得本方与上王不留行散等方当别论也。

师曰：产妇腹痛，法当以枳实芍药散，假令不愈者，此为腹中有干血着脐下，宜下瘀血汤主之；亦主经水不利。

师曰：产妇腹痛，群医见惯矣。不曰其证备，固非烦满，亦非不得卧，与药可姑待之乎？曰法当以枳实芍药散，就令证不悉具，师尝谓但见一证便是，不观诸上文按之心下满痛行大柴胡乎？彼方有枳实芍药在。曰法当以枳实芍药散云者，明乎其法出自大柴也。前方既非违法，何怪中工跃跃欲试乎！曰假令不愈者，非中工所及料矣，中工仍有词也，枳实非烧令黑，勿太过乎。即不放过其瘀血，复保留其新血，双方兼顾，还有疏虞耶！曰此为腹中有瘀血着脐下，微师言，制方之旨益晦，浅见者反藉以自毫，不知二味纯为肝不藏血立方。不愈二字，明乎药力仍与厥阴不相入也。指明腹中有瘀血，余皆新血不待言。指明瘀血着脐下，余无新血不待言。是新血还浮在瘀血之面，瘀血已沉在新血之底，不着腹中着脐下，连带肝脏之枝叶，为瘀血所重坠。肝脏之根本，为新血所推翻，脐下尤低于季肋也，可见肝部如枯木之倒悬崖，与隐隐之胎形无以异。曰宜下瘀血汤主之，至此始说明个瘀字，殆下之不遗余力矣乎？又非也。瘀血无非新血之变相，师从腹中着手，非从脐下着手也。假新血为后盾，庶不至新血为瘀血之续也。曰亦主经水不利，下言经水闭不利则中有干血，经水不利下仍是血证谛。带下之经水不利，则经一月再见也。本证大都即下条恶露不尽之互词，亦可举妇人经水适来以为例。新血中有瘀血者什之二，有经水者什之三，方无末多之虞，非水无以利其血，非血无以利其瘀，瘀字血字水字宜活看也。方旨详注于后。

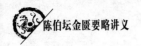

下瘀血汤方

大黄三两　**桃仁**二十枚　**䗪虫**二十枚（熬，去足）

上三味，末之，炼蜜和为四丸，以酒一升，煎一丸，取八合顿服之，新血下如豚肝。

本方非脱胎抵当汤哉！彼证水余于血，实贵在血不在水，握小便利为题珠，师谓小便自利血证谛。举水以见血，始有抵当之足言。在《伤寒》已见之熟，下文主治亦从同。彼条曰经水不利下，水利而血不利，有血等于无血。盖瘀与血合则混淆其血，水与瘀合又混淆其水，宜其水自水而血自血，故以水蛭聚水底之瘀，以虻虫聚水面之瘀，而后得水以行血，得血以逐瘀，抵当二字斯为血字立功也。抵当丸亦同一作用，在《伤寒》则牺牲多少之血，下其后部，在妇人月信，当然下前部之血，兼下血之瘀，血之水也。本证与月信异而同，故曰亦主经水不利也。何以去虻虫水蛭而易以䗪虫耶？产妇自有送胎之水，带新断之血落脐下，立变为瘀者，为其着耳。除着不难，难在令续来之血无变迁，脱令顿失其本来之血色，是又一丝不续则霄壤判矣。其已成之瘀着脐下者，其将成之瘀又着腹中矣。岂非至有历年，恶露终不尽乎？妙有䗪虫长于续血，复还瘀血于新血之中，得桃仁以和之，大黄从而荡涤之。推陈致新之力，当首推大黄。何以炼蜜为四丸耶？符奇经八脉之半，取其趋于下也，与抵当丸同其数。彼条以水一升煮一丸，本条以酒一升煮其一。一者数之始，彼方不下则更服。本方则下血如豚肝，豚肝聚水亦聚瘀，瘀字当于肝内求之。下物未尽，仍更服也。何以但曰下新血耶？征实其瘀血合同而化之词。微一升酒之力不及此，酒为百药长也，蜜与酒非取反势耶？蜜入腹用以聚其血，酒出腹用以散其瘀。一入一出无间断，则散而聚矣。故顿服其一而余其三，亦即服抵当丸不可余药之意也。

产后七八日，无太阳证，少腹坚痛，此恶露不尽；不大便，烦躁发热，切脉微实，再倍发热，日晡时烦躁者，不食，食则谵语，至夜即愈，宜大承气汤主之。热在里，结在膀胱也。

书产后七八日，腹痛又移过少腹矣。尺内两旁即季肋，季肋下连少腹，内连两肾，两肾之畔界又连少腹，少阴之枢之畔界又连季肋也。《经》谓尺里以候腹，尺外以候肾者，肾居腹之后，腹在肾之前，前以候前，太阴之前曰阳明，后以候后，少阴之后即太阳矣。曰无太阳证，胡与《太阴篇》无少阴证同一论调耶？彼证为行大青龙汤示准绳，本证当然为行大承气汤示准绳。胡不明曰少阴病耶？三急下之宜大承气，是少阴为主动。本条乃太冲为主动，少阴而被动者少阴，太冲之地，名曰少阴也。阳明又间接之被动，肾为胃之关也。曰少腹坚痛，血海翻动阴枢之寒，而及于少腹，虽热痛亦有寒分，寒能坚物，故曰坚痛。曰此恶露不尽，渗出浊秽如露珠，故名恶露。曰不大便，少阴急下证亦云不大便，阳明急下证又曰大便难，其余不大便凡三见，大承气汤之端倪，已影出矣。书烦躁，阳明少阴凡行大承气汤条下无烦躁二字，不过心中懊而烦者一，烦仍不解者又一耳。发热则阳明诚有之，少阴惟有反发热焉已，发热便不得为少阴。烦躁发热，何得为无太阳证耶！不知产妇之太阳，已不能独当一面，桂枝汤亦不重提，其留阳气于未尽者，上文只称曰孤阳，下文只称曰阳旦。太阳仿佛似有而似无，惟从一身之表看入一层。切脉微实者，则晓然于不能执产妇以例伤寒也。书更倍发热，《太阳篇》有此四字乎哉。上文胃实条下曰七八日更发热，若热度更而且倍，可见发动手少阴之热本胃。关于络上通于心使之然，故写热字如叠出，所以与恶露不尽之发热有异同。曰日晡时躁者，胡烦字独阙耶？烦躁证具，未日晡时，心肾犹绝而未断也，无如阳明之阖力已如故。而肾之关胃也，力尤倍之，心肾遂断为两橛。曰不食，上文病解能食则胃实证具，若非病解而不食，比较胃实有分寸，特微实渐实之端由。曰食则谵语，与实则谵语又何异？异在至夜即愈，即愈无非未愈之反证，良由暮夜阳明气衰，阴气用事，肾安心亦安，不躁更不烦，必呈现病愈之故相。此又与太阳病昼日烦躁，夜而安静，同证不同病。曰宜大承气汤主之，师非徒责诸胃家也，责诸胸中有连带之关系，膀胱者胞之室，胞移热于膀胱，则癃溺血，何以不便血耶？是又与少阴病一身手足尽热，热在膀胱大同而小异。曰热在里，结在膀胱，胞中之血实，故膀胱之结气，大承气汤从胃破关以入胞中，肾窍一开，则实处皆空，其得前后溲不待言，瘀血亦随恶露以俱尽，大承气以下硬屎为效果也。

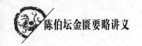

产后，风续续，数十日不解，头微痛，恶寒，时时有热，心下闷，干呕，汗出，虽久，阳旦证续在耳，可与阳旦汤。

产后阴阳断复断，必如冒家大汗出，阴阳乃复，小柴胡汤正好乘其出汗，迎机以续之，桂枝汤不中与矣。桂枝汤服已须臾，有将息法在。违法服之，则不汗矣。即依法服之，又不汗者有之。师为桂枝证汗不出之故。曰不可与，又曰须当识此，勿令误，师不独教人勿误伤寒也。且对于产后，亦叮咛及之，妊娠首主桂枝者，为隔绝子母而设，非取汗也。若施诸产后，虽曰啜热稀粥一升余亦无当。缘桂枝先阖而后开，收回阳浮之发热，阴弱之汗出，须臾然后以汗解太阳，独妊娠六十日后，则施之皆准者，无如法将息法之必要也。假令产后服之，是反以桂枝汤以实其表，再无汗出之望，为误产妇。犹乎伤寒反以桂枝汤以攻其表，再无汗止之望，则误太阳。师立阳旦证穷伤寒之变，立阳旦汤穷桂枝之变。本条阳旦证象变而又变者，由于喜中风之产后变之也。书风续续，在无太阳证之产妇，其阴阳之不续，奚止一丝乎！丝断而乞灵于风，宜乎风以续风而益断，《千金》谓妇人在草蓐，自发露得风者，或绝无而仅有，毋亦如背坐屏风之外避风者欤。书数十日不解，风家表解而不了了者，最迟十二日愈耳，焉有久未解脱之太阳证哉。书头微疼，阳旦病则脚挛急，从头走足，故不形诸头。书恶寒，阳旦则微恶寒，非必恶寒之比。书时时有热，是坐实有热而后恶寒，阳旦则寒热互掩，微露足太阳之恶寒，不见手太阳之发热，为寒为热，更病证象桂枝矣。书心下闷，阳旦则心烦，烦阳而闷阴也。书干呕，阳旦无干呕，桂枝证才干呕也。书汗出，阳旦自汗出，桂枝证才汗出也。曰虽久，日久桂枝证仍在，不过其有些小阳旦证之影子耳。曰阳旦证续在，明乎产妇得桂枝证，无久而不变之理。虽非阳旦，亦作阳旦论。盖风令脉浮，产妇止有浮证无浮脉，是桂枝证既罢于无形，阳旦证遂续浮于象外，无非数变之风，自行其反侧。断桂枝者风，续阳旦者亦风。曰可与阳旦汤，宁舍桂枝汤不与，方合产妇象风家之病形，师谓风则生微热，何疑于阳旦证之时时有热乎！正惟象桂枝者其因一，象阳旦者其因二，而后加附子参其间，增桂令汗出。师言显与桂枝汤若离合，觉桂枝汤不能代阳旦者，阳旦汤可以代桂枝，同是阳旦证，伤寒有伤寒之象外象，产后有产后之象外象也。后儒徒聚讼阳旦汤阴旦汤之名，要不离乎增桂令汗出五字，便是桂枝加附之真铨，亦即阳旦汤之铁板注脚也。

阳旦汤方：注从省。

产后中风，发热，面正赤，喘而头痛，竹叶汤主之。

本条说入痉病矣，跟上喜中风而言，故竖产后中风四字。上文师谓夫风病，下之则痉，因风致痉者仅一见耳，且痉病最不利于太阳，以其反折项背如两截。手太阳从背以拗出者，足太阳不能从胸以拗入，故刚痉曰太阳病，柔痉亦曰太阳病。其余太阳病三字又四见，在无太阳证之产妇，当然无痉病一分子也。本证阙痉字，方下只以颈项强三字代言之，一若刚痉柔痉之病名，尚未坐实者然，反不如上条阳旦证续在一语尤直捷矣。师岂谓产妇之痉病难成立哉！太息产妇不比太阳病其证备，身体强几几非一望而见，惟看入一层，窥出其颈项之强不能掩，附子一枚始用得着，风信遂不报息在太阳而在阳明矣。师又教人改转其视线，向阳明方面索端倪。书发热，上言更发热，更倍发热，非大承气汤证之流露哉！讵独中风始然耶？彼两条一则实在胃，一则热在里，尚未呈现阳明之色相也。一旦风气洞开其部署，阳明遂顿失其阖力，并面正赤之色而俱发，又非全个阳明暴于外也。阳明不阖则地气上，燥气亦上，燥与燥并，必牵动肺金而喘，阳明病何尝无发热证具，喘亦具，特非可与大承气汤之候也。痉病亦无所谓喘，无所谓头痛，头热面赤，独头动摇则有之。若喘而头痛，是上出之孤阳，依稀犹存在，太阳证亦算自无而之有矣。则剪裁桂枝汤以立方，未始不能续痉病之伤也。行瓜蒌桂枝汤可乎？彼方有芍药，桂枝汤之名义未更改也。他如葛根汤，桂枝加葛根汤，同是为痉病而设，仍嫌其为芍药所囿也。竹叶汤主之句，方旨详注于后。

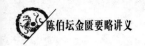

竹叶汤方

竹叶一把　**葛根**三两　**防风**　**桔梗**　**桂枝**　**人参**　**甘草**各一两　**附子**一枚（炮）　**生姜**五两　**大枣**十五枚

上十味，以水一斗，煮取二升半，分温三服，温覆使汗出。颈项强，用大附子一枚，破之如豆大，煎药扬去沫。呕者，加半夏半升洗。

凡痉病以湿为导线，《经》谓诸痉项强，皆属于湿，湿为首而燥为从，风则以类相从。《经》又谓诸暴强直，皆属于风者，写风字入燥字，无非写燥字入湿字，言湿不言燥者，以其燥气不走虚处走实处。师举寒湿相得，其表益虚二语以示人，影照其里之必实也，正宜假手太阴之开力开太阳，师立葛根汤主欲作刚痉，则以无汗为的证，产妇不能得无汗之便宜也。首条已明言其多汗出矣，本方所以有葛根无麻黄，桂枝加葛根汤不须啜粥，为其反汗出故。同是项背强几几之葛根汤证，无汗亦曰不须啜粥，以有麻黄在故，师亦爱惜太阳之汗之微旨也。去芍药又何得谓为太阳立方耶？无太阳证而有太阴证，是对产后中风问题，方药又宜打入皮里一层作用矣。以竹叶命方者，取其秉清肃之气，破空而落，顺取其喘为先着，葛根即起阴气而上，逆取其喘。防风桔梗自从容以入肺中，其毫不费力处，妙有人参补天气之不足。桂枝去芍药汤，便开手太阴于无形。产后仍行桂枝者，桂枝本为解肌用，系之而后解，桂枝所以有芍药，解之而不系，桂枝所以去芍药，一解一系，令太阳若行所无事者，非他也，太阴亦与有其功也。若太阳药翻作太阴用，看似可以穷太阳，而不足以穷桂枝，桂枝是太阳太阴之通方也，方下但云覆使汗出，无啜粥字样，产妇容易得汗故也。曰颈项强，面也颈也，皆形容阳明之燥本也。曰用大附子一枚，注家又疑与发热面赤有抵触。曰破之如豆，入前药，明乎附子不能另作汤服，必入桂枝去芍药方中，才是开太阳。再入竹叶汤方中，才是开太阴。十味药不啻以附子为中坚。曰扬去沫，有沫嫌其过浮，无沫防其过沉故特扬之，取沫又去沫也。曰呕者，且与胃家为邻矣。加半夏半升洗，节取小柴胡汤半夏一味去柴芩，是亦柴胡证仍在也。参甘姜枣同是柴胡汤所有药，就如颈项强三字，柴胡汤中已一见矣，亦可作本证之陪客也。

妇人乳中虚，烦乱，呕逆，安中益气，竹皮大丸主之。

书妇人乳中虚，胡不曰乳虚耶？非全个乳尽虚也，乃中虚外不虚。胡不指明外实耶？如其外实，则主发痈脓矣。只可谓之中虚外不虚，包裹其乳中之虚血，皮外尚有一层不虚之血在，犹乎下条下利虚极，连带未极之血，亦留之不住。前部不利后部利，无小便自利四字，可知虚极指前部而言。小便不利为无血也。假令虚极血亦极，是前虚后亦虚。下利亦不成立，遑有行白头翁之余地乎？本证虚而未极，非乳汁虚可知。虚字必从大字看出，师谓大则为虚，产妇其乳胀大亦寻常，长沙一眼看破其乳中不大其外大，是虚有其大，故立竹皮大丸打消之。大字已点题珠之睛矣，不患药力落边际耶？师特以安中益气四字翊其功，不知者疑其愚弄妇人也，中工又不能赞一词矣。夫乳中虚与中气有何涉？得毋乳中之气虚耶？气非存于乳之中，亦非薄于乳之外也。盖必气归精而精归化，一番转运，脱化赤血为白汁，而后洋溢者其气，肥甘者其味也。此岂两乳令人难测哉！其出神入化之妙，实终始于冲任。《经》谓冲任皆起于胞中，上遁背里，为经络之海，非尽于背里也。背之第七椎为膈俞，血会膈俞也。膈俞之前曰膻中，两穴皆对待而流行者也。膻中居两乳之间，气会膻中者是，必气血通会，而后冲任脉浮于外而过于前。《经》又谓任脉起于中极，冲脉起于气街，起而复起，冲任又分道而行，明乎血海之源流，曲而且远也。若膻中为膈俞所持，气止血亦止，致令两乳外浮之血，壅极而不可斗量，则累热增烦。书烦乱，血盛于气，膻中无从收拾，则烦无头绪，如乱丝之麻烦。血神心神混为一，殆君主与膻中关休戚使之然。书呕逆，非胃中有寒分也。胃之大络名虚里，不能贯膈络肺，出于左乳下，则冲开上二脘，于是乎呕逆，非安中焉能止呕，非益气焉能杀血乎！有治法而后有治方，末二句非倒装文体也，乃提撕中工也。方旨详注于后。

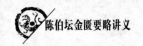

竹皮大丸方

生竹茹　石膏各二分　**桂枝　白薇**各一分　**甘草**七分

上五味，末之，枣肉和丸弹子大，以饮服一丸，日三夜二服。有热者倍白薇，烦喘者加柏实一分。

本方何以不曰竹茹大丸耶？根之相连者为茹，得毋用竹根之皮，不用竹竿之皮耶？非也。皮近之叶处才柔软，茹训柔，取皮青之最柔者用之，毋庸去外青也。何以谓之大耶？竹者虚心者也，惟大故虚，薄取其皮，则大含其乳，而不细入其中，此其所为大用竹皮也。然则竹皮能活血耶？固也。师非欲带领经血还入血海也。欲外浮之血，徐徐而充肤热肉，澹渗皮肤，生毫毛，方合血神之故步也。不佐石膏果何若？石膏纹如肌理，走精锐于皮毛，瘀热当然摄于霜威，奉清肃之令以下行，石膏不啻为凝滞之血开道路也。藉非然者，诸血皆属于心也，倘妄投以凉血之品，令瘀血无所避，而逆抢心中，烦乱固难解决，呕逆亦无已时。其或心下悸，欲得按者庸有之，虽桂枝甘草汤具有在，亦不能与内攻之药争衡也。何以本方亦有桂甘耶？正惟心脉不如经，不能充血脉，由于产后无太阳证，桂枝证便不成问题，换言之心部不见有阳中之太阳在，不获已以桂甘挽救太阳之末路焉已。况桂用一分，甘用七分，厚集太阴之力以匡太阳乎，阴者中之守也，以七分甘草为未足，枣肉和丸弹子大其安中益气为何若。曰有热倍白薇，可见方内之白薇非滥予，与石膏各有专长，石膏主表里俱热，则热无定在，师取其霹雳浮热斯已矣。白薇能令主得之热，自有而之无，石膏才不越俎也。曰烦喘者加柏实一分，肺者心之盖也，心气上逼其肺故烦喘，宁加柏实，取泻心之主，为桂枝一味补其过，此特剪裁桂枝汤耳，且犹不轻易出之。长沙立方之严，不为注家所抹煞者寡矣。

产后下利，虚极，白头翁加甘草阿胶汤主之。

书产后下利，殆即厥阴热利下重矣乎，抑有热欲饮水乎？彼则两主白头翁汤也，就如上文下利行白头翁汤，非指实厥阴病矣，亦有热利下重字样。胡本条独删却个热字耶？得毋产后下利无热状耶？上条竹皮大丸方下明曰有热倍白薇，阳旦汤证且时时有热，如谓产后热在里，或热虽甚而不见，上文大承气汤证，热在里矣。而更倍发热者一，甚且实在胃矣。更发热者又一，热字安用讳言耶！产后风续续之阳旦证，有热矣，乃因加附子参其间，有热殊难共信也。产后中风之竹叶汤证，发热矣，却用大附子一枚入前药，发热未可尽信也。然则本证下利无热，是真相耶，抑假相耶？恐中工犹未了解也，师又虚极二字一口道破之，则无论何等汤药主下利，大都参加附子不能少矣。彼少阴泄利下重之四逆散加薤白汤，何尝非以炮拆附子入药乎。曰白头翁加甘草阿胶汤主之，师一若忘记下重二字，才是本证之题殊也者。中工宁袖手矣，矧虚极一语未之前闻乎。假令不曰虚极曰极虚，是合前部后部极其虚，当无物之可下，产后还有下利之便宜哉。惟前部虚极，气化未能为水道通调之续，新产而却小便不得者其常，因膀胱未灵于收放也。若下利显属新血协旧血所酿成，何虚极之于有！可见举前部即后部之反证，虚字作半真半假认可矣。盖物不极则不返，虚不虚互为终始故也。何以无下重耶？下重又产妇脱肛之常，与热利无涉，必俟肛门收缩，始有下利之足言，焉有阳气独盛之产妇，少阳反坠落魄门乎。与厥阴下利亦无涉，只有大便反坚而已，且加甘草阿胶，纯为亡阴血虚而设，讵为白头翁汤加倍写乎。方旨详注于后。

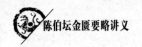

白头翁加甘草阿胶汤方

白头翁　甘草　阿胶各二两　**秦皮　黄连　柏皮**各三两

上六味，以水七升，煮取二升半，内胶令消尽，分温三服。

何以立白头翁汤殿产后之末耶？老当益壮者白头翁也，对于产妇有何裨益，得毋产后容易衰老耶？此又中工所未见及，诚以胎前则衰老在太阴，怀身七月，太阴当养不养者是。产后则衰老在太阳，七八日无太阳证者是。凡此皆老桂枝汤而不用，乃一误再误使之然。下利虚极，即是其末路也。《经》谓三阳为父，老阳之称也。三阴为母，老阴之称也。双绾阴阳于不敝者，桂枝汤也。桂枝穷而后白头翁得以承其乏，少阴与老阳亦不相得，以彼青春而有白头之预兆，当亦为产后所欢迎。要其更新阴阳之手眼，总觉与桂枝汤若离合，在守其法者谓为主治下利之良剂，师其意者则认为主治产后之神剂矣。不去秦皮果何若？秦皮乃维系阴阳之罗带，逾数尺而不断，贯彻下利如矢者亦秦皮。连蘗须苦坚，不过留阴气于未尽耳。产妇能任受者，必恶露移热于大肠，师谓大肠有热便肠垢，勿泥看其小便不利为无血也。仅加甘草阿胶各二两，又何裨于虚极耶！假令分其势而利导之，其尿脬已成为虚器矣。若复利其小便宁不虑胞移热于膀胱，则癃溺血乎。师若浑不加意其虚极，只用甘草厚培其土气，阿胶则引诸血归于脾，脾能统血，则血能行水，小便自利血证谛者此也。宜从虚极之源头处下手，毋庸以渗利之品，重极其虚也。

【附方】

按附方者，《金匮》本书阙载者，《千金》《外台》等书载之，其云出自《金匮》，后人别之曰附方。

此修园语气未识《金匮》源流，实则孙王有孙王之《金匮》，与仲景载籍有异同，后人尊崇仲圣遂别此书为《金匮》，纪其出自仲景一手也，附方非孙王矣，宜其不与仲景书同一辙也。

《千金》三物黄芩汤：治妇人在草蓐，自发露得风，四肢苦烦热，头痛者与小柴胡汤，头不痛但烦者，此汤主之。

本条《千金》未免穿凿矣。上言风续续曰可与阳旦汤，产后中风曰竹叶汤主之，然则皆由发露得风耶，即或有之，毋宁谓其伤寒。下体乃足太阳之部分，伤寒是两足受邪，庸或风中于前，寒中于暮未可知，师何尝指定产妇下体中风乎！吾谓在草蓐时，从无得中风伤寒之理，临产阳气固盛，产从阳气仍盛也，阳密本无隙以受邪，设非多汗出，何至喜中风耶！即汗出矣，或郁冒证具，亦无中风之足言也。孙氏未知产门一开，俄而闭拒，太阳证已无存在，且太阳结于命门，反藉子户为保障，可悟发露得风一语，都属悬忖产后一时之疏忽，不能作竹叶汤证之注脚也。其曰四肢苦烦热，头痛者与小柴胡汤，显与郁冒条下有出入，即比较伤寒太阳柴胡证，亦多挂漏也。又曰头不痛，但烦者，此汤主之，亦未说明阴户得风之所以然。方名亦失诸笼统也，独方下末句曰多吐下虫，产妇安得有如许下虫耶！孙氏举以坚人之信，不过自诩其苦参一味用得着耳。狐惑条下师谓蚀于下部，则咽干，苦参汤洗之。是吐虫仍属武断，苦参主狐蚀亦骑墙，庸宁留此三味药施治恶露不尽之妇人，或可小试其技也。

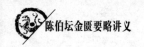

《千金》三物黄芩汤方

黄芩一两　**苦参**二两　**干地黄**四两

上三味，以水八升，煮取一升，温服一升，多吐下虫。方注从省。

《千金》内补当归建中汤

治妇人产后虚羸不足，腹中刺痛不止，吸吸少气，或苦少腹中急摩痛引腰背，不能食饮；产后一月，日得服四五剂为善，令人强壮宜。

当归四两　**桂枝**　**生姜**各三两　**芍药**六两　**甘草**二两　**大枣**十二枚

上六味，以水一斗，煮取三升，分温三服，一日令尽。若大虚，加饴糖六两，汤成内之，于火上暖令饴消。若去血过多，崩伤内衄不止，加地黄六两，阿胶二两，合八味，汤成内阿胶。若无当归，以芎䓖代之。若无生姜，以干姜代之。

《千金》立证，本条差强人意，方名尤堪击节，妙以当归易饴糖，亦以建中命汤，方下云上六味，显见饴糖不在内矣。长沙方亦云上六味，则无当归有饴糖，《千金》亦有加饴糖之例，不言合七味者，非省文也，汤成而后内饴糖，消入汤内也，加地黄阿胶则曰合八味汤成，饴糖又在内矣，留以内阿胶，故不去合九味也。然则桂枝加芍药汤中但加当归，便成立建中汤耶。吾喜其拈出内补二字，乃真人之暗与道合处。《本草经》称当归主妇人漏中绝子，漏中非漏下也，太阴衰落则漏中矣。阴道又虚也，满而不能实，故虚也。虚而能满，所为无虚虚也。气归精而精归化，满在气化，而非实在物质。阴者故能存精而起亟也，阴道虽无形，却与一滴不漏无以异。盖有德流气薄者存，守中之阴如太虚，非化生之宇，另辟尺寸之地为凭藉也。上言太阴当养不养者，其负气含生之缺点何待言，彼产后不移时，其腹部收束如初者，皆作漏中论也。何以不立内补白术汤耶？师谓腹濡为无血，亡血当然腹亦濡，当归补新血之不足，即去旧血有余，非必腹中有瘀血着脐下也。恶露由脐下逆入腹中，则痛如刀刺，形容其乘虚入腹，故曰刺痛不止。曰吸吸少气，实气入而不复出，虚气出而不复入，故以吸吸二字形容之。其为虚羸少气则一也。曰或苦少腹中急摩，摩同磨，当读磨，曲写其恶露由腰间而过于背后，到少腹遂急如转磨也，以血海与恶露相牵引，痛引腰背其明征也。曰不能食饮，觉求救于食，尤急于求饮也。无如饥不能甘食，渴不能甘饮，水谷之海，亦漏矣乎。所立各证，真人诚得此中三昧哉，特方论仍有懈笔。《千金方》所以多疵瑕，其曰大虚加饴糖六两，建中汤非大虚小虚之殊也，果因小虚去饴糖，失方旨矣。又曰若去血过多，崩伤内衄不止六字亦蛇足，加地黄六两，阿胶二两，反为建中之阻力。最不对题者，曰若无当归，以川芎代之，川芎主血闭无子耳，与当归有异同也。若无生姜，以干姜代之，大建中汤之有干姜者，从中之上着手也。本证从中之下着手，宜以小建中汤为张本也。孙氏好铺排套话，说来乍明乍暗，卒犯言多之失，彼非与长沙并世而生，良可惜也。方注从省。

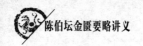

妇人杂病脉证并治第二十二

妇人中风，七八日，续来寒热，发作有时，经水适断，此为热入血室，其血必结，故使如疟状，发作有时，小柴胡汤主之。

妇人杂病亦首主小柴胡耶？在《伤寒》则小柴胡用以续麻桂也。柴胡一路不绝书，间与麻桂相辉映者，麻桂证未罢故也。若柴胡证罢，除却少阳坏病，太阴柴胡证同见之熟矣。郁冒条下柴胡汤虽仅一见，而柴胡证之影子，每于无字句处，仿佛藕断而丝连。上言产后风续续，则阳旦证续在。本证中风七八日，又柴胡证续在，举阳旦汤可以例柴胡，举七八日可以例历年。下言妇人年五十所，曰曾经半产，瘀血在少腹不去者，不啻经过许多柴胡证也。书续来寒热，寒热为经水不来之报信，一若绕血海之外经而来，为替代经水之续，是亦寒热自为其报信。曰发作有时，因时而作之寒热则有信，以时下之月信反无信矣。曰经水适断，寒热转为经水所操纵，故断经适以断寒热，非寒热阻滞经水，乃经水阻滞寒热也。然则寒热随经血以去耶，此又一断为两。《素问·风论》谓风之伤人也，或为寒热，或为热中，热一路，寒热亦一路也，经水又一路耶？不尽然也。寒热非逐经水而行，未尝与血共并也。热邪则逐经水而行，与血共并也。彼为外出之寒热，此为内薄之热邪，风府与血室，各有畔界。曰此为热入血室，血室即其室，经络之海是其处，冲任所自起，与发作之时无关系也。彼则寒热在风府，风府即其府，卫气并居是其处，腠理为之开，与发作之时有关系也。《风论》又谓至其变化，乃为他病者此也。本证非热结在里耶，曰其血必结，不曰其热必结，热邪必不久留，不过因断经之故，使寒热如疟状者，亦卫气应乃作之佳现象，徵诸发作有时，时字可为月信之写照，一俟其血不结，自有续来之真消息矣。不然，师又何必提重其发作之无衍期乎！小柴胡汤主之，续者断之，寒热从此去，断者续之，经水从此来。一举而两得，药力可以顺逆行，柴胡汤岂徒以解结见长哉。

妇人伤寒发热，经水适来，昼曰明了，暮则谵语，如见鬼状者，此为热入血室，治之无犯胃气及上二焦，必自愈。

书妇人伤寒，寒中于暮，不离乎风中于前，风气犹未过去也。书发热，非如名曰伤寒之已未发热也。无必恶寒三字可见矣。书经水适来，寒与水相得则相入，宜其不恶寒，殆经水中有寒气在，寒伤血者非欤。彼岂经水随来随止哉，既非得寒则缩，是血胜寒，寒气一去便成热，寒字当如热字看。《素问·热论》谓热病皆伤寒之类，又曰人之伤于寒也，则为热病，况中风在伤寒之前，风气直以妇人为傀儡，往往弄怪在带下。师谓非有鬼神者，惟深知鬼神与妇人之情状，才能洞见耳。书昼日明了，非阳神尚能烛照哉。暮则阴用事，此其所以得病在阴寒，奈何其谵语，是又血神不堪邪扰，谵语俨为热邪之播音也。曰如见鬼状，在阳明则有独语二字，极言其与人共语之假相，直是能作鬼语无以异，抑亦如闻鬼语矣。彼条形容大承气汤证则然，未尝曰昼日明了也。岂昼日便化鬼物为乌有乎！夫诸血皆属于心，目者心之使也，心使其目以见鬼，实使其目以见心，目中之鬼，即心中之神，心者神所舍非鬼所舍也。曰此为热入血室，既印其象于心，复印其象于目，治之奈何？阳虚亦见鬼也，阳虚则昼日亦与鬼为邻矣，安得有明了之便宜乎！惟日暮则两目为阴血所蒙蔽，宜乎《阳明篇》曰剧则不识人，立发热谵语为铁案，明示血结与胃实有异同耳。何以阳明下血谵语，非曰热入血室耶？正见阳明虽得热入血室证，亦无行承气汤之例。彼条且互见于下文，则本证不能违法滥治矣。曰无犯胃气，阳明者胃脉也，为十二经脉之长，无胃气则气血之大原竭矣，经络之海，从何受治乎！《经》谓脉无胃气者死，况脉者血之府，血脉有连带之关系乎！曰及上二焦，卫出上焦，营出中焦经血即营卫之羡余，异名而同类也。犯之则断一身为两橛，不犯之则上下联为一气。曰必自愈，行经毕则来月复行，安有一月一伤寒哉！毋庸乞灵于柴胡也，就令经前预服小柴胡汤，不是过也。

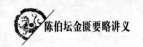

妇人中风，发热恶寒，经水适来，得之七八日，热除脉迟，身凉和，胸胁满，如结胸状，谵语者，此为热入血室也，当刺期门，随其实而取之。

书妇人中风，当发热恶风也。胡为有风而不恶，无寒而恶寒耶？是亦寒来迟暮，为风邪后盾，风气遂藉寒状以掩人。《素问》谓或为寒热者，乃风之变，勿混视风邪作寒邪也。最难捉摸者，风性善行，风论谓至其变化，乃为热病。无常方然者，指风邪无隙不入，留寒邪为守护，寒亦风之党也。曰经水适来，更无地以避风矣。乃曰得之七八日，藏过六日是厥阴受病之期，正予风邪假托伤寒之机会，妇人第注意在经水，以为不适于体者，乃习惯月信之常，医者亦认为出八日外至十二日，厥阴病衰，可坐而待也。曰热除脉迟，除病如是其速，毋亦如太阳病至七日以上自愈者，以行其经尽此耶。曰身凉和，寒气已先去矣。告肃清矣乎？未也。经非适断，则来日方长，缘木主疏泄，挟风气而益肆，当然热气有余。厥阴病得便血证，无以善其后者多矣。曰胸胁满，匪特肝脉为热血所持，冲任亦为肝木所压抑。冲任起于胞中，为肝所主，肝脉布胁肋，上循腹里者冲任也，冲任归并于肝，反为胸胁所不容，热邪势必移胸胁之脉象，聚于膻中，而陷于乳下，变生他病者又有之。师谓按之痛者，指结胸证而言。曰如结胸状，其膈内拒痛何待言。夫膻中与膈俞一断其交通，是亦热入因作结胸之端倪，热邪必反闭膈俞之门故也。膈俞血之会，膻中气之会，胞中之源头在膈俞，胞中之门户在脐左，而热邪从入之途，以绕道期门为捷径，而以谵语遂从肝脏传出，肝为语也。曰此为热入血室，上条之热入不在此例，此其所以谓之无常方也。要其内不得通，外不得泄，觉柴胡证之牵丝，若愈引而愈长。曰当刺期门，随其实而取之，期门为肝膜，针口向下为损有余，血实其膜未可知，取其实而虚者自出，毋庸攻入血海也。合上三条，《太阳篇》与柴胡汤证互发，可悟仲圣立言之旨矣。

阳明病，下血谵语者，此为热入血室，但头汗出，当刺期门，随其实而泻之，濈然汗出者愈。

《阳明篇》亦有杂病耶？阳明病能食名中风，是阳明杂病之病名，即风论谓风气与阳明入胃也。厥阴病反能食为除中，是亦厥阴杂病之病名，厥阴为风木，写风病无殊写厥阴病，与伤寒条下特书厥阴中风阳明中风不同论。本条又汇入妇人杂病中。举妇可以例男，犹乎上文举妇人中风妇人伤寒以为例，无非为风邪写照，风为百病之长也。书阳明病，可与厥阴病同日而语矣，不离乎厥阴条下师谓食以素饼不发热者，知胃气尚在。必愈数句，胃气即男妇有热之救星，况下血不呈露其热乎。假令胃气生热，中土必化为灰烬，在厥阴则暴热来，出而复去除中病，阳明虽热来而复去，有入无出阳绝病，皆由下血便亡血，勿谓妇人牺牲其血，聊胜于男也，就令风邪不专害其血。若卧时而血不归于肝，反令肝魂无所措，于语声有影响，《经》谓肝为语也，以肝魂而代达肝语，必载风气而出，于是乎有谵语，无如其谵语，非能传出热邪所在地也，乃顿失其喉舌之灵也。曰此为热入血室，何与血路相去若迢遥乎？无怪乎问诸男妇均不自知矣，证据在但头汗出，头者精明之府也，热邪不敢明犯其头，幸非如见鬼状者，亦明了在头。而谵语仍出诸口，可见冲任二脉，桎梏于咽喉，欲还入太冲之地而不得，无殊割断经络之海以让邪，并水谷之海亦有连带之关系，虽气血之大原无恙在，惟其夺血，所以但头汗而身无汗惟其风邪无出路，故魄汗无出路，又当跟究其热入之门，舍却肝木无导线矣。感而遂通者肝之魂，肝又为罢极之本，阖肝幕者也。何处是风邪出入之门户耶？风邪洞开期门之腠理，风邪可以掩入矣。血结期门者有之。曰当刺期门，除其实而泻之，针法与上条同。取字泻字有分寸，上条取汗于无形，以身凉和故。本证泻肝才得汗，曰濈然汗出者愈，濈者和也。和汗即无夺汗之虞，况阳明本富于汗乎。阳明病与小柴胡汤，亦身濈然而汗出解也。彼方可与针法交相为用也。

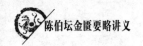

妇人咽中如有炙脔，半夏厚朴汤主之。

本条注家对之更茫然，大都根据病者苦水条下气上冲咽，状如炙肉二语为证佐，摭拾咽喉塞噎四字作无聊之注脚，形容之曰吐之不出，吞之不下，俗谓之梅核气病。殆关于七情抑郁，致痰气阻塞，以为只此数语，题中字字如绘矣。近代亦有倡为喉核者，试思肉字可作核字读否，吾欲举以问群医也。炙脔分明是炙肉之互词，脾则与脔同生死，本原于土生甘，甘生脾，脾生肉，故在味为甘，在臭为香，炙脔即甘香之属，一受脾家之变化，炙脔已作过去论，咽中更无分子矣。《经》谓咽主地气也。又曰地气通于嗌，咽非与脾息息相通哉。咽如炙脔，或不得于味而得于气者庸有之，我不敢知曰，凡炙脔入脾之后，人人必以肉气还出诸咽也。既非馔中有炙肉，而咽中如炙脔者又何耶？岂非如割脾肉以飨馈咽中耶！中工亦知口之于味也，用以果其腹，无所谓果其咽，膳前而肉气不加少，膳毕而肉气不加多者，咽中果有何物在乎？足太阴脉属脾络胃，上膈挟咽，连舌本，散舌下。于是口中之涎，为得味之先，而涵濡五味者独涎为之？乃足太阴为之。彼仓廪之官，不过守土之神，举五味之精微，归化太阴以奉上，而后备尝舌下之涎如雨泽，何炙脔之有！《经》谓阴为味者此也，精食气者以此，化生精者亦以此。与生俱来之咽中，特形食味之一部分，非有大过人之技能也。虽百年如一日者亦如此。若咽非其旧，是精化为气，气伤于味使之然。吾掩卷久之，始晓然于仲圣为胎前太阴当养不养弥其憾，其悲妇人之末路也，情见乎词。曰半夏厚朴汤主之，又非容易了解矣。方旨详注于后。

半夏厚朴汤方

半夏一升　**厚朴**三两　**茯苓**四两　**生姜**五两　**干苏叶**二两

上五味，以水七升，煮取四升，分温四服，日三夜一服。

本方藏却小半夏加茯苓汤也，为水停心下而设，载在四饮之末，结束饮家也。而气上冲咽之苦水病，亦曰状如炙肉，彼证度亦土不胜水，则脾肉已败，水又胜火，为水火未济，故火上水下，则不炙其脾，而炙其咽，不写其脾写其肉。脔字亦一块肉之称，脾不成脾可知，譬犹洪水横流之时代，上无手太阴以为之覆者，由于下无足太阴以为之载，一若地道虚悬于碧落。咽与脾之相去不能以寸也，成何天高地回之宇宙乎。本证亦类似云水苍茫之影子，宜本方早有建白矣。乃彼条指出与葶苈丸之无当，则本方之不中与何待言。多厚朴苏叶二味更赘瘤矣。然则本证病在上抑病在下耶？《本草经》称半夏主咽喉肿痛，又曰下气，喉主天气，天气下则地气上，上取无殊下取矣。少阴病咽中伤，生疮，苦酒汤有半夏在，咽中痛，又明言半夏散及汤有半夏在。喉与咽相附，咽亦以喉称，太阳病气上冲咽喉曰眩冒，气上冲咽喉则不得息，上言奔豚病曰从少腹上冲咽喉，厥阴病咽喉不利唾脓血。上言肺痿病咽喉不利则火逆上气，又如阳毒病咽喉痛者一，阴毒病咽喉痛者亦一。所以兼顾咽喉无分寸者，天气地气两而化，故气之上下一而神也。参加厚朴果何取？妇人脾土衰而王，患在变化之不前，厚朴主气血痹，死肌。统血者脾也，妇人留瘀在脾为多数。下言妇人年五十所，病下利者，大都血痹使之然。形容其咽如炙脔，夫非咽中只有脾在，脾中只有咽在乎。假令有太阴为间接，当然手足太阴相直接，焉用厚朴活动其死肌乎！且有生姜五两以居中，地道于是乎平，《本草经》称生姜去臭气，通神明者，能令清净土无宿物耳，犹未存精而起亟也。尚有何药以更新太阴耶？有苏叶在，得中土之香臭以培其根，故紫苏之下无粪土，虽细小之叶自成荫者，以其叶低垂而覆地，被足太阴之化育，所为自根至叶无二臭也，亦主下气，《本草经》称其杀谷除饮食，即损脾气之有余，又曰辟口臭，通神明，即补口味之不足，惟其以臭辟臭，而归于无臭，惟其以神通神，是以生神，太阴固难测，紫苏尤难测，二两叶而具有通幽合漠之灵，神农衍兴于前，仲圣取材于后，宜乎妇人多数喜食紫苏者，有感召之理存焉也。

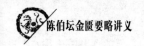

妇人脏躁，喜悲伤欲哭，象如神灵所作，数欠伸，甘麦大枣汤主之。

书妇人脏燥（躁），五脏皆躁耶，抑一脏独躁耶？妇脏与男脏，似有分寸也。得毋数欠伸三字，即写脏躁之病形耶？肾恶躁也，肾又为欠为嚏也。穷必及肾者非耶，师谓中寒家善欠，又曰善嚏，欠嚏显非指肾燥而言。若欠而且伸，《灵枢》写阴阳相引为数欠，阳引而上，阴引而下，明乎上下之相左也，不得于欠，而以伸出之，大都形容倦乏之词。《曲礼》欠伸条下，注谓志倦则欠，体倦则伸，数欠伸度亦病情未衰欲衰之端倪耳。然则燥在肺脏耶，肺本原于西方生燥也，百合病非曲绘肺燥乎哉，则有如神灵，身形如和二语也。彼证写百脉于百会穴中，乃肺部之顶上病。病在上者取之下，其方下别以泉水煎药一升者一，又别以泉水煎药一升者二，已露真诠矣。曰悲伤欲哭，肺在志为忧也，肝风之状则善悲，岂非忧伤肺当读如悲伤肝哉。肺又在声为哭，哭不哭不能混视也。师谓邪哭，使人魂魄不安为血气少，哭邪与诸邪有异同，《灵枢》谓之奇邪，走空窍者是。比较自无而之有之客气，同类而异名也。曷为与魂魄有关系耶？随神往来谓之魂，并精而出入者谓之魄，肝存魂，肺存魄，奇邪入脏而不得反其空，魂魄遂并趋于一途，则悲极而哭。肝有肝之悲，肺有肺之哭，肺惨于肝矣，抑亦悲长于哭也。魂魄均无如之何，以无血神以为导引故也。神魂相失不相得，转与奇邪合作，假托神圣之幻相，凡此得妇人为居多者。师言亡阴血虚，已道破胎产妇人之通病，由其肝脏不通于春气所致。师举热入血室证以为例，曰暮则谵语，如见鬼状。下文复申言之曰此皆带下，非有鬼神。可见本条实为象如神灵所作一语而发，一燥字便惹出无奇不有之疑团也。诚以肝者罢极之本，厥阴又为阖，妇人恒有木郁不达，火郁不发之虞，苟肺脏传于其所胜，燥金必实填其风木，是之谓燥胜风，肝脏不燥易为燥，将木行金令，触目如临白刃矣。何以不曰肝脏燥耶？《厥阴篇》内无燥字，有燥屎之小承气汤证不同论，惟热字则不胜书。若以清燥之品行诸肝，阴燥便是除其热。又脉迟为寒矣，脱令风性纵横，匪特肝乘脾也，且肝乘肺也，夫非相胜之道耶，侮反受邪，不如不治躁之为得。甘麦大枣汤主之，方旨详注于后。

甘麦大枣汤方

甘草三两　**小麦**一升　**大枣**十枚

上三味，以水六升，煮取三升，温分三服。亦补脾气。

存精于肝其谷麦，养肝精是本方真诠。何以舍大麦而取小麦，不君小麦而君草耶？题珠分明在个躁字也。如针对躁字以立方，大麦小麦均不克有其功矣。甘草则味同稼穑，麦又为五谷之长，此外如黍如稷如稻如豆，其次焉者也。一升麦厚集其精英，非用以飨馈肝家为已足也。方下云亦补脾气，句中有眼矣，不曰补肺气，从何收回其燥金，还诸肝脏耶？脾又喜燥而恶湿，假令阳明之燥本无存在，则太阴无中见，不至湿伤肉不止矣。何以不助用焦苦，而后益用甘味之药调之耶？焦苦对于脏躁不适用，甘味则以本方为最当。夫既甘生脾矣，甘亦伤肉也，以酸胜甘可乎。酸又伤筋，伤筋即伤肝也。势必辛以胜酸而后可。本证却不足于酸，而辛则有余，以虚虚实实之法衡之，反无操纵肝肺之余地，毋庸以酸泻肝也。辛以生肺亦无取，法惟举地气之湿以承天，自能引天气之燥而降诸地。不特燥气为肝脏所不容也，亦非肺部所能私。阳明居中土也，不从标本从中见，脾胃皆仓廪之官者，燥湿合同而化，五味于是乎出也。间接补助湿土之不前，不能直接削平燥金之太过，湿所以承燥，承乃制故也。此天地之纪若离合，生克制化之朕兆，视在间传与七传，故覆诸脏者肺，而生万物者脾。燥金得以从革称者，以有最转化之水谷，能左右之也。盖上为金母，燥金实从土腹中来，更新燥气还诸脾，便是还诸肺。三味药诚一举而两得也。去大枣又何若？缓中者甘，定中者枣也。何以不曰补脾阴耶？食入于阴，长气于阳，有守中之阴在，自有温中之阳在，肺为阳中之太阴者以此，长沙方当于味外求之也，补脾气岂药方之余事哉。

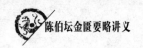

妇人吐涎沫，医反下之，心下即痞，当先治其吐涎沫，小青龙汤主之；涎沫止，乃治痞，泻心汤主之。

本条看似非为妇人而发。上文瘦人吐涎沫而颠眩，则主五苓；呕而肠鸣，心下痞者，行半夏泻心；卒呕吐，心下痞而眩悸者，行小半夏加茯苓；其他干呕吐逆吐涎沫，则半夏干姜散为中与；干呕吐涎沫，头痛者则吴茱萸汤又中与，皆非其证备也。若吐涎沫证具，心下痞证亦具，在本条仅一见而已。师斥医反下之，而后痞证成，是咎在下，夫非与《伤寒·太阳篇》病发于阴，而反下，因作痞同一病因乎？乃曰即痞，是痞成于卒，却不关于伤寒。盖必有走空窍之奇邪在，被下药牵之入心下，阻碍手足厥阴上膈循胸之路，冲任又为肝脉所持，冲任肝所主，任则循腹里上至咽喉，冲则由气街上至胸中，若膈内与奇邪相容与，则血沫立化为涎沫，中工非不认定其属寒分也。师谓上焦有寒，其口多涎，涎沫当与五水从其类。惟妇人之涎沫，点滴皆从经水而来，《经》谓水入于经，而血乃成。水与血合为一，其水热。血与水分为二，其水寒。妇人经水不利下，往往以吐逆为报信者，以脱离经血之水，则受气于上焦之寒，吐出上焦，冲气扑之而遂吐，必吐尽而月信始悠悠而下者，水血分道而行故疾徐有间也。曰当先治其吐涎沫，弗治行将倾倒其气化之腑矣，固有之水竭，彼州都之官，能勿呼癸乎！小青龙汤主之，惟有乞灵于神物，祷其从容游泳于水天之中，令水道运尾闾而出，庶取效尤捷于五苓。曰涎沫止，乃治痞，心下还有涎沫雍蔽哉，彼非膈内一洪荒之字也。水去而血未去，奇邪方借痼血为傀儡，特与妇人为难也。在妇人不自知其障碍为何物，第觉心下多一闭拒之门，中奇邪之计而莫奈，一若泻下不容缓者然。曰泻心汤主之，宜其愈痞而心气愈不足矣，不行半夏泻心者，彼证呕出中焦，回肠居下，呕而肠鸣，则得姜夏而始畅，本证病在上，不涉心下之下也。与吐血衄血异而同，姜夏未免蛇足矣。

小青龙汤方（见上四饮，注从省）

泻心汤方（见上惊悸，注从省）

妇人之病，因虚、积冷、结气，为诸经水断绝，至有历年，血寒积结，胞门寒伤，经络凝坚。在上呕吐涎唾，久成肺痈，形体损分。在中盘结，绕脐寒疝；或两胁疼痛，与脏相连；或结热中，痛在关元，脉数无疮，肌若鱼鳞，时着男子，非止女身。在下未多，经候不匀，令阴掣痛，少腹恶寒；或引腰脊，下根气街，气冲急痛，膝胫疼烦。奄忽眩冒，状如厥巅；或有忧惨，悲伤多嗔，此皆带下，非有鬼神。久则羸瘦，脉虚多寒；三十六病，千变万端；审脉阴阳，虚实紧弦；行其针药，治危得安；其虽同病，脉各异源；子当辨记，勿谓不然。

书妇人之病，伤无阳也，无阳则阴独，与孀居何异乎。书因虚，跟上亡阴血虚四字，血脉不充何待言。书积冷，积饮故积冷，饮冷伤肺何待言。书结气，热入血室曰血必结，无血受邪，以气受邪，则结在冲气。曰为诸经水断绝，经头经尾，水血皆

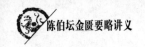

罄，谓之不月，至有历年无血信，寒伤血者意中事。曰血寒积结，不曰寒血积结，过去之血，变为现在之寒，故胞门只有寒在，无血在。曰胞门寒伤，非血结胞门之比，经络之海空如洗矣。曰经络凝坚，寒能坚物也，凝坚则寒且僵矣。何以分上中下三部耶？直行者经，斜行者络，师谓极寒伤经，极热伤络，络虽存在，而经已不成经矣，断直行之经为三橛，形体亦分为三人。书在上，呕吐涎唾，脾液肾液相混淆，呕吐即寒之信也。曰久成肺痈，肺恶寒者也，寒气生浊，浊沫度亦肺痈之假相，以其变证不从热在上焦来也。曰形体损分，一部分看似损伤有畔界，而未来之损伤则难料也。在中果何若？曰盘结，回肠七叠，束大小肠者带脉有分子，结则有肠痈之虑。目绕脐寒疝，亦有蓄结痈脓之影子，而寒疝之痛苦尤难忍。曰或两胁疼痛，足厥阴肝脉上贯膈，布胁肋，肝木盘结，未有郁而能达者，手厥阴脉又内行太阴少阴之间。曰与脏相连，正如师言脏腑相连，其痛必下，宜乎两胁亦被寒疝之打击。曰或结热中，而胸不结，厥阴明曰寒邪不结胸。再则曰冷结膀胱关元，彼证则小腹满，按之痛。本证曰痛在关元，痛者寒气多也，热中仍是寒中之反观，证据在脉数无疮，有热脉无热疮。是又不能以数则为热释脉象，当以师言数则为虚为注脚，是不生热疮之所以然。曰肌若鱼鳞，又仅得肠内痈之片面。证曰其身甲错，鱼鳞亦甲错之浮薄者，既非腹皮急，按之濡，虽同是脉数，却与肠内痈无涉。曰时着男子，是又一女翻为二，女伴男者半，男伴女者半，非梦交也，更非苟合也。其或有私焉者，是失身之妇人，遑曰女身无恙在哉。曰非止女身，虽妇人而原来之女身犹可白，非止女身却难白也。若执在下之末诬妇人，末多亦疑团之一也。尾经水之后谓之末，汁沫无非血液之余，若断经而末流反多，类皆红潮行尽之报信，问诸妇人惟有委咎于经候不匀斯已耳。曰令阴掣痛，有寒故痛也，可知经寒末未寒。下文妇人经水闭，曰中有干血，下白物者无痛字，第曰脏坚癖不止，非写干血入坚癖之中乎。曰少腹恶寒，与上少腹如扇，子脏开之恶寒，同一例看耳。曰或引腰脊，下根气街，腰脊有足太阳之脉在，太阳拦入气街，显非根起于至阴而结于命门，是与阳明小阳争脉道也。阳明直脉挟脐入气街中，其支脉又循腹里下气街，《难经》则曰三焦之府在气街也，三气盘结，则三阳失所依据，遂流离于衾枕之间，幻作随形之影，此等现象，不解其何时印入妇人心目中也。曰气冲急痛，三阴急为瘕，瘕之为言假也，假定女身为傀儡，度亦奇邪之恶作剧使之然，宜其突有男子之附近其旁也。曰膝胫疼烦，阴阳易病非膝胫拘挛乎哉，不为拘挛为疼烦，阳急阴亦急，三阴为疝也，此妇人本有寒疝瘕者，毋乃类是。曰奄忽眩冒，状如厥巅，产后郁冒则孤阳上出而厥在下，本证类似郁冒则孤阴下行而极于上。彼证少阳火郁，本证厥阴风动，致有别也。曰或有忧惨，悲伤多嗔，与上妇人悲伤欲哭相仿佛，彼属脏燥，此属脏寒，寒热既难于捉摸，师一言以蔽之曰，此皆带下，非有鬼神。横腰而当中者带脉也，带不亲上而亲下，则四属五脏无所御，其精神离散，魂魄妄行，亦意中事。师言象如神灵所作者，非真有鬼神之谓，无神而为有神，则近巫也。曰久则羸瘦，食入于阴，却非长气于阳，饮食不为肌肤，安得不羸瘦乎。曰脉虚多寒，在体之脉，本原于在天之热也，有血以充脉，温存斯热存，寒伤血则全体皆寒，就令寒多而热少，亦虚有其热耳。推之三十六病，妇人能持久者，赖有四时五行之脉为联贯。即千变万端，不失平人之脉，脉合阴阳也。审脉阴阳，决死生者在乎审，虚实紧弦，是行针药之手眼。曰治危得安，失治恐补救无及矣。末四句教人细辨异中之同，同中之异，寄语中工，不辨无从记忆也。辨而后记，散不负仲圣之叮咛也。

问曰：妇人年五十所，病下利数十日不止，暮即发热，少腹里急，腹满，手掌烦热，唇口干燥，何也？师曰：此病属带下。何以故？曾经半产，瘀血在少腹不去。何以知之？其证唇口干

燥，故知之。当以温经汤主之。

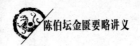

问妇人年五十所，追言其断经之后，有病亦无从责诸经血也，撇开上条种种断经病，而温经二字不及提，条下寒字则五见，冷字热字各一见而已。且曰脉虚多寒，虚字又三见，何以温经汤尚未适用耶？本证有热字无寒字，又一再曰唇口干燥也，胡为温经汤反不宜于彼，却宜于此耶？得毋无一定之证，便无一定之方耶？师曰其虽同病，脉各异源，分明教人不得于病，则寻源于脉矣。脉合阴阳，而有虚实紧弦之变端，吾为之进一解曰，诊妇人病非但据一经一证为已足，其未至年五十所也。经络凝坚有微甚，形体损分亦有微甚。胞门与前阴少腹有关系，气街与腰脊膝胫有关系，苟非问之审而辨之明，则挂漏者多矣。假令证证悉具，讵独一温经汤可以承其乏乎！未病已病现在病，师言子当辨记者以此。本条则前此诸恙已过去，不能作病家论矣。曰病下利，多病字，言其脏无他病也，亦卒病之一者也。曰数十日不止，言其只此一证无了期也。曰暮即发热，而不恶寒，言其昏暮犹有阳气与夜气争热，阳进病当退也。曰少腹里急，不曰腹中急痛，太阴主腹也，不痛则不实，况腹满乎。师谓病人腹满，按之不痛者为虚，痛者为实，又谓腹满时减，复如故，此为寒，本证寒而非实可概见。曰手掌烦热，而足心不热，得毋热在阳经，寒在阴经耶？非也。络热假道经寒寻去路，宜其病下利而足经自若也。曰唇口干燥，脾胃大小肠三焦膀胱名曰器，皆有变化糟粕之技能，其华在唇四白，干燥连于口，责诸脾液之不前可矣。师答以此病属带下，带脉在阳络阴络之分界处，下利势必坠下其带，下利而不下重者，谷道与阳络若离合，则脉不沉弦，何下重之有。设为问曰何以故，中工宜三复极寒伤经，极热伤络二语矣。曰曾经半产，瘀血在少腹不去，从此经络之海，显分其泾渭，如川之流者其经，沉而在下则极寒，如恶露者其络，迟而不行则极热。曰何以知之，曰其形上则热，形下则寒。下利必带浊阴而出，寒气生浊也，乃极寒伤经之明征。干燥则带下清阳而出，热气生清也，是热极伤络之明征。何以不清络耶？曰当以温经汤主之，师非置络热于不顾也，师知治年五十所之妇人，非以清络为主剂，如君清络而佐以温经，对于上条不适用，不如行温经药，而清络在其中，庶双方可以兼顾也。方旨详注于后。

温经汤方

吴茱萸三两　**当归**　**芎䓖**　**芍药**　**人参**　**桂枝**　**阿胶**　**牡丹皮**（去心）　**生姜**　**甘草**各二两　**半夏**半升　**麦门冬**一升（去心）

上十二味，以水一斗，煮取三升，分温三服。亦主妇人少腹寒，久不受胎；兼取崩中去血，或月水来过多，及至期不来。

本方非徒温经也，且温络也。经寒固宜温，络热亦宜温，温络不伤经，奚至极经寒，温经不伤络，奚至极络热。汤成曰分温三服，不曰分冷服，则三升药皆温矣，寒温非冰与炭之比，温之为言和也。以络和经，是温经者络。寒者热之，以经和络，是温络者经，此皆逆治，其道正。《经》谓气温气热，治以温热；气寒气凉，治以寒凉谓之从治，其道反。行温热药有寒经在，正好治络热；行寒凉药有热络在，正好治经寒，是反治仍不离乎正治也。温经汤读如温络汤又何尝不可。《本草经》十二味药中，茱萸芎䓖桂枝气味辛温耳，生姜辛矣而微温，当归温焉而味苦，半夏辛平亦非温也，阿胶麦冬甘草，同是甘平无毒，人参则味甘而微寒，用以支配芍药之苦平，丹皮之辛寒，更非温热品也。大抵人参得生姜，则寒温以适，得胶麦甘草领之入十二经中，而及于十五络，气血自剂于平。初二服则经络二而一，三服则经络一而二。有茱萸芎桂以主经寒，令络热得以受气；有芍药丹皮以主络热，令经寒得以受气。合十二味无非以更新经络为方旨，用以保障年五十所以后之受气；合十二味无非以更新经络为方旨，用以保障年五十所以后之妇人。两条握带下二字，结束妇人未病与已病，觉百年之寿命，仍寄托于天癸已绝之冲任。诚以经络之海，有两死无两生，不系乎月信之延长也。方下云主妇人少腹寒，久不受胎，末又曰月水来过多，乃至期不来，取效看似骑墙，不知长沙方万举万当，在亟于求嗣者，徒以男女操纵其情欲，孰意元牝实左右其胞胎，《易》谓震一索而得男，可悟阳施阴受之神速矣。假令胞门子户有经而无纬，冲任必废而不用，彼大有造于妇人妊娠者，冲任二脉，有不可思议之功德在也，带脉其守焉者耳。

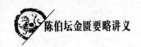

带下，经水不利，少腹满痛，经一月再见者，土瓜根散主之。

同是带下，胡不剪裁葛根汤以配方耶？上条温经汤中七味葛根汤有其四，桂芍姜草是也，而麻葛不与焉，此外以何物针对带脉耶？带有蒂亦有根也，葛根之蒂易为藤，其根则入土最深，得土味最厚。《本草经》称其以起阴气见长，阴者存精而起亟，师取其根气上贯于葛藤之末，直接卫外之阳，手足太阴之纽合系于背，故主项背强几几者，非葛根莫属，以其大有造于反折太阳也。与带脉有何关系乎？妙有土瓜根为长沙所物色，奚止续长带脉已哉。带下非地气不能提之上，土瓜受气于土，而根起于地下之阴，互根于地下之阳，《礼·月令》孟夏之月王瓜生，即土瓜也。其先生一根者，具有一阴一阳之义蕴在其中，所为生是使独而非独，比诸葛根无多让也。独是仲师未尝划定带下之尽头，或既下不复下者有之，或一下至再三者有之，假令如疟疾之一日下一节，将奈何。彼证邪气客于风府，循膂而下。本证经水为带脉所推迁。曰经水不利，制止经水带为之，匪特胞门不利也，封锁胞门，则吃亏在少腹。白少腹满痛，师谓病人腹满，按之痛者为实，瘀血在少腹不去何待言，主温经汤无俟再计决矣。曰经一月再见者，岂非带脉从下而亲上耶？非也。带落下之下，过于少腹，而跨在曲骨之端，反便宜于经水。不曰一月再来者，来而未尽，仅再见焉矣。粤俗妇人喜食藕茎，认定其补养力在藕断而丝连，不知藕气直达而不回，带下者得之，断经尤速。《本草经》并未称其补血，亦未言其败血，此不过佐膳之家常物，与药物不同论。特举出以验诸身尝者，或有土宜之关系未可知也。然则土瓜根不更鞭长莫及乎！王瓜载土气以奉上，师以散行之，其转化之力，胜于藕茎远矣。土瓜根散主之，方旨详注于后。

土瓜根散方

土瓜根　芍药　桂枝　䗪虫各三两

上四味，杵为散，酒服方寸匕，日三服。

本方入腹，将提举地气以升上矣乎？未也。中土之下，必受气于坎泉，地气上者属于肾也。假令但食土瓜以果其腹，未尝不可以开清道，而浊阴之重坠却如故，岂徒压抑冲任二脉已哉。横断少阴脉者，无非带脉下趋为之梗，既经一月再见矣。而少腹满痛稍减者，正经水始终不利之报信。亦从此手少阴之脉不下行，足少阴脉不能上贯肝膈入肺中，只得一月一还其月信，太息妇人之迟暮，再见亦成泡影也。夫任脉起于中极之下，以上毛际，冲脉起于气街，并少阴之经，挟脐上行，中极之下，贴近阴器之头，亦与少阴若离合，且太冲之地，名曰少阴，冲任皆起于胞中者，非附属少阴而何！宜其桎梏于带脉之下，少阴脉曳之而不起也。本方非维系足少阴，连带冲任受其赐，似宜一味土瓜根为已足，佐以桂芍果何取耶？心为阳中之太阳，通于夏气，而互根于肾，得芍药以荣之，心肾交通，而后可以尽土瓜根之长。芍药又主腹痛，阴血痹也，䗪虫非破瘀耶，续绝伤者，䗪虫也，为经水不利善其后，诸药无非为庇荫妇人而设。杵散酒服，无殊以春夏气加惠于妇人。《经》谓精不足者补之以味，形不足者补之以气。盖指调剂药物而言，非以谷肉果菜为未足，必杂以珍馐之品，资养料才不缺于供也。夫以亡阴血虚之妇人，而不俭其腹，几何不为槃饪之邪所累乎！

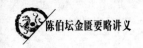

寸口脉弦而大，弦则为减，大则为芤，减则为寒，芤则为虚，寒虚相搏，此名曰革，妇人则半产漏下，旋覆花汤主之。

本条上文见之熟，脉法且一见，虚劳吐血肝着条下共三见，间或删易一二字者，行文示区别耳。本证条末不独删失精二字，并删去男子亡血失精一语，见得文面纯为妇人立证立方，与男子纵有暗合，而不从同也。何居乎钱氏注以错简目之耶？彼认定半产漏下，为气以下陷。何以气陷而革脉无变迁耶？既半产漏下，上文有胶艾汤在，否则曾经半产，又有温经汤在，仲师胡计不出此耶？可悟半产漏下是带讲，责在其脉之不移。寒虚二字亦带讲，风为百病之长，为寒为热亦其常。曰虚不曰热者，乃奇邪因风气而倏变，《脉法》则曰虚寒，不曰寒虚，明乎奇邪宜活看耳，师重提及之者，欲中工以肝着病为张本，比例革脉以悟真铨，则旋覆花汤自跃然于纸上。故虽本证与彼证异，而治法却异而同，则三味药又宜活看矣，然则革字即着字之注脚耶，革者板皮之称也，妇人得老阳之脉，正如枯木倒悬崖，其久不沾雨露之恩也，采薪者行且惜之，仲师宁袖手乎！春胃微弦者平脉之头也，阳始生曰少阳，春为阳中之少阳，通于春气，而印象于脉，用能生气远出者，乃脉中少火之洋溢使之然。若无稚阳为贯彻，直是一股清冷之气，充入其脉，举春弦以例秋毛，弦且为减，毛脉更不成问题可知，是之谓不毛之老皮肤，与革脉之皮肤浑相若，此等衰弱之妇人，从何享受苍天好生之德乎。粗工方称其阴极成阳，属寿徵之脉也。脱非乞灵于上池甘露，其脉尚堪久持乎！天生覆花以旋称，能普及诸脏于无穷，七八月开花如金钱菊，《本草经》注称其承叶上露水，滴地即生，亦以金沸草得名，艳羡其浥注秋露作霖雨，故有涵濡百脉之良也。此亦妇人保障其寿命，长沙方所为有不可思议功德在也。十四茎葱作何用？九五之数合乎天，病在下者取之上，通脉犹其余事也。少许新绛，毋亦避其分道而行耶？非也。新绛着水便赤，具有血色之华，且绛为草木，少许作汤服，则脉道之色如薰染，其去瘀生新之效力何待言。然必三味合作者，泽之者覆花，生之者葱茎，和而柔者新绛也。岂徒为半产漏下弥其憾哉！更化妇人未病之先也。旋覆花汤主之，舍此则妇人之革脉，必有近忧矣。

旋覆花汤方 （方见五脏风寒积聚篇注从省）

妇人陷经，漏下黑不解，胶姜汤主之。

书妇人陷经，不曰经陷，经陷妇不陷，妇人尚克有其经也。妇陷就令经未陷，妇人已淹没于经络之海，一若不知其何往，彼岂真沉溺而无底止哉。仲师虚写其衰落之病形，如见其人沦于陷井之中，虽无形之坑坎，而有灭顶之凶，惟欲援之以手之仲圣，则以凄沧之状态为可悯，妇人尤不自觉也。注家动以经陷为见惯，以为俗称血山崩者类然。极言其去血之多为杀血，市上人参养荣汤之属，恒见好于富贵之门。试观上条温经汤方下，曷尝无崩中去血，或月水来过多二语，非指经陷而何！既有温经汤在，则本条非复衍，则骑墙矣。吾谓漏下黑三字，不特前路胎产条下未之见，《内》《难经》中亦未言及。黑色非指瘀色而言也，上文下瘀血汤方下曰新血下如豚肝，写瘀字入血字耳，非写黑字入赤字也。黑为水色，不曰漏黑水，水且不见，没收赤血何待言。何以曰不解耶？一色能分二色，谓之解，如欲其水色还水色，血色还血色也，无如二色混淆，血固无可赤，水亦无可黑也。乌乎解，得无有干血耶？妇人经水闭不利，则证据在下白物，无所谓下黑物也。抑或额上黑耶，非水病之女劳疸，证据又大便必黑，无所谓之前阴下黑也。《经》之谓言常也，必血色通红，间有似黑非黑之瘀如豆粒，或兼红条寸许，其余汁沫，则水血交融，是谓经水，即月水也。就令去血过多无所害，若月水逆流于带脉之上，越过胞门，是腰以下悉为天癸成浸淫，红潮遂立变为青水，是浊秽无泾渭，水入于经而成血者其常，血浮于经而化水者其变，证据又在漏下黑，师一口道破其陷经，非实指其在水中央也。形容其立足之地无津涯，却与五水证中之血分病同而异。故立方总非群医所梦见，吾得而断之曰，驴皮血色之最黑者，干姜亦宜炮令黑，以黑易黑，更新赤血系乎此，是谓从治。假者反之之义也，方旨尤责在火不胜水，二物偏于黑，并更新阴中之阳，水火互根者亦系乎此。特书阙有间，补遗未暇，倘以方未见而恝然置之，既不守其法，复不师其意，恐为上工所不取也。

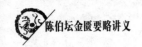

妇人少腹满如敦状，小便微难而不渴，生后者，此为水与血俱结在血室也，大黄甘遂汤主之。

本条与上条互发，妇人陷经云者，乃陷落经之水，非陷落经之血也。血已化水，未易复还其为血，直是毫无变化之经水焉已。言经不言水者，以其发源于太冲之地，未流溢于血海之外，故退化者其血，而渐涨者其水，则同是经水也。无血可指，经水亦失其本相，谓之陷水反不明了，故浑言之曰陷经也。宜乎妇人误会漏下黑物为月水已来，沉溺其下身而不知，问其少腹有无消息，血固不结，水亦不结也，妇人惟有安之若素而已。本证则有少腹满为报信，妇人虽愚，不肯以身殉矣。无如其骇人如敦状，中工遑敢以腹里无物慰之乎，徵诸小便微难而不渴，小便不利为无血。既利何至难，难而曰微，看似水道略为深远也。假令冷结膀胱关元，当然小腹满，非满在少腹也。且按之痛，不痛则气化无激刺，不渴则水液未告罄，决渎之令亦必行。所吃亏者，何物敦状，始终与妇人为难耳。曰生后者，必血为政，非水为政，以彼行所无事之妇人，与子户无关系，却与胞门有关系。曰此为水与血俱结在血室也，此语师不啻以临床之手眼，代行解剖学矣。血室即血海之称，胞为血之室，膀胱亦称胞之室者，膀胱之里面即胞中，相连属之称也。何以举及其水耶？有血便有水，水入于经，而血乃成。经络以海称者，水到渠成之例也。血成而水不加少，一水一血两而化也。何以水血俱结耶？正惟生后则产门旋开而旋阖，水血一齐收束，则水与血如珠颗相逐，又二而一。何以不结在胞门而结在血室耶？此又便宜其少腹，不曰少腹满痛，可知敦状非结状矣。即不满痛，如或瘀血在少腹不去，何以不曰唇口干燥乎？又可知血室之中，反觉其从容，有水有血无痛苦，上文妇人热入血室条下，种种无痛字者此也。则立方不能攻伐敦状矣，药力直绕道入太冲之地足矣。其所以迫而为满者，大都冲任二脉欲还入胞中，反为水与血所不容，故发现敦状之假相耳。大黄甘遂汤主之，舍前部不治治后部，师爱惜生后之妇人何若乎！方旨详注于后。

大黄甘遂汤方

大黄四两　**甘遂**　**阿胶**各二两

上三味，以水三升，煮取一升，顿服之，其血当下。

本方分明君阿胶，何以但提大黄甘遂，反令阿胶不克与有其功耶？在后纳阿胶条下，烊消尽者多矣，后纳欲其先行也。何以特奚落之，不让其首途耶？驴马属也，驴鸣协漏刻，行必计时，日中及五更初，其程途也。大黄甘遂，能步后尘哉。假令三味药分道而行，血室非同胃家之当冲也，妇人热入血室证，师谓无犯胃气，及上二焦云者，防汤药入腹，则受气于胃，胃脘之阳，不可以吐伤之，胃中之汁，不可以汗伤之。上焦又出胃上口，中焦并胃中，其接近处有密切之关系，犯之非所论于过峻药剂也，况大黄甘遂尤峻乎。师若曰，本证若无识途之马在，药力必集矢于阳明。中土为万物所归故也，惟阿胶则绕折少阴之外经，驯至太冲之地，才辞任重之劳，其未达病所也。宁受药力之鞭紧而不计，是阿胶不啻为大黄甘遂之服役，师不欲尽显其长者，特显其能竟大黄甘遂之功也。虽然，大黄治血分，甘遂治水分，则中的矣。何以治水不见水，治血独见血耶？方下云顿服其血当下，不曰其水当下，然则阿胶又能制止其水耶。诸血皆属于心，肾又聚水而生病，积水可从前部去，积血宜从后部去。师举血以例水，小便即验血之符，小便自利血证谛也，顾全其水，无殊顾全其血也。

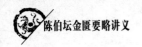

妇人经水不利下，抵当汤主之。

本证胡不曰经水不利耶？下条明曰经水闭不利，不利便是不得下矣。是之谓月信失其常，如曰月信以时下，得下则得利不利无问题，况非闭不利乎，乃曰不利下，语气谓不利于下，非不利于利也。既下如未下，犹乎得利复不利，虽得下无当也。然则经血不利下耶，六经为川也，血去则顺流而下，血既得下，未有六经能生阻力者。血不利而责诸经，将经不利而责之血，上文温经汤又似中与而不尽中与也。胡不曰经水不利耶？上文下瘀血丸证曰亦主经水不利者一，土瓜根散证亦曰经水不利者一，经血想亦经水之互词耳，多赘一下字何消说耶！上两条不能作本条之注脚也。通经妇人月水为经水者，因经血中有水在，水无有不下，下血不下水，才是血证谛，亦水证谛也。下血而利，则水有分子，下血而不利，非尽水有分子也。经水正欲利其血，无如利之而不下，致令经水不特无功而有过。假如中工曰，与其无血可下，不如下水，彼以经水即经血之代价也。是之谓经水利下，而血无分子。又何说以处师言水不利耶？下瘀血汤方下，不过顿服一丸耳。曰新血下如豚肝，何尝曰宿水下如漏脬乎？可悟不得于水，当求诸血，不得于血，当求诸瘀。彼证有瘀血着脐下，本证有瘀血在经中。夫何疑义，然使血在瘀之上，水在瘀之下，水行则血行，瘀亦行，经气犹活泼泼也，何不利之有。无如水在中，而水之面则血沉于瘀，水之底则瘀沉于血，底面为瘀血所持，或利或下无孔道，故浑言之曰经水不利下，不曰经水下不利也。然必求其有水质以实之，青水即红潮之变相也，恐妇人有陷经之虞矣。必经水融入经血之中为后盾，以血去瘀，不以水去瘀，留经水于未尽。养妇人之血者系乎斯，苟瘀未尽而水先竭，从何涵育化生之宇乎！抵当汤主之，治法又与伤寒同而异，长沙方可谓泛应不穷矣。方旨详注于后。

抵当汤方

水蛭三十个（熬） **虻虫**三十枚（熬，去翅足） **桃仁**二十个（去皮尖） **大黄**三两（酒浸）

上四味，为末，以水五升，煮取三升，去滓，温服一升。

本条何以无小便自利四字耶？血证谛是本方之题珠。仲师原为太阳随经，瘀热在里立方也。彼条曰下血乃愈，不曰下瘀乃愈，非徒以见瘀不见血为有效。大便色黑，仍非瘀血出路之明徵，《阳明篇》本有久瘀血条下，则黑屎证具，且以本方尾其后可见也。盖抵当云者，新血才是抵当旧血之物，反是则无血。下药徒伤胃气，师宁牺牲其血，以顾全其气者，职此之由。然必以小便之利不利为报信，提撕之曰，小便不利为无血，则本方之真诠毕露矣。且小腹中乃太阳所在地，玩当硬满三字，正赖经血为太阳之保障，刺激小腹，便刺激太阳故也。本证胡不曰行下瘀血汤耶？彼证脐下之瘀，不知从何道出，故脱离腹中之新血耳，正好用䗪虫以接续其血。血从后部去者，因有枳实芍药散为之前，故下出后部尤捷径也。何以本汤不言下耶？利前部又以本条为创见，水蛭聚血底之瘀，虻虫聚血面之瘀，而听命于桃仁大黄。《本草经》称二药均主瘀血，非败血也。有经血为后盾，以尽抵当之长，于是不利转为下，不下后部下前部，经水始克与有其功也。何以《阳明篇》有蓄血条下，抵当证具者一，曰宜抵当汤下之，有瘀血条下，抵当汤证具者又一？曰宜抵当汤，曾不顾及小便耶，彼两条一则大便反易，一则下不止，消息全不在小便也。长沙因势利道以立方，觉四味药头头是道，在太阳则锉如麻豆，或化汤为丸由前过后取其缓。本条则以末行之，取散而不聚之义，亦不欲其流散之义，明乎圣手制药有异同也。

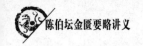

妇人经水闭不利，脏坚癖不止，中有干血，下白物，矾石丸主之。

书妇人经水闭，谓水闭其血也可，谓血闭其水也亦可。经水即经血之通称，上言妇人经水适来，经水适断，又两言经水不利，即其例也。独上条经水不利下，水字血字才分看耳。本证既经水闭矣，不利二字何消说耶，得毋同是不利下耶。上条不利则无可下，本证不利仍有下。下字利字有分寸也。其所下者何物，不能抵尝其所不利者何物，是应利而不利之物日见其少，不应下而下之物日见其多，是闭者不复开，开者同是闭也。曰脏坚癖不止，由胞门而及血室，可以一脏字深言之，其胞门之水则已冰，其太冲之地则成形，故曰坚癖。方书谓癖疾内有血孔通贯，外有血筋盘固，甚则如龟如蛇，要皆自无而之有之血积，异在其筋透过背脊，与脐相对，有动脉处为癖疾之根。此缩小冲任二脉之怪现象，始则没收其水，继则没收其血，宜其寂然不动之中，有反动之脉在，非动而不休也。不止云者，一若频频作动无止境，师谓结寒微动者此也。曰中有干血，非血能干水也，水能干血，与水血俱结证同类而异名。结则经水犹存在，闭则水与血将自有而之无，白物遂自无而之有。曰下白物，下过去之水与血，干流汁沫者是，不能有续得红潮之望也，只可谓之经水还有不绝如丝之报信。倘并白物而胥无，在年将五十之妇人则可，否则断经太早矣。又或白物多于平人，亦作过犹不及论，非寿徵者也。有矾石丸在，治法出乎汤药之外，而大有造于妇人。撇开上条抵当汤之猛剂，而以柔和之手腕，翻新而出，在妇人等觉其纯为白物制方也，孰意其暗与经络之海息息相通乎。方旨详注于后。

矾石丸方

矾石三分（烧）　**杏仁**一分

上二味，末之，炼蜜和丸枣核大，内脏中，剧者再划之。

矾石非却水也，酸收血分之水归于肝，用能柔以养筋者，以矾石为最良。上文师立硝石矾石散主女劳疸，已明言非水病矣。得小便正黄，大便正黑，去黄与黑耳，非指水也。他如矾石汤主脚气冲心，乃从历节风生出，非主水气也。五水门无脚气二字，亦无行矾石之例。侯氏黑散方内则有矾，谓矾石兼主大风则可，若以却水二字泥看之，非矾石之知己也。吾尝谓奇经之血有矾质，往往月水将来，心中醉如酌苦酒，乃冲脉至胸未散使之然，妇人亦不解其沉浸为何物也。师以矾石打通其消息，对于白物为顺取法，对于赤血为逆取法，烧之而后末之者，欲其炎上耳。不虑其干枯耶？正惟矾石与经水若离合，却与经血则交融。炼蜜丸而内入白物脏中，还与温粉相若，且有杏仁在肺喉之下，以接受天气之降。经水之大原出于天也，肺又积水一部分，其通调水道而下输膀胱也，则洋溢其气化，得小便利则肃清其白物，其替代酸碱之味以生荣血也，则水入于经，而血乃成。看似经络之海若苍茫，而潜移默化之机，准诸天癸如指掌。盖肝脏筋膜之气，得一枣核大之丸，入脏则筋膜皆通，无殊散精于肝，淫精于筋，仿佛奇经中另有一条路线者然。二味药足匡温经汤之不逮，彼方主妇人月水至期不来也，特以之治白物则有所遗。脱令彼方与本丸相并进，则妇人十二瘕病，虽有十二种白带之名，毋庸《千金》多出搔痒不着之方矣。

妇人六十二种风，及腹中血气刺痛，红蓝花酒主之。

书妇人六十二种风，与《内经》风为百病之长同其旨。结上产后中风，及风续续之妇人，尤在泾陈修园均以未详二字了却之，以其无从数出六十二种风来也。吾谓四时五行之风有其九，三阴三阳受之，则九数分为六，六九已有五十四风矣。加以四正四隅之风为八方之风，合计非六十二种风乎！无非由三十六病推类以尽其余，师谓阳病十八，阴病十八，则举七十二气，合计五脏各有十八，为九十病人。亦即上言三十六种病千变万端之互词也。曰腹中血气刺痛，明乎血气不能战胜其风也，腹不同，其血气之紊乱则异而同。风气之变有休作，师独取一味药为应敌之师，握一止字以授机宜，非必网尽诸邪也。止截风邪之入路，即开放风邪之出路。方下云未止再服，治风之真诠在此矣。《经》谓知其要者一言而终，不知其要者流散无穷。风性善行者也，止而不行，则不击自退亦其常。然使风邪不退出于皮肤之间，内焉不得通，外然不得泄，不虑其传于其所胜耶？即师言见肝之病，知肝传脾者有之，治肝补脾之要妙，师立治法无治方者，不离乎四季脾王不受邪，即勿补之二语。盖火生土而生金，就令金气不行，风木无所用其肆，《经》谓之间传则生者以此，肝脏畏于其所不胜故也。举一脏以为例，推之五脏皆然者，端赖血气为后盾。曰腹中血气刺痛，但见一证便是弱点，不在乎证证悉具也。若一眼看破其风从何方来，当从何方去，非上工不足以语此，惟有立普及妇人之法，勿谓种种风无可收拾也。风邪乃腹中本无之枝叶，血气是腹中固有之根本。红蓝花酒主之，扩充血气足矣。方旨详注于后。

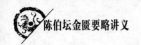

红蓝花酒方

红蓝花一两

上一味，以酒一大升，煎减半，顿服一半，未止再服。

红蓝非二色也。二色相映如一色，古今注中国人谓燕支曰红蓝，仿佛一枝红杏染柳汁者然，愈显出其浅淡之红，此乃收春气以入皮里。红蓝二字，正为燕支写生也。非必实有其蓝，蓝近于青，觉青色尤或过之，亦愈显出其隐隐约可辨之蓝。粤肆止有红花出售，而不以蓝称，未物色其生而佳丽者也。以彼花枝以下，茎叶皆白如经霜，触手则多毛刺，足徵其下体可以傲风邪，花朵则隆冬不凋，其不甘为花信风也必矣。勿疑其华而不实也。肺为阳中之太阴，通于秋气，其花不以白胜，而以红胜者，乃其特性。良由以太阴之质，受秋阳之变化，宜其烂漫而形上也。望之若湖光之漾落霞，其色相居然入画也。且高出于肺金之上，是谓脏真高于肺，以行营卫阴阳，经血即营卫之羡余，脉气所以流经者血为之，虽谓血神为脏真设色，大可传奇矣。彼牡丹亦有一捻红之名，得贵妃手泽，印入花瓣中，来岁尚发现燕支之痕为韵事。可见感召之微，有不可思议者在也。酒一大升煎又何取？《礼》谓酒为百药长，用以扩充药力，即洗新荣血。《灵枢》谓饮酒先行皮肤，领风气以出毫毛，无二致也。吾族花坞内，有红蓝树十数株，采其夹叶入角黍中心，米熟则红如新绛，特叶多花少，若收之入花，配以斗酒只鸡为妇人寿，主治露风去血，未始无功，然比较本汤，则微嫌夺朱耳。

妇人腹中诸疾痛，当归芍药散主之。

书妇人腹中诸疾痛，上言怀孕则曰腹中㽲痛，同是主当归芍药散。疾训急，㽲亦训急耶？下条小建中证在《伤寒》明曰法当腹中急痛矣。为避本证个疾字，急字特从言外见得，可知疾也急也。其义虽同，字意仍有异，况疾与㽲之分哉！何以㽲痛无诸字，本证多一诸字耶？痛无定在，无可捉摸谓之诸，一痛未罢，一痛又起，如风箭疾驰，故曰诸又曰疾，与急则相类，与纽痛适相反。彼证师特书妇人怀孕，除却妇腹之中心点，余处无聚痛故也。然则彼是孕痛耶？非也。假令腹中有太阴为主持，当然作妊娠之保障，果能以养胎之事权属太阴，怀身七月亦如常。阴者中之守也，水与血但环绕于中土之两旁，其不犯胃气及上二焦可想，何结痛之有。若没收其胎于脾土之内，是脾家不当养而养，太阴反退处于无权，则不患腹中无余地也。纽痛云者，水与血滚作一团，左纽右而右纽左，徐徐而痛，不疾之痛者也。何以妇人无孕则疾痛耶？从上经水不利下，反面生出，水不缓行，超过其血，寒压其热，故不为寒痛为热痛，毕竟痛者寒气多也。疾痛可以反证其有寒，是又水与血非俱结于血室使之然，大黄甘遂汤不中与，彼汤下血不下水，为初生之后立方，本证当去血兼去水，与治纽痛有异同，怀孕则留一水一血为送胎用。本证血水无所用，当归芍药散主之，一方翻作两，非徒因水与血为转移。且因妇腹为转移，六味药亦毋庸与矾石丸相辅而行，彼证只有坚癖无疾痛，本证只有疾痛无坚癖也。惟红蓝花酒差可偶一尝试，盖为个诸字讨消息，六十二种风，未必独便宜于本证也。

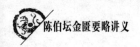

当归芍药散 （方见上注从省）

妇人腹中痛，小建中汤主之。

本条为上文柴胡证补脑也。缘产后郁冒一再曰呕不能食，大便反坚，见得产妇非一证所能尽，亦非柴胡汤之力能兼顾。对于中气，不无遗憾也。惟小建中汤与柴胡最相得，《伤寒》法当腹中急痛条下曰先与小建中汤，不差者与小柴，其明征也。郁冒何以不见小建中与柴胡相后先耶？产后无行桂枝汤之例，防郁冒不能得大汗出也。阳旦汤则有增桂令汗出一语，彼方尚属可行。竹叶汤内桂枝去芍药加附子，变通桂枝原方亦可行，若倍芍药之小建中汤，仲师更严于取矣。本条撇开生后以立证，为腹中诸疾痛进一说，从黄疸方面比例而得，男子黄条下曰当与虚劳小建中汤，无腹中痛字样，更无腹中急痛字样。汤药如是其曲当，无论若何痛苦，忍令病妇向隅哉！不提急字者，微示普及妇人之德意也。男子黄前方有柴胡汤在。主诸黄腹痛而呕，有猪膏发煎在，亦主诸黄。握仲师脾色必黄瘀热以行二语，可连类而及于产后之妇人，纵非显露其黄，却有发黄之影子，不出女劳疸之范围，反觉诸黄以妇科为多数也。大都至有历年之胎产，凡饮食起居不自由者，皆属过去之事。《经》谓欲知其始，先建其母。当从中气之虚实下手眼，如其气弱难支，必四季脾王有缺点。病者痿黄，其较著也。师认定中土为家庭托命之乡，不建则气先颓矣。其标准不在乎腹中痛不痛也，苟非鼻头色青，腹中痛苦冷，不至与死与邻矣，虽急痛又何关重要乎！

小建中汤方（见虚劳注从省）

问曰：妇人病饮食如故，烦热不得卧，而反倚息者，何也？师曰：此名转胞不得溺也，以胞系了戾，故致此病，但利小便则愈，宜肾气丸主之。

本条又撇开妊娠设问答，孕妇条下无病字，产后才有三病耳，且不能食，能食亦指产后病解而言。若饮食如故便无所谓病，如当归贝母苦参丸证者是。问词乃以妇人病为前提，不曰饮食如故病，问其何病，则以烦热对，又为胎产所无。彼产后七八日，无太阳证条下，见烦字者二，见热字者三。彼证明明不食也，夫饮食既习为故常，烦热宜借观，不得卧更宜借观，其病因实无致此之理由也。非如支饮之倚息不得卧，无咳逆何至倚息，无喘何至不能卧，及不得息乎！曰而反倚息，是病形不在上二焦，专属下焦矣，岂非见证则如是，病源却不在此耶。苟非见病知源，独具只眼如仲景，谁足以语此。师曰，此名转胞。上文师不云乎转筋之为病哉，得毋本证又转胞入腹耶，臂脚之气才入腹耳。胞门乃少腹所自有，假令转入，实逼膀胱亦其常，是谓胞阻。连累其胎亦受打击，上言妊娠下血，即其例也。然则本证不阻胎而阻溺耶，胞未尝移热于膀胱，宜癃溺血证不具也。上言热在下焦则尿血，亦令淋泌不通。只可谓其胞血被热邪壅遏，则板而不灵，渍血入尿脬者庸有之，非转胞入膀胱也。曰不得溺，溺中无血亦无气，气化若失所依据者然。胞血反背膀胱是真消息，小便自利血证谛故也。转胞向外，可想象而得，烦热三证皆形诸外，即予人以共见者也。曰以胞系了戾，由血海接近胞门，内连左肾，外合膀胱，即胞系所在地。师曲绘其偏反之形，无非作势在个转字，了同缭，如丝杂练之挛缩状，《内经》谓为緛戾，与了戾之意义将毋同。曰故致此病，苟求其故，无形之中却有形也。曰但当利便则愈，又非随手拈来之通利品可承其乏也。曰肾气丸主之，扩充肾气，为起化之原，徐俟太阳以布化，妇体自然无桎梏也。

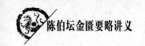

肾气丸方（见上注从省）

妇人阴寒，温阴中坐药，蛇床子散主之。

本条与下条互发，下条跟上令阴掣痛说，本条跟上少腹恶寒说，无非补温经汤之遗。两条都从末多经候不匀二句生出，曲绘三十六病之端倪。不过妇人不能令尽人知见耳。书妇人阴寒，上言男子虚劳失精家，则曰阴头寒，又曰男子失精，女子梦交，对举男女，阴病非独吃亏在男也。至此始补点阴寒二字，阴既寒矣，焉有阴头不寒之妇人哉，犹乎阴阳易之烧裩散证，曰阴头微肿则愈，又曰妇人病取男子裩，是男女均有阴头之称也。可悟虚劳阴寒精自出一语，即阴头寒之注脚。本证但曰阴寒，亦即阴寒之注脚。夫何疑义，曰温阴中，温阴之中，不遗阴之头，而后立下取之法也。皆由其末多，浊秽常蔽其阴头，不过与中有干血之坚癖不止证略有异同耳。彼证下白物仅一见。乃经水闭不利之原因，除却有限经水之变迁，无余证也。本证三十六病有分子，十二瘕证是隐情，瘕之为言假也，假借血液为汁沫，如米汁，如葵羹，如脓痂，如月浣，举少数之末例其余，以《千金》所载为悉具。卧或可以不了了之，坐时苦无洁褥，将奈何！曰坐药，看似坐起才进剂，欲速药力之下行也。孰意其舍法外之法，另立无方之方，无从没收药末入阴中乎？何以不再行矾石丸内脏中耶？彼乃涓滴白物，是干血中渗漏之余滓，其道远，非入之深不能净尽也。本证虽内入而薄取之，为沉寒之泌汁而设，坐以待之，正如石溜泻红泉，泉罄自有一鼓温气透入其脏也。蛇床子散主之，方旨详注于后。

蛇床子散方

蛇床子仁

上一味，末之，以白粉少许，和令相得，如枣大，绵裹内之，自然温。

蛇毒虫也，寒而蛰者也，乃北方水物，附属玄武，在星为腾蛇，缠室宿初度，位居北方之下，故蛇身最冷，不能以温品目之也。惟与妇人隐处通消息，是以有衔珠之称。野处妇人，往往有草蛇掩入其裙中，南方人忌其吸收妇人阴精，无其事，却有其理也。《诗》谓维虺维蛇，女子之祥。可见兰梦休征，不其然而然者，几为之。妇人之夙根系于蛇者也。夫蛇行则翘其首，仿佛其动也直者然，酷似阴极成阳之见端也。其所以击之则应，坐之则驯者，为其盘也。非种种毒虫，及木蛇蝮蛇之属，可同日而语。木蛇者何？脊骨互贯首尾，状如直上下行，止有伸而无屈，最动阴气者是。蝮蛇为何？其身不长，头大而丫，如人擘指，蠚手则斩手，蠚足则斩足。此等杀人之蛇，不能取譬于药，药亦不能取譬于蛇。蛇床云者，《尔雅·释草》有盱虺床，虺胡以盱，张目为盱，蛇以眼听，其灵在目。张目行阳，阳气出于目，蛇物亦体阴而用阳也。胡为蛇与床相若耶？床之为言装也，装载坐者之安身然也，《易》注谓人之所以安者为床，举生以例卧，故举蛇以例床。蛇序又一名马床，可坐而骑之，义取无毒之药气，令人乐受也。时方广嗣丸行奇砭法，内入子户以动情欲，方中蛇床之力为居多，不必味味皆温也。治寒以温凉行之，而后寒温以适也。彼方亦备一法，却为古医经所无，既以蛇床子为适用，制作不能突过仲圣之前。本方止一味药，独力则为功愈速。广嗣二字，可以效外求之也。顾同是末之也，异在以白粉少许和令相得，便与矾石丸肾气丸二方不同论。白粉既温粉，不温之温也。曰如枣大，厚集药末取其大，故不曰如枣核如梧子也。曰绵裹内之，非绵不温者，以蛇床子有寒在，未必胜任愉快也。何以谓自然温耶？温阴中非蛇床能专美，俟下焦之阳一升，自有氤氲之气，禀少阳以奉上。肝为阳中之少阳，通于春气，亥已其令春，其脏肝，已生有肖蛇也。木叶于春，则粟芽于室，生物端在时行，时至斯自然温矣。

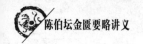

少阴脉滑而数者，阴中即生疮，阴中蚀疮烂者，狼牙汤洗之。

不读本条，上言脉数无疮四字，又有疑点矣。师指其上而言，非指在下无脓痂也。掩人处只有肌若鱼鳞之外证，至此始补其阴部与人殊，不能白诸人者，隐处俨有匿虫在，蚀于阴部之脉疑未释也。问其带脉以上，何以无伤痍？彼亦无辞以自解，得聆师以此皆带下一言道破之，觉阴掣痛之现象始如绘耳。书少阴脉，不曰少阴病，无其病而有其脉，非假脉乎哉，尺外以候肾也，少阴又为枢也，带下则压制其阴枢，肾间动气几乎息矣。曰滑而数者，非便宜于少阴也，吃亏在寸关也，滑脉数脉皆阳脉，阳脉为阴部所持，是不当其位之脉。《脉法》谓脉滑而数必屎脓，尿纵无脓亦腐脓，痈脓非尽与肾家无涉也。肾开窍于二阴，肾脏又其臭腐，似宜少阴脉为独异也，乃曰阴中即生疮，伤寒少阴病，明明咽中伤矣，且生疮矣，未尝加多个即字，即生云者，言其变迁之捷无止境也。显见厥阴为先发，侵入少阴之分际，遂变见左外之脉入尺中，故少阴得其脉，而阴中得其证，无非为带脉所潜移。少阴病曷尝有滑脉，而数脉仅一见，厥阴滑脉则一见，而数脉凡四见，关尺脉所以无界线者，其带不引，气街不足以限之。何以气冲不急痛耶？木主疏泄，虽蚀烂其疮而不自觉者，阴中得托庇于肝故也，就令穷必及肾，妇人处之则泰然。彼赤豆当归散证条下，脓已成而无痛苦字样者，阴阳毒尚未成立则然耳，岂匿虫之厚待少阴哉。厥阴之脉络阴器，肾脏居其内，外焉既有厥阴为保障，肝又罢极之本，败疮非容易深入蛰封之门，疮伤多数与肾家无关系，几可以不了了之也。圣人不治已病治未病，宜从阴中个中字着手眼，中之外面无问题，中之内面，去肾脏不能以寸也。狼牙汤洗之，导引少阴之脉，更新产门，才有效也。方旨详注于后。

狼牙汤方

狼牙三两

上一味，以水四升，煮取半升，以绵缠箸如茧，浸汤沥阴中，日四遍。

狼牙即草乌，亚于乌头而小于乌头，乌头又名乌喙，喙字牙字，取其象形，一头锐利，足以破阴寒也。乌喙主寒疝，狼牙又主疮烂耶？非也。本汤洗法，乃过而不留。方下云，以绵缠箸如茧，非取其湿透药水也。曰浸汤，令汤与绵相得，内入脏中，而后滴水成珠也。然则阴中确有疮在耶，言其渐也，未然殆作已然观。阴与肾一而二，却二而一。沥阴中云者，由浅入深，直抵坎中之词，日沥四遍，其滴滴没收入肾何待言。舍乌头不用又何居？乌头须尽去水气，推倒寒疝者也。疝训山，用以排山，非用以倒海也。本方煮用四升水不为多，取其细入肾窍，启少阴之水阴，更化其便溺，以其人之腐臭，还治其人之腐脓。不明言其后效者，狼牙非以疮科见长，一经仲圣之提举，遂一跃而得与乌喙齐名，狼牙不自有其功也。比较赤豆当归散又何若？彼证脉中之血已成脓，当求救于菽粟为资生，目四眦黑其明征，诸脉皆属于目也。方旨是治阴阳毒之未病，与本证无涉也。苦参汤可行否乎？彼证蚀于下部而应在咽干，咽主地气也。地气不上而连于肾，手少阴心脉上挟咽，洗之欲肾气之上，地气上者属于肾，欲其直接手少阴也，与本证无涉。本方但以少阴脉出为目的，如其脉暴微，滑数脉反去者，方复还少阴之本脉。有本方在，通脉四逆汤加人参，又不能专美矣。

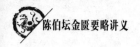

胃气下泄，阴吹而正喧，此谷气之实也，膏发煎导之。

补胃气二字，矢气在言外，兼补谷气二字，邪气在言外。无非为上文主大承气汤之此为胃实一语加注脚。彼证病解能食，七八日更发热，显见谷气之充分，当日未尝损谷也。殆产后阖实阳明所致，阳明者胃脉也，阳明阖则胃家因而阖，反接郁冒不能食大便坚二语以穷其变，为胃家损有余，非产后之通病也。缘是经气多血亦多，发热者其气，实胃者其血，大承气汤才中与耳，比较阳明病胃家实，大有分寸也。阳明病须检点其胃气谷气之何若，而后问其燥屎之有无，转矢气为报信之一，皆由实邪凭藉糟粕以锻炼其燥屎，逼令胃气谷气之旁落，方为可攻里之的证也。本条在黄疸门已为承气证之陪客，师复引诸黄为妇人杂病之陪客。谷疸条下曰谷气不消，胃中苦浊，浊气下流，则发黄。本证同是谷气不消也，胃中不苦浊。胃气下泄则阴吹，吹则声喧矣。何以谓之正喧耶？明乎其为正气之喧，不关邪气之喧，故不带矢气而出，其前阴之虚何待言。直指之曰，此谷气之实，脾胃无分子也。假令谷实其仓廪，何至胃气下泄乎！脏腑不实则经脉实，阳明者十二经脉之长也，胃气所到之处，即谷气必到之处。《经》谓营气之道，纳谷为实，实营气者谷，无取乎以谷实谷也。谷气实反为经隧之阻力，势必与营卫分道而行，谷气还入胃中，又胃气为被动，一面下泄，一面表实，反觉谷气尤久持，以其复行壅遏经隧故也。此又与表和里实之大黄硝石汤证，成反比例。彼证自汗出，是表不实之明征。本证毫毛无透窍，迫为阴吹其明征也。以膏发煎主之，从经脉通出毫毛，正好利用谷气行外解法，不必亟亟以图其大便也。方下云分再服，病从小便出，与去黄同一路，与阴吹亦同一路。诸黄皆赖之，《本草经》称发髲利小便，多水道二字。又曰自还神化，与生俱来者发，故变化最神，况和膏中煎之，更融入水道乎。

膏发煎方

猪膏半斤　乱发如鸡子大三枚

上二味，和膏中煎之，发消药成，分再服。病从小便出。

本方见黄疸门注从省。

小儿疳虫蚀齿方

雄黄　葶苈

上二味，末之，取腊日猪脂溶，以槐枝绵裹头四五枚，点药烙之。

本节条例与上有异同，胡至末犹举众方示人耶？上文已有侯氏黑散为先例，至此仍不以主方自居。长沙诚圣不自圣哉，独是小儿疳病，群医视之为等闲，胡亦录入医案耶？况五疳无非诸积所酿成，腹大筋青，面黄肌瘦八字尽之矣。其病因都属小儿喜食甘物所致，其病形则始病为肥热疳，久病为瘦冷疳。大都治温以清冷行之，治冷以温热行之，但令寒温以适，诸积大法类如斯。打消疳积，度亦市医所优为。若疳而有虫，则成瘕癖，腹中短虫，即其族也。何至以筋骨为生长之乡耶？夫人生齿而体备，男八月女七月则齿生矣。男八岁，女七岁，又齿更发长矣。齿中且有手足阳明脉在，疳虫能久于托庇乎？曰蚀齿，齿者骨之余也，肾又其充在骨，蚀齿即蚀肾也。小儿身上，何物为肾部之蠹耶？此乃先天之毒，母腹所遗传，是谓胎垢。穷胎垢之变，蚀而有形者谓之虫，虫而无形者谓之蚀。昧昧以求之，尽有狐惑之影子，以捉摸不定处为定形。彼小儿癖疾，甚且有如龟如蛇怪现象，不离乎凭藉血气之胎毒，变幻神灵者近是。本方君用雄黄者，与蚀于肛之法异而同。且治阴毒，久为仲师所器重。注家亦发明雄黄精为孕妇之护符，佩之有转女为男之妙。故芽儿亦与雄黄最相得，葶苈则大陷胸丸有葶苈在。肺痈喘不得卧，支饮不得息均有葶苈在，都为上部立方，与蚀于喉之蜮病相去无几何。果借治其蚀齿，葶苈亦主瘕聚也。间接以治疳虫，制方已高出群医之上，尤妙在末之烙齿，取腊月猪脂溶以槐枝绵裹头，打入槐枝作用。《周礼》谓秋取槐檀之火者，为其藏也。曰点药烙之，燃烧枝头如炭，火熄则以余烬点药，取药末之烟，代行火烙，自然逼出多数火豆虫，此亦上工治未病，齿病与麻豆有关系，其病虽小，而所全实大也。修园详论引痘法以附其末，不为无见，拙著有《麻痘蠡言》单行本，似对于先天之毒，颇有一得之愚，近又得大茶麸煲鸡蛋法，统治小儿大人癖疾，麻痘亦预受其赐，纪之以补遗闻。

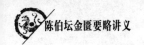

方名索引

六画

七画

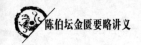

八画

九画

十画

十一画

十二画

十三画以上

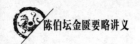